针灸理法要旨

赵京生 主编

副主编 李素云

编 委 （按姓氏笔画排序）

刘 兵 李素云 杨 峰 张树剑 赵京生 姜 姗

人民卫生出版社

·北 京·

图书在版编目（CIP）数据

针灸理法要旨 / 赵京生主编. — 北京：人民卫生出版社，2025.11

ISBN 978-7-117-32599-8

Ⅰ. ①针… Ⅱ. ①赵… Ⅲ. ①针灸疗法 Ⅳ. ①R245

中国版本图书馆 CIP 数据核字（2021）第 268671 号

针灸理法要旨

Zhenjiu Lifa Yaozhi

主　　编： 赵京生
出版发行： 人民卫生出版社（中继线 010-59780011）
地　　址： 北京市朝阳区潘家园南里 19 号
邮　　编： 100021
E - mail： pmph @ pmph.com
购书热线： 010-59787592　010-59787584　010-65264830
印　　刷： 三河市尚艺印装有限公司
经　　销： 新华书店
开　　本： 710 × 1000　1/16　**印张：** 27
字　　数： 470 千字
版　　次： 2025 年 11 月第 1 版
印　　次： 2025 年 11 月第 1 次印刷
标准书号： ISBN 978-7-117-32599-8
定　　价： 68.00 元
打击盗版举报电话：010-59787491　E-mail：WQ @ pmph.com
质量问题联系电话：010-59787234　E-mail：zhiliang @ pmph.com
数字融合服务电话：4001118166　E-mail：zengzhi @ pmph.com

前言

对“针灸”的深入研习，从古医籍入手，至今仍然需要。原因有多方面，但最主要的有两点。其一，针灸作为经验医学，至今其理论与应用的主体还是传统内容，因而书于竹帛的古老记录，在历经数次科学技术革命的今日，不仅仍验之有效，其价值也愈显独特。其二，古老思想既然成型于千年之前，其知识基础、思维方式、表述语言自然不同于今，使破解的工作尤显重要。但有关针灸的载述多是分散的，缺乏系统性；目前予以整理的书籍也不多。鉴于此，我们在梳理古代医学文献的基础上，筛选有关针灸理论的文本，分类、集中编排，参考现今相关研究成果，附加提要按语，提供基本的、便于循类查阅的文献参考，以辅助读者了解古代医家对针灸的认识。

全书按照内容性质分为上下两篇，上篇为针灸基础理论，共三章：经络理论、腧穴理论、相关论说；下篇为针灸技法方法，分四章：刺灸技术、诊查方法、辨证选穴、治则治法。各章内容以主题为节，每节均选择具有代表性与指导意义，且能凸显学科特点的概念、命题、原理、规律、原则、治法、规则等，以尽保全面、纳入精要为原则。标题一般从原文中筛选，若无合适者，则综合古今认识，提炼拟定。每节正文包括“古代文献精选”和“述要”两项，部分后附“现代参考文献”。其中的“古代文献精选”，按照该主题的首见文献、不同角度阐述、后人代表性论述的先后顺序列出；个别主题的此项空缺，并非没有阐述文献，而是有关文献过于分散，论述繁复，难以在有限篇幅内节选。“述要”，是对古人的认识、方法进行提炼概括，或对本义与演变加以辨析，或梳理不同认识理解，提示理论意义与实践价值等，力求客观简明、观点鲜明。

本书初稿完成于八年前。其后无论选材还是按语，虽直至今日，不断修改，力求完善，但付梓之际仍不免些许遗憾。期待拙著能为引玉之砖，激发出针灸理论研究者的更多、更新学术观点。感谢人民卫生出版社的大力支持，使本书得以呈现给读者。

赵京生

2025 年 4 月 12 日

目录

上篇 针灸基础理论

下篇 针灸技法方法

上篇 针灸基础理论

第一章 经络理论

经络以十二经脉为主体

【古代文献精选】

无

【述要】

“经络以十二经脉为主体”，是在针灸理论整理过程中形成的一个命题。其基本思想来源于《灵枢·经脉》篇。

《黄帝内经》时期，经脉系统主要可以分为“十一脉”与“十二脉”系统，不过在理论的衍变过程中，十二脉理论占据上风，十一脉理论渐渐不被关注。虽然《黄帝内经》中尚有督脉、任脉、跻脉、冲脉、带脉、维脉等，但理论内容的丰富性、系统性与重要性，都不能与十二经脉相比。《难经》中又明确提出了系统的“奇经八脉”。元代滑寿的《十四经发挥》将任脉、督脉与十二经脉合称为“十四经”。所以，在历代针灸文献中占据主流地位的经脉系统主要有十二经脉、奇经八脉与十四经脉三个系统。

在 20 世纪中叶，针灸高等教育渐渐走向规范化，针灸教材在设计经脉理论体系时，将经络划为经脉与络脉，另外将经筋与皮部作为经络的附属，共同组成经脉系统。具体可以表述为：经络系统分为经脉、络脉、经筋、皮部，其中经脉分为十二正经、奇经八脉与十二经别；络脉分为十五别络、孙络、浮络等；另有十二经筋与十二皮部。在表述体例上，除奇经八脉外，经别、络脉、经筋、皮部都在相应的经脉之下讨论，形式上将经别、络脉、经筋与皮部都看作为经脉的附属，形成了以十二经脉为主体的经络体系。

另外，在中医基础理论中，借由经脉与脏腑相络属的关系，直接应用经脉理论解释脏腑的生理病理，使经脉理论成为中医学生理、病理以至诊断、治疗的核心理论工具。

（张树剑）

经脉者，受血而营之

【古代文献精选】

1.《灵枢·经水》

黄帝问于岐伯曰：经脉十二者，外合于十二经水，而内属于五脏六腑。夫十二经水者，其有大小、深浅、广狭、远近各不同，五脏六腑之高下、小大、受谷之多少亦不等，相应奈何？夫经水者，受水而行之；五脏者，合神气魂魄而藏之；六腑者，受谷而行之，受气而扬之；经脉者，受血而营之。合而以治奈何？刺之深浅，灸之壮数，可得闻乎？岐伯答曰：善哉问也！天至高，不可度，地至广，不可量，此之谓也。且夫人生于天地之间，六合之内，此天之高、地之广也，非人力之所能度量而至也。若夫八尺之士，皮肉在此，外可度量切循而得之，其死可解剖而视之，其脏之坚脆，腑之大小，谷之多少，脉之长短，血之清浊，气之多少，十二经之多血少气，与其少血多气，与其皆多血气，与其皆少血气，皆有大数。其治以针艾，各调其经气，固其常有合乎？

2.《灵枢·本脏》

经脉者，所以行血气而营阴阳，濡筋骨，利关节者也。卫气者，所以温分肉，充皮肤，肥腠理，司关阖者也。

3.《素问·调经论》

五脏之道，皆出于经隧，以行血气，血气不和，百病乃变化而生，是故守经隧焉。

4.《难经·二十三难》

经脉者，行血气，通阴阳，以荣于身者也。其始从中焦，注手太阴、阳明；阳明注足阳明、太阴；太阴注手少阴、太阳；太阳注足太阳、少阴；少阴注手心主、少阳；少阳注足少阳、厥阴；厥阴复还注手太阴。

5.《太素·十二水》卷五

经脉者，受血而营之。合而以治奈何？刺之深浅，灸之壮数，可得闻乎？（营气从中焦，并胃口出上焦之后，所谓受气，泌糟粕，承津液，化津液精微，注之肺脉中，化而为血，流十二脉中，以奉生身，故生身之贵，无过血也。故营气独行于十二经，导营身，故曰营气。营气行经，如雾者也。经中血者，如渠中水也。故十二经受血各营也。）

6.《针灸聚英·手足阴阳流注》卷一

故经脉者，行血气，通阴阳，以荣于身也。（通结上文，以起下文之义。经脉之流行不息，所以运行血气，流通阴阳，以荣养于身者也。不言络脉者，举经以该之。）

7.《素问直解·调经论》

五脏之道，皆出于经隧，以行血气，血气不和，百病乃变化而生，是故守经隧焉。（道，犹路也。五脏循行之路，皆从出于经脉之隧道，以行血气于周身，血气不和，则百病乃变化而生，是故调经者，当守其经隧焉。）

8.《中西汇通医经精义·全体总论》下卷

经脉者，所以行血气而荣阴阳，濡筋骨，利关节者也。（《内经》名脉，西医名管，其实一也。西医详绘管窍，然不能分出经名，不知十二经与奇经八脉，达于周身，以行血气，使内阴外阳、筋骨关节，无所不周，病则按经施治，自然得效。经脉，以行气血则不得单指血管言也。按西医有脉鞘，是连膜或筋膜，包裹脉管、回管、脑筋不等。《内经》所谓经脉，亦非西医所能尽见，比如督脉是行气者也，比如任脉是行血者也，二脉已显然不同，安得执西说之死法以衡之。）

【述要】

“经脉者，受血而营之”，见于《灵枢·经水》，该句提出了经脉理论的一个重要认识。从文字来源来看，营的本义为围绕，引申之为经营，营治，凡有所规度皆谓之营。受血而“营之”，即受血而约束的意思。《灵枢·经水》中的十二经脉是比附十二经水而叙述的。十二经水是自然界的十二条河流，“夫经水者，受水而行之”。又《难经·二十三难》：“经脉者，行血气，通阴阳，以荣于身者也。”无论是文字解释，还是语境语义，这里的经脉都是指的血脉。

经脉，一般理解为以十二经脉为代表的具有首尾相贯，如环无端的运行气血的系统，基本文献依据为《灵枢·经脉》。《灵枢·经脉》中系统的经脉循行描述是古人在天人相应、天道圜等观念的影响下设计、构画的一个循行体系，存在基本的组织基础，即“受血而营之”的经脉——血管。在系统的经脉理论形成之前，经脉之“脉”与体表脉诊之“脉”是一致的[1]，诊脉的部位当然为血管，经脉多数也是指的血管。《黄帝内经》中其他篇章也有体现：《素问·脉要精微论》：“夫脉者，血之府也。”《灵枢·本神》：“心藏脉，脉舍神”，所谓“脉舍神”，古人认为脉变动不居的状态即是“神”，脉舍神，其实就是脉动的变化[2]。不过，《黄帝内经》时期对解剖生理的认识比较粗浅，古人对经脉的描述参合了一定的想象。

晚清中西汇通医家唐宗海《中西汇通医经精义》中直言："《内经》名脉，西医名管，其实一也"，同时，又解释了中西医对脉的不同认识："经脉，以行气血则不得单指血管言也。按西医有脉鞘，是连膜或筋膜，包裹脉管、回管、脑筋不等，《内经》所谓经脉，亦非西医所能尽见，比如督脉是行气者也，比如任脉是行血者也，二脉已显然不同"。

另，《太素》在注解《经水》篇时掺入了营气的概念："营气从中焦，并胃口出上焦之后，所谓受气，泌糟粕，承津液，化津液精微，注之肺脉中，化而为血，流十二脉中，以奉生身，故生身之贵，无过血也。故营气独行于十二经，导营身，故曰营气。营气行经，如雾者也。经中血者，如渠中水也。故十二经受血各营也。"这一解释与经脉"受血而营之"离得较远，该篇中的"经脉"没有受血以奉生身的意蕴。

要之，在十二经脉理论体系成熟之前，经脉基本上可以等同于血脉，这是经脉理论中重要的、容易被忽视的一个方面。现代医家一般将经脉与血脉区别开来，认为经脉是独立于血脉（循环系统）之外的另外一个功能系统，其实是对古代经脉理论的误解。

【现代参考文献】

[1] 赵京生．经脉与脉诊的早期关系 [J]. 南京中医药大学学报，2000，16（3）：168-171.

[2] 张树剑．"守神"辨析 [J]. 中国针灸，2009，29（1）：59-61.

（张树剑）

经络之相贯，如环无端

【古代文献精选】

1. 《灵枢·邪气脏腑病形》

黄帝曰：阴之与阳也，异名同类，上下相会，经络之相贯，如环无端。邪之中人，或中于阴，或中于阳，上下左右，无有恒常，其故何也？

2. 《灵枢·脉度》

黄帝曰：气独行五脏，不荣六腑，何也？岐伯答曰：气之不得无行也，如水之流，如日月之行不休，故阴脉荣其脏，阳脉荣其腑，如环之无端，莫知其纪，终而复始。其流溢之气，内溉脏腑，外濡腠理。

3.《灵枢·逆顺肥瘦》

黄帝曰：脉行之逆顺奈何？岐伯曰：手之三阴，从脏走手；手之三阳，从手走头。足之三阳，从头走足；足之三阴，从足走腹。

4.《灵枢·卫气》

黄帝曰：五脏者，所以藏精神魂魄者也。六腑者，所以受水谷而行化物者也。其气内于五脏，而外络肢节。其浮气之不循经者，为卫气；其精气之行于经者，为营气。阴阳相随，外内相贯，如环之无端，亭亭淳淳乎，孰能穷之。

5.《灵枢·动输》

黄帝曰：营卫之行也，上下相贯，如环之无端，今有其卒然遇邪气，及逢大寒，手足懈惰，其脉阴阳之道，相输之会，行相失也，气何由还？岐伯曰：夫四末阴阳之会者，此气之大络也。四街者，气之径路也。故络绝则径通，四末解则气从合，相输如环。黄帝曰：善。此所谓如环无端，莫知其纪，终而复始，此之谓也。

6.《灵枢·痈疽》

岐伯曰：经脉留行不止，与天同度，与地合纪。故天宿失度，日月薄蚀，地经失纪，水道流溢，草萓不成，五谷不殖，径路不通，民不往来，巷聚邑居，则别离异处，血气犹然，请言其故。夫血脉营卫，周流不休，上应星宿，下应经数。寒邪客于经络之中则血泣，血泣则不通，不通则卫气归之，不得复反，故痈肿。寒气化为热，热胜则腐肉，肉腐则为脓，脓不泻则烂筋，筋烂则伤骨，骨伤则髓消，不当骨空，不得泄泻，血枯空虚，则筋骨肌肉不相荣，经脉败漏，熏于五脏，脏伤故死矣。

7.《素问·太阴阳明论》

阳者，天气也，主外；阴者，地气也，主内。故阳道实，阴道虚。故犯贼风虚邪者，阳受之；食饮不节，起居不时者，阴受之。阳受之则入六腑，阴受之则入五脏。入六腑则身热不时卧，上为喘呼；入五脏则䐜满闭塞，下为飧泄，久为肠澼。故喉主天气，咽主地气。故阳受风气，阴受湿气。故阴气从足上行至头，而下行循臂至指端；阳气从手上行至头，而下行至足。故曰阳病者上行极而下，阴病者下行极而上。故伤于风者，上先受之；伤于湿者，下先受之。

8.《素问·举痛论》

帝曰：愿闻人之五脏卒痛，何气使然？岐伯对曰：经脉流行不止，环周不休，寒气入经而稽迟，泣而不行，客于脉外则血少，客于脉中则气不通，故卒然而痛。

9.《难经·二十三难》

经脉十二，络脉十五，何始何穷也？然。经脉者，行血气，通阴阳，以荣于身者也。其始从中焦，注手太阴、阳明，阳明注足阳明、太阴，太阴注手少阴、太阳，太阳注足太阳、少阴，少阴注手心主、少阳，少阳注足少阳、厥阴，厥阴复还注手太阴。别络十五，皆因其原，如环无端，转相灌溉，朝于寸口、人迎，以处百病，而决死生也。

经曰：明知终始，阴阳定矣，何谓也？然。终始者，脉之纪也。寸口、人迎，阴阳之气通于朝使，如环无端，故曰始也。终者，三阴三阳之脉绝，绝则死，死各有形，故曰终也。

10.《难经·三十难》

曰：荣气之行，常与卫气相随不？然。经言人受气于谷，谷入于胃，乃传与五脏六腑，五脏六腑皆受于气。其清者为荣，浊者为卫，荣行脉中，卫行脉外，营周不息，五十而复大会。阴阳相贯，如环之无端，故知荣卫相随也。

11.《难经·三十七难》

经言气独行于五脏，不营于六腑者，何也？然。夫气之所行也，如水之流，不得息也。故阴脉营于五脏，阳脉营于六腑，如环之无端，莫知其纪，终而复始，其不覆溢。人气内温于脏腑，外濡于腠理。

12.《难经·七十二难》

曰：经言能知迎随之气，可令调之；调气之方，必在阴阳。何谓也？然。所谓迎随者，知荣卫之流行，经脉之往来也，随其逆顺而取之，故曰迎随。调气之方，必在阴阳者，知其内外表里，随其阴阳而调之，故曰调气之方，必在阴阳。

13.《太素·脏腑气液》卷六

故阳受风气，阴受湿气。（风从上下，故阳受之；湿从下上，故阴受之。）故阴气从足上行至头，而下循臂至指端；阳气从手上行至头，而下至足。（足三阴脉，从足至头，走头下胸，横出腋下，循臂至指端，为手三阴脉也。变为手三阳脉，从手指端上行至头，下行至足，为足三阳。阴阳相注，如环无端。）故曰：阳病者，上行极而下行；阴病者，下行极而上行。

故伤于风者，上先受之；伤于湿者，下先受之。（阳病者，三阴之脉上行至头极已为阳，受风热已下行；阴病者，三阳之脉下行至足极已为阴，受寒湿已上行，故伤风上先受之，伤湿下先受之。）

14.《太素·经脉连环》卷八

大肠手阳明之脉，（手阳明脉，起手之指端上行，下属大肠，通行大肠血气，故曰大肠手阳明脉也。）起于大指次指之端，（手阳明与手太阴合。手太阴从中焦至手大指次指之端，阴极即变为阳。如此阴极阳起，阳极阴起，行手、头及足，如环无端也。）

肝足厥阴之脉……其支者，复从肝别贯鬲，上注肺。（肺脉手太阴从中焦起，以次四脏六腑之脉皆相接而起，唯足厥阴脉还回，从肝注于肺中，不接手太阴脉，何也？但脉之所生，禀于血气，血气所生，起中焦仓廪，故手太阴脉，从于中焦，受血气已，注诸经脉。中焦乃是手太阴受血气处，非是脉次相接之处，故脉环周，至足厥阴，注入脉中，与手太阴脉相接而行，不入中焦也。）

15.《太素·阴阳乔脉》卷十

气之不得毋行也，（阴阳二气，相注如环，故不得毋行也。）如水之流，如日月之行不休，故阴脉营其脏，阳脉营其腑，如环之无端，莫知其纪，终而复始。（水之东流，回环天地，故行不休也。日月起于星纪，终而复始，故行不止也。三阴之脉，营脏注阳；三阳之脉，营腑注阴，阴阳相注如环，比水之流，日月之行，终而复始，莫知其纪也。）

16.《太素·冲脉》卷十

黄帝曰：脉行之逆顺奈何？（血气相注，如环无端，未知行身逆顺如何也？）岐伯曰：手之三阴，从脏起手；（……脉从身出向四支为顺，从四支上身为逆也。脏，谓心肺。心肺在内，故为阴也。心肺之阴起于三脉向手，故曰手之三阴从脏走手。此为从阴之阳，终为阳中之阴也。）手之三阳，从手至头。（手之三阴之脉，从脏受得血气，流极手指端已，变而为阳，名手三阳，从手上头，此为从阳之阳，终为阳中之阳者也。）足之三阳，从头走足；（手之三阳至头，曲屈向足，至足指端，从阳之阴，终为阴中之阳也。）足之三阴，从足走腹。（足之三阳下行至足指极已，变而生足之三阴，上至胸腹，从阴之阴，终为阴中之阴也。复从脏走手，如环无端。）

17.《太素·经脉标本》卷十

黄帝曰：五脏者，所以藏精神魂魄也。（肾藏精也，心藏神也，肝藏魂也，肺藏魄也。脾藏意智，为五脏本，所以不论也。）六腑者，所以受水谷而行化物者也。（胆之府，唯受所化木精汁三合，不能化物也，今就多者为言耳。）其气内入于五脏，而外络支节。（六腑谷气，化为血气，内即入于五脏，资其血气，外则行于分肉，经络支节也。）其浮气之不循经者，为卫气；其精气之行于经者，为营气。（六腑所受水谷，变化为气，凡有二别：起胃上口，其悍气浮而行者，不入经脉之中，昼从于目，行于四支分肉之间二十五周，夜行五脏二十五周，一日一夜行五十周，以卫于身，故曰卫气；其谷之精气，起于中焦，亦并胃上口，行于脉中，一日一夜亦五十周，以营于身，故曰营气也。）阴阳相随，外内相贯，如环之无端，混乎孰能穷之？（浮气为阳为卫，随阴从外贯内；精气为阴为营，随阳从内贯外也。阴阳相贯成和，莫知终始，故如环无端也。）

18.《太素·邪中》卷二十七

黄帝曰：阴之与阳也，异名同类，上下相会，（阴阳异名，同为气类，三阳为表居上，三阴为里在下，表里气通，故曰相会。）经络之相贯，如环无端。（三阴之经络脉别走入于三阳，三阳之经络脉别走入于三阴，阴阳之气旋回，周而复始，故曰无端。）邪之中人也，或中于阴，或中于阳，上下左右，无有恒常，其故何也？（经络相贯周环，自是常理，邪之中人循行，亦可与经络同行，然中于阴阳上下左右生病异者，其故何也？）

19.《铜人腧穴针灸图经》卷上

《黄帝内经》云：凡人两手足各有三阴脉三阳脉，以合为十二经脉也。手之三阴从脏走至手，手之三阳从手走至头。足之三阳从头下走至足，足之三阴从足上走入腹。络脉传注，周流不息，故经脉者行血气，通阴阳，以荣于身者也。其始从中焦注手太阴阳明，阳明注足阳明太阴，太阴注手少阴太阳，太阳注足太阳少阴，少阴注手心主少阳，少阳注足少阳厥阴，厥阴复注手太阴。其气常以平旦为纪，以漏水下百刻，昼夜行流，与天同度，终而复始也。

20.《圣济总录·针灸门·经脉统论》卷一百九十一

论曰：经脉者，其气始从中焦，注手太阴阳明，阳明注足阳明太阴，太阴注手少阴太阳，太阳注足太阳少阴，少阴注手心主少阳，少阳注足少阳厥阴，厥阴复会于中焦，注手太阴，此荣气之序也。荣气之行，常循其经，周身之度一十六丈二尺，一日一夜行八百一十丈，计五十度周于身。卫气则不循其经焉，昼则行阳，夜行于阴，行阳者行诸经，行阴者行诸脏。凡刺之道，须候卫气所在，然后迎随以明补泻。

21.《针经指南·古法流注》

经云：其气始从中焦注手太阴阳明，阳明注足阳明太阴；太阴注手少阴太阳，太阳注足太阳少阴；少阴注手心主少阳，少阳注足少阳厥阴；厥阴注还于手太阴。如环无端，周流不息，昼夜行流，与天同度。此法如气血所旺之经络，于一经中井荥俞经合，迎随而补泻之。亦用东方实而西方虚，泻南方而补北方是也。

22.《难经本义·二十三难》

（谢氏曰：始从中焦者，盖谓饮食入口，藏于胃，其精微之化，注手太阴阳明，以次相传，至足厥阴，厥阴复还注手太阴也。络脉十五，皆随十二经脉之所始，转相灌溉。如环之无端，朝于寸口人迎，以之处百病而决死生也。）

23.《难经集注·三十难》

（杨曰：营行作荣，荣者，荣华之义也，言人百骸九窍，所以得荣华者，由此血气也；营者，经营也，言十二经脉常行不已，经纪人身，所以得长生也，二义皆通焉。卫者，护也，此是人之慓悍之气，行于经脉之外，昼行于身，夜行于脏，卫护人身，故曰卫气。凡人阴阳二气，皆会于头手足，流转无穷，故曰如环之无端也。心荣血，肺卫气，血流据气，气动依血，相凭而行，故知荣卫相随也。）

24.《难经集注·七十二难》

（丁曰：夫荣卫通流，散行十二经之内，即有始有终。其始自中焦注手太阴一经一络，然后手阳明注一经一络，其经络有二十四，日有二十四时，皆相合。此凡气始至而用针取之，名曰迎而夺之。其气流注终而内针，出而扪其穴，名曰随而济之。又补其母亦名曰随而补之，泻其子亦名曰迎而夺之。又随呼吸出内其针，亦曰迎随也。此者是调阴阳之法，故曰必在阴阳也。

杨曰：荣气者，常行不已。卫气者，昼行于身体，夜行于脏腑。迎者，逆也。随者，顺也。谓卫气逆行，荣气顺行。病在阳，必候荣卫行至于阳分而刺之；病在阴，必候荣卫行至于阴分而刺之，是迎随之意也。又迎者，泻也；随者，补也。故经曰迎而夺之，安得无虚，言泻之则虚也；随而济之安得无实，言补之则实也。调气之方，必在阴阳者，阴虚阳实，则补阴泻阳；阳虚阴实，则补阳泻阴；或阳并于阴，阴并于阳，或阴阳俱虚，或阴阳俱实，皆随病所往而调其阴阳，则病无不已。）

25.《灵枢注证发微·动输》

黄帝曰：营卫之行也，上下相贯……莫知其纪，此之谓也。【此言营卫之行相输如环，非邪气大寒之所能失也。帝问营气随宗气，以行于经隧之中，始于手太阴而终于足厥阴，卫气行于各经皮肤分肉之间，始于足太阳而终于足太阴，阴阳诸经相贯而行，如环无端。但卒然遇邪气大寒，则手足懈惰，其脉气所行，阴阳之道，输运之会，宜乎其相失也，则营气何由而还，复欲始于手太阴以终于足厥阴？卫气亦何由而还，复欲始于足太阳以终于足太阴者？难矣！伯言四肢为四末，（如谓末才为末。）乃阴阳诸经所会，而为营卫二气之大络也。四街者，即本经《卫气篇》之所谓胸气有街，腹气有街，头气有街，胫气有街者是也。此四街为营卫二气之径路，故大络虽或阻绝，而径路则自相通，彼逢邪气大寒之时，手足固尝懈惰，及懈惰已毕而少解，则二气复从而合，相输如环，尚何相失之有哉！】

26.《针灸大成·针灸直指（〈素问〉）》卷一

手足阴阳流注论

……

（络脉者，本经之旁支而别出，以联络于十二经者也。本经之脉，由络脉而交他经，他经之交，亦由是焉。传注周流，无有停息也。夫十二经之有络脉，犹江汉之有沱潜也；络脉之传注于他经，犹沱潜之旁导于他水也。是以手太阴之支者，从腕后出次指端，而交于手阳明；手阳明之支者，从缺盆上侠口鼻，而交于足阳明；足阳明之支者，别跗上，出大指端，而交于足太阴；足太阴之支者，从胃别上膈注心中，而交于手少阴；手少阴则直自本经少冲穴，而交于手太阳，不假支授，盖君者，出令者也；手太阳之支者，别颊上至目内眦，而交于足太阳；足太阳之支者，从膊内左右别下合腘中，下至小指外侧端，而交于足少阴；足少阴之支者，从肺出注胸中，而交于手厥阴；手厥阴之支者，从掌中循小指次指出其端，而交于手少阳；手少阳之支者，从耳后出至目锐眦，而交于足少阳；足少阳之支者，从跗上入大指爪甲出三毛，而交于足厥阴；足厥阴之支者，从肝别贯膈上注肺，而交于手太阴也。自寅时起，一昼夜，人之荣卫，则以五十度周于身，气行一万三千五百息，脉行八百一十丈，运行血气，流通阴阳，昼夜流行，与天同度，终而复始也。）

27.《类经·经络类·十三》卷八

黄帝曰：营卫之行也……气何由还（营卫之行，阴阳有度，若邪气居之，则其运行之道，宜相失也，又何能往还不绝？因问其故。）岐伯曰：夫四末阴阳之会者……此之谓也（四末，四支也。十二经皆终始于四支，故曰阴阳之会，而为气之大络也。然大络虽会于四支，复有气行之径路，谓之四街，如前篇所谓气街者是也。凡邪之中人，多在大络，故络绝则径通，及邪已行而四末解，彼绝此通，气从而合，回还转输，何能相失？此所以如环无端，莫知其纪也。）

28.《类经·针刺类·二十》卷二十

黄帝曰：脉行之逆顺奈何？……足之三阴，从足走腹（……凡手之三阴，自脏走手为顺，自手而脏则逆；手之三阳，自手走头为顺，自头而手则逆；足之三阴，自足走腹为顺，自腹而足则逆；足之三阳，自头走足为顺，自足而头则逆。此经之所以有逆顺，而刺之所以有迎随也。）

29.《灵枢集注·卫气》

（此章论营行脉中，卫行脉外，然经脉皮肤之血气，外内出入，阴阳相贯，环转之无端也。其气者，谓水谷所生之营卫，内荣于五脏，以养精神魂魄；外络于支节，以濡筋骨关节，此言脏腑阴阳十二经脉之外内也。其浮气之不循经者为卫气，其精气之行于经者为营气，谓营行脉中，卫行脉外，各走其道，交相逆顺而行者也。阴阳相随，外内相贯，谓脉内之血气出于脉外，脉外之气血贯于脉中，阴阳相随，外内出入，如环无端，莫知其纪也。……篇名《卫气》者，谓脉内之营气出于气街，与卫气相将，昼行阳而夜行于阴也。夫营卫者，水谷之精气，营行脉中，卫行脉外，乃无形之气也。水谷之津液，化而为血，以奉生身，命曰营气，乃有形之血，行于经隧皮肤者，皆谓之营气。夫充肤热肉之血，有从冲脉而散于皮肤者，有从大络而出于脉外者，有随三焦出气之津液，化而为赤者，皆谓之营气。盖以血为营，血之气为营气也。此章论行于脉中之营气，出于气街与卫气相将而行，故篇名《卫气》。曰阴阳相随，外内相贯，血气之生始出入，阴阳离合，头绪纷纭，学者当于全经内细心穷究，庶可以无惑矣。）

30.《灵枢集注·动输》

黄帝曰：营卫之行也，上下相贯……莫知其纪，此之谓也。（此申明经脉之血气，从四街而出行于脉外；皮肤分肉之气血，从四末而入行于脉中，上下相贯，环转之无端也。四末者，四肢之杪末，手足之指井也。其脉者，谓手足三阴三阳之经输。阴阳之道者，血气从此所行之道路也。相输之会、气从合者，谓皮肤之气血，从四末而流于脉中，输行于经，而与脉中之血气相会，入于肘膝之间，而与脉中之血气相合，故曰四末解，则气从合。盖借风寒之邪，以明四末乃阴阳之会，气从此而所入之大络也。如因邪气所阻，则手足懈惰，而道路不通，气何由而环转？如四末和解，则气血输会于脉中，而还转于气街矣。夫经脉者，内连于脏腑，外络于形身，外内出入，常营无已。络脉者，乃经脉之支别，如江河之支流，至梢杪而有尽也。四街者，气之径路也，故络绝则径通。手足十二经之本标，出于头气之街，胸气之街，阳明所生之血气，复出于腹气之街，少阴所藏之血气，复出于胫气之街。此经脉中之血气，复从络脉之尽处，出于气街，而行于皮肤分肉之外也。此营卫之行于皮肤经脉之外内，上下相贯，如环无端，莫知其纪也。）

31.《灵枢集注·痈疽》

（此篇归结首章之义。盖人之血气流行，与天地相参，与日月相应，昼夜环转之无端也，一息不运，则留滞而为痈为痹。）

【述要】

“经络之相贯，如环无端”，出《灵枢·邪气脏腑病形》，作为一种理论认识则贯穿于《黄帝内经》之中。经脉循行于周身，（十二经脉）按照手太阴、手阳明、足阳明、足太阴、手少阴、手太阳、足太阳、足少阴、手厥阴、手少阳、足少阳、足厥阴经，再到手太阴经的顺序衔接贯通，气血得以循环其中。

这个经脉连环（杨上善语）规定了两点：经脉顺序，经脉走向。

经脉相贯顺序，从手太阴经至足厥阴经，由阴到阳，又由阳到阴，“如此阴极阳起，阳极阴起，行手头及足，如环无端也”，“阴阳之气旋回”，“阴阳相注如环”（杨上善），以说明阴阳“异名同类”、协调互济的关系。同时，以手太阴经置于首位，以说明和体现所行气血的来源及二者之间关系。杨上善已指出：“脉之所生，禀于血气，血气所生，起中焦仓廪，故手太阴脉，从于中焦，受血气已，注诸经脉。”

经脉循行走向，由于阴阳经脉相接，形成阴脉阳脉不同走向，行有逆顺，即《灵枢·逆顺肥瘦》所说“脉行之逆顺……手之三阴，从脏走手；手之三阳，从手走头。足之三阳，从头走足；足之三阴，从足走腹。”杨上善注：“脉从身出向四支为顺，从四支上身为逆也。”这种走向遵循和体现着阴升阳降的气机活动特点，《素问·太阴阳明论》说：“阴气从足上行至头，而下行循臂至指端；阳气从手上行至头，而下行至足。”

经脉循环理论，基于中医对生命活动的认识，认为气及其活动是机体的根本，与天地运动同一，所谓“气之不得无行也，如水之流，如日月之行不休”（《灵枢·脉度》），因此，“经脉留行不止，与天同度，与地合纪”（《灵枢·痈疽》）。其建立，使阴阳脏腑、气血营卫理论更完善的说明机体常态与病态及其治疗的机理，并且引发进一步思考和理论建设，如四气街与经脉气血运行关系等，张志聪有较深入论述。

用以说明发病机制。如：不同性质病邪致病特点，《素问·太阴阳明论》说："阴气从足上行至头，而下行循臂至指端；阳气从手上行至头，而下行至足。故曰阳病者上行极而下，阴病者下行极而上。故伤于风者，上先受之；伤于湿者，下先受之。"五脏卒痛、痈肿等病变，因于经脉气血运行失常，《素问·举痛论》："经脉流行不止，环周不休，寒气入经而稽迟，泣而不行，客于脉外则血少，客于脉中则气不通，故卒然而痛。"《灵枢·痈疽》："寒邪客于经络之中则血泣，血泣则不通，不通则卫气归之，不得复反，故痈肿。"化脓可致"经脉败漏，熏于五脏，脏伤故死矣。"杨上善谓："血气行失，有损有病也。"张志聪注："盖人之血气流行，与天地相参，与日月相应，昼夜环转之无端也，一息不运，则留滞而为痈为痹。"

用于说明诊察原理。经脉气血循环，方能说明从一处察整体的道理，《难经·二十三难》说：经络"如环无端，转相灌溉，朝于寸口、人迎，以处百病，而决死生也。"

用于说明针刺方法。因时而刺，营卫周行有度，则针刺有因时间而刺的方法，《圣济总录》："凡刺之道，须候卫气所在，然后迎随以明补泻。"《针经指南》："此法如气血所旺之经络，于一经中井荥俞经合，迎随而补泻之。"针刺方向，经脉气血行有逆顺，针刺有针芒迎随补泻，《难经·七十二难》已论及："知荣卫之流行，经脉之往来也，随其逆顺而取之，故曰迎随。"张介宾说："经之所以有逆顺，而刺之所以有迎随也。"

在《黄帝内经》所论基础上，后人对经脉循环方式、经脉之间关系、经脉与脏腑关系等，有所阐发。对络脉在经脉循环衔接上的作用，《难经·二十三难》说："别络十五，皆因其原，如环无端"，杨上善："三阴之经络脉别走入于三阳，三阳之经络脉别走入于三阴，阴阳之气旋回，周而复始，故曰无端"（《太素》卷二十七），《铜人腧穴针灸图经》明确说："络脉传注，周流不息"，《难经本义》："络脉十五，皆随十二经脉之所始，转相灌溉。"《针灸大成》卷一"手足阴阳流注论"对此有详述。经脉有手足、阴阳等区别及分布，环形连接使之构成一个整体，《医经小学》中的歌诀"十二经本一脉"，即是表达这一认识。对经脉运行气血，马莳从脏腑角度而论，"此言脏腑之气，流行而不息也。阴脉者，即足手六阴经之脉也，所以运之于五脏也。阳脉者，即足手六阳经之脉也，所以运之于六腑也。"

因此，经脉连环，气血循环运行，不仅是经脉理论的核心成分，也是中医说明生理病理的核心理论构成。

（赵京生）

营卫内外相贯

【古代文献精选】

1.《灵枢·营卫生会》

黄帝问于岐伯曰：人焉受气？阴阳焉会？何气为营？何气为卫？营安从生？卫于焉会？老壮不同气，阴阳异位，愿闻其会。岐伯答曰：人受气于谷，谷入于胃，以传与肺，五脏六腑，皆以受气，其清者为营，浊者为卫，营在脉中，卫在脉外，营周不休，五十而复大会。阴阳相贯，如环无端。卫气行于阴二十五度，行于阳二十五度，分为昼夜，故气至阳而起，至阴而止。故曰：日中而阳陇为重阳，夜半而阴陇为重阴。故太阴主内，太阳主外，各行二十五度，分为昼夜。夜半为阴陇，夜半后而为阴衰，平旦阴尽而阳受气矣。日中为阳陇，日西而阳衰，日入阳尽而阴受气矣。夜半而大会，万民皆卧，命曰合阴，平旦阴尽而阳受气，如是无已，与天地同纪。

2.《灵枢·卫气》

黄帝曰：五脏者，所以藏精神魂魄者也。六腑者，所以受水谷而行化物者也。其气内于五脏，而外络肢节。其浮气之不循经者，为卫气；其精气之行于经者，为营气。阴阳相随，外内相贯，如环之无端，亭亭淳淳乎，孰能穷之。然其分别阴阳，皆有标本虚实所离之处。能别阴阳十二经者，知病之所生。候虚实之所在者，能得病之高下。知六腑之气街者，能知解结契绍于门户。能知虚石之坚软者，知补泻之所在。能知六经标本者，可以无惑于天下。

3.《灵枢·五味》

黄帝曰：营卫之行奈何？伯高曰：谷始入于胃，其精微者，先出于胃之两焦，以溉五脏，别出两行，营卫之道。其大气之抟而不行者，积于胸中，命曰气海，出于肺，循喉咽，故呼则出，吸则入。

4.《灵枢·动输》

黄帝曰：营卫之行也，上下相贯，如环之无端，今有其卒然遇邪气，及逢大寒，手足懈惰，其脉阴阳之道，相输之会，行相失也，气何由还？岐伯曰：夫四末阴阳之会者，此气之大络也。四街者，气之径路也。故络绝则径通，四末解则气从合，相输如环。黄帝曰：善。此所谓如环无端，莫知其纪，终而复始，此之谓也。

5.《太素·脉行同异》卷九

黄帝曰：营卫之行也，上下相贯，如环之毋端。今有其卒然遇邪气，及逢大寒，手足懈惰，其脉阴阳之道，相输之会，行相失也，气何由得还？（营行手太阴，下至手大指次指之端，迴为手阳明，上行至头，下足阳明，如此十二经脉，阴阳相贯，如环无端也。卒有邪气及寒客于四支，阴阳相输之道不通，何由还也？）岐伯曰：夫四末阴阳之会者，此气之大络也。四街者，气之径也。故络绝则经通，四末解则气从合，相输如环。（四末，谓四支，身之末也。四街，谓胸腹头胻脉气道也。邪气大寒客于四末，先客络脉，络脉虽壅，内经尚通，故气相输如环，寒邪解已，复得通也。）黄帝曰：善。此所谓如环之毋端，莫知其纪，终而复始之谓也。（述其所解。）

6.《太素·经脉标本》卷十

其浮气之不循经者，为卫气；其精气之行于经者，为营气。（六腑所受水谷，变化为气，凡有二别：起胃上口，其悍气浮而行者，不入经脉之中，昼从于目，行于四支分肉之间二十五周，夜行五脏二十五周，一日一夜行五十周，以卫于身，故曰卫气；其谷之精气，起于中焦，亦并胃上口行于脉中，一日一夜亦五十周，以营于身，故曰营气也。）阴阳相随，外内相贯，如环之无端，混乎孰能穷之？（浮气为阳为卫，随阴从外贯内；精气为阴为营，随阳从内贯外也。阴阳相贯成和，莫知终始，故如环无端也。）

7.《灵枢注证发微·卫气》

黄帝曰：五脏者，所以藏精神魂魄者也……如环之无端。【此言营卫脏腑标本之难穷，而能穷之者，可以尽病法而高天下也。人有五脏，精神魂魄赖之以藏；人有六腑，水谷等物赖之以化。六腑为表，其气内连于五脏，而外则络于支节。人有三焦，宗气积于上焦，营气出于中焦，卫气出于下焦。下焦之气，升于中焦，以达于上焦，而生此卫气。卫气阳性慓悍，行于皮肤分肉之间，乃浮而在外者也。故曰其浮气之不循经者，为卫气。（《营卫生会篇》云：卫在脉外。）中焦之气，降于下焦，而生此营气。营气阴性精专，随宗气以行于经隧之中。故曰其精气之行于经者，为营气。（营在脉中。）卫气昼行于阳经，夜行于阴经。营气由肺经以行于十二经，阴阳相随，外内相贯，如环无端，运行不息。】

8.《灵枢注证发微·动输》

黄帝曰：营卫之行也，上下相贯……莫知其纪，此之谓也。【此言营卫之行相输如环，非邪气大寒之所能失也。帝问营气随宗气，以行于经隧之中，始于手太阴而终于足厥阴，卫气行于各经皮肤分肉之间，始于足太阳而终于足太阴，阴阳诸经相贯而行，如环无端。但卒然遇邪气大寒，则手足懈惰，其脉气所行，阴阳之道，输运之会，宜乎其相失也，则营气何由而还，复欲始于手太阴以终于足厥阴？卫气亦何由而还，复欲始于足太阳以终于足太阴者？难矣！伯言四肢为四末，（如谓末才为末。）乃阴阳诸经所会，而为营卫二气之大络也。四街者，即本经《卫气篇》之所谓胸气有街，腹气有街，头气有街，胫气有街者是也。此四街为营卫二气之径路，故大络虽或阻绝，而径路则自相通，彼逢邪气大寒之时，手足固尝懈惰，及懈惰已毕而少解，则二气复从而合，相输如环，尚何相失之有哉？】

9.《类经·经络类·十二》卷七

黄帝曰：五脏者，所以藏精神魂魄者也……孰能穷之？（人之精神魂魄，赖五脏以藏。食饮水谷，赖六腑以化。其表里运行之气，内则为脏腑，外则为经络。其浮气之不循经者为卫气，卫行脉外也。其精气之行于经者为营气，营行脉中也。此阴阳外内相贯之无穷也。）

10.《类经·经络类·二十三》卷八

故曰日中而阳陇为重阳，夜半而阴陇为重阴。（此分昼夜之阴阳，以明营卫之行也。陇，盛也，《生气通天论》作隆。昼为阳，日中为阳中之阳，故曰重阳。夜为阴，夜半为阴中之阴，故曰重阴。陇音笼。）故太阴主内，太阳主外，各行二十五度，分为昼夜。（太阴，手太阴也。太阳，足太阳也。内言营气，外言卫气。营气始于手太阴，而复会于太阴，故太阴主内。卫气始于足太阳，而复会于太阳，故太阳主外。营气周流十二经，昼夜各二十五度。卫气昼则行阳，夜则行阴，亦各二十五度。营卫各为五十度以分昼夜也。）夜半为阴陇，夜半后而为阴衰，平旦阴尽而阳受气矣。日中为阳陇，日西而阳衰，日入阳尽而阴受气矣。（夜半后为阴衰，阳生于子也。日西而阳衰，阴生于午也。如《金匮真言论》曰：平旦至日中，天之阳，阳中之阳也；日中至黄昏，天之阳，阳中之阴也；合夜至鸡鸣，天之阴，阴中之阴也；鸡鸣至平旦，天之阴，阴中之阳也，故人亦应之。即此节之义。）夜半而大会，万民皆卧，命曰合阴，平旦阴尽而阳受气，如是无已，与天地同纪。（大会，言营卫阴阳之会也。营卫之行，表里异度，故尝不相值。惟于夜半子时，阴气已极，阳气将生，营气在阴，卫气亦在阴，故万民皆瞑而卧，命曰合阴。合阴者，营卫皆归于脏，而会于天一之中也。平旦阴尽而阳受气，故民皆张目而起。此阴阳消息之道，常如是无已，而与天地同其纪。所谓天地之纪者，如天地日月，各有所会之纪也。天以二十八舍为纪，地以十二辰次为纪，日月以行之迟速为纪。故天与地一岁一会，如玄枵加于子宫是也。天与日亦一岁一会，如冬至日缠星纪是也。日与月则一月一会，如晦朔之同宫是也。人之营卫，以昼夜为纪，故一日凡行五十周而复为大会焉。）

……

黄帝曰：愿闻营卫之所行，皆何道从来？岐伯答曰：营出于中焦，卫出于下焦。（何道从来，言营卫所由之道路也。营气者，由谷入于胃，中焦受气取汁，化其精微而上注于肺，乃自手太阴始，周行于经隧之中，故营气出于中焦。卫气者，出其悍气之慓疾，而先行于四末分肉皮肤之间，不入于脉，故于平旦阴尽，阳气出于目，循头项下行，始于足太阳膀胱经而行于阳分，日西阳尽，则始于足少阴肾经而行于阴分，其气自膀胱与肾，由下而出，故卫气出于下焦。详义见后营气卫气二章。愚按：人身不过表里，表里不过阴阳，阴阳即营卫，营卫即血气。脏腑筋骨居于内，必赖营气以资之，经脉以疏之。皮毛分肉居于外，经之所不通，营之所不及，故赖卫气以呴之，孙络以濡之。而后内而精髓，外而发肤，无弗得其养者，皆营卫之化也。然营气者，犹天之有宿度，地之有经水，出入有期，运行有序者也。卫气者，犹天之有清阳，地之有郁蒸，阴阳昼夜，随时而变者也。卫气属阳，乃出于下焦，下者必升，故其气自下而上，亦犹地气上为云也。营本属阴，乃自中焦而出于上焦，上者必降，故营气自上而下，亦犹天气降为雨也。虽卫主气而在外，然亦何尝无血。营主血而在内，然亦何尝无气。故营中未必无卫，卫中未必无营，但行于内者便谓之营，行于外者便谓之卫，此人身阴阳交感之道，分之则二，合之则一而已。）

11.《类经·气味类·二》卷十一

黄帝曰：营卫之行奈何？伯高曰：谷始入于胃，其精微者，先出于胃，之两焦，以溉五脏，别出两行营卫之道。（谷之精气，先出于胃，即中焦也。而后至上下两焦，以溉五脏。之，至也。溉，灌注也。两行，言清者入营，营行脉中，浊者入卫，卫行脉外，故营主血而濡于内，卫主气而布于外，以分营卫之道。）

12.《灵枢集注·营卫生会》

【夫手之三阴，从脏走手，足之三阴，从足走脏，营气行于二十八脉之中，二百七十息，以应漏下二刻为一周，则阴阳外内，经脉脏腑，俱已循行，盖以一日分为昼夜而为五十营，非日行于阳而夜行于阴也。凡日行于阳二十五度，行于阴亦二十五度，乃营卫之行于脉外，阴阳出入者也。（眉批：本经论营气，则曰五十营，论卫气则曰日行阳二十五度，夜行阴二十五度。）越人首设问难，即将经义混淆，而后人非之，后人又以营在脉中，行阳二十五度，行阴二十五度，是犹百步五十步相笑之故智耳。】

……

【按：此篇论营卫之生会。夫水谷之精气，清者为营，浊者为卫。营在脉中，卫在脉外，此营卫之生也。阴阳异位，又何焉会？故复论三膲之所出，以明其会焉。卫出上膲，而上膲常与营俱行阳二十五度，行阴亦二十五度。营出中膲，而中膲之津液，随三膲出气，以温肌肉，化赤为血，以奉生身。营卫之行，不失其常，此营卫之会也。故独得行于经隧，（眉批：离卫而独行于经中。）命曰营气，言与卫相将于脉外，而又独得行于经隧之中，是肌腠经脉之外内，皆有此营也。阴阳血气之离合出入，非熟读诸经，细心体会，不易悉也。】

13.《灵枢集注·卫气》

黄帝曰：五脏者，所以藏精神魂魄者也……可以无惑于天下。【此章论营行脉中，卫行脉外，然经脉皮肤之血气，外内出入，阴阳相贯，环转之无端也。其气者，谓水谷所生之营卫，内荣于五脏，以养精神魂魄，外络于支节，以濡筋骨关节，此言脏腑阴阳十二经脉之外内也。其浮气之不循经者为卫气，其精气之行于经者为营气，谓营行脉中，卫行脉外，各走其道，交相逆顺而行者也。阴阳相随，外内相贯，谓脉内之血气出于脉外，脉外之气血贯于脉中，阴阳相随，外内出入，如环无端，莫知其纪也。合天地之亭毒，乃阴阳之化淳，亭亭淳淳，孰能穷之？

然其分别阴阳，皆有标本虚实所离之处。盖以经脉所起之处为本，所出之处为标。虚实者，谓血气出于气街，离经脉而荣于肤腠，则经脉虚而皮肤实矣。高下者，谓本在下而标出于上也。气街者，气之径路，络绝则径通，乃经脉之血气，从此离绝，而出于脉外者也。（眉批：人之经脉如长江、大海，人之络脉如水之支流，至梢杪而尽绝。）契，合也。绍，继也。门户者，血气所出之门户。知六腑之气街，则知血气之结于脉内者，解而通之，脉内之血气与脉外之气血，相合相继而行，则知出于气街之门户矣。脉内之血气，从气街而出于脉外；脉外之气血，从井荥而流于脉中；出于气街，则经脉虚软，而皮肤石坚；流于脉中，则经脉石坚，而皮肤虚软。故能知虚实，则知补泻之所在矣。皮肤之气血，犹海之布云气于天下，经脉之血气，合经水之流贯于地中，故能知六经之标本，可以无惑于天下。

篇名《卫气》者，谓脉内之营气出于气街，与卫气相将，昼行阳而夜行于阴也。夫营卫者，水谷之精气，营行脉中，卫行脉外，乃无形之气也。水谷之津液，化而为血，以奉生身，命曰营气，乃有形之血，行于经隧皮肤者，皆谓之营气。夫充肤热肉之血，有从冲脉而散于皮肤者，有从大络而出于脉外者，有随三膲出气之津液，化而为赤者，皆谓之营气。盖以血为营，血之气为营气也，此章论行于脉中之营气，出于气街与卫气相将而行，故篇名《卫气》。曰："阴阳相随，外内相贯"，血气之生始出入，阴阳离合，头绪纷纭，学者当于全经内细心穷究，庶可以无惑矣。】

14.《灵枢集注 · 动输》

黄帝曰：营卫之行也，上下相贯……莫知其纪，此之谓也。

【此申明经脉之血气，从四街而出行于脉外；皮肤分肉之气血，从四末而入行于脉中。上下相贯，环转之无端也。

四末者，四肢之杪末，手足之指井也。其脉者，谓手足三阴三阳之经输。阴阳之道者，血气从此所行之道路也。相输之会气从合者，谓皮肤之气血，从四末而流于脉中，输行于经，而与脉中之血气相会，入于肘膝之间，而与脉中之血气相合，故曰四末解，则气从合。盖借风寒之邪，以明四末乃阴阳之会，气从此而所入之大络也。如因邪气所阻，则手足懈惰，而道路不通，气何由而环转？如四末和解，则气血输会于脉中，而还转于气街矣。夫经脉者，内连于脏腑，外络于形身，外内出入，常营无已。络脉者，乃经脉之支别，如江河之支流，至梢杪而有尽也。四街者，气之径路也，故络绝则径通。

手足十二经之本标，出于头气之街，胸气之街；阳明所生之血气，复出于腹气之街；少阴所藏之血气，复出于胫气之街。此经脉中之血气，复从络脉之尽处，出于气街，而行于皮肤分肉之外也。此营卫之行于皮肤经脉之外内，上下相贯，如环无端，莫知其纪也。（眉批：此篇与《卫气篇》合参。前章论十二经脉之本标，出于头气、胸气之街，此复论少阴阳明所生之血气，出于腹气、胫气之街。前章论经脉之血气外出于皮肤，此兼论皮肤之气血流注于脉内。玉师曰：前章云：气在腹者与冲脉于脐左右之动脉；气在胫者，与承山踝上以下。此章申明出于腹气胫气之街者，乃阳明少阴之输也。）王子方曰：本经云：营行脉中，卫行脉外。又曰：浮气之不循经者，为卫气；精气之营于经者，为营气。今复言营卫之行，环转于经脉之外内，岂经义自相矛盾欤？

曰：卫气昼行于阳，夜行于阴，应天气之晦明，天道右旋，地道左转，天运于地之外，交相逆顺而行，应营气行于脉中，卫气行于脉外，外内清浊之不相干也。然天气运行于地之外，而复通贯于地中，有四时之寒暑往来，生长收藏。此天地阴阳之气，上下升降，外内出入，有分有合，环转无端，是以营卫之行，环转于皮肤经脉之外内者，应天地之气交也。

夫所谓营行脉中者，始于手太阴肺，终于足厥阴肝，腹走手而手走头，头走足而足走腹，一脉流通，终而复始，此营血之行于脉中也。又别出两行营卫之道，清者为营，浊者为卫，营行脉中，卫行脉外。营于脉中者，循手足之十二经脉，及阴跷、阳跷、任脉、督脉。（眉批：营血行于脉中，只营督脉，而无任脉、跷脉。）合十六丈二尺为一周，昼行二十五度，夜行二十五度，应呼吸漏下者，此营气之行于脉中也。卫气昼行阳二十五度，夜行阴二十五度，此营气卫气各走其道，清浊外内之不相干也。

若夫手足之三阴三阳十二经脉，皆从指井所出，而营于五脏之二十五腧，六腑之三十六腧。夫指井离爪甲如韭许，乃血肉筋骨之尽处，血气皆从何来，而曰所出为井耶？盖受皮肤之气血，从此而流注于脉中，十二经脉之血气，始从此而生出，故曰所出为井，所流为荥，所注为输，所行为经也。充肤热肉之气血，妇随夫唱，相将而行，同流于经脉之中，故曰营卫之行也，上下相贯，四末阴阳之会者，此气之大络也。

夫宗气半行于脉中，半行于脉外；营血半营于经隧，半营于皮肤；营气行于脉中，卫气行于脉外。阴中有阳，阳中有阴，犹两仪四象之定体，血气贯通于外内，应天地之气交，一息不运则生化灭矣。夫皮肤气分为阳，经脉血分为阴，阳走阳而阴走阴，此阴阳之相离也；阴出于阳，阳入于阴，此阴阳之相合也。阴阳之道，有离而有合也。若行于阳者，只行于阳；行于阴者，只行于阴，无外内出入之神机，而生化亦灭矣。阴阳之奥，会心者明之。】

15.《中西汇通医经精义·营卫生会》卷上

……西医此说，即《内经》营周不休，五十度而复大会之实迹也，所谓阴阳相贯，如环无端也。卫气之行，则分阴阳内外，太阳在外为阳，太阴在内为阴，昼则卫气行阳二十五度，夜则行阴二十五度，平旦行阴已尽，阳分受气，是卫气复于肺与营相会矣。卫行于阳则寤，卫行于阴则寐，故《难经》言卫行五十度，复会于手太阴，而人之卧起，皆卫气出入之验也。《灵枢》云人经脉前后上下左右周身，十六丈二尺为一度，人一呼脉行三寸，一吸脉行三寸，计昼夜一万三千五百息，脉行五十度也。西医将脉管剖视，自谓详矣，而不能分出各经，又不能共计其长短，于回血合气之数，皆无从起算，然则西医安能如中国古法之精哉。

营出中焦，卫气出于下焦。

上言人受谷气，清者为营，浊者为卫，似营卫皆出中焦矣，而此又别之曰，卫气出于下焦，则尤为探源之论。盖人身只此先后两天，为生化之本，营血虽生于心，而取汁则在中焦，故曰营出中焦，是后天之所生化也。卫气虽统于肺，周于太阳皮毛之间，而其气之化源，则在脐下丹田气海之中，是先天之所生化也。卫出先天，督脉主之；营出后天，任脉主之，任督相贯，营卫相循，如此其精微也。旧注不知，乃谓卫气出于下焦之下字，当作上字，则诚误矣。

心者血，肺者气，血为营，气为卫，相随上下，谓之营卫。

营卫虽生于中下二焦，然营卫之行，则统于心肺，周行上下也。上既言之，而兹又引《难经》此语，取其详明，不厌烦复也。

【述要】

“营卫内外相贯”语出《灵枢》，其“外内相贯，如环之无端”的描述首见于《灵枢・卫气》篇，意在说明营卫之气分行于脉内与脉外，内外沟通，环状循行周身上下的规律，体现了古人对经脉之气的基本理论认识。

与此相关，《灵枢・卫气》对营气与卫气各自特点进行了描述，言“其浮气之不循经者，为卫气；其精气之行于经者，为营气。”简化之，即与“营行脉中，卫行脉外”相应。

营与卫，虽然分布于脉之内外，但并非相离隔绝，而是相互贯通的，这就是“营卫内外相贯”所强调的二者活动联系特点。对此，部分古代医家已有不同角度的解释，如张介宾从营卫分布与关系的角度，“营中未必无卫，卫中未必无营，但行于内者便谓之营，行于外者便谓之卫，此人身阴阳交感之道，分之则二，合之则一而已”（《类经・经络类・二十三》卷八）。张志聪则是从营卫运行方式，“脉内之血气出于脉外，脉外之气血贯于脉中，阴阳相随，外内出入，如环无端，莫知其纪也”（《灵枢集注・卫气》）。两者都在一定程度上暗示了营卫之气同质异行的关系，又是对营卫之气何以营运人体气血实现整体协调的理论解释。

营卫的循行正常，则如《灵枢・天年》所论，“呼吸微徐，气以度行，六腑化谷，津液布扬，各如其常，故能长久”，主要关联了呼吸、消化、水液代谢等生理功能；另一方面，《难经》中有“营卫之行，不失于常，故昼日精，夜不寤”的论述，是对营卫气行与睡眠觉醒节律关系的阐述。可见，古人认为人身诸多生理规律都与营卫二气的循行密切相关，而若其行涩，则致病。

对于营卫二气的由来，《灵枢・五味》有详细说明，认为始于人身摄纳之水谷，“其精微者，先出于胃之两焦，以溉五脏，别出两行，营卫之道”。

故可见营卫虽有不同特性，却属同源。

后世对于营卫二气之循行，多承袭《黄帝内经》的论述，并借以营卫之气的“滞”“涩”等异常状态，阐释相关疾病发生的机制。

应看到，营卫之气及其运行方式，是古人观念中的人体内在机理，是经脉气血理论建构的内容之一，不难发现，在某种程度上营卫之气的运行和特点，与今天我们所理解的人身血液循环模式，存在着某种微妙的相似性，似可视为古人理解生理现象的一种理论模型。而在针灸实践层面上，则对于临床辨证分析、选穴用针等有一定的指导和启发性意义。

（姜　姗　赵京生）

血气异名同类

【古代文献精选】

1.《灵枢·营气》

黄帝曰：营气之道，内谷为宝。谷入于胃，乃传之肺，流溢于中，布散于外，精专者行于经隧，常营无已，终而复始，是谓天地之纪。故气从太阴出，注手阳明，上行注足阳明，下行至跗上，注大指间，与太阴合，上行抵髀。从脾注心中，循手少阴出腋下臂，注小指，合手太阳，上行乘腋出䪼内，注目内眦，上巅下项，合足太阳，循脊下尻，下行注小指之端，循足心注足少阴，上行注肾，从肾注心，外散于胸中。循心主脉出腋下臂，出两筋之间，入掌中，出中指之端，还注小指次指之端，合手少阳，上行注膻中，散于三焦，从三焦注胆，出胁注足少阳，下行至跗上，复从跗注大指间，合足厥阴，上行至肝，从肝上注肺，上循喉咙，入颃颡之窍，究于畜门。其支别者，上额循巅下项中，循脊入骶，是督脉也，络阴器，上过毛中，入脐中，上循腹里，入缺盆，下注肺中，复出太阴。此营气之所行也，逆顺之常也。

2.《灵枢·营卫生会》

黄帝曰：夫血之与气，异名同类，何谓也？岐伯答曰：营卫者精气也，血者神气也，故血之与气，异名同类焉。故夺血者无汗，夺汗者无血，故人生有两死而无两生。

3.《素问·调经论》

帝曰：人之所有者，血与气耳。今夫子乃言血并为虚，气并为虚，是无实乎？岐伯曰：有者为实，无者为虚，故气并则无血，血并则无气，今血与气相失，故为虚焉。络之与孙脉俱输于经，血与气并，则为实焉。血之与气并走于上，则为大厥，厥则暴死，气复反则生，不反则死。

4.《诸病源候论·虚劳病诸候下·虚劳鼻衄候》卷四

肺主气而开窍于鼻，肝藏血。血之与气，相随而行，俱荣于脏腑。今劳伤之人，血虚气逆，故衄。衄者，鼻出血也。

5.《太素·营卫气别》卷十二

黄帝曰：营气之道，内谷为宝。谷入于胃，乃传之肺，流溢于中，布散于外，（谷入胃已，精浊下流，清精注肺，肺得其气，流溢五脏，布散六腑也。）精专者行于经隧，常营毋已，终而复始，是谓天地之纪。（精专血气，常营无已，名曰营气也。）

……

黄帝曰：夫血之与气，异名同类，何也？岐伯曰：营卫者精气也，血者神气也，故血之与气，异名同类焉。故夺血者毋汗，夺气者毋血，故人生有两死而毋两生。（营卫者人之至精之气，然精非气也，血者神明之气，而神非血也，故比之□水气无异也。毋血亦死，毋气亦死，故有两死也；有血亦生，有气亦生，随有一即生，故毋两生也。）

6.《太素·虚实所生》卷二十四

血气者喜温而恶寒，寒则泣不能流，温则消而去之，是故气之所并为血虚，血之所并为气虚也。（血之与气，皆恶于寒，故脉有寒则泣而不流者，温则消释而去。是以气寒则血来并之，以为血虚，则气为实也；若血寒则气来并之，以为气虚，则血为实也。）

7.《太素·十二邪》卷二十七

血气分离，（此内外邪生病所由，凡有五别。一，令血之与气不相合也。）阴阳破散，（二，令脏腑阴阳分散也。）经络决绝，脉道不通，（三，令经脉及诸络脉不相通也。）阴阳相逆，卫气稽留，（四，令阴阳之气乖和，卫气不行。）经脉空虚，血气不次，乃失其常，（五，令诸经诸络虚竭，营血卫气行无次第。）

8.《类证活人书》卷六

大抵感外风者为伤风，感寒冷者为伤寒，故风则伤卫，寒则伤荣。桂枝主伤卫，麻黄主伤荣，大青龙主荣卫俱伤故也。（风伤卫者，病在皮肤之间也。以卫行脉外，为阳主外，皮肤之间，卫气之道路故也，其病浅。寒伤荣者，寒气中于肌肉也，以荣行脉中，为阴主内。肌肉之间，荣气之道路故也，其病深。所以桂枝与麻黄所施各异，戒勿误用，以有浅深之别，风寒之殊。夫医当宜审谛，大青龙尤宜慎用。……）

9.《经络全书·原病篇第一》后编

脉实血实，脉虚血虚，此其常也。反此者病（脉者，血之府）。脉盛血少，脉少血多，此谓反也（经脉行气，络脉受血，经气入络，络受经气，候不相合，皆为反常）。

10.《灵枢注证发微·营气》

黄帝曰：营气之道，内谷为宝……是谓天地之纪。【此言营气之运行，一如宗气之所行也。（宗气所行之次，尽见于《经脉篇》。此篇论营气所行，与宗气无异，辞虽不同，而其次同也。）宗气者，大气也。大气积于胸中，出喉咙，司呼吸，以行经隧。始于手太阴肺经，终于肝经，积至一万三千五百息，脉行八百一十丈，如前篇《五十营》之所论者是也。营气者，阴气也。由中焦之气中有阴者，随中焦之气以降于下焦，而生此阴气，故谓之清者为营，又谓之营气出于中焦者是也。然此营气者，必成于水谷所化精微之气，故曰营气之道，谷气为宝。非谷气不能生此营气，非营气不能生血也。】

11.《灵枢注证发微·营卫生会》

黄帝曰：夫血之与气，异名同类……故人生有两死而无两生。【此言血气本为同类，而人不可以两伤之也。承上文而言，营气化血，则血之与气，其名虽异，而其类则同，故古经有是言，而帝乃援以问之。（此气字，似承上文单指营气言，然古经所言与岐伯下文所答，则气兼营卫言，盖营卫虽分阴阳，皆出于谷气所化之精气也。）】

12.《素问注证发微·玉版论要论》

【脉之搏击于手者，乃曰痹、曰躄、曰寒热之交，则有此脉来现也。脉之有阴而无阳、有阳而无阴者，孤脉也。有阴而无阳者，为卫气消；有阳而无阴者，为营气消。脉之虚者而有泄证，乃为夺血也。盖血乃阴类，泄虽非血，而血从此虚，故曰夺血。（《灵枢·营卫生会篇》云：血之与气，异名同类。）】

13.《素问注证发微·调经论》

岐伯曰：有者为实，无者为虚……不反则死。【（此详论血气之虚实，有以不并言者，有以专并言者。）帝承上文而言，血并于气，气并于血，固宜其有虚实矣。若血属阴，理当归于阴；气属阳，理当归于阳。今曰血并于阴，气并于阳，此正血气不相为并，而各离所并之居，（此离居与上不同。上言血离其所居而并之于气，气离其所居而并之于血。而此则血不并气，是离其并气之所居也；气不并血，是离其并血之所居也。）是无实无虚也，当以何者而定其为虚实邪？伯言血气虽不同，其性则同也，皆喜温而恶寒，寒则涩滞而不通，温则消释而易行，故不并固不可，而专并亦不可。盖不并则为寒，寒则涩滞而不通；专并则为热，热则太温而病胜。是以气之所并者在于阳，则气分无血也，是为血虚矣；血之所并者在于阴，则血分无气也，是为气虚矣。此不并之并，亦有虚实在也。然而既曰血虚，又曰气虚，是血气皆无实也？帝之所以又疑而问也。殊不知气并于阳，气为有而血为无，乃气实而血虚也；血并于阴，血为有而气为无，乃血实而气虚也。故曰有者为实，无者为虚也。不惟是也，彼气血相并者，气并于血，则气盛而血少，是无血也；血并于气，则血盛而气少，是无气也。惟气血相失，故名之曰虚。大络与孙络，俱运于经脉之中，气并于血，其实在气；血并于气，其实在血，故名之曰实。且是气血也，专并于上，则气上而不下，当为大厥之证，厥则暴死者有之，幸而气复于下则生，不复则死矣。】

14.《类经·藏象类·二十八》卷四

经脉者，所以行血气而营阴阳，濡筋骨、利关节者也。（经脉者，即营气之道。营，运也。濡，润也。营行脉中，故主于里而利筋骨。）

15.《类经·经络类·二十三》卷八

黄帝曰：夫血之与气，异名同类……故人生有两死而无两生。（营卫之气，虽分清浊，然皆水谷之精华，故曰营卫者精气也。血由化而赤，莫测其妙，故曰血者神气也。然血化于液，液化于气，是血之与气，本为同类，而血之与汗，亦非两种；但血主营，为阴为里，汗属卫，为阳为表，一表一里，无可并攻，故夺血者无取其汗，夺汗者无取其血。若表里俱夺，则不脱于阴，必脱于阳，脱阳亦死，脱阴亦死，故曰人生有两死。然而人之生也，阴阳之气皆不可无，未有孤阳能生者，亦未有孤阴能生者，故曰无两生也。）

16.《类经·经络类·二十四》卷八

黄帝曰：营气之道，内谷为宝……是谓天地之纪。（营气之行，由于谷气之化，谷不入则营气衰，故云内谷为宝。谷入于胃，以传于肺，清者为营，营行脉中，故其精专者行于经隧，常营无已，终而复始，以周流于十二经也。）

17.《景岳全书·厥逆·经义》卷十一

《调经论》：……血与气并，则为实焉。血之与气并走于上，则为大厥，厥则暴死，气复反则生，不反则死。

气并为血虚，血并为气虚，此阴阳之偏败也。今其气血并走于上，则阴虚于下，而神气无根，是即阴阳相离之候，故致厥脱而暴死。复反者轻，不反者甚。此正时人所谓卒倒暴仆之中风，亦即痰火上壅之中风，而不知实由于下虚也。然上实者，假实也，其有甚者，亦宜稍为清理；下虚者，真虚也，若无实邪可据，则速当峻补其下。

18.《景岳全书·诸气·总论气理》卷三十六

夫人之有生，无非受天地之气化耳。及其成形，虽有五行五志，五脏六腑之辨，而总惟血气为之用。然血无气不行。血非气不化，故经曰血者神气也。然则血之与气，诚异名而同类，而实惟气为之主。是以天地间阴阳变迁，运数治乱，凡神神奇奇，作于杳冥莫测之乡者，无非气化之所为。使能知此而气得其正，则何用弗臧？一有违和，而气失其正，则何往弗否？

19.《素问集注·调经论》

络之与孙脉，俱输于经……不反则死。（此申明血气共并之为实也。络者，经脉之支别也。孙脉者，乃孙络之脉。别经者，亦三百六十五脉，内通于十二大络，外通于肤腠皮毛。五脏之血气从大络而出于孙脉，从孙脉而出于肤表，表阳之气从孙络而入于大络，从大络而注于经俞，此外内交通，血气之径路也。是络脉之血气，孙络之气血，俱输于经，是血与气共并于血分，则为实也。血之与气并走于上，则为大逆，逆则暴死，气复反则生，不反则死，此血与气共并于上，则为实也。王芳侯曰：气复反则生，谓复归于下也。盖阳气生于下而升于上，血气并逆，则气机不转而暴死，反则旋转而复生。）

20.《灵枢集注·营卫生会》

黄帝曰：夫血之与气，异名同类……故人生有两死而无两生。【此承上文而言，营卫生于水谷之精，皆由气之宣发。营卫者，水谷之精气也。血者，中焦之精汁，奉心神而化赤，神气之所化也。血与营卫，皆生于精，故异名而同类焉。汗乃血之液，气化而为汗，（眉批：阳加于阴谓之汗。）故夺其血者则无汗，夺其汗者则无血。无血者死，无汗者亦死，故人有两死而无两生者，谓营卫血汗，总属于水谷之精也。此言中焦之精汁，皆由气之所化，而为营为卫，为血为汗。有如水中之沤，气发于水中，则为沤泡；气散，则沤亦破泄矣。】

21.《灵枢集注·动输》

【此章论营卫宗气，循度行于经脉之外内，冲脉行于足少阴、阳明之经，而出于腹气、胫气之街，以明血气之行于经脉、皮肤之间，交相和平俞应者也。帝问手太阴、足少阴、阳明独动不休者，谓手太阴之太渊、经渠，足阳明之人迎、冲阳，足少阴太溪之动脉也。伯言是明胃脉者，谓胃为五脏六腑之海，其营卫宗气，皆胃腑谷精之所生也。清气上注于肺者，营气宗气也。肺气从太阴而行之者，脉气随三阴三阳之气而行也。（眉批：脏腑通于十二经脉，十二经脉外合于三阴三阳。）其行也，以息往来者，人一呼一吸，脉行六寸，日夜一万三千五百息，脉行八百十丈为一周也。帝问气之过于寸口，上十焉息者，乃营气、卫气、宗气，尽走于息道，而变见于寸口也。下八焉伏者，谓流溢于中之营血，下伏于胞中，故如水之下岸也。（眉批：有形之血，流如水。）按本经《营气篇》曰：营气之道，内谷为宝，谷入于胃，乃传之肺，流溢于中，布散于外，精专者行于经隧，常营无已，终而复始。夫帝言下伏之营血有八，是精专而行于经隧之营，止二分矣。夫营气行于脉中，卫气行于脉外，宗气两行营卫之道，此经脉外内之气，相为和平，而有形之营血，分行于外内，亦相为匀等者也。】

22.《素问经注节解·调经论》卷二

帝曰：人之所有者，血与气耳……今血与气相失，故为虚焉。（气并于血则血失其气，血并于气则气失其血，故曰血与气相失。按：并则血与气相失而虚实分焉。是故惟并则有，惟有则实。惟有有有实，故有无有虚也。相失者，虚实悬殊也。）络之与孙脉俱输于经，血与气并，则为实焉。血之与气并走于上，则为大厥，厥则暴死，气复反则生，不反则死。（按：是则血与气共并于上者之为害也。）

23.《素问灵枢类纂约注·经络》卷上

【灵】营气之道，内谷为宝。（气之清者为营，成于水谷，所化精微之气。）……

【灵】营出于中焦……曰：夫血之与气，异名同类，何谓也？曰：营卫者，精气也。（水谷之精气。）血者，神气也。（精能生神，神无所丽，必依精血。）故血之与气，异名同类焉。故夺血者无汗，夺汗者无血。故人有两死，而无两生。（汗者心之液，即血也。凡脱血者，无再发其汗；发汗者，无再去其血。若两伤之，则有两死，而无两生矣。）

24.《素问直解·调经论》

岐伯曰：有者为实，无者为虚……不反则死。（虚者，血气相失。实者，大厥暴死。是虚者固虚，而实者尤虚也。凡虚实之道，有者为实，无者为虚，故气并则阴阳皆在于气而无血，血并则阴阳皆在于血而无气。今无血无气，是血与气相失，相失，故为虚焉。人身血气，内外循行，各有其部，孙脉居外，络脉居中，经脉居内，络脉与孙脉之血气，俱输于经，是血与气并，谓血与气并于经也，皆并于经，则为实焉。既并于经，则血之与气，从经而并走于上，上而不下，则为大厥，厥则阴阳不相顺接，故一时暴死，若气复反于下则生，不反于下则上厥下脱而死，是知血气相失，虚者固虚，而大厥暴死，则实者尤虚也。）

25.《疡医大全·刺志论》卷一

《刺志论》曰：气实形实，气虚形虚，此其常也，反此者病。（形归气，故虚实同焉。形气相反，故病生。气，脉气。形，身形。）谷盛气盛，谷虚气虚，此其常也，反此者病。（营气之道，内谷为实，谷入于胃，气传于肺，精者上行经隧。故谷气虚实，占必同焉。候不相应，则为病也。）脉实血实，脉虚血虚，此其常也，反此者病。（脉者，血之府，故虚实同焉。反不相应，则为病也。）

26.《灵枢识·营卫生会》

夫血之与气（止）无两生。【简案：《外台》引《删繁》论云：夫血与气，异形而同类。卫是精气，营是神气。故血与气，异形而同类焉。夺血无汗，（此是神气）夺汗无血。（此是精气）故人有一死，而无再生也。（《千金》再作两字）视之正文，觉稍明备。】

27.《血证论·肿胀》卷六

肿胀者，水病也，气病也。失血家往往水肿、气肿，抑又何哉？盖以血之与气，水之与火，互相倚伏，是二是一。吾于《水火血气论》及调经、去瘀诸条已言之。兹复不惮烦劳，曰：气即水也，血中有气即有水，故肌肉中有汗，口鼻中有津，胞中有水，是水与血，原并行不悖。失血家，其血既病，则亦累及于水。水蓄胞中，则为尿结；水淫脾胃，则为胀满；水浸皮肤，则为水肿。

28.《难经正义·三难》

（按：脉乃血中之气，谓之营气。西医言谷食入胃，其精液及至颈，过肺奉心，化赤为血，应呼吸，行脉道。即《灵枢·营气篇》云营气之道，内谷为宝，谷入于胃，乃传之肺，流溢于中，布散于外，精专者行于经隧，常营无已，终而复始者是也。）

29.《医学衷中参西录·医方·镇肝熄风汤》

按：……盖肝为将军之官，不治则易怒，因怒生热，煎耗肝血，遂致肝中所寄之相火，掀然暴发，挟气血而上冲脑部，以致昏厥。此非因肝风内动，而遂为内中风之由来乎？又：《内经·调经论》曰：“血之与气，并走于上，此为大厥，厥则暴死。气反则生，气不反则死。”盖血不自升，必随气而上升，上升之极，必致脑中充血。至所谓气反则生，气不反则死者，盖气反而下行，血即随之下行，故其人可生。若其气上行不反，血必随之充而益充，不至血管破裂不止，犹能望其复苏乎。

30.《医学衷中参西录·药物·赭石解》

内中风之证，忽然昏倒不省人事，《内经》所谓“血之与气并走于上”之大厥也。亦即《史记·扁鹊传》所谓“上有绝阳之络，下有破阴之纽”之尸厥也。此其风非外来，诚以肝火暴动与气血相并，上冲脑部（西人剖验此证谓脑部皆有死血，或兼积水），惟用药镇敛肝火，宁熄内风，将其上冲之气血引还，其证犹可挽回，此《金匮》风引汤所以用龙骨、牡蛎也。

31.《医学衷中参西录·医论·论脑充血之原因及治法》

脑充血病之说倡自西人，而浅见者流恒讥中医不知此病，其人盖生平未见《内经》者也。尝读《内经》至《调经论》，有谓“血之与气，并走于上，则为大厥，厥则暴死，气反则生，不反则死”云云，非即西人所谓脑充血之证乎？所有异者，西人但言充血，《内经》则谓血之与气并走于上。盖血必随气上升，此为一定之理。而西人论病皆得之剖解之余，是以但见血充脑中，而不知辅以理想以深究病源，故但名为脑充血也。至《内经》所谓“气反则生，不反则死”者，盖谓此证幸有转机，其气上行之极，复反而下行，脑中所充之血应亦随之下行，故其人可生；若其气上行不反，升而愈升，血亦随之充而愈充，脑中血管可至破裂，所以其人死也。

【述要】

“血气异名同类”最早见于《灵枢·营卫生会》，意在言说血和气的相倚共生关系。而因经隧之血为营，故此论与“营气之道”论人身血气之生成循环亦密切相关。

《灵枢·营气》首论“营气之道”，旨在通过经脉环形相接论述从人摄纳之水谷至生成之营气及运行的整个过程。至后世《类证活人书》进一步将此行营气之脉具体描述位于“肌肉之间”，以称之为“荣气之道路”。总体而言，“营气之道”亦即经脉循行之道，与经脉理论密切相关。

《灵枢·营卫生会》在论中焦的生理功能中提出“血气异名同类”的说法，原经文为：“营卫者精气也，血者神气也，故血之与气，异名同类焉。故夺血者无汗，夺汗者无血，故人生有两死而无两生。”而在这一论题的提出之前，是关于营气何以由中焦水谷运化而来的详论，这与“营气之道，内谷为宝”相似，且通过“化而为血……独得行于经隧，命曰营气”，阐明了营气与血的对应关系。

后世基于此多从不同角度阐释血与气的关系。《诸病源候论》从二者所关涉的肝肺二脏论病症机制；《太素》结合经文，以血气比之水气，并解释“有两死”与“无两生”的内涵；《灵枢识》深入阐释了“营卫”为“精气”，“血”为“神气”的原因，并由“血化于液，液化于气”论证二者同类之理；而《血证论》中，则以“水火血气论”，在这一命题基础上论说病理。

《素问·调经论》借“血之与气并走于上”阐释“大厥暴死”的发病基础，在通常厥病所言“厥气上逆”的基础上，有血并行上冲，以此说明发病的严重与急骤。

总体而言，“血气异名同类”的主要诠释即“营卫者精气也，血者神气也”，实将二者皆归于“气”，属不同来源及性质功能的人身之气。如此论述除了体现出古人对“气”概念的本质认识，其核心意义在于强调血与气的密切关联，因而相关论述与临床实践密切相关，如“夺血者无汗，夺汗者无血”提示，治疗中应注意血与汗（体液）的密切关联，对于汗出过多的病症避免用放血疗法，而对于失血或出血性病症避免用发汗之法等。

（姜　姗　赵京生）

太阳为关，阳明为阖，少阳为枢；太阴为关，厥阴为阖，少阴为枢

【古代文献精选】

1.《灵枢·根结》

岐伯曰：天地相感，寒暖相移，阴阳之道，孰少孰多？阴道偶，阳道奇。发于春夏，阴气少，阳气多，阴阳不调，何补何泻？发于秋冬，阳气少，阴气多，阴气盛而阳气衰，故茎叶枯槁，湿雨下归，阴阳相移，何泻何补？奇邪离经，不可胜数，不知根结，五脏六腑，折关败枢，开阖而走，阴阳大失，不可复取。九针之玄，要在终始，故能知终始，一言而毕，不知终始，针道咸绝。

太阳根于至阴，结于命门，命门者目也。

阳明根于厉兑，结于颡大，颡大者钳耳也。

少阳根于窍阴，结于窗笼，窗笼者耳中也。

太阳为开，阳明为阖，少阳为枢。

故开折则肉节渎而暴病起矣，故暴病者取之太阳，视有余不足，渎者皮肉宛膲而弱也。阖折则气无所止息而痿疾起矣，故痿疾者取之阳明，视有余不足，无所止息者，真气稽留，邪气居之也。枢折即骨繇而不安于地，故骨繇者取之少阳，视有余不足，骨繇者节缓而不收也，所谓骨繇者摇故也，当穷其本也。

太阴根于隐白，结于太仓。

少阴根于涌泉，结于廉泉。

厥阴根于大敦，结于玉英，络于膻中。

太阴为开，厥阴为阖，少阴为枢。

故开折则仓廪无所输膈洞，膈洞者取之太阴，视有余不足，故开折者气不足而生病也。阖折即气绝而喜悲，悲者取之厥阴，视有余不足。枢折则脉有所结而不通，不通者取之少阴，视有余不足，有结者皆取之不足。

2.《素问·阴阳离合论》

黄帝问曰：余闻天为阳，地为阴，日为阳，月为阴，大小月三百六十日成一岁，人亦应之。今三阴三阳，不应阴阳，其故何也？岐伯对曰：阴阳者，数之可十，推之可百；数之可千，推之可万，万之大不可胜数，然其要一也。天覆地载，万物方生，未出地者，命曰阴处，名曰阴中之阴；则出地者，命曰阴中之阳。阳予之正，阴为之主。故生因春，长因夏，收因秋，藏因冬，失常则天地四塞。阴阳之变，其在人者，亦数之可数。

帝曰：愿闻三阴三阳之离合也。岐伯曰：圣人南面而立，前曰广明，后曰太冲，太冲之地，名曰少阴，少阴之上，名曰太阳，太阳根起于至阴，结于命门，名曰阴中之阳。中身而上，名曰广明，广明之下，名曰太阴，太阴之前，名曰阳明，阳明根起于厉兑，名曰阴中之阳。厥阴之表，名曰少阳，少阳根起于窍阴，名曰阴中之少阳。是故三阳之离合也，太阳为开，阳明为阖，少阳为枢。三经者，不得相失也，搏而勿浮，命曰一阳。

帝曰：愿闻三阴。岐伯曰：外者为阳，内者为阴，然则中为阴，其冲在下，名曰太阴，太阴根起于隐白，名曰阴中之阴。太阴之后，名曰少阴，少阴根起于涌泉，名曰阴中之少阴。少阴之前，名曰厥阴，厥阴根起于大敦，阴之绝阳，名曰阴之绝阴。是故三阴之离合也，太阴为开，厥阴为阖，少阴为枢。三经者，不得相失也，搏而勿沉，名曰一阴。

阴阳𩅰𩅰，积传为一周，气里形表而为相成也。

3.《太素·阴阳合》卷五

黄帝曰：愿闻三阴三阳之离合也。（别为三阴三阳，推之可万，故为离也。唯一阴一阳，故为合也。）岐伯曰：圣人南面而立，（古者圣人欲法天地人三才形象，处于明堂，南面而立，以取法焉也。）前曰广明，后曰太冲，太冲之地，名曰少阴，（圣人中身以上，阳明为表在前，故曰广明。太阴为里在后，故广明下名曰太阴。冲脉在太阴之下，故称后曰太冲。太冲脉下，次有少阴，故曰少阴为地，以肾最居下故也。）少阴之上，名曰太阳，（太阳即足太阳，是肾之腑膀胱脉也。脏阴在内，腑阳居外，故为上者也。）太阳根于至阴，结于命门，（至阴，是肾少阴脉也，是阴之极，阳生之处，故曰至阴。太阳接至阴而起，故曰根于至阴。上行络项，聚于目也。结，聚也。）名曰阴中之阳。（少阴水中而有此阳气，故曰阴中之阳也。）中身而上，名曰广明，广明之下，名曰太阴，（身中表之上，名曰广明。脾脏足太阴脉从足至舌下，太阴脉在广明里，故为下也。广明为表，故为上也。）太阴之前，名曰阳明，阳明根起于厉兑，结于顙大，（阳明脾腑之脉，在太阴表前，从足指厉兑上行，聚于顙上额颅。顙，额也，苏荡反。）名曰阴中之阳。（人腹为阴，阳明从太阴而起，行于腹阴，上至于顙，故为阴中阳。）厥阴之表，名曰少阳，少阳根起于窍阴，结于窗笼，名曰阴中之少阳。（厥阴之脉，起于足大趾藂毛之上，循阴股上注于肺，阴脏行内也。少阳肝腑之脉，起足窍阴，上聚于耳，为表阳腑也。以少阳属木，故为阴中少阳也）是故三阳之离合也，太阳为关，阳明为阖，少阳为枢。（三阳离合为关阖枢，以营于身也。夫为门者，具有三义：一者门关，主禁者也。膀胱足太阳脉主禁津液及于毛孔，故为关也。二者门阖，谓是门扉，主关闭也。胃足阳明脉令真气止息，复无留滞，故名为阖也。三者门枢，主转动者也。胆足少阳脉主筋，纲维诸骨，令其转动，故为枢也。平按：“太阳为关”，关字《甲乙经》《素问》《灵枢》均作开。日本钞本均作開，乃关字省文。玩杨注门有三义，一者门关，主禁者也。主禁之义，关字为长，若开字则说不去矣。再考《灵枢·根结》篇及《甲乙经·经脉根结》篇于太阳为开之上，均有“不知根结，五脏六腑折关败枢开阖而走”之文，本书卷十《经脉·根结》与《灵枢》《甲乙》同，则是前以关枢阖三者并举，后复以“为关”“为阖”“为枢”分析言之，足证明后之“为关”关字即前之“折关”关字无疑矣。下“太阴为关”与此同义，不再举。再按嘉祐本《素问》新校正云：《九墟》太阳为关。作关。）三经者，不得相失，抟而勿传，命曰一阳。（惟有太阳关者，则真气行止留滞、骨摇动也。惟有阳明阖者，则肉节败、骨动摇也。惟有少阳枢者，则真气行止留滞、肉节内败也。相得各守所司，同为一阳之道也。抟，相得也。传，失所守也。）

愿闻三阴。岐伯曰：外者为阳，内者为阴。然则中为阴，其冲在下者，名曰太阴，太阴根起隐白，结于太仓，名曰阴中之阴。（冲在太阴之下，少阴脉上。足太阴脉从隐白而出，聚于太仓，上至舌本。是脾阴之脉行于腹阴，故曰阴中之阴也。）太阴之后，名曰少阴，少阴根起于涌泉，结于廉泉，名曰少阴。（肾脉足少阴，从足小指之下入涌泉，上行聚于廉泉，至于舌本也。）少阴之前，名曰厥阴，厥阴根起于大敦，结于玉英，（肝脉足厥阴在少阴前，起于大指蘩毛之上，入大敦，聚于玉英，上头与督脉会于颠，注于肺中也。）阴之绝阳，名曰阴之绝阴。（无阳之阴，是阴必绝，故曰阴之绝阴。）是故三阴之离合也，太阴为关，厥阴为阖，少阴为枢。（三阳为外门，三阴为内门。内门亦有三者：一者门关，主禁者也。脾脏足太阴脉主禁水谷之气，输纳于中不失，故为关也。二者门阖，主开闭者也。肝脏足厥阴脉主守神气出入通塞悲乐，故为阖也。三者门枢，主动转也。肾脏足少阴脉主行津液，通诸经脉，故为枢者也。）三经者，不得相失也，抟而勿沈，名曰一阴。（三阴经脉也。三阴之脉，抟聚而不偏沈，故得三阴同一用也。）

阴阳钟钟也，传为一周，（钟钟，行不止住貌。营卫行三阴三阳之气，相注不已，传行周旋，一日一夜五十周也。）气里形表而相成者也。（五脏之气在里，内营形也；六腑之气在表，外成形者也。）

4.《太素·经脉根结》卷十

……不知根结五脏六腑，折关败枢开阖而走，阴阳大失，不可复取。（根，本也。结，系也。人之不知根结是脏腑之要，故邪离经脉，折太阳骨节关，亦败少阳筋骨维枢，及开阳明之阖，胃及太阳气有失洩也。良以不知根结，令关枢阖不得有守，故阴阳失于纲纪，病成不可复取也。）九针之要，在于终始，故知终始，一言而毕，不知终始，针道绝灭。（终始，根结也。知根结之言，即一言也。）

太阳根于至阴，结于命门。（此太阳根结与标本同，唯从至阴上跟上五寸为本有异耳。）阳明根于厉兑，结于颡大。颡大者，钳耳也。（此与标本终始同也。）少阳根于窍阴，结于窗笼。（亦与标本同也。）太阳为关，阳明为阖，少阴为枢。（三阴三阳之脉，为身为门，营卫身也。门有三种：一者门关，比之太阳；二者门扉，比之阳明；三者门枢，比之少阳也。）关折则肉节殡而暴疾起矣，故暴病者取之太阳，视有余不足。殡者，肉宛燋而弱。（太阳主骨气为关，故骨气折，肉节内败。殜音独，胎生内败曰殜。肉节内败，故暴病起。暴病起者，则知太阳关折，所以调太阳也。）阖折则气无所止息而痿疾起矣，故痿疾者取之阳明，视有余不足。（阳明主肉主气，故肉气折损，则正气不能禁用，即身痿厥，痿而不收，则知阳明阖折也。）无所止息者，谓真气稽留，邪气居之。（能止气不泄，能行气滋息者，真气之要也。阳明阖折，则真气稽留不用，故邪气居之，痿疾起也。）枢折则骨繇而不安于地，故骨繇者取之少阳，视有余不足。（少阳主筋，筋以约束骨节。骨节气弛，无所约束，故骨摇。骨摇，则知少阳枢折也。）骨繇者，节缓而不收。所谓骨繇者，摇也，当窍其本。（骨节缓而摇动。窍音核。诊候研窍，得其病源，然后取之也。）

太阴根于隐白，结于太仓。（隐白，足大指端。太仓，在□中管穴，与标本不同。）少阴根于涌泉，结于廉泉。（少阴先出涌泉为根，行至踝下二寸中为本，上行至结喉上廉泉为结，上至舌本及肾输为标，有此不同也。）厥阴根于大敦，结于玉英，终于膻中。（厥阴先出大敦为根，行至行间上五寸所为本，行至玉英、膻中为结，后至肝输为标，有此不同也。）太阴为关，厥阴为阖，少阴为枢。（门有二种，有内门外门，三阴为内门，三阳为外门。内门关者，谓是太阴；内门阖者，谓是厥阴；内门枢者，谓是少阴也。）关折则仓廪无所输鬲洞者，取之太阴，视有余不足，故关折者气不足而生病。（太阴主水谷以资身肉，太阴脉气关折，则水谷无由得行，故曰仓无输也。以无所输，膈气虚弱，洞洩无禁，故气不足而生病也。）阖折则气施而喜悲，悲者取之厥阴，视有余不足。（厥阴主筋，厥阴筋气缓纵，则无禁喜悲。）枢折则脉有所结而不通，不通者取之少阴，视有余不足，有结者皆取之。（少阴主骨，骨气有损，则少阴之脉不流，故有所结不通。结，即少阴络结也。）

5.《重广补注黄帝内经素问 · 阴阳离合论》

帝曰：愿闻三阴三阳之离合也。岐伯曰：圣人南面而立，前曰广明，后曰太冲（广，大也。南方丙丁，火位主之，阳气盛明，故曰大明也。向明治物，故圣人南面而立。《易》曰：相见乎离。盖谓此也。然在人身中，则心脏在南，故谓前曰广明；冲脉在北，故谓后曰太冲。然太冲者，肾脉与冲脉合而盛大，故曰太冲，是以下文云），太冲之地，名曰少阴（此正明两脉相合而为表里也。），少阴之上，名曰太阳（肾脏为阴，膀胱腑为阳，阴气在下，阳气在上，此为一合之经气也。《灵枢经》曰：足少阴之脉者，肾脉也，起于小指之下，邪趣足心。又曰：足太阳之脉者，膀胱脉也，循京骨至小指外侧。由此故少阴之上，名太阳也，是以下文曰），太阳根起于至阴，结于命门，名曰阴中之阳（至阴，穴名，在足小指外侧。命门者，脏精光照之所，则两目也。太阳之脉，起于目而下至于足，故根于指端，结于目也。《灵枢经》曰命门者，目也。此与《灵枢》义合。以太阳居少阴之地，故曰阴中之阳。）。中身而上，名曰广明，广明之下，名曰太阴（《灵枢经》曰：天为阳，地为阴。腰以上为天，腰以下为地。分身之旨，则中身之上属于广明，广明之下属太阴也。又心广明脏，下则太阴脾脏也。），太阴之前，名曰阳明（人身之中，胃为阳明脉，行在脾脉之前；脾为太阴脉，行于胃脉之后。《灵枢经》曰：足太阴之脉者，脾脉也，起于大指之端，循指内侧白肉际，过核骨后上内踝前廉，上腨内，循胻骨之后。足阳明之脉者，胃脉也，下膝三寸而别，以下入中指外间。由此故太阴之前，名阳明也，是以下文曰），阳明根起于厉兑，名曰阴中之阳（厉兑，穴名，在足大指次指之端。以阳明居太阴之前，故曰阴中之阳。）。厥阴之表，名曰少阳（人身之中，胆少阳脉，行肝脉之分外；肝厥阴脉，行胆脉之位内。《灵枢经》曰：足厥阴之脉者，肝脉也，起于足大指聚毛之际，上循足跗上廉。足少阳之脉者，胆脉也，循足跗上，出小指次指之端。由此则厥阴之表，名少阳也，故下文曰），少阳根起于窍阴，名曰阴中之少阳（窍阴，穴名，在足小指次指之端。以少阳居厥阴之表，故曰阴中之少阳。）。是故三阳之离合也，太阳为开，阳明为阖，少阳为枢（离，谓别离应用。合，谓配合于阴。别离则正位于三阳，配合则表里而为脏腑矣。开阖枢者，言三阳之气，多少不等，动用殊也。夫开者所以司动静之基，阖者所以执禁固之权，枢者所以主动转之微。由斯殊气之用，故此三变之也。新校正云：按《九墟》太阳为关，阳明为阖，少阳为枢。故关折则肉节溃缓而暴病起矣，故候暴病者取之太阳。阖折则气无所止息，悸病起，故悸者皆取之阳明。枢折则骨摇而不能安于地，故骨摇者取之少阳。《甲乙经》同。）。三经者，不得相失也，搏而勿浮，命曰一阳（三经之至，搏击于手，而无轻重之异，则正可谓一阳之气，无复有三阳差降之为用也。）。

帝曰：愿闻三阴。岐伯曰：外者为阳，内者为阴（言三阳为外运之离合，三阴为内用之离合也。），然则中为阴，其冲在下，名曰太阴（冲脉在脾之下，故言其冲在下也。《灵枢经》曰：冲脉者，与足少阴之络皆起于肾下，上行者过于胞中。由此则其冲之上，太阴位也。），太阴根起于隐白，名曰阴中之阴（隐白，穴名，在足大指端。以太阴居阴，故曰阴中之阴。）。太阴之后，名曰少阴（脏位及经脉之次也。太阴，脾也。少阴，肾也。脾脏之下近后，则肾之位也。《灵枢经》曰：足太阴之脉，起于大指之端，循指内侧，及上内踝前廉，上腨内，循骱骨后。足少阴之脉，起于小指之下，斜趣足心，出于然骨之下，循内踝之后，以上腨内。由此则太阴之下，名少阴也。），少阴根起于涌泉，名曰阴中之少阴（涌泉，穴名，在足心下踡指宛宛中。）。少阴之前，名曰厥阴（亦脏位及经脉之次也。少阴，肾也。厥阴，肝也。肾脏之前近上，则肝之位也。《灵枢经》曰：足少阴脉，循内踝之后，上腨内廉。足厥阴脉，循足跗上廉，去内踝一寸，上踝八寸，交出太阴之后，上腘内。由此故少阴之前，名厥阴也。），厥阴根起于大敦，阴之绝阳，名曰阴之绝阴（大敦，穴名，在足大指之端，三毛之中也。两阴相合，故曰阴之绝阳。厥，尽也。阴气至此而尽，故名曰阴之绝阴。）。是故三阴之离合也，太阴为开，厥阴为阖，少阴为枢【亦气之不等也。（新校正云：按《九墟》云：关折则仓廪无所输隔洞，隔洞者取之太阴。合折则气弛而善悲，悲者取之厥阴。枢折则脉有所结而不通，不通者取之少阴。《甲乙经》同。）】。三经者，不得相失也，搏而勿沉，名曰一阴（沉，言殊见也。阳浮亦然。若经气应至，无沉浮之异，则悉可谓一阴之气，非复有三阴差降之殊用也。）。

阴阳𩅹𩅹，积传为一周，气里形表而为相成也【𩅹𩅹，言气之往来也。积，谓积脉之动也。传，谓阴阳之气流传也。夫脉气往来，动而不止，积其所动，气血循环，应水下二刻而一周于身，故曰积传为一周也。然荣卫之气，因息游布，周流形表，拒捍虚邪，中外主司，互相成立，故言气里形表而为相成也。（新校正云：按别本𩅹𩅹作冲冲。）】。

6.《读素问钞·经度》卷上之二

……是故三阴之离合也，太阴为开，厥阴为阖，少阴为枢。三经者，不得相失也，搏而勿沈，名曰一阴。（……愚谓太阳为关至命曰一阳一节，盖言太阳居表，在于人身如门之关，使荣卫流于外者固。阳明居里，在于人身如门之阖，使荣卫守于内者固。少阳居中，在于人身如门之枢，转动由之，使荣卫出入内外也。常三经干系如此，是以不得相失也。何以见之，分而言之，三阳虽有表里之殊，概而言之，则三阴俱属于里，三阳俱属于表。而脉浮若浮而不至于虚，搏而有胃气者，乃三阳齐一，各司所守而不相失。故太阳虽为关，有邪莫能入；阳明虽为阖，无邪之可闭；少阳虽为枢，其邪安从而出入进退哉。后三阴仿此。《阴阳离合论》）

7.《灵枢注证发微·根结》

太阳根于至阴……当穷其本也。（此言足三阳经之有根结，而成病有由，治病有法也。……太阳为三阳，最在表，故为关之开。阳明为二阳，居阳之中，故为关之阖。少阳为一阳，最在里，故为关之枢。）

太阴根于隐白……有结者皆取之不足。（此言足三阴经之有根结，而成病有由，治病有法也。……太阴为三阴，为阴之表，故为关之开。厥阴为一阴，居阴之里，故为关之阖。少阴为二阴，居阴之中，故为关之枢。）

8.《素问注证发微 · 阴阳离合论》

帝曰：愿闻三阴三阳之离合也……命曰一阳。【此言足三阳经有离合之数也。帝问人身有三阴经，有三阳经，分之而为各经，合之而为表里，其离合何如？伯以足之三阳言之。其曰圣人南面而立者，盖对君而言也。然虽曰圣人，而众人形体亦犹是耳。在前者名曰广明，广明者心也，心位南方，火位主之，阳气盛明，故曰广明。前者，上也。广者，大也。（上，南方也。人之形体，以心胸为前为南，以腰肾为后为北。）冲脉在后，名曰太冲者，肾脉与冲脉合而盛大，故曰太冲。（按《骨孔论》云：冲脉者，起于气冲。则此所谓太冲者，正此冲脉也。按《上古天真论》亦称曰太冲，盖尊之之辞，非足厥阴肝经之太冲穴也。一本误指为太冲穴者，盖不考《上古天真论》耳。）……厥阴者肝也，厥阴之表，名曰少阳，少阳者胆也。少阳经脉之行，其根起于足四趾端之窍阴，名曰阴中之少阳，盖言为足厥阴经之阳经也。（《灵枢 · 根结篇》岐伯曰：少阳根于窍阴，结于窗笼。窗笼者，耳中也。愚云耳中者，听宫也。）是故三阳经之离合也，其离有太阳、阳明、少阳之分。然太阳者三阳也，为阳之表，其义曰开；阳明者二阳也，为阳之中，其义曰合；少阳者一阳也，为阳之里，其义曰枢。非枢则无所立，非合则无所入，非开则无所出，诚离之不能以无合也。此三阳经之所以不得相失也。其脉搏击于手，脉宜主浮，然勿至太浮，彼此相似，方为一体，虽有三阳之分，而不得有三阳之异，其实名之曰一阳也。一阳者，脉之皆为阳也，所谓三阳之离合者如此。】

帝曰：愿闻三阴……名曰一阴。【此言足三阴经有离合之数也。言在外者为阳经，则在内者为阴经。然则人身之中，半当为阴经，其冲脉则在下，而居冲脉之上者脾也，脾者名曰太阴。……是故三阴经之离合也，其离者有太阴、少阴、厥阴之分。然太阴者三阴也，为阴之外，其义为开；厥阴者一阴也，为阴之尽，其义为合；少阴者二阴也，为阴之中，其义为枢。非枢则无所主，非合则无所入，非开则无所出，诚离之不能以无合也，此三阴经之所以不得相失也。其脉搏击于手，脉宜主沉，然勿至太沉，彼此相似，方为一体，虽有三阴之分，而不得有三阴之异，其实名之曰一阴也。一阴者，脉

之皆为阴也。所谓三阴之离合者如此。】

9.《素问吴注·阴阳离合论》

是故三阳之离合也，太阳为开，阳明为阖，少阳为枢。（一行于表，一行于里，谓之离；阴阳配偶谓之合，言以上是三阳之离合也。太阳在表，敷畅阳气，谓之开；阳明在里，受纳阳气，谓之阖；少阳在于表里之间，转输阳气，犹枢轴焉，故谓之枢。）

……

是故三阴之离合也，太阴为开，厥阴为阖，少阴为枢。（三阴行前行后之不同谓之离，太、少、厥同出于阴谓之合，此三阴自为离合也。太阴居中，敷布阴气，谓之开；厥阴谓之尽阴，受纳绝阴之气，谓之阖；少阴为肾，精气充满，则脾职其开，肝职其阖，肾气不充，则开阖失常，是少阴为枢轴也。）

10.《类经·经络类·二十九》卷九

帝曰：愿闻三阴三阳之离合也（分而言之谓之离，阴阳各有其经也。并而言之谓之合，表里同归一气也。）岐伯曰：圣人南面而立，前曰广明，后曰太冲。（云圣人者，崇人道之大宗也。南面而立者，正阴阳之向背也。广，大也。南方者，丙丁之位。天阳在南，故曰处之；人阳亦在南，故七窍处之。《易》曰：相见乎离。即广明之谓。且人身前后经脉，任脉循腹里，至咽喉，上颐循面入目；冲脉循背里，出颃颡，其输上在于大杼。分言之，则任行乎前而会于阳明，冲行乎后而为十二经脉之海，故前曰广明，后曰太冲；合言之，则任冲名位虽异，而同出一原，通乎表里，此腹背阴阳之离合也。）太冲之地，名曰少阴……名曰阴中之阳。（冲脉并少阴而行，故太冲之地为少阴。地者，次也。有少阴之里，则有太阳之表，阴气在下，阳气在上，故少阴经起于小指之下，太阳经止于小指之侧，故曰少阴之上名太阳也。太阳之脉起于目，止于足，下者为根，上者为结，故曰根于至阴，结于命门。命门者，目也。此以太阳而合于少阴，故为阴中之阳。然离则阴阳各其经，合则表里同其气，是为水脏阴阳之离合也。下仿此。）……是故三阳之离合也，太阳为开，阳明为阖，少阳为枢。（此总三阳为言也。太阳为开，谓阳气发于外，为三阳之表也。阳明为阖，谓阳气畜于内，为三阳之里也。少阳为枢，谓阳气在表里之间，可出可入，如枢机也。然开阖枢者，有上下中之分，亦如上文出地未出地之义，而合乎天地之气也。）三经者，不得相失也，搏而勿浮，命曰一阳。（三经者，言阳经也。阳从阳类，不得相失也。其为脉也，虽三阳各有其体，然阳脉多浮，若纯于浮，则为病矣。故但欲搏手有力，得其阳和之象，而勿至过浮，是为三阳合一之道，故命曰一阳，此三阳脉之离合也。）

帝曰：愿闻三阴。岐伯曰：外者为阳，内者为阴，然则中为阴。（外者为阳，言表也。内者为阴，言里也。然则中为阴，总言属里者为三阴如下文也。）其冲在下，名曰太阴，太阴根起于隐白，名曰阴中之阴。（其冲在下，名曰太阴，以太阴居冲脉之上也。上文曰广明之下，名曰太阴，广明以心为言，冲脉并肾为言，盖心脾肾三脏，心在南，脾在中，肾在北也。凡此三阳三阴皆首言冲脉者，以冲为十二经脉之海，故先及之，以举其纲领也。太阴起于足大指，故根于隐白。以太阴而居阴分，故曰阴中之阴。此下三阴表里离合之义，俱如前三阳经下。后准此。）……是故三阴之离合也，太阴为开，厥阴为合，少阴为枢。（此总三阴为言，亦有内外之分也。太阴为开，居阴分之表也。厥阴为阖，居阴分之里也。少阴为枢，居阴分之中也。开者主出，阖者主入，枢者主出入之间，亦与三阳之义同。）三经者，不得相失也，搏而勿沉，名曰一阴。（三经皆阴，阴脉皆沉，不得相失也。若过于沉，则为病矣。故但宜沉搏有神，各得其阴脉中和之体，是为三阴合一之道，故名曰一阴。此三阴脉之离合也。）

阴阳𩅦𩅦，积传为一周，气里形表，而为相成也。（𩅦𩅦一作冲冲，言阴阳之气，运动无已也。积传为一周，言诸经流传相积，昼夜五十营而为一周也。然形以气而成，气以形而聚，故气运于里，形立于表，交相为用，此则阴阳表里、离合相成之道也。）

11.《类经·经络类·三十》卷九

……太阳为开，阳明为阖，少阳为枢。（开阖枢义见前章。所谓开阖枢者，不过欲明内外而分其辨治之法也。）

12.《素问集注·生气通天论》

阳气者，精则养神，柔则养筋。开阖不得，寒气从之，乃生大偻；陷脉为瘘，留连肉腠，俞气化薄，传为善畏，及为惊骇；营气不从，逆于肉理，乃生痈肿；【开者，一日而主外。阖者，暮而收引也。如失其开阖之机，则寒气从而内薄矣。……（眉批：能开合而后能运枢，舍运枢则开合不得，是以因于寒，而寒气从之内入矣。开合枢者，三阳之气，非卫气也。然太阳主表，而为诸阳主气，故又重于太阳之开。）】

13.《素问集注·阴阳离合论》

帝曰：愿闻三阴三阳之离合也。（离则为三阴三阳，合则为一阴一阳。）岐伯曰：圣人南面而立，前曰广明，后曰太冲。（南面者，人君听治之位，故曰圣人。然人皆面南而背北，左东而右西，以圣人而推及于万民也。南面为阳，故曰广明；背北为阴，而曰太冲。太冲乃阴血之原，位处下焦，上循背里，是以三阴以太冲为主。）……厥阴之表，名曰少阳。（太阳之气在上，故曰少阴之上。两阳合明曰阳明，在二阳之间而居中土，故曰太阴之前。厥阴处阴之极，阴极于里，则生表出之阳，故曰厥阴之表。盖以前为阳，上为阳，表为阳也。曰上曰前曰表者，言三阳之气也；曰至阴、厉兑、窍阴者，言三阳之经脉也。手足十二经脉，主三阴三阳之气，在经脉则分为三阴三阳，在气相搏，命曰一阴一阳耳。）……是故三阳之离合也，太阳为开，阳明为阖，少阳为枢。（阴阳之气，分而为三阴三阳，故有开阖枢也。太阳者，巨阳也，为盛阳之气，故主开。阳明合于二阳之间，故主阖。少阳乃初出之气，故主枢。）三经者，不得相失也，抟而勿浮，命曰一阳。【开阖者，如户之扉。枢者，扉之转牡也。舍枢不能开阖，舍开阖不能转枢，是以三经者，不得相失也。开主外出，阖主内入，枢主外内之间，若抟于中而勿浮，则合而为一阳矣。（眉批：抟者，圆也。朱夫子曰：圆者，一而围三。）】

帝曰：愿闻三阴。岐伯曰：外者为阳，内者为阴。（阳气出而主外，阴气升而主内。）然则中为阴，其冲在下，名曰太阴。（阴阳二气皆出于下，阴气出而在内，是以中为阴。其所出之太冲在下，而冲之上名曰太阴。冲脉为十二经脉之原，故三阴三阳皆以太冲为主。）……三经者，不得相失也，抟而勿沉，命曰一阴。（阴气从下而出，在内之中，抟聚而勿沉，命为一阴也。阳气主浮，故曰勿浮。阴气主沉，故曰勿沉。盖三阳之气，开阖于形身之外内；三阴之气，开阖于内之前后。故曰阳在外，阴之使也。阴在内，阳之守也。）

阴阳𩅰𩅰，积传为一周，气里形表，而为相成也。（𩅰𩅰，气之往来也，阴气积于内，阳气传于外。日出而阳气始生，日中而阳气隆，日晡而阳气衰，日入而阳气内归于阴，一昼夜而为之一周。阴气开阖于里，阳气出入于形表，而为阴阳离合之相成也。）

14.《灵枢集注·根结》

（此章论三阴三阳之气，主开主阖主枢，乃无形之气，出入于外内，而合于有形之经也。……根结者，六气合六经之本标也。开阖枢者，脏腑阴阳之六气也。终始者，经脉血气之始终也。）

太阳根于至阴……当穷其本也。【太阳太阴为开，阳明厥阴为阖，少阳少阴为枢者，三阴三阳之气也。太者气之盛，故主开；阳明者两阳合明，厥阴者两阴交尽，故主阖；少者初生之气，故主枢。（眉批：阴中初生之阳，阳中始生之阴，在阴阳外内之间，故主枢。）此阴阳之六气，内合脏腑，外合六经，应司天在泉之气，运行环转之不息，而复通贯于地道经水之中，外内出入者也。夫外合于六经，有循经而合者，如伤寒之病，在六气相传，虽见六经之证，而气不入于经也。有入于经而合者，根结是也。根者，经气相合而始生。结者，经气相将而归结于命门窗笼之间，复从此而出于气街，走孔窍而仍行于脉外也。命门者太阳，为水火生命之原。目窍，乃经气所出之门也。（眉批：诸脉皆上系于目。）颡大者，颃颡也，在上腭之中，两耳之间，故曰钳耳。窗笼者，耳中也，如窗之通气于上也。此三阳之气，随经而归结于此，复出于气街也，行于气分，故能为开、为阖、为枢，出入于形身脏腑之外内。开阖如户扉，枢犹转纽，舍枢则不能开阖，舍开阖则无从运枢，此三阳之气，互相出入于经脉、皮肤、形身、脏腑之外内者也。……玉师曰：三阳之气，循经而出于气街，上于面而走空窍。太阳精阳之气，上走于目而为睛；少阳之别气，走于耳而为听；阳明之宗气，上出于鼻而为臭。目之开阖，耳之听闻，鼻之呼吸，是三阳之气上走于空窍而为开阖枢也。……】

15.《灵枢集注·卫气》

足太阳之本……标在背俞与舌本也。（……《根结篇》论三阴三阳之开阖枢，此章论十二络脉之标本出入。倪氏曰：开阖枢者，三阴三阳之气也。入于脉中为阖，出于肤表为开，出入于皮肤经脉之外内为枢，此论气而及于脉络也。此章论血气出入于十二经脉之中，以合三阴三阳之气，故曰太阳、少阳、阳明，太阴、少阴、厥阴，而不言脏腑之经脉，此论络脉而及于气也。）

16.《素问经注节解·阴阳离合论》

是故三阳之离合也，太阳为开，阳明为阖，少阳为枢。（离谓离别应用，合谓配合于阴，离别则正位于三阳，配合则表里而为脏腑矣。开合枢者，言三阳之气多少不等，动用殊也。夫开者所以司动静之基，合者所以执禁固之权，枢者所以主动转之微，由斯殊气之用，故三变之也。按：注颇确，但云三阳之气多少不等，多少二字未是，宜云三阳之气所主不同，动用殊也，于义较通。）

……

帝曰：愿闻三阴。岐伯曰：外者为阳，内者为阴，然则中为阴（按：注言三阳为外运之离合，三阴为内运之离合，太凿。此盖承上起下、由阳入阴之转语耳，不必说到离合上。中者外之内也，内为阴，故中亦为阴。）

17.《素问识·皮部论》

关枢（马云：盖少阳为枢，而此太阳为三阳，最在外，则此太阳为关枢也。《阴阳离合论》以阳明为阖，太阳为开，而此以太阳为关。关者，阖也。盖彼就表之表而言，而此对少阳而言耳。吴云：关，固卫也。少阳为枢，转布阳气，太阳则约束，而固卫其转布之阳，故曰关枢。张云：《阴阳离合论》曰：太阳为开。辞异而义同也。高云：太阳之阳，行身之背而主开，故名曰关枢。关，犹系也。枢转始开，开之系于枢也。简按：《老子》：善闭者，无关楗而不可开。《说文》：关，以横木持门户也。由是观之，关，无开之义，吴注为长。盖《阴阳离合论》开阖枢，则以形层而言，此篇则以皮部而言，此所以不能无异也。且害蜚、枢持、关枢之类，为三阳三阴之称者，不过借以见神机枢转之义，亦宜无深意焉。）

18.《中西汇通医经精义·经气主治》卷上

太阳为开，阳明为阖，少阳为枢；太阴为开，厥阴为阖，少阴为枢。

太阳膀胱，气化上行外达，充于皮毛，以卫外为固，故太阳主开。凡邪自外入，皆太阳不能主开之过。阳明胃经，主纳水谷，化精汁洒行五脏六腑，化糟粕传入大肠小肠，其气化主于内行下达，故阳明主阖。凡是呕逆自汗等，皆阳明不能主阖之过。少阳三焦，内主膈膜，外主腠理，内外出入之气均从腠理往来，故有邪在腠理，则寒热往来，太阳之气不得外达诸证；上下往来之气均从膈膜行走，故有结胸、陷胸，邪欲入胃则呕，甚则呕吐不止诸证，凡此皆少阳不能司其转枢之过也。

太阴为开者，手太阴肺主布散，足太阴脾主运行，凡血脉之周流，津液之四达，皆太阴司之，故曰太阴为开也。厥阴为阖者，足厥阴肝经主藏下焦之阴气，使血脉潜而精不泄；手厥阴心包络主藏上焦之阴气，使阴血敛而火不作，故曰厥阴为阖也。少阴为枢者，手少阴心经内合包络，下生脾土，故能为二经之转枢；足少阴肾经，上济肺金，下生肝木，亦能为二经之转枢也。此数者，为审证施治之大关键，不可不详究也。

《内经》此数条，言人身气化最精，中国注《伤寒》者，尚有人知；西洋医法，从无论者，故论形虽精，而论治转粗耳。

【述要】

“太阳为开，阳明为阖，少阳为枢”，“太阴为开，厥阴为阖，少阴为枢”，出《素问·阴阳离合论》，所论为三阳之离合、三阴之离合，以说明三阴三阳经脉的分布、特性和相互关系。“开”（開），应为“关（關）”。对此，萧延平已有详考，指出“開”乃“關”之（形）误，应作關、阖、枢。

关、阖、枢，本为门的组件，即门闩、门扇、门轴。《黄帝内经》以此比喻说明经脉的三阳经之间、三阴经之间，既有区别，也有联系的关系及特性，即所谓“离合”，各如门的不同组件而又整体协调。对这种关系，《素问·阴阳离合论》谓之“三经者，不得相失也”。

杨上善注云：“夫为门者具有三义：一者门关，主禁者也……二者门阖，谓是门扉，主关闭也……三者门枢，主转动者也”（《太素·阴阳合》卷五），“三阴三阳之脉，为身为门，营卫身也”（《太素·经脉根结》卷十）。滑伯仁进一步解释：“盖言太阳居表，在于人身如门之关，使荣卫流于外者固。阳明主里，在于人身如门之阖，使荣卫守于内者固。少阳居中，在于人身如门之枢，转动由之，使荣卫出入内外也。常三经干系如此，是以不得相失也……后三阴仿此”（《读素问钞·经度》卷上之二）。（参见下表）

“关阖枢”及所喻经脉

		关	阖	枢
门	构件	门闩	门扇	门轴
	作用	主禁	主关闭	主转动
经脉	三阳	太阳	阳明	少阳
	三阴	太阴	厥阴	少阴

论关阖枢内容的《灵枢·根结》和《素问·阴阳离合论》，都以阐述阴阳关系开篇，然而具体所论，又角度不一。如何把握，就影响对关阖枢含义的理解和解释。

《根结》篇直以关阖枢概括相应经脉及其病候的特性。杨上善的释义综合两篇之论，主要着眼于阴阳经脉的临床意义，如云：“折太阳骨节关，亦败少阳筋骨维枢，及开阳明之阖，胃及太阳气有失洩也”（《太素·经脉根结》卷十）；张介宾亦认为其意义在于“不过欲明内外而分其辨治之法也”（《类经·经络类·三十》卷九）。

《阴阳离合论》篇则明显是解释用意，以关阖枢表达经脉在分布位置及表里关系上呈现的阴阳“离合”联系特性，说明“三经者不得相失”，则整体“气里形表而相成者也”。吴崑解释说：“一行于表，一行于里，谓之离；阴阳配偶谓之合，言以上是三阳之离合也。”“三阴行前行后之不同谓之离，太、少、厥同出于阴谓之合，此三阴自为离合也。”张介宾概括为：“分而言之谓之离，阴阳各有其经也；并而言之谓之合，表里同归一气也。”故丹波元简说："盖《阴阳离合论》开阖枢，则以形层而言。"王冰单就《素问》解释，偏于义理，如谓：三阴三阳之气"多少不等，动用殊也。夫开者所以司动静之基，阖者所以执禁固之权，枢者所以主动转之微。"（李鼎先生指出，以王注之义，其注文"开"字原本应是"關"字[1]。）不免空泛，故林亿新校正均补以《灵枢》有关病变之论。姚止庵认为王注"'多少'二字未是，宜云三阳之气所主不同，动用殊也，于义较通"（《素问经注节解》），也是因于此。《灵枢》《素问》载关阖枢内容皆与根结内容同篇，后世类编《黄帝内经》著作中仍是如此（如《针灸甲乙经》以"经脉根结"名篇，《类经》归为"诸经根结开阖病刺"类），医家解释也多将二者关联。言根结而及关阖枢之意，《灵枢·根结》体现于篇首所说"不知根结，五脏六腑，折关败枢，开阖而走，阴阳大失，不可复取。"即临床取治"折关败枢，开阖而走"之经脉病变，须掌握根结这种高度概括的、可"一言而毕"的经脉规律内容。但关阖枢与根结二者内容本身并非直接相关。《素问·阴阳离合论》的主导观念是"阴阳之变，其在人者亦数之可数"，关阖枢即为"三阴三阳之离合"的体现，重在经脉之间关系；而根结与之不同，重在言本经上下关系。总之，根结与关阖枢的直接关系不明显，《素问》尤其如此。

关阖枢作为门之部件的简单关系，对复杂经脉关系和临床现象的说明作用毕竟有限，如杨上善释太阳为关，在《灵枢》和《素问》两篇分别为"太阳主骨气为关，故骨气折，肉节内败。""膀胱足太阳脉主禁津液及于毛孔，故为关也。"难以自圆。唐宗海以之解释手足阴阳经脉病症之机理，亦显勉强。受前述诸因素影响所致理解和解释的偏误，或陷入"阴阳之变，其在人者亦数之可数"的义理究诘而过度引申，或牵强对应阴阳经脉及病症的复杂特性而有失本义。至于将经脉皮部有关术语与关阖枢相关联，丹波元简已指出，二者不但相异，"且害蜚、枢持、关枢之类，为三阳三阴之称者，不过借以见神机枢转之义，亦宜无深意焉"（《素问识》）。

【现代参考文献】

[1] 李鼎 . 经络学 [M]. 上海：上海科学技术出版社，1995：123.

（赵京生）

经别所重在合

【古代文献精选】

1.《灵枢·经别》

黄帝问于岐伯曰：余闻人之合于天道也，内有五脏，以应五音五色五时五味五位也；外有六腑，以应六律，六律建阴阳诸经而合之十二月、十二辰、十二节、十二经水、十二时、十二经脉者，此五脏六腑之所以应天道。夫十二经脉者，人之所以生，病之所以成，人之所以治，病之所以起，学之所始，工之所止也，粗之所易，上之所难也。请问其离合出入奈何？岐伯稽首再拜曰：明乎哉问也！此粗之所过，上之所息也，请卒言之。

足太阳之正，别入于腘中，其一道下尻五寸，别入于肛，属于膀胱，散之肾，循膂当心入散；直者，从膂上出于项，复属于太阳，此为一经也。足少阴之正，至腘中，别走太阳而合，上至肾，当十四顀，出属带脉；直者，系舌本，复出于项，合于太阳，此为一合。成以诸阴之别，皆为正也。

足少阳之正，绕髀入毛际，合于厥阴；别者，入季胁之间，循胸里属胆，散之上肝贯心，以上挟咽，出颐颔中，散于面，系目系，合少阳于外眦也。足厥阴之正，别跗上，上至毛际，合于少阳，与别俱行，此为二合也。

足阳明之正，上至髀，入于腹里，属胃，散之脾，上通于心，上循咽出于口，上頞䪼，还系目系，合于阳明也。足太阴之正，上至髀，合于阳明，与别俱行，上结于咽，贯舌中，此为三合也。

手太阳之正，指地，别于肩解，入腋走心，系小肠也。手少阴之正，别入于渊腋两筋之间，属于心，上走喉咙，出于面，合目内眦，此为四合也。

手少阳之正，指天，别于巅，入缺盆，下走三焦，散于胸中也。手心主之正，别下渊腋三寸，入胸中，别属三焦，出循喉咙，出耳后，合少阳完骨之下，此为五合也。

手阳明之正，从手循膺乳，别于肩髃，入柱骨下，走大肠，属于肺，上循喉咙，出缺盆，合于阳明也。手太阴之正，别入渊腋少阴之前，入走肺，散之太阳，上出缺盆，循喉咙，复合阳明，此六合也。

2.《太素·经脉正别》卷九

足太阳之正，别入于腘中……复属于太阳，此为一经。（十二大经，复有正别。正，谓六阳大经别行，还合腑经。别，谓六阴大经别行，合于腑经，不还本经，故名为别。足少阴、足厥阴虽称为正，生别经不还本经也，唯此二阴为正，余阴皆别。或以诸阴为正者，黄帝以后撰集之人，以二本莫定，故前后时有称或，有言一曰，皆是不定之说。足太阳正者，谓正经也。别者，大经下行至足小指外侧分出二道：一道上行至于腘中；一道上行至于尻髎，下入于肛，肛谓白䐈，亦名广肠，次属膀胱，上散之肾，循膂上行，当心入内而散。直者，谓循膂上行至项，属于太阳，此为一正经之别。）

足少阴之正，至腘中……合于太阳，此为一合。或以诸阴之别皆为正。（足三阳大经从头至足，其正别则从足向头，其别皆从足指大经终处别而上行，并至其出处而论属合也。足三阴大经从足至胸，其正别则从足上行向头，亦至其出处而言属合。）

……

手太阴之别……复合阳明，此为六合。（……此十二经脉正别行处，与十二大经大有不同，学者多不在意，所以诊病生处，不能细知也。）

3.《灵枢注证发微·经别》

（内论十二经为六合，经脉络脉之别也，故名篇。）

黄帝问于岐伯曰：余闻人之合于天道也……上之所息也。请卒言之。（此帝问十二经之离合出入，而伯欲尽言之也。）

足太阳之正，别入于腘中……成以诸阴之别，皆为正也。（此言膀胱与肾经之为一合也。足太阳膀胱经，自有正经之脉，支别入于腘中央之委中穴，其一道下尻五寸，计承扶穴之处也。别络之脉入于肛门，内属于膀胱，循脊膂当心而入散之。直者从膂，即中膂内俞、膀胱俞等穴，以上出于项后，至前睛明穴，乃属于足太阳经，此为一经也。足少阴肾经之正，由涌泉至内踝下，至于腘中，别走足太阳膀胱经而合，上至肾，当十四椎旁，有肾俞穴，出连带脉。直行者上系舌本，复出于项，合于足太阳膀胱经，此与膀胱经为一合也。有阳经必有阴经，成以诸阴经之别，皆为正经之合耳。）

……

（按：此各经皆名曰正，则正者，正经也，宜与《经脉篇》其直行者相合。别者，络也，宜与《经脉篇》其支者、其别者相合。今此篇之所谓正，较之《经脉篇》甚略，且非尽出正行之经，是其意之所重者在合，而与经脉之行，不必及其详耳。）

4.《素问注证发微·阴阳应象大论》

帝曰：余闻上古圣人，论理人形……其信然乎？【帝问上古圣人，人有形体则论理之（如《灵枢》骨度、脉度等篇），人有脏腑则别列之（如《灵枢》经水、肠胃、海论等篇），人有经脉则正络之（如《灵枢》经脉等篇），

脉有六合则会通之（如《灵枢》经别篇有六合），使之各从其经。】

5.《类经·经络类·三》卷七

夫十二经脉者，人之所以生……请问其离合出入奈何（经脉者，脏腑之枝叶。脏腑者，经脉之根本。知十二经脉之道，则阴阳明，表里悉，气血分，虚实见，天道之逆从可察，邪正之安危可辨。凡人之生，病之成，人之所以治，病之所以起，莫不由之，故初学者必始于此，工之良者亦止于此而已。第粗工忽之，谓其寻常易知耳。上工难之，谓其应变无穷也。十二经脉已具前《经脉》篇，但其上下离合、内外出入之道，犹有未备，故此复明其详。然《经脉》篇以首尾循环言，故上下起止有别；此以离合言，故但从四末始。虽此略彼详，然义有不同，所当参阅。）……

足太阳之正，别入于腘中……此为一合，成以诸阴之别，皆为正也。（此膀胱与肾为表里，故其经脉相为一合也。……然有表必有里，有阳必有阴，故诸阳之正，必成于诸阴之别，此皆正脉相为离合，非旁通交会之谓也。余仿此。）

6.《灵枢集注·经别》

黄帝问于岐伯曰：余闻人之合于天道也……请卒言之。（此论十二经脉，十五大络之外，而又有经别也。五位，五方之定位。六律建阴阳者，建立六阴六阳以合诸经。诸经者，十二经脉，十二大络，十二经别也。六律分立阴阳，是以合天之十二月、十二节、十二时，合地之十二经水、人之十二经脉，此五脏六腑之所以应天道也。夫六脏脉属脏络腑，六腑脉属腑络脏，此荣血之流行于十二经脉之中。然经脉之外又有大络，大络之外又有经别，是以粗工为易，而上工之所难也。离合者，谓三阳之经，别离本经而合于三阴；三阴之经，别离本经而合于三阳。此即《缪刺篇》所当巨刺之经，左盛则右病，右盛则左病，如此者必巨刺之，必中其经，非络脉也。按：上章之所谓别者，言十二经脉之外而有别络；此章之所谓别者，言十二经脉之外而又有别经。此人之所以生此阴阳血气，病之所以成是动所生，及大络之奇病，经别之移易，治之所以分皮刺、经刺、缪刺、巨刺也。所生之经络多歧，所成之病症各别，所治之刺法不同，故上工之所难也。）

足太阳之正，别入于腘中……此为一合。成以诸阴之别，皆为正也。（此足太阳与足少阴为一合也。正者，谓经脉之外，别有正经，非支络也。……《阴阳离合论》曰：阳予之正，阴为之主。少阴之上，名曰太阳；太阴之前，名曰阳明；厥阴之表，名曰少阳。谓阳乃阴与之正，而阴为之主，阳本于阴之所生，故曰成以诸阴之别。谓三阳之经正，合于三阴，以成手足三阴之经别，此三阳乃归于三阴之正，故曰皆为正也。是以三阳之别，外合于三阴之经，而内合于五脏。三阴之别，只合三阳之经，而不合于六腑也。）

……

手太阳之正，指地……此为四合也。（……手太阳之正指地者，谓手之太阳，下合于足太阳也。盖在脏腑十二经脉，有手足之分；论阴阳二气，只有三阴三阳，而无分手与足矣，故六腑皆出于足之三阳，上合于手。）

手少阳之正，指天……此为五合也。（少阳，初阳也。从阴而生，自下而上，故曰指天。曰指地者，谓手合于足也。曰指天者，谓足合于手也。盖分手足于二经，则为六合，论阴阳之气，只三合矣……）

手阳明之正，从手循膺乳……此六合也。（……夫阴阳六合，始于足太阳，而终于手太阴，复散之太阳，盖亦周而复始也。）

【述要】

“经别所重在合”，为明代医家马莳对经别理论本质的认识和提炼概括。

经别理论，出自《灵枢·经别》，论述表里经脉有着两两相合的循行联系，即四肢内外两侧对应分布的阴阳经脉，在走向躯干的过程中相合而行，阳脉合于阴脉而内联脏腑，阴脉合于阳脉而上行头面颈项，构成六对表里经脉关系。所以，经别是十二经脉的表里关系形式，表达表里经脉共有的头身（脏腑）作用规律。

经别表达阴阳表里经脉的两两相合，表里经脉的这种共性关系形式即“六合”，无论体内还是体外，阴阳经脉相异的头身部循行，于经别理论中都呈“合”的方式，此即马莳所指出的“是其意之所重者在合”。张介宾（《类经》）称作“十二经离合”，表示脉与脉之间的联系，颇合经脉“所重者在合”的主旨。

别，是言经脉内联脏腑的方式，因为阴脉原本即内行体腔联系脏腑，故阳脉“别”于本经脉而内联脏腑，亦即合于相表里的阴脉。因为阳脉原本即上行头面联系器官，故阴脉由体内与阳脉相合而上行头面，亦即合于相表里的阳脉。因此，经别之别，含义不同于十五络之别络。

经别表达的表里关系，角度是经脉而不是脏腑。但后世于此常混淆不清，而多从脏腑解释经别。

对经别与经脉的关系，一般认为经别是经脉的补充成分。如张介宾说：“十二经脉已具前《经脉》篇，但其上下离合，内外出入之道，犹有未备，故此复明其详。”视经脉、经别、十五络三者为同一理论体系。实际上，经别是十二经脉的一种较早理论形式，不同于《灵枢·经脉》。其中循行方式的不同最为明显，《经脉》篇十二经脉为环形连接，而十二经别则是从手足走向头颈。这一差异，杨上善等早已指出。

对经脉表里关系，《黄帝内经》有多种形式的理论表达，如阴阳经脉于体内的脏腑联系，在体表的肢端连通，十二经脉环形连接的排列顺序，十五络等，十二经别也是其一。这些内容虽然角度不一、基础不同、先后有别，具体联系路径和部位等也存有差异，却丰富了有关经脉表里关系的认识，为临床治疗的选经用穴提供多样的方法和依据。

（赵京生）

巨阳为诸阳主气

【古代文献精选】

1.《素问·热论》

黄帝问曰：今夫热病者，皆伤寒之类也，或愈或死，其死皆以六七日之间，其愈皆以十日以上者何也？不知其解，愿闻其故。岐伯对曰：巨阳者，诸阳之属也，其脉连于风府，故为诸阳主气也。人之伤于寒也，则为病热，热虽甚不死；其两感于寒而病者，必不免于死。

2.《素问·评热病论》

帝曰：有病身热，汗出烦满，烦满不为汗解，此为何病？岐伯曰：汗出而身热者风也，汗出而烦满不解者厥也，病名曰风厥。帝曰：愿卒闻之。岐伯曰：巨阳主气，故先受邪，少阴与其为表里也，得热则上从之，从之则厥也。帝曰：治之奈何？岐伯曰：表里刺之，饮之服汤。

3.《针灸甲乙经·六经受病发伤寒热病第一（中）》卷七

对曰：汗出而身热者风也，汗出而烦满不解者厥也，病名曰风厥。太阳为诸阳主气（《素问》作巨阳主气），故先受邪。

4.《太素·热病决》卷二十五

巨阳者，诸阳之属也，（巨，大也。一阳为纪，少阳也；二阳为卫，阳明也；三阳为父，太阳也。故足太阳者，三阳属之，故曰诸阳之属也。）其脉连于风府，故为诸阳主气。人之伤于寒也，则为病热，热虽甚不死；其两感于寒而病者，必不免于死。（足太阳脉直者，从巅入络脑，还出别下项，其风府在项入发际一寸，则太阳之气连风府也。诸阳者，督脉、阳维脉也。督脉，阳脉之海。阳维，维诸阳脉，总会风府，属于太阳。故足太阳脉为诸阳主气。所以人之此脉伤于寒者，极为热病者也。先发于阳，后发于阴，虽热甚不死；阴阳两气时感者，不免死也。）

5.《伤寒总病论·叙论》卷一

庞曰：天寒之所折，则折阳气。足太阳为诸阳主气，其经夹脊膂，贯五脏六腑之腧，上入脑，故始则太阳受病也。以其经贯五脏六腑之腧，故病有脏腑传变之候。以其阳经先受病，故次第传入阴经。以阳主生，故足太阳水传足阳明土，土传足少阳木，为微邪。以阴主杀，故木传足太阴土，土传足少阴水，水传足厥阴木。

6.《类证活人书·足太阳经》卷一

足太阳膀胱之经。（肾与膀胱为合，故足少阴与足太阳为表里）从目内眦上头连于风府，分为四道，下项，并正别脉，上下六道，以行于背与身为经。太阳之经为诸阳主气，或中寒邪，必发热而恶寒，缘头项腰脊是太阳经所过处……

7.《三因极一病证方论·六经中伤病脉》卷一

前哲方论，谓太阳为诸阳主气，凡感外邪，例自太阳始。此考寻经意，似若不然。风喜伤肝，寒喜伤肾，暑喜伤心包，湿喜伤脾，热伤心，燥伤肺，以暑热一气，燥湿同源，故不别论。以类推之，风当自少阳入，湿当自阳明入，暑当自三焦入，寒却自太阳入。

8.《三因极一病证方论·伤寒证治》卷四

足太阳膀胱经伤寒，头项强，腰脊痛，无汗恶寒。其经络流注去处，与伤风同，但脉浮洪紧数为异耳。惟足太阳寒水，为诸阳主气，故寒先伤之。

9.《针灸资生经·头部中行十穴》第一

（岐伯对黄帝伤寒之问曰：巨阳者，诸阳之属也。其脉连于风府，故为诸阳主气也。然则风府者，固伤寒所自起也，北人皆以毛裹之，南人怯弱者，亦以帛护其项，俗谓三角是也。予少怯弱，春冬须数次感风，自用物护后无此患矣。凡怯弱者须护项后可也。）

10.《注解伤寒论·辨少阴病脉证并治法第十一》卷六

（膀胱，太阳也。少阴太阳为表里。少阴病至八九日，寒邪变热，复传太阳。太阳为诸阳主气，热在太阳，故一身手足尽热；太阳经多血少气，为热所乘，则血散下行，必便血也。）

11.《读素问钞 · 病能》卷上四

伤寒一日，巨阳受之。巨阳者，诸阳之属也，（巨，大也。太阳之气，经络气血荣卫于身，故诸阳气皆所宗属。）其脉连于风府，（穴名。）故为诸阳主气也，（足太阳脉浮，气在于头，凡五行，故统主诸阳之气。）故头项痛，腰脊强。

12.《类经 · 疾病类 · 三十九》卷十五

巨阳者，诸阳之属也，（巨，大也。太阳为六经之长，统摄阳分，故诸阳皆其所属。）其脉连于风府，故为诸阳主气也。（风府，督脉穴。太阳经脉，覆于巅背之表，故主诸阳之气分。）

13.《内经知要 · 三、病能》卷下

巨阳者，诸阳之属也（巨阳者，太阳也，太阳为六经之长，总摄诸阳），其脉连于风府，故为诸阳主气也。人之伤于寒也，则为病热，热虽盛不死。（寒郁于内，皮肤闭而为热，寒散即愈，故曰不死。）

14.《素问集注 · 诊要经终论》

太阳之脉，其终也，戴眼反折瘈疭，其色白，绝汗乃出，出则死矣。（瘈，音契。疭，音纵。戴眼，目上视也。反折，背反张也。瘈疭，手足屈伸也。足太阳之脉，起于目内眦，夹脊抵腰中。手太阳之脉，循臂上肩，至目外眦。太阳主筋而为诸阳主气，阳气者，柔则养筋，太阳之经气已绝，是以筋脉急而戴眼反折，手足牵引也。手太阳主液，膀胱者，津液之所藏。绝汗者，津液外亡也。色白者，亡血也，津液外脱则血内亡矣。）

15.《素问集注 · 热论》

巨阳者，诸阳之属也。（巨，大也。属，会也。谓太阳为诸阳之会。）其脉连于风府，故为诸阳主气也。（风府，穴名，在脑后发际内一寸，乃督脉阳维之会。督脉者，总督一身之阳，与太阳之脉，挟背下行，言太阳之气，生于膀胱，出于胸胁，升于头项，主于肤表；太阳之脉，起于睛明，会于风府，挟督脉循行于背。经气皆阳，故为诸阳主气。）

……

（……本篇论太阳为诸阳主气，先受天之寒邪，得太阳标阳以化热，即六经传遍，热虽甚而不死，故篇名曰《热病论》。盖专论病热之伤寒，而不论伤寒之变证，以其得太阳阳热之气化故也。至如其脉连于风府，循胁络嗌，皆病在无形之六气，而见有形之经证，非太阳之脉可传于阳明，阳明之脉可传于少阳，少阳之脉可传于三阴者也。能明乎天地阴阳五行六气之化，庶可与论伤寒之为病。）

16.《素问集注·刺热》

热病始于头首者，刺项太阳而汗出止；（始于头首者，太阳之为病也。刺项者，刺风池、风府也。太阳为诸阳主气，其脉连于风府，故刺之而汗出乃止。）

17.《素问集注·脉解》

太阳所谓肿腰脽痛者，正月太阳寅，寅，太阳也。正月阳气出在上，而阴气盛，阳未得自次也，故肿腰脽痛也。（此篇论奇恒之势，乃六十首，盖以三阴三阳之气，各主六十日为首，六六三百六十日，以终一岁之周。阴阳六气，各自盛衰，而能为经脉作病，故名之曰《脉解篇》。然此篇之论，与诸经之论阴阳，各不相同，乃解奇病之脉也。太阳为诸阳主气，生于膀胱水中，故以太阳之气为岁首。正月阳气虽出于上，而阴寒之气尚盛，阳气未得次序而出，故太阳所谓肿腰脽痛者，因太阳之气尚为阴气所郁，故肿腰脽痛也，此论阳气之微也。）

18.《素问经注节解·热论》

巨阳者，诸阳之属也。（巨，大也。太阳之气，经络血气，荣卫于身，故诸阳气皆所宗属。）其脉达于风府，（风府，穴名，在项上入发际一寸，宛宛中是。）故为诸阳主气也。人之伤于寒也，则为病热，热虽甚，不死。（寒毒薄于皮肤，阳气不得发散而内怫结，故伤寒者反为病热。）其两感于寒而病者，必不免于死。（……闵氏曰：……伯言足太阳经，称为巨阳，其脉自睛明而始，上连于督脉之风府穴，由头项至背至足，凡一身手足阳经，皆属于此，故穴有一百二十六，真为诸阳主气也。人伤于寒，始自巨阳之气，不得伸越丁表，郁而成热，由此渐传入里，皆为热病。热虽甚不死，有大邪衰而自愈者，有可汗可泄者也。唯两感于寒而一日二经病者，必死。）

19.《素问直解·热论》

巨阳者，诸阳之属也，其脉连于风府，故为诸阳主气也。（巨阳，太阳也。阳热之气，病于通体，故曰巨阳。诸阳之气，皆巨阳通体所主，故巨阳者，诸阳之属也。若论其脉，则上连督脉之风府，督脉督于阳，故为诸阳主气也。）

20.《理瀹骈文·续增略言》

所谓约六经者何也？……太阳为开（在表，敷布阳气）。仲景太阳提纲：脉浮头项强痛恶寒。（柯韵伯《伤寒论注》极精，宜全读，此只撮其大意而已。柯曰："仲景六经提纲为百病立法，即足可以见手也。"三阳脉俱浮，俱头痛，六经受寒俱各恶寒，惟头项强痛是太阳所属。盖太阳为诸阳主气，头为诸阳之会，项又为太阳之会也。仲景治太阳症，头痛、发热、恶风、汗出者，桂枝汤；头痛、发热、恶风、身疼腰疼骨节疼、无汗而喘者，麻黄汤。太阳为开，以麻黄汤开之，诸症悉除。）

【述要】

“巨阳为诸阳主气”出自《素问·热论》，“巨阳”即“太阳”，意在强调太阳经在经脉中的统领性位置，以阐释人外感于病邪的发病规律。

从理论角度看，“巨阳为诸阳主气”的提出，意在解释为何人伤于寒时，首见太阳经循行与所主的症状表现，因为“诸阳之属，其脉连于风府”，而所谓“诸阳主气”与前文的“诸阳之属（主）”含义相当，意为统领诸多阳脉，故而最先受邪。

对于足太阳脉为“诸阳主气”的具体原因，杨上善认为因其循行路径，“直者，从巅入络脑，还出别下项，其风府在项入发际一寸，则太阳之气连风府”；而对于“诸阳”的所指，释为“督脉、阳维脉”，因督脉为“阳脉之海”，阳维脉“维诸阳脉”，此二者“总会风府，属于太阳”。张介宾的解释则更简明，“太阳经脉，覆于巅背之表，故主诸阳之气分。”这些都是从循行部位角度对其进行的理论阐释。

至后世，尤以伤寒理论常引用此说。《伤寒总病论》结合足太阳经脉循行，“夹脊膂，贯五脏六腑之腧，上入脑”，解释何以“太阳受病”；通过“其经贯五脏六腑”，论说发病有脏腑传变的症状，以此记述外感寒邪的疾病传变发展规律。“太阳为诸阳主气”在伤寒理论中得到了与临床更密切的结合，成为临床诊断辨证的纲领理论之一。

（姜　姗　赵京生）

足阳明，五脏六腑之海也，其脉大血多，气盛热壮

【古代文献精选】

1.《灵枢·经水》

黄帝曰：夫经水之应经脉也，其远近浅深，水血之多少各不同，合而以刺之奈何？岐伯答曰：足阳明，五脏六腑之海也，其脉大血多，气盛热壮，刺此者不深弗散，不留不泻也。足阳明刺深六分，留十呼。足太阳深五分，

留七呼。足少阳深四分，留五呼。足太阴深三分，留四呼。足少阴深二分，留三呼。足厥阴深一分，留二呼。手之阴阳，其受气之道近，其气之来疾，其刺深者皆无过二分，其留皆无过一呼。其少长大小肥瘦，以心撩之，命曰法天之常。灸之亦然。灸而过此者得恶火，则骨枯脉涩；刺而过此者，则脱气。

2. 《灵枢·五味》

胃者，五脏六腑之海也，水谷皆入于胃，五脏六腑皆禀气于胃。

3. 《灵枢·动输》

黄帝曰：经脉十二，而手太阴、足少阴、阳明独动不休，何也？岐伯曰：是明胃脉也。胃为五脏六腑之海，其清气上注于肺，肺气从太阴而行之，其行也，以息往来，故人一呼脉再动，一吸脉亦再动，呼吸不已，故动而不止。

4. 《素问·太阴阳明论》

帝曰：脾与胃以膜相连耳，而能为之行其津液何也？岐伯曰：足太阴者三阴也，其脉贯胃属脾络嗌，故太阴为之行气于三阴。阳明者表也，五脏六腑之海也，亦为之行气于三阳。脏腑各因其经而受气于阳明，故为胃行其津液。四支不得禀水谷气，日以益衰，阴道不利，筋骨肌肉无气以生，故不用焉。

5. 《素问·热论》

帝曰：五脏已伤，六腑不通，荣卫不行，如是之后，三日乃死，何也？岐伯曰：阳明者，十二经脉之长也，其血气盛，故不知人。三日，其气乃尽，故死矣。

6. 《素问·痿论》

帝曰：如夫子言可矣，论言治痿者独取阳明何也？岐伯曰：阳明者，五脏六腑之海，主润宗筋，宗筋主束骨而利机关也。冲脉者，经脉之海也，主渗灌溪谷，与阳明合于宗筋，阴阳揔宗筋之会，会于气街，而阳明为之长，皆属于带脉，而络于督脉。故阳明虚则宗筋纵，带脉不引，故足痿不用也。

7. 《太素·十二水》卷五

足阳明，外合于海水，内属于胃。（海，晦也，言其水广博，望之晦暗，不测崖际，故曰海也。海，即四海也。足阳明脉血气最多，合之四海，众水之长也。）

……

黄帝曰：夫经水之应经脉也，其远近浅深，水血之多少各不同，合而以刺之奈何？（问有三意：经水经脉远近，一也；浅深，二也；水之与血多少，三也。然则身经脉有三不同，请随调之。）岐伯答曰：足阳明五脏六腑之海，（胃受水谷，化成血气，为足阳明脉，资润五脏六腑，五脏六腑禀成血气，譬之四海滋泽无穷，故名为海也。）其脉大血多，气盛热壮，（足阳明脉具有四义故得名海：其脉粗大，一也；其血又多，二也；其谷气盛，三也；阳气热，四也。有此四义，故得比于海也。）刺此者，不深弗散，（刺此道，刺中度人足三阳脉，足阳明脉须深六分，以为深也。其脉在皮下深，血气又盛，故深六分，方得散其气也。）不留不泻。

8.《太素·尺寸诊》卷十五

春胃微弦曰平。（胃者，人迎胃脉也。五脏之脉，弦钩代浮石，皆见于人迎胃脉之中。胃脉即足阳明脉，主于水谷，为五脏六腑十二经脉之长，所以五脏之脉欲见之时，皆以胃气将至人迎也。胃气之状，柔弱是也……）

9.《灵枢注证发微·刺节真邪》

大热遍身，狂而妄见、妄闻、妄言，视足阳明及大络取之，虚者补之，血而实者泻之。因其偃卧，居其头前，以两手四指挟按颈动脉，久持之，卷而切之，下至缺盆中，而复止如前，热去乃止，此所谓推而散之者也。（此治大热之法也。上文上寒下热、上热下寒，其热非遍身者也。今大热遍身，狂而闻见言语，以无为有，则热之极也。足阳明经多气多血，为五脏六腑之海，故当视其足阳明之大络取之，虚则补之，血而实者则泻之。又必因病人偃卧之际，医工居其头前，以两手各用大指、食指共四指，挟其颈之动脉而按之，即人迎、大迎处也。又久而持之，又卷而切之，下至缺盆之中而后止。又如前法行之，候其热去乃止。此所谓推而散之之法也。）

10.《类经·经络类·三十三》卷九

黄帝曰：夫经水之应经脉也，其远近浅深，水血之多少各不同，合而以刺之奈何？岐伯答曰：足阳明，五脏六腑之海也，其脉大血多，气盛热壮，刺此者不深弗散，不留不泻也。（用针之法，诸经不同，故入有浅深，分寸可察，留有迟速，呼吸可纪，各随经脉之浅深远近而施其宜也。十二经中，惟足阳明之脉最大，而多气多血，其邪盛者热必壮，凡刺此者，不深入则邪弗能散，不久留则邪不能泻，数详下文。）

11.《灵枢集注·经水》

黄帝曰：夫经水之应经脉也，其远近浅深，水血之多少，各不同合，而以刺之奈何？岐伯答曰：足阳明，五脏六腑之海也。其脉大血多，气盛热壮，刺此者不深勿散，不留不泻也……刺而过此者则脱气。（此论灸刺之法，以手足之阴阳，血气之多少，合经水之浅深，以应天之常数。夫数出《河图》，始于一而终于十，二乃阴之始，十乃阴之终。海水者，至阴也，故从阳明以至于厥阴。厥阴者，两阴交尽，阴极而阳生也。天一生水，地六成之，从六分而至一分者，法天之常也。腰以上为天，故手之阴阳，受气之道近，其气之来疾，故宜浅刺而疾出也。《终始篇》曰：刺肥人者，以秋冬之齐。刺瘦人者，以春夏之齐。是以少长大小肥瘦，以心撩之，量其浅深疾徐，所以法天时之常也。灸法亦然，若灸而过此法，命曰恶火，则骨为之枯，脉为之涩，刺而过此法，则脱气矣。）

12.《素问经注节解·热论》

帝曰：五脏已伤，六腑不通，营卫不行，如是之后，三日乃死，何也？岐伯曰：阳明者，十二经脉之长也，其血气盛，故不知人，三日其气乃尽，故死矣。（按：此言两感于寒者，必不免于六日死也。以经脉之应与病形言之，日传两经，表里之证并见，至三日则六经传尽，水浆不入口，不知人，延至六日必死矣。当不知人之时，五脏六腑已伤而不通，营卫已不行，宜即死矣，必又三日乃死何也？盖阳明为十二经脉之长，其气血俱盛，诸经受气于阳明，其气散入诸经，各随其经而尽，故死必于六日。当三日之时，虽剧不死者，正以气血未尽故也，所谓两感于寒，必不免于死者如此。）

【述要】

“足阳明，五脏六腑之海也，其脉大血多，气盛热壮，刺此者不深弗散，不留不泻也”，出自《灵枢·经水》。将地理十二经水与人体十二经脉按照长短、深浅、气血（水）多少作比照，是该篇经文的主旨。该论断主要揭示了足阳明脉的功能、结构特点、生理、病理，及诊疗切入要点。

用海水作比足阳明脉，主要体现足阳明脉的脉体、循行及气血特点——大而深远。杨上善对足阳明脉的阐释简练而全面，谓“足阳明脉血气最多，合之四海，众水之长也……其脉粗大，一也；其血又多，二也；其谷气盛，三也；阳气热，四也”。那么，足阳明脉的刺法需符合其气血特点而定，即针刺要深，且要久留针。杨氏继言：“刺此道，刺中度人足三阳脉，足阳明脉须深六分，以为深也。其脉在皮下深，血气又盛，故深六分，方得散其气也。血气既盛，留之方得顿而泻也。若热在皮肤之中聚为病者，即疾泻之，故曰热即疾泻也。”张介宾亦谓：“十二经中，惟足阳明之脉最大，而多气多血，其邪盛者热必壮，凡刺此者，不深入则邪弗能散，不久留则邪不能泻。”

理解本论有几个学术问题值得探讨：①关于足阳明脉为“五脏六腑之海”，除其脉体、气血特点外，《素问·太阴阳明论》还从足阳明脉对其他经脉及其相应脏腑影响的角度阐释之：“阳明者表也，五脏六腑之海也，亦为之行气于三阳。脏腑各因其经而受气于阳明。”影响路线可表示为：足阳明脉（气血）→足三阳脉→六阳脉→十二经脉→相应五脏六腑。《素问·热论》也提出：“阳明者，十二经脉之长也。”②关于足阳明之“脉大血多气盛”，这显然是古人从足阳明脉循行所过之处的体表脉动特征（尤其是人迎脉、气冲处脉动）等而言：由脉“粗大”推测血多，由脉“动甚”推测气盛。而《灵枢·九针论》《灵枢·五音五味》《素问·血气形志》三篇均载阳明脉“多气多血”，亦是与之有关，给出的针刺原则为“刺阳明出血气”，这与《灵枢·经水》“刺此者不深弗散，不留不泻”之“散”与“泻”的思路亦吻合。③关于足阳明病理之“热壮”，一则为足阳明“气盛”的生理特点决定，二则与阳明为“开阖枢”之“阖”（《灵枢·根结》）及“两阳合明”（《素问·至真要大论》）不无关系。④关于“刺此者不深弗散，不留不泻”，均是基于以上足阳明特点而推导出的针刺操作方法，为临床取穴（足阳明经穴）针刺操作的深度及留针时间提供理论指导。

另外，《灵枢·逆顺肥瘦》有冲脉为“五脏六腑之海也，五脏六腑皆禀焉”之论，此与“足阳明，五脏六腑之海也”并不冲突，因冲脉隶于足阳明，得其血气所滋养，就循行与气血特点而言，冲脉与足阳明脉大体是保持一致的，只不过冲脉还兼具了肝、肾二脏的有关功能（叶天士所谓“八脉隶于肝肾”）。《灵枢·五味》所云“胃者，五脏六腑之海也，水谷皆入于胃，五脏六腑皆禀气于胃”（《灵枢·动输》亦提到“胃为五脏六腑之海”，《素问·阴阳应象大论》也有“六经为川，肠胃为海”的论述），是从脏腑角度论述胃腑气血生化之源的作用，以滋养五脏六腑所用。

当今对于经脉“血气多少”的关注不高，经络辨证多基于其循行或病候，而对于全身气血亏少要从足阳明切入的思考也还不够（比如该论断与“治痿独取阳明”的关系）。“足阳明，五脏六腑之海也，其脉大血多，气盛热壮”，在理论方面对于深入了解足阳明经脉的特性有着积极的意义，且能加深对经脉与脏腑之间联系的理解。在临床实践中，对腧穴的针刺深度和留针时间，不仅应考量部位特点及具体病症，也应考虑所在经脉及其气血特点，对于五脏六腑气血亏少的情况，宜重点考虑选择足阳明脉腧穴治疗。

（刘　兵）

人身任督犹天地之子午

【古代文献精选】

1.《素问·骨空论》

任脉者，起于中极之下，以上毛际，循腹里上关元，至咽喉，上颐循面入目。……

督脉者，起于少腹以下骨中央，女子入系廷孔，其孔，溺孔之端也，其络循阴器合篡间，绕篡后，别绕臀，至少阴与巨阳中络者，合少阴上股内后廉，贯脊属肾，与太阳起于目内眦，上额交巅上，入络脑，还出别下项，循肩髆内侠脊抵腰中，入循膂络肾；其男子循茎下至篡，与女子等；其少腹直上者，贯脐中央，上贯心入喉，上颐环唇，上系两目之下中央。

2.《十四经发挥·十四经脉气所发篇》卷中

任与督，一源而二歧，督则由会阴而行背，任则由会阴而行腹。夫人身之有任督，犹天地之有子午也；人身之任督以腹背言，天地之子午以南北言，可以分，可以合者也；分之于以见阴阳之不杂，合之于以见浑沦之无间，一而二，二而一者也。

3.《医学入门·针灸·子午八法》内集卷一

针法多端，今以《素》《难》为主。子者，阳也；午者，阴也。不曰“阴阳”，而曰“子午”者，正以见人身任督与天地子午相为流通，故地理南针不离子午，乃阴阳自然之妙用孔。八法者，奇经八穴为要，乃十二经之大会也。言“子午八法”者，子午流注兼奇经八法也。

神针大要有四：曰“穴法”（周身三百六十穴，统于手足六十六穴。六十六穴，又统于八穴，故谓之“奇经”），曰“开阖”（燕避戊己，蝠伏庚申，物性且然，况人身一小天地乎？故缓病必俟开阖，犹瘟疫必依运气；急病不拘开阖，犹杂病舍天时而从人之病也），曰“迎随”（迎者，逆也；随者，顺也。逆则为泻，顺则为补。迎随一差，气血错乱，目前或见小效，久后必生异症。谚云：目不针不瞎，脚不针不跏），曰“飞经走气”（今人但知飞经走气为难，而不知迎随明，而飞走在其中矣）。

4.《勉学堂针灸集成·子午八法》卷一

子者阳也，午者阴也。不曰阴阳而曰子午者，正以见人身任督与天地子午相为流通，故地理南针，不离子午，乃阴阳自然之妙用也。八法者，奇经八穴为要，乃十二经之大会也。（《入门》）公孙（冲脉）、内关（阴维）、临泣（带脉）、外关（阳维）、后溪（督脉）、申脉（阳跷）、列缺（任脉）、照海（阴跷）。其阳跷、阳维并督脉属阳，主肩背腰腿在表之病；其阴跷、阴维、任、冲、带属阴，主心腹胁肋在里之病。（《入门》）周身三百六十穴流于手足六十六穴，六十六穴又统于八穴，故谓之奇经八穴。（《入门》）

【述要】

《灵枢·卫气行》有“岁有十二月，日有十二辰，子午为经，卯酉为纬”之谓，子午即是纵向划分十二月、十二辰的一根主线。在地理上，子午代表正北与正南，将天地分成东西两半。任督二脉分别分布于身体的前正中线（结合任脉穴）和后正中线（结合督脉穴）上，将人体分成左右两半。

“人身任督犹天地之子午”，化裁于《十四经发挥》“夫人身之有任督，犹天地之有子午也”，滑伯仁认为“人身之任督以腹背言，天地之子午以南北言，可以分，可以合者也；分之于以见阴阳之不杂，合之于以见浑沦之无间，一而二，二而一者也。”子午指方位之正北与正南代表阴与阳。在人体，任督二脉的主干线分别在身体的前后正中。《医学入门》进一步解释说：“不曰阴阳，而曰子午者，正以见人身任督与天地子午相为流通。”该命题大概包含三个层面的含义：①人体之任督的重要性与天地之子午一样，具有核心主线的意义；②任督之间存在与子午一样的呼应与气机流通关系；③任督之脉包括整个人体之气，随天地之气的流通运转而圆转流通。

任督脉分布特点及其阴阳特性与意义，前人已有一定阐述，如“督脉为阳脉之海”（《脉经》卷二第四），“任脉者……属阴脉之海也”（《铜人腧穴针灸图经·卷上·任脉》）。此外，明代杨珣还论其对养生的意义，“督为阳脉之海，任为阴脉之海，乃腹背之纲维，生养之本。”（《针灸集书·灵枢经经脉篇》卷下）

“人身任督犹天地之子午”，可以丰富我们基于经脉理论的“身体观”认知，深入思考任、督二脉在身体分布上的特点，实践方面，任督二脉取经或取穴针灸刺激，对于全身气机的调理有着主导作用。

（刘　兵）

冲脉为十二经之海

【古代文献精选】

1.《灵枢·海论》

人有髓海，有血海，有气海，有水谷之海，凡此四者，以应四海也……胃者，水谷之海，其输上在气街，下至三里。冲脉者为十二经之海，其输上在于大杼，下出于巨虚之上下廉。膻中者为气之海，其输上在于柱骨之上下，前在于人迎。脑为髓之海，其输上在于其盖，下在风府。

2.《灵枢·逆顺肥瘦》

黄帝曰：少阴之脉独下行何也？岐伯曰：不然。夫冲脉者，五脏六腑之海也，五脏六腑皆禀焉。其上者，出于颃颡，渗诸阳，灌诸精；其下者，注少阴之大络，出于气街，循阴股内廉，入腘中，伏行骭骨内，下至内踝之后属而别；其下者，并于少阴之经，渗三阴；其前者，伏行出跗属，下循跗入大指间，渗诸络而温肌肉。故别络结则跗上不动，不动则厥，厥则寒矣。黄帝曰：何以明之？岐伯曰：以言导之，切而验之，其非必动，然后乃可明逆顺之行也。

3.《灵枢·动输》

黄帝曰：足少阴何因而动？岐伯曰：冲脉者，十二经之海也，与少阴之大络，起于肾下，出于气街，循阴股内廉，邪入腘中，循胫骨内廉，并少阴之经，下入内踝之后，入足下；其别者，邪入踝，出属跗上，入大指之间，注诸络，以温足胫，此脉之常动者也。

4.《灵枢·五音五味》

黄帝曰：妇人无须者，无血气乎？岐伯曰：冲脉任脉，皆起于胞中，上循背里，为经络之海。其浮而外者，循腹右上行，会于咽喉，别而络唇口。血气盛则充肤热肉，血独盛则澹渗皮肤，生毫毛。今妇人之生，有余于气，不足于血，以其数脱血也，冲任之脉，不荣口唇，故须不生焉。

5.《素问·痿论》

帝曰：如夫子言可矣，论言治痿者独取阳明，何也？岐伯曰：阳明者，五脏六腑之海，主润宗筋，宗筋主束骨而利机关也。冲脉者，经脉之海也，主渗灌溪谷，与阳明合于宗筋，阴阳总宗筋之会，会于气街，而阳明为之长，皆属于带脉，而络于督脉。故阳明虚，则宗筋纵，带脉不引，故足痿不用也。

6.《诸病源候论·妇人杂病诸候·十九、月水不调候》卷三十七

妇人月水不调，由劳伤气血，致体虚受风冷，风冷之气客于胞内，伤冲脉、任脉，损手太阳、少阴之经也。冲任之脉，皆起于胞内，为经络之海。手太阳小肠之经，手少阴心之经，此二经为表里，主上为乳汁，下为月水。然则月水是经络之余，若冷热调和，则冲脉、任脉气盛，太阳、少阴所主之血宣流，以时而下。若寒温乖适，经脉则虚，有风冷乘之，邪搏于血，或寒或温，寒则血结，温则血消，故月水乍多乍少，为不调也。

7.《太素·四海合》卷五

冲脉者为十二经之海，其输上在于大杼，下出于巨虚之上下廉。（冲脉管十二经脉。大杼是足太阳、手太阳脉所发之穴。巨虚上下廉，则足阳明脉所发之穴。此等诸穴，皆是冲脉致气之处，故名输也。）

8.《太素·带脉》卷十

冲脉者，经脉之海也，主渗灌溪谷，（阳明以为脏腑海。冲脉血气壮盛，故为经脉之海，主渗灌骨肉会处，益其血气。）与阳明合于筋阴，总宗筋之会，会于气街，而阳明为之长，皆属于带脉而络于督脉。（冲脉与阳明二脉合于阴器，总聚于宗筋，宗筋即二核及茎也，复会于左右气街，以左右阳明为主，共属带脉，仍络于督脉，以带脉为控带也。）

9.《太素·冲脉》卷十

手之三阴，从脏起手（……冲，壮盛儿。其脉起于脐下，一道下行入足指间，一道上行络于唇口，其气壮盛，故曰冲脉也。脉从身出向四支为顺，从四支上身为逆也。脏，谓心肺。心肺在内，故为阴也。心肺之阴，起于三脉向手，故曰手之三阴，从脏走手。此为从阴之阳，终为阳中之阴也。）……

黄帝曰：少阴之脉独下行何也？（足之三阴从足上行，常见跗上动脉，谓是足少阴下行动脉，故致斯问也。）岐伯曰：不然。（脐下肾间动气，人之生命，是十二经脉根本。此冲脉血海，是五脏六腑十二经脉之海也，渗于诸阳，灌于诸精，故五脏六腑皆禀而有之，则是脐下动气在于胞也。冲脉起于胞中，为经脉海，当知冲脉从动气生，上下行者为冲脉也。其下行者，虽注少阴大络下行，然不是少阴脉，故曰不然也。）

10.《太素·五脏痿》卷二十五

问曰：如夫子言可矣，论言治痿者独取阳明何也？曰：阳明者，五脏六腑之海也，主润宗筋。宗筋者，束骨肉而利机关。冲脉者，经之海也，主渗灌谿谷，与阳明合于筋阴，总宗筋之会，会于气街，而阳明为之长，皆属于带脉而络于督脉，故阳明虚则宗筋纵，带脉不引，故足痿不用。（阳明胃

脉，胃主水谷，流出血气，以资五脏六腑，如海之资，故阳明称海。从于脏腑流出，行二十八脉，皆归冲脉，故称冲脉为经脉之海。是为冲脉，以阳明水谷之气，与带脉督脉相会，润于宗筋，所以宗筋能管束肉骨而利机关。宗筋者，足太阴、少阴、厥阴三阴筋，及足阳明筋，皆聚阴器，故曰宗筋，故阳明为长。若阳明水谷气虚者，则带脉不能控引于足，故足痿不用也。）

11.《重广补注黄帝内经素问·痿论》

阳明者，五脏六腑之海（阳明，胃脉也，胃为水谷之海也。），主润宗筋，宗筋主束骨而利机关也（宗筋，谓阴毛中横骨上下之竖筋也，上络胸腹下贯髋尻，又经于背腹上头项，故云宗筋主束骨而利机关也。然腰者，身之大关节，所以司屈伸，故曰机关。）。冲脉者，经脉之海也（《灵枢经》曰：冲脉者，十二经之海。），主渗灌溪谷，与阳明合于宗筋[寻此则横骨上下脐两傍竖筋，正宗筋也。冲脉循腹侠脐傍各同身寸之五分而上，阳明脉亦侠脐傍各同身寸之一寸五分而上，宗筋脉于中，故云与阳明合于宗筋也。以为十二经海，故主渗灌溪谷也。肉之大会为谷，小会为溪。（新校正云：详宗筋脉于中，一作宗筋纵于中。）]，阴阳揔宗筋之会，会于气街，而阳明为之长，皆属于带脉，而络于督脉（宗筋聚会，会于横骨之中，从上而下，故云阴阳揔宗筋之会也。宗筋侠脐下合于横骨，阳明辅其外，冲脉居其中，故云会于气街而阳明为之长也。气街，则阴毛两傍脉动处也。带脉者，起于季胁，回身一周，而络于督脉也。督脉者，起于关元，上下循腹。故云皆属于带脉而络于督脉也。督脉任脉冲脉三脉者，同起而异行，故经文或参差而引之。）。故阳明虚则宗筋纵，带脉不引，故足痿不用也。

12.《重广补注黄帝内经素问·骨空论》

任脉为病，男子内结七疝，女子带下瘕聚。冲脉为病，逆气里急。督脉为病，脊强反折（督脉，亦奇经也。然任脉冲脉督脉者，一源而三歧也，故经或谓冲脉为督脉也。何以明之？今《甲乙》及古《经脉流注图经》以任脉循背者谓之督脉，自少腹直上者谓之任脉，亦谓之督脉，是则以背腹阴阳别为名目尔。以任脉自胞上过带脉贯脐而上，故男子为病内结七疝，女子为病则带下瘕聚也。以冲脉侠脐而上，并少阴之经上至胸中，故冲脉为病则逆气里急也。以督脉上循脊里，故督脉为病则脊强反折也。）。

13.《三因极一病证方论·产科二十一论评》卷十七

第十五论曰：产后口鼻黑气起，及鼻衄者何？答曰：阳明者经脉之海，起于鼻，交頞中，还出，夹口，交人中，左之右，右之左。产后气消血散，荣卫不理，散乱入于诸经，却还不得，故令口鼻黑起，及变鼻衄，此缘产后虚热变生此证，其疾不可治，名胃绝肺败。此证不可治，不出方。

14.《医说·漏下带下崩中》卷九

妇人冲任二脉，为十二经之海，二经气虚，复为劳伤，则不能制其血，故非时即下，淋沥不断，谓之漏下。

15.《脾胃论·脾胃胜衰论》卷上

……足阳明为十二经之海，主经营之气，诸经皆禀之。

16.《脾胃论·补脾胃泻阴火升阳汤》卷上

胃为十二经之海，十二经皆禀血气，滋养于身，脾受胃之禀，行其气血也。脾胃既虚，十二经之邪，不一而出。

17.《难经集注·二十八难》

冲脉者，起于气冲，并足阳明之经夹齐上行，至胸中而散也。

（吕曰：冲脉者，阴脉之海。……

杨曰：经云：冲脉者，十二经之海也。如此则不独为阴脉之海，恐吕氏误焉。冲者，通也，言此脉下至于足，上至于头，通受十二经之气血，故曰冲焉。……）

18.《奇经八脉考·八脉》

任脉起于会阴，循腹而行于身之前，为阴脉之承任，故曰阴脉之海。冲脉起于会阴，夹脐而行，直冲于上，为诸脉之冲要，故曰十二经脉之海。

19.《奇经八脉考·冲脉》

冲为经脉之海，又曰血海。

20.《类经·藏象类·十七》卷三

黄帝曰：妇人无鬚者，无血气乎？岐伯曰：冲脉任脉，皆起于胞中，上循背里，为经络之海。（凡男妇之有须无须者，皆由于冲任二脉之血有盛衰也。冲任为经络之海，其起脉之处则在胞中，而上行于背里。所谓胞者，子宫是也，此男女藏精之所，皆得称为子宫；惟女子于此受孕，因名曰胞，然冲任督脉皆起于此，所谓一原而三歧也。）

21.《类经·经络类·二十七》卷九

冲脉者，起于气街，并少阴之经，侠齐上行，至胸中而散（起，言外脉之所起，非发源之谓也。下仿此。气街，即气冲，足阳明经穴，在毛际两旁。冲脉起于气街，并足少阴之经会于横骨、大赫等十一穴，侠脐上行至胸中而散。此言冲脉之前行者也。然少阴之脉上股内后廉，贯脊属肾，冲脉亦入脊内为伏冲之脉，然则冲脉之后行者，当亦并少阴无疑也。《痿论》曰：冲脉者，经脉之海也，主渗灌溪谷，与阳明合于宗筋，阴阳总宗筋之会，会于气街，而阳明为之长，皆属于带脉而络于督脉。《五音五味篇》曰：冲脉任脉，皆起于胞中，上循背里，为经络之海，其浮而外者，循腹右上行，会于咽喉，别而络唇口。《逆顺肥瘦篇》曰：冲脉者，五脏六腑之海也，五脏六腑皆禀焉。其上者出于颃颡，渗诸阳，灌诸精；其下者注少阴之大络，出于气街，循阴股内廉，入腘中，伏行骭骨内，下至内髁之后属而别；其下者，并于少阴之经，渗三阴；其前者，伏行出跗属，下循跗，入大指间，渗诸络而温肌肉。故别络结则跗上不动，不动则厥，厥则寒矣。《动输篇》曰：冲脉者，十二经之海也，与少阴之大络起于肾下，出于气街，并足少阴之经入足下；其别者，邪入踝，出属跗上，入大指之间，注诸络以温足胫。《海论》曰：冲脉者，为十二经之海，其输上在于大杼，下出于巨虚之上下廉。按：此诸篇之义，则冲脉之下行者，虽会于阳明之气街，而实并于足少阴之经。且其上自头，下自足，后自背，前自腹，内自溪谷，外自肌肉，阴阳表里无所不涉。又按：《岁露篇》曰入脊内注于伏冲之脉。《百病始生篇》曰传舍于伏冲之脉。所谓伏冲者，以其最深也。故凡十二经之气血，此皆受之以荣养周身，所以为五脏六腑之海也。）

22.《类经·经络类·三十二》卷九

冲脉者，为十二经之海，其输上在于大杼，下出于巨虚之上下廉。（此即血海也。冲脉起于胞中，其前行者，并足少阴之经，侠脐上行至胸中而散；其后行者，上循背里为经络之海；其上行者，出于颃颡；下行者，出于足。故其输上在于足太阳之大杼，下在于足阳明之巨虚上下廉。愚按：《动输篇》曰胃为五脏六腑之海。《太阴阳明论》曰阳明者表也，五脏六腑之海也。《逆顺肥瘦篇》曰夫冲脉者，五脏六腑之海也，五脏六腑皆禀焉。此篇言冲脉者，为十二经之海。若此诸论，则胃与冲脉皆为十二经之海，亦皆为五脏六腑之海，又将何以辨之？故本篇有水谷之海、血海之分。水谷之海者，言水谷盛贮于此，营卫由之而化生也。血海者，言受纳诸经之灌注精血于此而蓄藏也。此固其辨矣，及考之《痿论》曰：阳明者，五脏六腑之海，主润宗筋，宗筋主束骨而利机关也。冲脉者，经脉之海也，主渗灌溪谷，与阳明合于宗筋，阴阳总宗筋之会，会于气街，而阳明为之长。盖阳明为多血多气之腑，故主润宗筋而利机关。冲脉为精血所聚之经，故主渗灌溪谷。且冲脉起于胞中，并少阴之大络而下行，阳明为诸经之长，亦会于前阴，故男女精血皆由前阴而降者，以二经血气总聚于此，故均称为五脏六腑十二经之海，诚有非他经之可比也。）

23.《类经·疾病类·七十一》卷十七

冲脉者，经脉之海也，主渗灌溪谷，与阳明合于宗筋（经脉之海者，冲脉为十二经之血海也，故主渗灌溪谷。冲脉起于气街，并少阴之经，夹脐上行，阳明脉亦夹脐旁，去中行二寸下行，故皆会于宗筋。）。

24.《景岳全书·经脉类·经脉之本》卷三十八

《上古天真论》曰：女子二七，天癸至，任脉通，太冲脉盛，月事以时下，故有子。盖天癸者，言后天之阴气，阴气足而月事通，是即所为月经也。正以女体属阴，其气应月，月以三旬而一盈，经以三旬而一至，月月如期，经常不变，故谓之月经，又谓之月信。夫经者，常也，一有不调，则失其常度而诸病见矣。然经本阴血，何脏无之？惟脏腑之血皆归冲脉，而冲为五脏六腑之血海，故经言太冲脉盛，则月事以时下，此可见冲脉为月经之本也。然血气之化，由于水谷，水谷盛则血气亦盛，水谷衰则血气亦衰，而水谷之海，又在阳明。考之《痿论》曰：阳明者，五脏六腑之海，主润宗筋，宗筋主束骨而利机关也。冲脉者，经脉之海也，主渗灌溪谷，与阳明合于宗筋。阴阳总宗筋之会，会于气街，而阳明为之长。是以男精女血，皆由前阴而降，此可见冲脉之血，又总由阳明水谷之所化，而阳明胃气又为冲脉之本也。故月经之本，所重在冲脉，所重在胃气，所重在心脾生化之源耳。其他如七情六淫，饮食起居之失宜者，无非皆心脾胃气之贼。

25.《经穴指掌图书·任脉·别络穴证歌》

愚按：任督冲三脉皆起中极之下，胞宫之所，而出于会阴，盖一源而分为三歧也。任由会阴而行于腹，上至承浆，为阴脉之海。督由会阴而行于背，直至龈交，为阳脉之海。冲自气街由会阴出，并足少阴挟脐上行，至胸而散，且上出颃颡，下入足指，后自背脊，前从腹里，内灌溪谷，外温肌肉，阴阳表里无所不到，所以为五脏六腑十二经络之海也。

26.《素问集注·五脏生成》

……故人卧血归于肝。（此复论血随卫气之行于脉外也。夫血乃水谷之精，流溢于中，布散于外。专精者行于经隧，是行于经隧者，经脉之荣血也。流溢于中者，流溢于冲任也。冲任起于胞中，上循背里，为经络之海，其浮而外者，循腹右上行，布散于外，渗皮肤，生毫毛，寤则随卫行于肤表，卧则随卫内入而归于肝。是冲任主发原，而肝主受纳。是以伤寒热入血室，而刺肝之期门。故者，承上文而言。经脉之血，随荣气行于四支之三阴三阳，昼夜环转。冲任之血，随卫气而日行于阳，夜归于阴也。）

27.《素问集注·刺腰痛》

散脉令人腰痛而热，热甚生烦，腰下如有横木居其中，甚则遗溲。（此论冲脉为病而令人腰痛也。冲脉者，起于胞中，上循背里，为经络之海，其浮而外者，循腹右上行，至胸中而散，灌于皮肤，渗于脉外，故名散脉也。冲脉为十二经脉之原，心主血脉，故痛而热，热甚生烦；其循于腹者，出于气街，挟脐下两旁各五分，至横骨一寸，经脉阻滞于其间，故腰下如有横木居其中；起于胞中，故甚则遗溺。）

28.《素问灵枢类纂约注·病机》卷中

冲脉者，经脉之海也。（受十二经之血，为血海。）

29.《医学源流论·妇科论》卷下

……凡治妇人，必先明冲任之脉。冲脉起于气街，（在毛际两旁。）并少阴之经挟脐上行，至胸中而散。任脉起于中极之下，（脐下四寸。）以上毛际，循腹里上关元。又云：冲任脉皆起于胞中，上循背里，为经脉之海。此皆血之所从生，而胎之所由系。明于冲任之故，则本原洞悉，而后其所生之病，千条万绪，可以知其所从起。

30.《难经正义·二十八难》

冲脉者，起于气冲，并足阳明之经，夹脐上行，至胸中而散也。

（冲脉为十二经之海，起于气冲，并阳明之脉，挟脐上行而至胸中。《素问·骨空论》言起于气街，并少阴之经。与此异。《灵枢·逆顺肥瘦篇》与此同。盖冲脉起于胞中，为气血之海，乃呼吸之根，人之呼气，由气海循胸膈肺管而出于喉，故以冲为气街，盖指乎此。经文虽互异，而义无害也。

按：人身阴阳原气，皆起于下。故《内经》以广明之后，即为太冲，太冲之地，属之少阴，少阴之前，乃为厥阴。其部为血海，常与太冲腾精气而上，灌溉阴阳，斯则人之元气精气，皆起于下也。由下而起，则分三道而上：其阳者，从少阴之后，行太阳夹脊中道，以总诸阳，名为督；其阴者，由前阴地道而上，行阳明之表，中以总统诸阴，其名为任；而中央一道，则脉起血海，腾精气而上，积于胸中为宗气，以司呼吸，其名为冲。是气则与阳明胃气俱住中州，亦与血海之营气，俱行十二经脉者也。督脉任脉，皆起胞中，一行脊，一行腹，会于承浆。冲脉则由胞中上行，挟脐而会于咽喉，三脉同起于下极，一源而三歧，故轩岐不曰冲督任，而总其名曰太冲。是太冲者，以一身之精气升降言之，不独为血海言之也。夫胃中饮食之精汁，奉心化血，下入胞中，即由冲脉导之使下，故《内经》云女子二七而天癸至，太冲脉盛，月事以时下也。是胞中为先天肾气、后天胃血交会之所。冲脉起于胞中，导先天肾气上行，以交于胃，导后天阴血下行，以交于肾，导气而上，导血而下，通于肾，丽于阳明，此冲脉之所司也。）

31.《神灸经纶·奇经八脉》卷二

冲脉尺寸中央俱牢，直上直下，起于气街，挟脐左右上行至胸中而散，为十二经之根本，故称经脉之海，亦称血海。

【述要】

冲脉为十二经之海，出《黄帝内经》。经脉中以冲脉血气最为充盛，故又称血海，这是其为“十二经之海”的主要因素和意义。即杨上善所说：“冲脉血气壮盛，故为经脉之海。”“十二经脉、奇经八脉、十五络脉、皮部诸络，皆以任冲二脉血气为大，故为海。”

因此，冲脉对其他经脉有统摄意义，“冲脉管十二经脉”（杨上善）；或具支持作用，其血气渗灌谿谷、脏腑，亦称十二经脉根本、五脏六腑之海，“脐下肾间动气，人之生命，是十二经脉根本。此冲脉血海，是五脏六腑、十二经脉之海也，渗于诸阳，灌于诸精，故五脏六腑皆禀而有之，则是脐下动气在于胞也”（杨上善）。清代叶霖进一步从部位及功能上阐发冲脉在机体中的重要性，“脉起血海，腾精气而上，积于胸中为宗气，以司呼吸，其名为冲”，“太冲者，以一身之精气升降言之，不独为血海言之也。”（《难经正义》）。

对十二经脉之气，《难经》提出其源为“脐下肾间动气”，“诸十二经脉者，皆系于生气之原。所谓生气之原者，谓十二经之根本也，谓肾间动气也。此五脏六腑之本，十二经脉之根”（八难），“脐下肾间动气者，人之生命也，十二经之根本也”（六十六难）。冲脉之血气盛大，杨上善结合《难经》之论认为在于“冲脉起于胞中，为经脉海，当知冲脉从动气生”，张志聪所说“冲脉为十二经脉之原”，意同此。更多则是以冲脉循行分布为据，“此脉下至于足，上至于头，通受十二经之气血”（《难经集注》杨注）；张介宾所述为详，“冲脉之下行者，虽会于阳明之气街，而实并于足少阴之经。且其上自头，下自足，后自背，前自腹，内自溪谷，外自肌肉，阴阳表里无所不涉。……故凡十二经之气血，此皆受之以荣养周身，所以为五脏六腑之海也”（《类经·经络类·二十七》卷九）。

任脉和冲脉并称经络之海，基于二脉同起于胞中，主女子生长发育而体现为血的作用有关，二脉具有共为血海的密切关系，即《灵枢·五音五味》所论：“冲脉任脉，皆起于胞中，上循背里，为经络之海。”《素问·痿论》

“冲脉者，经脉之海也”不仅如此，王冰认为冲脉与督脉也有密切关系，提出“任脉冲脉督脉者，一源而三歧”，因为“督脉任脉冲脉三脉者，同起而异行”，故“冲任督三脉异名同体”。

后世医著中有称足阳明经为经脉之海者，对此，张介宾做出明白阐释，指出《黄帝内经》中足阳明经和冲脉皆称五脏六腑之海，这提供了后人视二者皆为十二经之海的基础，且二脉均与气血关系密切。但实际上二者之异也是明显的，“冲脉之血，又总由阳明水谷之所化，而阳明胃气又为冲脉之本也”（《景岳全书》卷三十八）；“盖阳明为多血多气之腑，故主润宗筋而利机关。冲脉为精血所聚之经，故主渗灌溪谷。且冲脉起于胞中，并少阴之大络而下行，阳明为诸经之长，亦会于前阴，故男女精血皆由前阴而降者，以二经血气总聚于此，故均称为五脏六腑十二经之海，诚有非他之可比也”（《类经》卷九）。

综上，冲脉为十二经之海，主要强调了冲脉对血气的意义，以其血气最盛，而与女子的生长发育和生殖功能最为密切，与同起于胞中的任脉并为妇科病证诊治的理论基础。

（赵京生）

阳维维于阳，阴维维于阴

【古代文献精选】

1.《难经·二十八难》

曰：其奇经八脉者，既不拘于十二经，皆何起何继也？

然。……阳维、阴维者，维络于身，溢畜不能环流灌溉诸经者也，故阳维起于诸阳会也，阴维起于诸阴交也。

比于圣人图设沟渠，沟渠满溢，流于深湖，故圣人不能拘通也。而人脉隆盛，入于八脉，而不环周，故十二经亦有不能拘之。其受邪气，畜则肿热，砭射之也。

2.《难经·二十九难》

曰：奇经之为病何如？

然。阳维维于阳，阴维维于阴，阴阳不能自相维，则怅然失志，溶溶不能自收持。阳维为病苦寒热，阴维为病苦心痛。……

3.《针灸甲乙经·奇经八脉第二》卷二

《难经》曰：阳跷脉者起于跟中，循外踝上行，入风池。阴跷脉者亦起于跟中，循内踝上行，入喉咙，交贯冲脉。（此所以互相发明也。）又曰：阳维、阴维者，维络于身，溢蓄不能环流溉灌也。故阳维起于诸阳会，阴维起于诸阴交也。又曰：带脉起于季胁，回身一周。（自冲脉以下，是谓奇经八脉）。又曰：阴跷为病，阳缓而阴急；阳跷为病，阴缓而阳急。阳维维于阳，阴维维于阴，阴阳不能相维，则怅然失志，容容不能自收持。

4.《太素·阴阳维脉》卷十

阳维之脉，令人腰痛，痛上弗然脉肿，刺阳维之脉，脉与太阳合腨下间上地一尺所。飞阳之脉，在内踝上二寸，太阴之前，与阴维会（《八十一难》云：阳维起于诸脉之会，则诸阳脉会也；阴维起于诸阴之交，则三阴交也。阳维维于阳，纲维诸阳之脉也；阴维维于阴，纲维诸阴之脉也。阴阳不能相维，则伥然失志，不能自持，阳不维于阳，阴不维于阴也。阳维阴维绮络于身，溢蓄不能还流溉灌，诸经血脉隆盛，溢入八脉而不还也。腨下间上地一尺所，即阳交穴，阳维郄也。阴维会即筑宾穴，阴维郄也。）

5.《太素·热病决》卷二十五

巨阳者，诸阳之属也，（巨，大也。一阳为纪，少阳也；二阳为卫，阳明也；三阳为父，太阳也。故足太阳者，三阳属之，故曰诸阳之属也。）其脉连于风府，故为诸阳主气。人之伤于寒也，则为病热，热虽甚不死；其两感于寒而病者，必不免于死。（足太阳脉直者，从巅入络脑，还出别下项，其风府在项入发际一寸，则太阳之气连风府也。诸阳者，督脉、阳维脉也。督脉，阳脉之海。阳维，维诸阳脉，总会风府，属于太阳。故足太阳脉，为诸阳主气。所以人之此脉伤于寒者，极为热病者也。先发于阳，后发于阴，虽热甚不死；阴阳两气时感者，不免死也。）

6.《圣济总录·阳维脉》卷一百九十二

阳维维于阳，其脉起于诸阳之会，与阴维皆维络于身，溢畜不能环流溉灌诸经者也。若不能相维，故为病则怅然失志，溶溶不能自收持。其脉气所发，别于金门（在足外踝下，太阳之郄），以阳交为郄（在外踝上七寸），与手足太阳及跻脉会于臑腧（侠肩髎后胛上廉陷中），与手足少阳会于天窌（在缺盆中上毖骨际），又会于肩井（肩上岐骨端）；其在头也，与足少阳会于阳白（在眉上一寸直瞳子），上于本神及临泣（临泣，当直上入发际五分。本神，在曲差傍一寸五分），上至正营（目窗后一寸），循于脑空（在正营后四寸五分），下至风池（在颞颥后发际陷中）；其与督脉会，则在风府及暗门

（风府，在脑户后一寸五分项后宛宛中。喑门，在风府后五分入发际五分）。凡此阳维脉气所发，二十四穴也。

7.《圣济总录·阴维脉》卷一百九十二

阴维者，亦维络于身，溢畜不能环流灌溉诸经者也。阴维则维于阴，其脉起于诸阴之交，其病与阳维同。其脉气所发者，阴维之郄，名曰筑宾（在足内踝上腨分中），与足太阴会于腹哀及大横（腹哀，在日月下一寸五分。大横，在腹哀下一寸五分），又与足太阴厥阴会于府舍及期门（府舍，在腹结下三寸。期门，在不容傍一寸五分），与任脉会于天突及廉泉，天突在结喉下宛宛中，廉泉在舌本下。凡此阴维脉气所发，共十一穴。

8.《难经本义·二十九难》

（此言奇经之病也。阴不能维于阴，则怅然失志。阳不能维于阳，则溶溶不能自收持。阳维行诸阳而主卫，卫为气，气居表，故苦寒热。阴维行诸阴而主荣，荣为血，血属心，故苦心痛。）

9.《难经集注·二十九难》

（丁曰：阳维者，是阴阳之纲维也，而主持阴阳之脉，今不能相维者，是阳不能主持诸阳，阴不能主持诸阴，故言怅然失志也；溶溶者，缓慢，所以不能收持也。）

10.《奇经八脉考·八脉》

奇经八脉者，阴维也，阳维也，阴跷也，阳跷也，冲也，任也，督也，带也。阳维起于诸阳之会，由外踝而上行于卫分；阴维起于诸阴之交，由内踝而上行于营分，所以为一身之纲维也。……是故阳维主一身之表，阴维主一身之里，以乾坤言也。阳跷主一身左右之阳，阴跷主一身左右之阴，以东西言也。督主身后之阳，任冲主身前之阴，以南北言也。带脉横束诸脉，以六合言也。是故医而知乎八脉，则十二经十五络之大旨得矣；仙而知乎八脉，则虎龙升降玄牝幽微之窍妙得矣。

11.《奇经八脉考·二维为病》

张洁古曰：卫为阳，主表。阳维受邪为病在表，故苦寒热。营为阴，主里。阴维受邪为病在里，故苦心痛。阴阳相维，则营卫和谐矣。营卫不谐，则怅然失志，不能自收持矣。何以知之？仲景云：病常自汗，是卫气不与营气和也，宜桂枝汤和之。又云：服桂枝反烦不解，先刺风池、风府，却与桂枝汤。此二穴，乃阳维之会也。谓桂枝后，尚自汗发热恶寒，其脉寸浮尺弱而反烦，为病在阳维，故先针此二穴。仲景又云：脏无他病时，发热自汗出而不愈，此卫气不和也，桂枝汤主之。

又曰：阴维为病，苦心痛，治在三阴之交。太阴证，则理中汤。少阴证，则四逆汤。厥阴证，则当归四逆汤、吴茱萸汤主之。

李濒湖曰：阳维之脉，与手足三阳相维，而足太阳、少阳则始终相联附者，寒热之证，惟二经有之，故阳维为病，亦苦寒热。盖卫气昼行于阳，夜行于阴，阴虚则内热，阳虚则外寒。邪气在经，内与阴争而恶寒，外与阳争而发热，则寒热之在表而兼太阳证者，有汗当用桂枝，无汗当用麻黄，寒热之在半表半里而兼少阳证者，当用小柴胡加减治之。若夫营卫惵卑而病寒热者，黄芪建中及八物汤之类主之。洁古独以桂枝一证属之阳维，似未扩充。至于阴维为病主心痛，洁古独以三阴温里之药治之，则寒中三阴者宜矣。而三阴热厥作痛，似未备矣。盖阴维之脉，虽交三阴而行，实与任脉同归。故心痛多属少阴、厥阴，任脉之气上冲而然。

……

濒湖曰：王叔和以癫痫属阴维阳维，《灵枢经》以癫痫属阴跷、阳跷，二说义异旨同。盖阳维由外踝而上，循阳分而至肩肘，历耳额而终行于卫分诸阳之会。阴维由内踝而上，循阴分而上胁至咽，行于营分诸阴之交。阳跷起于跟中，循外踝上行于股外至胁肋肩髆，行于一身之左右，而终于目内眦。阴跷起于跟中，循内踝上行于股内，阴气行于一身之左右，至咽喉，会任脉，而终于目内眦。邪在阴维阴跷则发癫，邪在阳维阳跷则发痫。痫动而属阳，阳脉主之；癫静而属阴，阴脉主之。大抵二疾当取之四脉之穴，分其阴阳而已。

12.《医门法律·明络脉之法》卷一

阳维、阴维，一起于诸阳之会，一起于诸阴之交，名虽曰维，乃是阳自维其阳，阴自维其阴，非交相维络也。

13.《医宗金鉴·刺灸心法要诀·阳维脉循行歌》卷八十四

阳维脉起足太阳，外踝之下金门疆，从胻背肩项面头，维络诸阳会督场。

【注】阳维之脉，起于足太阳经外踝之下金门穴也。从胻骨、背外、肩胛、项旁、面上、头后至哑门穴，维络诸阳会于督脉也。

14.《医宗金鉴·刺灸心法要诀·阴维脉循行歌》卷八十四

阴维脉起足少阴，内踝上行穴筑宾，循腹至乳上结喉，维络诸阴会于任。

【注】阴维之脉，起于足少阴经内踝上行筑宾之穴，循腹至乳上结喉，至廉泉穴，维络诸阴，会于任脉也。

【述要】

“阳维维于阳，阴维维于阴”，出于《难经》，是对奇经八脉中的阳维脉、阴维脉作用的论述。其义，《难经》自有说明，“维络于身”，盖因“阳维起于诸阳会也，阴维起于诸阴交也”。对此，杨上善的解释全面而具体，按其说，阴阳维脉的作用是“纲维诸阳之脉也……纲维诸阴之脉也。”（《医门法律》“阳自维其阳，阴自维其阴，非交相维络也。”）即维系一身阴阳经脉（《难经集注》吕广表达为“主持阴阳之脉”）。不仅是维脉，后人认为奇经在经脉系统中所起作用，都属这种性质，如《医经小学》说：“所谓奇经之八脉，维系诸经乃顺常。”

阴阳维脉与十二经脉的关系，直接相关的是足太阳、少阴脉。阳维脉，《素问・刺腰痛》有言“与太阳合腨下间”，杨上善明言“属于太阳”。而《针灸甲乙经》中，阳维属足少阳脉，于四肢分经记穴的表达是“足少阳及股并阳维四穴凡二十八穴”，其穴“阳交……阳维之郄，在外踝上七寸，斜属三阳分肉间”；而足太阳脉的金门穴，为“足太阳郄……阳维所别属也”。杨上善亦云：“腨下间上地一尺所，即阳交穴，阳维郄也。”阴维脉，王冰据《黄帝内经》而认为“并少阴经而上也。”维脉所交会的经脉，据《针灸甲乙经》卷三，阳维交会手足太阳、少阳脉，及督脉、跷脉；阴维交会足三阴脉、任脉。李时珍《奇经八脉考》认为，阳维交会手足三阳脉，“阳维之脉，与手足三阳相维，而足太阳、少阳则始终相联附者。”“盖阴维之脉，虽交三阴而行，实与任脉同归。”

维脉的经脉联系特点，进而成为其与阴阳气血关系及活动特性的基础，对阐发机体功能和病变原理有完善化意义，滑伯仁概括为“阳维行诸阳而主卫，卫为气，气居表，故苦寒热。阴维行诸阴而主荣，荣为血，血属心，故苦心痛”（《难经本义》）。《奇经八脉考》引“张洁古曰：卫为阳，主表。阳维受邪为病在表，故苦寒热。营为阴，主里。阴维受邪为病在里，故苦心痛。阴阳相维，则营卫和谐矣。营卫不谐，则怅然失志，不能自收持矣”。李时珍不仅结合经脉循行而论之具体，“阳维起于诸阳之会，由外踝而上行于卫分；阴维起于诸阴之交，由内踝而上行于营分，所以为一身之纲维也。”更从临床应用角度概括为“阳维主一身之表，阴维主一身之里”。

（赵京生）

阳维主一身之表，阴维主一身之里

【古代文献精选】

1.《针经指南·针经标幽赋》

阳跷阳维并督脉，主肩背腰腿在表之病；阴跷阴维任带冲，去心腹胁肋在里之疑。

2.《难经·二十九难》

曰：奇经之为病，何如？然。阳维维于阳，阴维维于阴，阴阳不能自相维，则怅然失志，溶溶不能自收持。阳维为病苦寒热，阴维为病苦心痛。阴跻为病，阳缓而阴急。阳跻为病，阴缓而阳急。冲之为病，逆气而里急。督之为病，脊强而厥。任之为病，其内苦结，男子为七疝，女子为瘕聚。带之为病，腹苦满，腰溶溶若坐水中。此奇经八脉之为病也。

3.《难经本义·二十九难》

（此言奇经之病也。阴不能维于阴，则怅然失志。阳不能维于阳，则溶溶不能自收持。阳维行诸阳而主卫，卫为气，气居表，故苦寒热。阴维行诸阴而主荣，荣为血，血属心，故苦心痛。两跻脉病在阳则阳结急，在阴则阴结急。受病者急，不病者自和缓也。冲脉从关元至咽喉，故逆气里急。督脉行背，故脊强而厥。任脉起胞门行腹，故病苦内结，男为七疝，女为瘕聚也。带脉回身一周，故病状如是溶溶无力貌。此各以其经脉所过而言之。自二十七难至此，义实相因，最宜通玩。）

4.《针灸大全·标幽赋》卷二

阳跷阳维并督脉，主肩背腰腿在表之病。

（阳跷脉起于足跟中，循外踝，上入风池。阳维脉维持诸阳之会，如腑会太仓之类。督脉起自下极之俞，并与脊里上行风府，过脑、额、鼻，入龈交穴也。言此奇经三脉属阳，主治肩背腰腿在表之疾也。）

阴跷阴维任冲带，去心腹胁肋在里之疑。

（阴跷脉，亦起于足跟，循内踝上行至咽喉，交贯冲脉。阴维脉，维持诸阴之交，如足太阴之脉交出厥阴之前。任脉，起于中极之下，循腹上至咽喉而终。冲脉，起于气冲，并足阳明之经，夹脐上行，至胸中而散也。带脉，起于季胁，回身一周，如系带也。言此奇经五脉属阴，能治心腹胁肋在里之疾也。）

5.《奇经八脉考·八脉》

奇经八脉者，阴维也，阳维也，阴跷也，阳跷也，冲也，任也，督也，带也。阳维起于诸阳之会，由外踝而上行于卫分；阴维起于诸阴之交，由内踝而上行于营分，所以为一身之纲维也。阳跷起于跟中，循外踝上行于身之左右；阴跷起于跟中，循内踝上行于身之左右，所以使机关之跷捷也。督脉起于会阴，循背而行于身之后，为阳脉之总督，故曰阳脉之海；任脉起于会阴，循腹而行于身之前，为阴脉之承任，故曰阴脉之海。冲脉起于会阴，夹脐而行，直冲于上，为诸脉之冲要，故曰十二经脉之海。带脉则横围于腰，状如束带，所以总约诸脉者也。是故阳维主一身之表，阴维主一身之里，以乾坤言也。阳跷主一身左右之阳，阴跷主一身左右之阴，以东西言也。督主身后之阳，任冲主身前之阴，以南北言也。带脉横束诸脉，以六合言也。是故医而知乎八脉，则十二经、十五络之大旨得矣；仙而知乎八脉，则虎龙升降、玄牝幽微之窍妙得矣。

6.《奇经八脉考·二维为病》

张洁古曰：卫为阳，主表，阳维受邪为病在表，故苦寒热。营为阴，主里，阴维受邪为病在里，故苦心痛。阴阳相维，则营卫和谐矣；营卫不谐，则怅然失志，不能自收持矣。何以知之？仲景云：病常自汗，是卫气不与营气和也，宜桂枝汤和之。又云：服桂枝反烦不解，先刺风池、风府，却与桂枝汤。此二穴，乃阳维之会也。谓桂枝后，尚自汗发热恶寒，其脉寸浮尺弱，而反烦，为病在阳维，故先针此二穴。

7.《针灸大成·标幽赋（杨氏注解）》卷二

阳跷阳维并督带，主肩背腰腿在表之病；

（阳跷脉，起于足跟中，循外踝，上入风池，通足太阳膀胱经，申脉是也。阳维脉者，维持诸阳之会，通手少阳三焦经，外关是也。督脉者，起于下极之腧，并于脊里，上行风府过脑循额，至鼻入龈交，通手太阳小肠经，后溪是也。带脉起于季胁，回身一周，如系带然，通足少阳胆经，临泣是也。言此奇经四脉属阳，主治肩背腰腿在表之病。）

8.《针方六集·窦太师〈标幽赋〉吴注一》卷二

阳跷阳维并督脉，主肩背腰腿在表之病；阴跷阴维任冲带，去心腹胁肋在里之疑。

（此论八法孔穴分主表里也。阳跷谓申脉，阳维谓外关，督脉谓后溪，阴跷谓照海，阴维谓内关，任谓列缺，冲谓公孙，带谓临泣，此八法孔穴也，为针家一大法门，详在八法注中细论之。阳跷、督脉主表，阴跷、阴维、任、冲主里，阳维、带脉主半表半里者也。）

9.《难经正义 · 二十八难》

（按：阳维主皮肤之气，行身之表；阴维主脂膜之气，行身之里，故病寒热内痛也。其起止，罗氏谓阴维以维于诸阴，阳维以维于诸阳，然而能为维者，必从乎阴阳之根柢，具盛气之发，而后能维。）

【述要】

“阳维主一身之表，阴维主一身之里”，出自李时珍《奇经八脉考》，这一论说概括了阴阳维脉各自作用特点，即阳维脉作用于外、主治表证，阴维脉作用于内、主治里证。《难经 · 二十九难》有“阳维维于阳，阴维维于阴”之论，为此命题之源。“一身”之谓，明确表明命题意指全身功能及相应形体基础，而《难经》之维于阴阳尚在经脉范围，所以，阴阳维脉与表里的关系，发展了《难经》之说而具全身意义。

实际上，这一认识，在金元时期已基本逐渐形成，如《奇经八脉考》引“张洁古曰：卫为阳，主表。阳维受邪为病在表，故苦寒热。营为阴，主里。阴维受邪为病在里，故苦心痛”。元代滑伯仁《难经本义》则将阳维与卫、气、表，阴维与荣、血、心（里）诸概念直接关联起来。窦汉卿《针经标幽赋》有“阳跷阳维并督脉，主肩背腰腿在表之病；阴跷阴维任带冲，去心腹胁肋在里之疑。”虽然是从奇经总体言，但已明确经脉之阴阳表里主治范围特性。明代徐凤《针灸大全》释作“奇经三脉属阳，主治肩背腰腿在表之疾也。”“奇经五脉属阴，能治心腹胁肋在里之疾也。”在此基础上，李时珍进一步提炼而成“阳维主一身之表，阴维主一身之里”。

此外，吴崑《针方六集》所说阳维“主半表半里”，是从八脉交会穴角度，即“八法孔穴分主表里也”，具体是指外关穴而言。

（赵京生）

头面为诸阳之会

【古代文献精选】

1.《灵枢 · 邪气脏腑病形》

诸阳之会，皆在于面。中人也方乘虚时，及新用力，若饮食汗出腠理开，而中于邪。中于面则下阳明，中于项则下太阳，中于颊则下少阳，其中于膺背两胁亦中其经。

……

黄帝问于岐伯曰：首面与身形也，属骨连筋，同血合于气耳。天寒则裂地凌冰，其卒寒或手足懈惰，然而其面不衣何也？岐伯答曰：十二经脉，三百六十五络，其血气皆上于面而走空窍，其精阳气上走于目而为睛，其别气走于耳而为听，其宗气上出于鼻而为臭，其浊气出于胃，走唇舌而为味。其气之津液皆上熏于面，而皮又厚，其肉坚，故天气甚寒不能胜之也。

2.《素问·热论》

黄帝问曰：今夫热病者，皆伤寒之类也，或愈或死，其死皆以六七日之间，其愈皆以十日以上者何也？不知其解，愿闻其故。岐伯对曰：巨阳者，诸阳之属也，其脉连于风府，故为诸阳主气也。人之伤于寒也，则为病热，热虽甚不死；其两感于寒而病者，必不免于死。

3.《难经·二十八难》

阳维、阴维者，维络于身，溢畜不能环流灌溉诸经者也，故阳维起于诸阳会也，阴维起于诸阴交也。

4.《难经·四十七难》

曰：人面独能耐寒者，何也？然。人头者，诸阳之会也。诸阴脉皆至颈、胸中而还，独诸阳脉皆上至头耳，故令面耐寒也。

5.《诸病源候论·唇口病诸候·六、唇口面皴候》卷三十

唇口面皴者，寒时触冒风冷，冷折腠理，伤其皮肤，故令皴劈。经络之气，诸阳之会，皆在于面，其脉有环唇侠于口者。若血气实者，虽劲风严寒，不能伤之；虚则腠理开而受邪，故得风冷而皴劈也。

6.《备急千金要方·灸例第六》卷二十九

头者，身之元首，人神之所法，气口精明，三百六十五络皆上归于头。头者，诸阳之会也。故头病必宜审之，灸其穴不得乱，灸过多伤神，或使阳精玄熟，令阴魄再卒，是以灸头正得满百。脊背者，是体之横梁，五脏之所系著，太阳之会合，阴阳动发，冷热成疾，灸太过熟，大害人也。

7.《太素·邪中》卷二十七

诸阳之会，皆在于面。人之方乘虚时，及新用力，若热饮食汗出腠理开，而中于邪。（手足三阳之会皆在于面。人之受邪所由有三：一为乘年虚时，二为新用力有劳，三为热饮热食汗出腠理开。有此三虚，故邪中人。）

8.《重广补注黄帝内经素问·风论》

首风之状，头面多汗恶风，当先风一日则病甚，头痛不可以出内，至其风日则病少愈（头者诸阳之会，风客之则皮腠踈，故头面多汗也。夫人阳气，外合于风，故先当风一日则病甚。以先风甚故亦先衰，是以至其风日则病少愈。）

9.《太平圣惠方·明堂序》卷一百

凡灸头与四肢，皆不令多灸。人缘身有三百六十五络，皆归于头。头者诸阳之会也。若灸多，令人头旋目眩，不远视。缘头与四肢肌肉薄，若并灸则气血滞绝于炷下，宜歇火气少时，令气血遂通，再使火气流行，候炷数足，自然除病。宜详察之。

10.《注解伤寒论·辨脉法第一》卷一

（头为诸阳之会，摇头者，阴绝而阳无根也。）

11.《注解伤寒论·辨湿暍脉证第四》卷二

病身热足寒，颈项强急，恶寒，时头热面赤，目脉赤，独头面（一本无面字）摇，卒口噤，背反张者，痓病也。

（独头摇者，头为诸阳之会，风伤阳也。……足太阳之脉，起于目内眦，上额交巅上，其支别者，从巅入络脑，还出别下项，循肩髆内，夹脊抵腰中，下贯臀，以下至足。风寒客于经中，则筋脉拘急，故颈项强急而背反张也。）

12.《三因极一病证方论·头痛证治》卷十六

头者诸阳之会，上丹产于泥丸宫，百神所集。凡头痛者，乃足太阳受病，上连风府眉角而痛者，皆可药愈；或上穿风府，陷入于泥丸宫而痛者，是为真头疼，不可以药愈，夕发旦死，旦发夕死，责在根气先绝也。

13.《医说·心疾健忘·梦遗》卷五

有人梦遗精，初有所见，后来虽梦中无所见，日夜不拘，常常定漏。作心疾不足，服心气药无验；作肾气虚，补肾药亦无验。医问患者觉脑冷否？应之曰只为脑冷。服驱寒药，遂安。盖脑者，诸阳之会，髓之海。脑冷则髓不固，是以遗漏也。有此疾者，先去脑中风冷，脑气冲和，兼服益心肾药，无不愈者。

14.《妇人大全良方·产后头痛方论第二》卷二十二

夫人头者，诸阳之会也。凡产后五脏皆虚，胃气亏弱，饮食不充，谷气尚乏，则令虚热，阳气不守，上凑于头，阳实阴虚，则令头痛也。

15.《外科精要·形症逆顺务在光明第二十八》卷中

脑为诸阳所会，颈项近咽喉，肾俞，皆致命之所，俱不可灼艾。

16.《洁古云岐针法·刺伤寒三阳头痛法》(《济生拔粹方》卷二)

伤寒三阳头痛，何法刺之？答曰：手之三阳，足之三阳，皆会于头者，谓诸阳之会，其受邪伏留而不去，故曰三阳头痛。视其色脉，知在何经而取之。

如脉浮而头痛，过在手足太阳，刺腕骨、京骨。

如脉浮而长，过在手足阳明，刺合谷、冲阳。

如脉浮而弦，过在手足少阳，刺阳池、丘墟、风府、风池。

以上数穴，刺三阳头痛之法也。

17.《难经本义·四十七难》

(愚按：手之三阳，从手上走至头；足之三阳，从头下走至足；手之三阴，从腹走至手；足之三阴，从足走入腹。此所谓诸阴脉皆至颈胸中而还，独诸阳脉皆上至头耳也。)

18.《医学纲目·汗·头汗》卷十七

〔海〕头汗出，剂颈而还，血证也。额上偏多何谓也？曰：首者，六阳之所会也，故热薰蒸而汗出也。

19.《难经集注·四十七难》

(杨曰：按诸阴脉皆至颈胸中而还，盖取诸阳尽会于头面，诸阴至头面者少，故以言之耳。经云三百六十五脉，悉会于目。如此则阴阳之脉皆至于面，不独言阳脉自至于头面也。)

20.《解围元薮·六经三十六疯总论》卷二

人身十四经枝络丝系，皆环于巅顶，交于百会，气血周流，旦夕不息。五脏之窍，皆达于面。故面乃诸阳之会，独能耐寒。诸气相逼，故脏腑受病先见于头面，气血皆向上，领毒上出也。

21.《医学入门·针灸·治病要穴》卷一

针灸穴治大同，但头面诸阳之会，胸膈二火之地，不宜多灸。背腹阴虚有火者，亦不宜灸。惟四肢穴最妙。凡上体及当骨处，针入浅而灸宜少；凡下体及肉厚处，针可入深，灸多无害。

22.《医学入门·仲景张先生伤寒纂要·六经正病》卷三

(太阳受病，当一二日发。以其脉上连风府，故头项背腰脊强。头者，诸阳之会，气病则麻，血病则痛。)

23.《医学入门·杂病用药赋》卷六

风飘浩荡之气，无处不中；头面诸阳之会，有风先入。

24.《素问注证发微·平人气象论》

颈脉动喘疾咳，曰水。目裹微肿，如卧蚕起之状，曰水。溺黄赤安卧者，黄疸。已食如饥者，胃疸。面肿曰风。足胫肿曰水。目黄者曰黄疸。（……然水证有兼风者，其面发肿，盖面为诸阳之会，风属阳，上先受之，故感于风者面必先肿，不可误以为止于水也，惟有足胫之肿，则止谓之水耳。）

25.《素问注证发微·风论》

首风之状，头面多汗恶风，当先风一日则病甚，头痛不可以出内，至其风日则病少愈。（新沐中风固为首风，首风之状，头面多汗恶风，盖头为诸阳之会，风客之则皮腠疏，故头面多汗也。……）

26.《针灸大成·策（杨氏考卷）》卷三

头不多灸策

问：灸穴须按经取穴，其气易连而其病易除，然人身三百六十五络，皆归于头，头可多灸欤？灸良已，间有不发者，当用何法发之？

……至于首为诸阳之会，百脉之宗，人之受病固多，而吾之施灸宜别，若不察其机而多灸之，其能免夫头目旋眩、还视不明之咎乎？不审其地而并灸之，其能免夫气血滞绝、肌肉单薄之忌乎？是百脉之皆归于头，而头之不可多灸，尤按经取穴者之所当究心也。

27.《杂病证治准绳·诸痛门·面痛》第四册

面痛皆属火。盖诸阳之会，皆在于面，而火阳类也。心者生之本，神之变，其华在面，而心君火也。

28.《杂病证治准绳·七窍门下·面》第八册

【面】统属诸阳。（《灵枢》曰：诸阳之会，皆在于面）。又属足阳明胃经。（《素问》曰：五七阳明脉衰，面始焦，发始堕。六八衰竭，面焦发鬓颁白。《灵枢》曰：邪中于面则下阳明。《中藏》曰：胃热则面赤如醉人。《素问》又曰：已食如饥者胃疸。面肿曰风。注：胃阳明之脉行于面故耳）。又属足太阳膀胱经。（《灵枢》曰：足太阳之上，血多气少则面多少理，血少气多则面多肉肥而不泽，血气和则美色。俱有余则肥泽，俱不足则瘦而无泽）。

又统属手少阴心经。（《素问》曰：心者，生之本，神之变也，其华在面。又曰：心之合脉也，其荣色也）。……（叶氏曰：手足六阳之经，皆上至于头，而唯阳明胃脉，起鼻交频中，入上齿中，侠口环唇，循颊车，上耳前，过客主人，故人之面部，阳明之所属也。）

29.《寿世保元·汗症》卷四

额上常有汗出，不论冬夏者，得之醉后当风所致。头乃诸阳之会，酒能发阳，所以饮酒必见汗，醉后阳气上升，头面之阳气必开，当风坐卧，风邪入之，以致头面出汗，名曰漏风。

30.《寿世保元·面病》卷六

《难经》曰：人面独能耐寒者何也？盖人头者，诸阳之会也，诸阴脉皆至颈项中而还，独诸阳脉皆上至头。而足阳明胃之经起鼻，交頞中，入齿中，夹口环唇，倚颊车，上耳前，过客主人穴。其或胃中风热，或风热乘之，令人面肿，或面鼻色紫，风刺瘾疹，或面热面寒，随其经症而治之。

31.《类经·藏象类·二十》卷四

十二经脉，三百六十五络，其血气皆上于面而走空窍，（头面为人之首，凡周身阴阳经络无所不聚，故其血气皆上行于面而走诸窍。空，孔同。）其精阳气上走于自而为睛，（精阳气者，阳气之精华也，故曰五脏六腑之精气，皆上注于目而为之精。）其别气走于耳而为听，（别气者，旁行之气也。气自两侧上行于耳，气达则窍聪，所以能听。）其宗气上出于鼻而为臭，（宗气，大气也。宗气积于胸中，上通于鼻而行呼吸，所以能臭。）其浊气出于胃，走唇舌而为味，（浊气，谷气也。谷入于胃，气达于唇舌，所以知味。）其气之津液，皆上熏于面，（凡诸气之津液，皆上熏于面。如《脉度篇》曰：五脏常内阅于上七窍也，故肺气通于鼻，心气通于舌，肝气通于目，脾气通于口，肾气通于耳。此五脏之气皆上通乎七窍，不独诸阳经络乃得上头也。）而皮又厚，其肉坚，故天气甚寒，不能胜之也。（一身血气，既皆聚于头面，故其皮厚肉坚异于他处，而寒气不能胜之也。愚按：本篇所言首面耐寒之义，原无阴阳之分。考之四十七难曰：人面独耐寒者何也？然。人头者，诸阳之会也。诸阴脉皆至颈胸中而还，独诸阳脉皆上至头耳，故令面耐寒也。此说殊有不然。夫头为诸阳之会则是，曰阴不上头则非。盖阴阳升降之道，亦焉有地不交天、脏不上头之理？即如本篇有曰：诸阳之会，皆在于面。盖言面为阳聚之处，而非曰无阴也。义见疾病类三。又如《阴阳别论》曰：三阳在头，三阴在手。盖一言阳明主表，指人迎也；一言太阴主里，指脉口也。亦非云阴不上头也。又如《本输》篇所列颈项诸经行次，止言六阳而不言阴者，盖单言诸阳之次序，如伤寒止言足经而手在其中之意，亦非无阴之谓也。《难经》之意，本据此数者，而实未究其详。观《太阴阳明论》曰：阴气从足上行至头，而下行循臂至指端；阳气从手上行至头，而下行至足。及本篇所谓十二经脉，三百六十五络，其血气皆上于面而走空窍，岂阴经独不上头耶？第近代所传经穴诸图，亦但云阳穴上头，而阴穴止于胸腋者，盖阳穴之见于肌表者若此，而阴脉之内行者不能悉也。矧阴阳表里，俱有所会，故但取阳穴则可为阴经之帅，而阴亦在其中矣。及详考《经脉》等篇，则手足六阴无不上头者，今列诸脉于左，以便明者考校。手少阴上挟咽，走喉咙，系舌本，出于面，系目系，合目内眦。手厥阴循喉咙，出耳后，合少阳完骨之下，手足少阴太阴皆会于耳中，上络左角。手太阴循喉咙，足少阴循喉咙，系舌本，其筋上至项，结于枕骨，与足太阳之筋合。足太阴合于阳明上行结于咽，连舌本；支者结舌本，贯舌中，散舌下。足厥阴循喉咙之后，上入颃颡，络于舌本，连目系，上出额，与督脉会于巅；其支者从目系，下颊里，环唇内。）

32.《类经·疾病类·三》卷十三

诸阳之会，皆在于面……中于颊则下少阳（此言邪之中于阳经也，手足六阳，俱会于头面，故为诸阳之会。凡足之三阳，从头走足，故中于面则自胸腹下行于阳明经也，中于项则自脊背下行于太阳经也，中于颊则自胁肋下行于少阳经也。脉遍周身者，惟足六经耳，故但言足也。）

33.《类经·疾病类·三十九》卷十五

巨阳者，诸阳之属也（巨，大也。太阳为六经之长，统摄阳分，故诸阳皆其所属。），其脉连于风府，故为诸阳主气也（风府，督脉穴。太阳经脉，覆于巅背之表，故主诸阳之气分。）。

34.《景岳全书·伤寒典（下）》卷八

头汗（五十）

头汗之证有二，一为邪热上壅，一为阳气内脱也。盖头为诸阳之会，凡作伤寒遍身得汗者，谓之热越，若身无汗，则热不得越而上蒸阳分，故但头汗出也。

35.《素问集注·热论》

巨阳者，诸阳之属也。（巨，大也。属，会也。谓太阳为诸阳之会。）其脉连于风府，故为诸阳主气也。（风府，穴名，在脑后发际内一寸，乃督脉阳维之会。督脉者，总督一身之阳，与太阳之脉挟背下行。言太阳之气，生于膀胱，出于胸胁，升于头项，主于肤表。太阳之脉，起于睛明，会于风府，挟督脉循行于背，经气皆阳，故为诸阳主气。）

36.《素问集注·风论》

首风之状，头面多汗，恶风，当先风一日则病甚，头痛不可以出内，至其风日，则病少愈。（头乃诸阳之会，因沐中风，则头首之皮腠疏而阳气弛，故多汗恶风也。风者，天之阳气，人之阳气，以应天之风气，诸阳之气上出于头，故先一日则病甚。头痛不可以出户内，盖风将发而气先病也。至其风发之日，气随风散，故其病少愈。）

37.《素问集注·气府论》

足少阳脉气所发者六十二穴……缺盆各一。（愚按：《邪气脏腑篇》曰：诸阳之会，皆在于头面，邪中于面则下阳明，中于项则下太阳，中于颊则下少阳。中者，谓始中于三阳之气分。下者，谓下于三阳之脉中。手足三阳之脉，盘错于头面颈颊之间；而手足三阳之气，分部于头面项颊之上。是以手少阳足阳明之脉，交过于足少阳之部署，而皆为足少阳之脉气所发。余经皆然。）

38.《灵枢集注·邪气脏腑病形》

诸阳之会，皆在于面……中阴则流于腑。（……诸阳之会，皆在于面者，精阳之气，皆上于面而走孔窍也。中于面则下阳明，中于项则下太阳，中于颊则下少阳，此手足三阳之络，皆循项颈而上于头面。）

39.《素问直解·水热穴论》

头上五行，行五者，以越诸阳之热逆也。（头者，诸阳之会。头上五行，行五者，中行有上星、囟会、前顶、百会、后顶五穴；次两行有五处、承光、通天、络却、玉枕，左右十穴；外两行有临泣、目窗、正营、承灵、脑空，左右十穴，此二十五穴者，刺之，以越诸阳之热逆也。）

40.《循经考穴编·督脉之经》下

上巅至百会（……凡灸头顶，不得顿逾七壮，以头皮薄，不能胜火，况此又为诸阳之会也。）

41.《胎产心法·头痛论》卷下

人身之中，气为阳，血为阴，阴阳和畅，斯无病矣。夫头者，诸阳之会也。产后去血过多，阴气已亏而虚阳失守，上凑于头，则令头痛。但补其血，则阳气得从，而头痛自止。

42.《医学心悟·头痛》卷三

头为诸阳之会，清阳不升，则邪气乘之，致令头痛。然有内伤、外感之异，外感风寒者，宜散之。热邪传入胃腑，热气上攻者，宜清之。直中证，寒气上逼者，宜温之。……真头痛者，多属阳衰。头统诸阳，而脑为髓海，不任受邪，若阳气大虚，脑受邪侵，则发为真头痛，手足青至节，势难为矣。速用补中益气汤，加蔓荆子、川芎、附子、并进八味丸，间有得生者，不可忽也。

43.《幼幼集成·寿夭辨》卷一

头者诸阳之会，髓之海也。凡儿头角丰隆，髓海足也。……诸阳皆起于头，颅破项软者，阳衰于上；诸阴皆起于足，腨小脚蜷者，阴衰于下。

44.《临证指南医案·头痛》卷八

头为诸阳之会，与厥阴肝脉会于巅，诸阴寒邪不能上逆，为阳气窒塞，浊邪得以上据，厥阴风火乃能逆上作痛。故头痛一症，皆由清阳不升，火风乘虚上入所致。观先生于头痛治法，亦不外此。

45.《类证治裁·眩晕》卷五

论治

头为诸阳之会，烦劳伤阳，阳升风动，上扰巅顶。耳目乃清空之窍，风阳旋沸，斯眩晕作焉。

46.《理瀹骈文·续增略言》

仲景太阳提纲：脉浮头项强痛恶寒。（……三阳脉俱浮，俱头痛，六经受寒俱各恶寒，惟头项强痛是太阳所属。盖太阳为诸阳主气，头为诸阳之会，项又为太阳之会也。）。

47.《勉学堂针灸集成·头面部》卷二

头者诸阳之会，故曰头无冷痛，欲以针治，宜刺手足诸阳经。不宜头部者何也？针者能于引气，若刺头部，则诸阳之气并郁于头，其热难可止抑；或为不省人事者，必须引泻手足诸阳经，故曰扬汤止沸，莫如抽薪。若气不能引气者，或痰厥头痛者，必灸头部穴乃能获痊者，何则？艾之性，热者灸之，则使其热发散；寒者灸之，则使其寒温和，入药则上行，艾灸则下行故也。手之三阳从手走之头，足之三阳从头走之足。足阳明胃经面络入上齿，挟口下交承浆，下颐前至耳前循喉咙；手阳明大肠经入下齿，挟口交人中，左之右，右之左，上挟鼻孔，上下阳明经皆挟鼻孔也。欲泻诸阳之气，先刺百会，次引诸阳热气，使之下行，比之如开砚滴之上孔也。若热极不能下气者，以绸系颈，则头额太阳及当阳血络自现，即以三棱针贯刺其血络，弃血如粪，神效。此法与惜血如金之言大不同，然奇效良方之法也。老人不宜多出血，然可以出血者施。

【述要】

来源及内容

“头面为诸阳之会”，出自《灵枢·邪气脏腑病形》，所谓“诸阳之会，皆在于面。”是说三阳经都循行会聚于面部。但同一篇中，解释“天寒……

而其面不衣”时，又说“十二经脉，三百六十五络，其血气皆上于面而走空窍，其精阳气上走于目……其气之津液皆上熏于面”，所以，全身中，首面阳气最盛。

头面为诸阳之会，体现了经脉分布的一种特点与规律。诸阳，《灵枢》只说阳明、太阳、少阳，后人主要从手足三阳经解释，如杨上善：“手足三阳之会皆在于面”；《洁古云岐针法》：“手之三阳、足之三阳，皆会于头者，谓诸阳之会。”马莳、张介宾等均从之（张介宾在《类经·疾病类·三》卷十三具体解释时又说：“脉遍周身者，惟足六经耳，故但言足也。”）。张志聪又分作经脉循行与经脉之气：“手足三阳之脉，盘错于头面颈颊之间；而手足三阳之气，分部于头面项颊之上。”“诸阳之会，皆在于面者，精阳之气，皆上于面而走孔窍也。”《杂病证治准绳》谓“面统属诸阳。”张介宾归纳身形属性的阴阳特点，“盖头为诸阳之会，四支为诸阳之本”。

阳经之中，足太阳、足阳明经与头面关系更为密切。

足太阳为诸阳主气。《素问·热论》：“巨阳者，诸阳之属也，其脉连于风府，故为诸阳主气也。”张介宾阐发：“巨，大也，太阳为六经之长，统摄阳分，故诸阳皆其所属……太阳经脉，覆于巅背表，故主诸阳之气分。”张志聪则称“太阳为诸阳之会。”因为“太阳之气，生于膀胱，出于胸胁，升于头项，主于肤表。太阳之脉，起于睛明，会于风府，挟督脉循行于背，经气皆阳，故为诸阳主气。”《理瀹骈文·续增略言》：“盖太阳为诸阳主气，头为诸阳之会，项又为太阳之会也。”吴崑从张志聪说。

足阳明经循行面部，故前人强调足阳明经与面部的特殊关系，如《杂病证治准绳》引叶天士的认识，“手足六阳之经，皆上至于头，而唯阳明胃脉，起鼻交頞中，入上齿中，侠口环唇，循颊车，上耳前，过客主人，故人之面部，阳明之所属也。”

演变与说法

（1）脑者诸阳之会：基于头为诸阳之会的认识，脑（髓）也被包括其中。如《医说》：“盖脑者，诸阳之会，髓之海。”《外科精要》则直言“脑为诸阳所会”。《医学心悟》有所阐发，“真头痛者，多属阳衰。头统诸阳，而脑为髓海，不任受邪，若阳气大虚，脑受邪侵，则发为真头痛，手足青至节，势难为矣。”

（2）阳维为诸阳之会：《难经》一方面承《黄帝内经》认识，“人头者，诸阳之会也。诸阴脉皆至颈、胸中而还，独诸阳脉皆上至头耳，故令面耐寒也。”另一方面，又提出“阳维起于诸阳会也”，“阳维维于阳”，《脉经》

作“阳维者起于诸阳之会”。后人因此亦称阳维为“诸阳之会”。《奇经八脉考》概括了阳维循行特点，“盖阳维由外踝而上，循阳分而至肩肘，历耳额而终行于卫分诸阳之会。”

（3）阴经与头面关系：杨玄操指出阴阳经脉都上至于面，“按诸阴脉皆至颈胸中而还，盖取诸阳尽会于头面，诸阴至头面者少，故以言之耳。经云三百六十五脉，悉会于目。如此，则阴阳之脉皆至于面，不独言阳脉自至于头面也。”《解围元薮》认为“人身十四经枝络丝系，皆环于巅顶，交于百会”。张介宾则予以详细考辨分析，指出：“夫头为诸阳之会则是，曰阴不上头则非。盖阴阳升降之道，亦焉有地不交天，脏不上头之理？即如本篇有曰诸阳之会，皆在于面。盖言面为阳聚之处，而非曰无阴也”；“及详考《经脉》等篇，则手足六阴无不上头者”。

（4）《备急千金要方》角度有所不同，强调人神，单言三百六十五络，“头者，身之元首，人神之所法，气口精明，三百六十五络皆上归于头”。还有《三因极一病证方论》：“头者诸阳之会，上丹产于泥丸宫，百神所集。”

理论和临床意义

（1）说明病变机理：将“诸阳之会”用于头面病证机理，至少从《诸病源候论》就开始了，如唇口面皴，“经络之气，诸阳之会，皆在于面，其脉有环唇侠于口者。若血气实者，虽劲风严寒，不能伤之；虚则腠理开而受邪，故得风冷而皴劈也。”此后，如：产后头痛（《妇人大全良方》），面痛、痘疮（《证治准绳》），面鼻色紫、瘾疹、面热面寒（《寿世保元》），眩晕（《类证治裁》）等等，皆从“诸阳之会”阐发病变原理和特点。

（2）说明腧穴作用：《素问直解》解释“治热病五十九俞”之头部穴作用：“头者，诸阳之会。头上五行，行五者……此二十五穴者，刺之，以越诸阳之热逆也。”

（3）指导针灸治疗：灸法，头部不宜多灸。《备急千金要方》提出：“头者，诸阳之会也，故头病必宜审之。灸其穴不得乱，灸过多伤神，或使阳精玄熟，令阴魄再卒，是以灸头正得满百。”《针灸大成》有“头不多灸策”专论，指出：“百脉之皆归于头，而头之不可多灸，尤按经取穴者之所当究心也。”《医学入门》：“针灸穴治大同，但头面诸阳之会，胸膈二火之地，不宜多灸。”针刺选经用穴，《洁古云岐针法》以之指导“刺伤寒三阳头痛法”，即“三阳头痛，视其色脉，知在何经而取之”。《勉学堂针灸集成》：“头者诸阳之会，故曰头无冷痛，欲以针治，宜刺手足诸阳经。”

（4）其他方面运用：小儿发育，《幼幼集成·寿夭辨》：“头者诸阳之会，髓之海也。凡儿头角丰隆，髓海足也……诸阳皆起于头，颅破项软者，阳衰于上”。

（赵京生）

耳目为宗脉之所聚

【古代文献精选】

1.《灵枢·邪气脏腑病形》

十二经脉，三百六十五络，其血气皆上于面而走空窍，其精阳气上走于目而为睛，其别气走于耳而为听，其宗气上出于鼻而为臭，其浊气出于胃，走唇舌而为味。

2.《灵枢·口问》

黄帝曰：人之哀而泣涕出者，何气使然？岐伯曰：心者，五脏六腑之主也；目者，宗脉之所聚也，上液之道也；口鼻者，气之门户也。故悲哀愁忧则心动，心动则五脏六腑皆摇，摇则宗脉感，宗脉感则液道开，液道开故泣涕出焉。液者，所以灌精濡空窍者也，故上液之道开则泣，泣不止则液竭，液竭则精不灌，精不灌则目无所见矣，故命曰夺精。补天柱经侠颈。

……

黄帝曰：人之耳中鸣者，何气使然？岐伯曰：耳者宗脉之所聚也，故胃中空则宗脉虚，虚则下溜，脉有所竭者，故耳鸣。补客主人，手大指爪甲上与肉交者也。

3.《灵枢·大惑论》

五脏六腑之精气，皆上注于目而为之精。精之窠为眼，骨之精为瞳子，筋之精为黑眼，血之精为络，其窠气之精为白眼，肌肉之精为约束，裹撷筋骨血气之精而与脉并为系，上属于脑，后出于项中。

4.《素问·五脏生成》

诸脉者皆属于目，诸髓者皆属于脑，诸筋者皆属于节，诸血者皆属于心，诸气者皆属于肺，此四支八溪之朝夕也。

5.《诸病源候论·目病诸候·目茫茫候》卷二十八

夫目是五脏六腑之精华，宗脉之所聚，肝之外候也。腑脏虚损，为风邪痰热所乘，气传于肝，上冲于目，故令视瞻不分明，谓之茫茫也。凡目病，若肝气不足，兼胸鬲风痰劳热，则目不能远视，视物则茫茫漠漠也。若心气虚，亦令目茫茫，或恶见火光，视见蜚蝇黄黑也。

6.《诸病源候论·耳病诸候·耳聋候》卷二十九

肾为足少阴之经，而藏精，气通于耳。耳，宗脉之所聚也。若精气调和，则肾脏强盛，耳闻五音。若劳伤血气，兼受风邪，损于肾脏而精脱，精脱者，则耳聋。然五脏六腑、十二经脉，有络于耳者，其阴阳经气有相并时，并则有脏气逆，名之为厥，厥气相搏，入于耳之脉，则令聋。

7.《太素·十二邪》卷二十七

黄帝曰：人之哀而涕泣者，何气使然？（涕泣多，目无所见，何气使然也？）岐伯曰：心者，五脏六腑之主也。（涕泣出之所以有三，心者神用，脏腑之主，一也。）目者，宗脉之所聚，上液之道也。（手足六阳及手少阴、足厥阴等诸脉凑目，故曰宗脉所聚。大小便为下液之道，涕泣以为上液之道，二也。）口鼻者，气之门户也。（目者，惟是液之道也；口鼻二窍气液之道，三也。）故悲哀愁忧则心动，心动则五脏六腑皆摇，摇则宗脉盛，宗脉盛则液道开，液道开故涕泣出焉。（有物相盛，遂即心动；以其心动，即心脏及余四脏并六腑亦皆摇动；脏腑既动，脏腑之脉皆动；脏腑宗脉摇动，则目鼻液道并开；以液道开，故涕泣出也。）液者，所以灌精而濡空窍者也，故上液之道开，泣出不止则液竭，液竭则精不灌，精不灌则目无所见矣，故命曰夺精。（五谷液以灌目，五谷之精润于七窍；今但从目鼻而出不止，则竭也。诸精不得其液，则目眼无精，故目无所见，以夺精也。）补天柱经侠项。（天柱经，足太阳也。天柱侠项后发际大筋外廉陷中，足太阳脉气所发，故补之。）

……

黄帝曰：人之耳中鸣者，何气使然？岐伯曰：耳者宗脉之所聚也，故胃中空则宗脉虚，虚则下，溜脉有所竭者，故耳鸣。（人耳有手足少阳、太阳及手阳明等五络脉皆入耳中，故曰宗脉所聚也。溜脉，入耳之脉溜行之者也。有竭不通，虚故耳鸣也。）补客主人、手大指爪甲上与肉交者。（手阳明入耳，过客主人也。手大指爪甲上手太阴脉，是手阳明之里，此阴阳皆虚，所以耳鸣，故并补之。）

8.《重广补注黄帝内经素问·五脏生成》

诸脉者皆属于目【脉者，血之府，《宣明五气篇》曰久视伤血。由此明诸脉皆属于目也。（新校正云：按皇甫士安云：《九卷》曰：心藏脉，脉舍

神。神明通体，故云属目。）】

9.《注解伤寒论·辨太阳病脉证并治法第六》卷三

（衄者，上焦亡血也。若发汗，则上焦津液枯竭，经络干涩，故额上陷，脉急紧。诸脉者，皆属于目。筋脉紧急则牵引其目，故直视不能眴。眴，瞬合目也。《针经》曰阴气虚则目不瞑，亡血为阴虚，是以不得眠也。）

10.《儒门事亲·目疾头风出血最急说八》卷一

《内经》曰：目得血而能视。此一句，圣人论人气血之常也。后世之医，不达其旨，遂有惜血如金之说。自此说起，目疾头风诸证，不得而愈矣。何以言之？圣人虽言目得血而能视，然血亦有太过不及也。太过则目壅塞而发痛，不及则目耗竭而失睛。故年少之人多太过，年老之人多不及。但年少之人，则无不及。但年老之人，其间犹有太过者，不可不察也。

夫目之内眦，太阳经之所起，血多气少；目之锐眦，少阳经也，血少气多；目之上网，太阳经也，亦血多气少；目之下网，阳明经也，血气俱多。然阳明经起于目两旁，交鼻頞之中，与太阳、少阳俱会于目。惟足厥阴肝经，连于目系而已。故血太过者，太阳、阳明之实也；血不及者，厥阴之虚也。故血出者，宜太阳、阳明，盖此二经血多故也。少阳一经，不宜出血，血少故也。

刺太阳、阳明出血，则目愈明；刺少阳出血，则目愈昏。要知无使太过不及，以血养目而已。此《内经》所谓目得血而能视者，此也。

凡血之为物，太多则益，太少则枯。人热则血行疾而多，寒则血行迟而少，此常理也。至于目者，肝之外候也。肝主目，在五行属木。然木之为物，太茂则蔽密，太衰则枯瘁。蔽密则风不疏通，故多摧拉；枯瘁则液不浸润，故无荣华。又况人之有目，如天之有日月也；人目之有翳，如日月之有云雾也。凡云之兴，未有不因蒸腾而起者，虽隆冬之时，犹且然耳，况于炎夏之时乎？故目暴赤肿起，羞明隐涩，泪出不止，暴寒目瞒，皆工艺之所为也。夫目之五轮，乃五脏六腑之精华，宗脉之所聚。其气轮属肺金，肉轮属脾土，赤脉属心火，黑水、神光属肾水，兼属肝木，此世俗皆知之矣。及有目疾，则又不知病之理，岂知目不因火则不病。何以言之？气轮变赤，火乘肺也；肉轮赤肿，火乘脾也；黑水神光被翳，火乘肝与肾也；赤脉贯目，火自甚也。能治火者，一句可了。……

11.《兰室秘藏·眼耳鼻门》卷上

诸脉者皆属于目论

《阴阳应象论》（编者注：应为“五脏生成”，即《素问·五脏生成》篇）云：诸脉者皆属于目。目得血而能视。五脏六腑精气，皆上注于目而为之精。精之窠为眼，骨之精为瞳子，筋之精为黑眼，血之精为络，其窠气之精为白眼，肌肉之精则为约束。裹撷筋骨血气之精而与脉并为系，上属于脑，后出于项中。故邪中于项，因逢其身之虚，其入深，则即随眼系入于脑，则脑转，脑转则引目系急，目系急则目眩以转矣。邪中其精，其精所中不相比也，则精散，精散则视岐，故见两物。目者，五脏六腑之精，荣卫魂魄之所常营也，神气之所主也，故神劳则魂魄散，志意乱。是故瞳子黑眼发于阴，白眼赤脉发于阳，故阴阳合传而为精明也。目者，心之使也，心者，神之舍也，故神精乱而不转，卒然见非常之处，精神魂魄，散不相得，故曰惑也。夫十二经脉、三百六十五络，其血气皆上走于面而走空窍。其清阳气上散于目而为精，其别气走于耳而为听。因心事烦冗，饮食失节，劳役过度，致脾胃虚弱，心火大盛则百脉沸腾，血脉逆行，邪害空窍，天明则日月不明矣。夫五脏六腑之精气，皆禀受于脾，上贯于目。脾者，诸阴之首也，目者，血脉之宗也。故脾虚则五脏之精气皆失所司，不能归明于目矣。心者，君火也，主人之神，宜静而安，相火代行其令。相火者，包络也，主百脉，皆荣于目。既劳役运动，势乃妄行，又因邪气所并，而损血脉，故诸病生焉。凡医者，不理脾胃，及养血安神，治标不治本，是不明正理也。

12.《卫生宝鉴·耳中诸病并方》卷十

《黄帝针经》云：精脱者则耳聋。夫肾为足少阴之经，而藏精气通乎耳。耳者，宗脉之所聚也。若精气调和，则肾脏强盛，耳闻五音。若劳伤气血，兼受风寒，损于肾脏而精脱，精脱则耳聋也。然五脏六腑十二经脉，有络于耳者，其阴阳经气有相并时，并则脏逆，名之曰厥，气搏于耳之脉，故令聋。其肾病精脱耳聋者，其候颊颧色黑，手少阳之脉动。其气厥逆而耳聋者，其证耳内煇煇焞焞也。手太阳厥而耳聋者，其候聋而耳内气满也。

13.《医经小学·病机略》卷四

目痛赤肿，精散荣热。（目之五轮，乃脏腑之精华，宗脉之所聚。……）

14.《秘传眼科龙木论·附葆光道人眼科龙木集·七十二问》

第二十六问：血侵睛者何也？答曰：此肝经虚热也。肝之外候，津液之府，道路宗脉之所聚也。邪热法于肝经，虚则血流，走于两目，故赤而侵睛也。宜用连翘散（方见十二问下）、顺肝散（方见二问下）、秘传郁金散。

15.《素问注证发微·五脏生成》

诸脉者皆属于目，诸髓者皆属于脑，诸筋者皆属于节，诸血者皆属于心，诸气者皆属于肺，此四支八溪之朝夕也。（吾身诸脉皆属于目。《解精微论》曰：心者，五脏之专精也，目者其窍也。《灵枢·大惑论》岐伯曰：目者，五脏六腑之精也。《灵枢·口问篇》岐伯曰：目者，宗脉之所聚也。《脉要精微论》曰：脉者血之府。《宣明五气论》云：久视伤血。夫心主脉，为五脏之专精，而目为之窍，然脉为血之府，而久视伤血，则伤脉矣，血脉本为同类，此诸脉皆属于目也。吾身有髓，皆属于脑。）

16.《灵枢注证发微·口问》

黄帝曰：人之耳中鸣者，何气使然？岐伯曰：耳者，宗脉所聚也，故胃中空则宗脉虚，虚则下溜，脉有所竭者，故耳鸣。补客主人、手大指爪甲上与肉交者也。（此言人之所以耳鸣，而有刺之之法也。耳为宗脉之所聚，胃为宗脉之所生，唯胃中空则宗脉虚而下流，其在上之脉气遂竭，耳遂为之鸣也。……）】

17.《伤寒论条辨·辨阳明病脉证并治第四》卷四

（三十七）伤寒六七日，目中不了了，睛不和，无表里证，大便难，身微热者。此为实也。急下之，宜大承气汤。（了了，犹瞭瞭也。《素问》曰：阳明主肉，其脉挟鼻络于目。《灵枢》曰：足阳明之正，上循咽，出于口，还系目系，合于阳明也。又曰：足阳明之筋，其支者上颈上挟口，合于頄下，结于鼻，上合于太阳，太阳为目上纲，阳明为目下纲，所以目中不了了，睛不和，知胃实也，急下者。任脉循面入目，督脉上行两目中央，诸脉皆属于目，而人之精神注焉。是以如是其急也。）

18.《杂病证治准绳·七窍门上·目》第七册

经云：瞳子黑眼法于阴，白眼赤脉法于阳。故阴阳合转而精明。此则眼具阴阳也。又曰：五脏六腑之精气，皆上注于目而为之精。精之窠为眼，骨之精为瞳子，筋之精为黑眼，血之精为络，其窠气之精为白眼，肌肉之精为约束，裹撷筋骨气血之精而与脉并为系，上属于脑，后出于项中。此则眼具五脏六腑也。后世五轮八廓之说，盖本诸此。脏腑主目有二：一曰肝。经云：东方青色，入通于肝，开窍于目，藏精于肝。又云：人卧血归于肝，肝受血而能视。又云：肝气通于目，肝和则目能辨五色矣。二曰心。经云：心合脉。诸脉者，皆属于目是已。至东垣又推之而及于脾，如下文所云。

东垣曰：《五脏生成篇》云，诸脉者，皆属于目，目得血而能视。《针经九卷·大惑论》云：心事烦冗，饮食失节，劳役过度，故脾胃虚弱，心火太盛，则百脉沸腾，血脉逆行，邪害孔窍，天明则日月不明也。夫五脏六腑之精气，皆禀受于脾土而上贯于目，脾者诸阴之首也。目者血气之宗也。故脾虚则五脏之精气皆失所司，不能归明于目矣。心者君火也，主人之神，宜静而安，相火代行其令。相火者包络也，主百脉皆荣于目。既劳役运动，势乃妄行，及因邪气所并而损其血脉，故诸病生焉。凡医者不理脾胃及养血安神，治标不治本，不明正理也。阳主散，阳虚则眼楞急，而为倒睫拳毛。阴主敛，阴虚不敛，则瞳子散大，而为目昏眼花。《灵枢·颠狂篇》云：目眦外决于面者为锐眦，在内近鼻者为内眦，上为外眦，下为内眦。《论疾诊尺篇》云：诊目痛，赤脉从上下者，太阳病；从下上者，阳明病；从外走内者，少阳病。太阳病宜温之散之，阳明病宜下之寒之，少阳病宜和之。……夫目之内眦，太阳经之所起，血多气少。目之锐眦，少阳经也，血少气多。目之上纲，太阳经也，亦血多气少。目之下纲，阳明经也，血气俱多。然阳明经起于目两旁交頞之中，与太阳、少阳俱会于目，惟足厥阴经连于目系而已。故血太过者，太阳、阳明之实也。血不及者，厥阴之虚也。故出血者，宜太阳阳明，盖此二经血多故也。少阳一经，不宜出血，血少故也。刺太阳、阳明出血则目愈明，刺少阳出血则目愈昏。要知无使太过不及，以养血脉而已。

19.《杂病证治准绳·七窍门下·耳》第八册

【耳】属足少阴肾经。（《中藏》曰：肾者，精神之舍，性命之根，外通于耳。《素问》曰：肾在窍为耳，肾和则耳能闻五音矣。《灵枢·师传》曰：肾者主为外，使之远听，视耳好恶，以知其性。故耳好前居牙车者肾端正。注：牙车即颊车穴也，在耳下曲颔端陷中。耳偏高者肾偏倾，耳高者肾高，耳后陷者肾下，耳坚者肾坚，耳薄不坚者肾脆。《玄珠》曰：耳薄而黑或白者，肾败也。）又属手少阴心经。（《素问》曰：南方赤色，入通于心，开窍于耳。又曰：手少阴之络，会于耳中。）又属手太阴肺经。（李东垣曰：耳本主肾，而复能听声者，声为金，是耳中有肺水，土生于申也。王太仆曰：手太阴肺络，会于耳中，肺虚则少气不能报息而耳聋）。又属足厥阴肝经。（《素问》曰：肝病气逆则耳聋不聪。朱丹溪曰：耳聋属热，少阳、厥阴热多）。又属手足少阳三焦胆，手太阳小肠经之会。（《灵枢》曰：少阳根于窍阴，结于窗龙，窗龙者，耳中也。《素问》曰：一阳独啸，少阳厥也，其终者耳聋。注：啸，耳中鸣如啸声也。胆及三焦脉皆入耳，故气逆上则耳中鸣。又曰：少阳主胆，其脉循胁络于耳，故伤寒三日少阳受之，则胸胁痛而耳聋，九日少阳病衰，耳聋微闻。《灵枢》曰：手太阳所生病者，耳聋，目黄）。又属手足阳明大肠胃经。（《素问》曰：头痛耳鸣，九窍不利，肠胃之所生也。《灵枢》曰：聋而痛者，取手阳明。聋而不痛者，取足少阳。又曰：耳者，宗脉之所聚也。胃中空则宗脉虚，虚则下溜，脉有所竭者，故耳鸣）。又属足太阳膀胱经。（《素问》曰：太阳所谓耳鸣者，阳气万物盛上而跃，故耳鸣也）。又属手足少阴心肾，太阴肺脾，足阳明胃经之络。《素问》曰：此五络皆属于耳中，上络左角，邪客之则病）。

【耳前】属手足少阳三焦胆，足阳明胃经之会。（《素问》曰：上部人，耳前之动脉。注：在耳前陷者中，动应于手，手少阳脉气之所行也）。

【耳后】属手足少阳三焦胆经之会。（李东垣曰：少阳者，邪出于耳前后也。按此语并证上文）。

【耳下曲颊】属足少阳胆，阳明大肠经之会，又属手太阳小肠经。（《灵枢》曰：手太阳当曲颊）。……罗谦甫云：经曰，精脱者则耳聋。夫肾为足少阴之经，乃藏精而气通于耳，耳者宗脉之所聚也。若精气调和则肾脏强盛，耳闻五音，若劳伤气血兼受风邪，损于肾脏而精脱者，则耳聋也。然五脏六腑十二经脉有络于耳者，其阴阳经气有相并时，并则脏气逆，名之曰厥，厥气相搏，入于耳之脉，则令聋。其肾病精脱耳聋者，其候颊颧色黑。手少阳之脉动，则气厥逆而耳聋者，其候耳内浑浑焞焞也。手太阳厥而耳聋者，其候聋而耳内气满也。宜以烧肾散主之。烧肾散、益肾散、补肾丸、苁蓉丸、肉苁蓉丸、桑螵蛸汤，肾虚有寒者宜之。《本事》地黄汤，肾虚有热者宜之。

……

耳鸣

经云：耳者，宗脉之所聚也。故胃中空则宗脉虚，虚则下溜，脉有所竭，故耳鸣。补客主人，手大指爪甲上与肉交者也。又云：上气不足，耳为之苦鸣。补足外踝下，留之。又云：脑为髓之海，其输上在百会，下在风府。髓海不足，则脑转耳鸣。审守其输，调其虚实。又云：液脱者，脑髓消，胫酸，耳数鸣。凡此皆耳鸣之属虚者也。经云：太阳所谓耳鸣者，阳气万物盛上而跃，故耳鸣也。又云：厥阴司天，风行太虚，云物摇动，目转耳鸣。三之气，天政布，气乃时举，民病耳鸣。又云：厥阴之脉，耳鸣头眩。又云：少阳所至为耳鸣，治以凉寒。凡此皆耳鸣之属实者也。……

20.《幼科证治准绳·肝脏部·眼目》集二

〔薛〕经曰：目者，五脏六腑之精，荣卫魂魄之所常营也，神气之所常主也。又曰：诸脉者皆属于目，目得血而能视。五脏六腑精气皆上注于目，而为之精。……

从下而上者属足阳明经，用《局方》流气饮。盖翳膜者，风热内蕴也，邪气未定谓之热翳而浮于外，邪气已定谓之冰翳而沉于内，邪气既深谓之陷翳，宜升发之，退翳之药佐之。若上眼皮下出黑白翳者属太阳寒水，从外至内者属少阳风热，从下至上绿色者属足阳明及肺肾合病也。

21.《类经·经络类·二十一》卷八

诸脉者皆属于目。(《大惑论》曰：五脏六腑之精气，皆上注于目而为之精。《口问篇》曰：目者宗脉之所聚也。故诸脉者皆属于目。)

22.《类经·经络类·二十五》卷八

是故平旦阴尽，阳气出于目，目张则气上行头，循项下足太阳，循背下至小指之端。(此下言卫气昼行阳分，始于足太阳经以周六腑而及于肾经，是为一周。太阳始于睛明，故出于目。然目者宗脉之所聚，凡五脏六腑之精阳气，皆上走于目而为睛，故平旦阴尽则阳气至目而目张。目张则卫气由睛明穴上头，循项下足太阳经之分，循背下行以至足小指端之至阴穴也。)

23.《类经·疾病类·七十九》卷十八

黄帝曰：人之哀而泣涕出者，何气使然？……故泣涕出焉。(宗，总也。凡五脏六腑之精气，皆上注于目而为之精，故目为宗脉之所聚，又为上液之道。气由口鼻出入，故为气之门户，然气之所至，液必随之，如涎出于口，涕出于鼻，泣出于目，是皆上液之属也。人之泣涕上出者，皆本乎心。盖心为五脏六腑之主，若悲哀忧愁动其心，则五脏六腑皆应而摇，脏腑摇则宗脉皆应而动，动则液道开，而泣涕所以出也。)

液者所以灌精濡空窍者也，故上液之道开则泣，泣不止则液竭，液竭则精不灌，精不灌则目无所见矣，故命曰夺精。(精由液而化，孔窍得液而充，故以灌精濡孔窍也。液去精伤则目昏，以至渐无所见者，是夺其精也。世之因泣而丧目者，盖亦不少矣。此条义当与《解精微论》参看，详下篇。空，孔同。)补天柱经侠颈。(天柱，足太阳膀胱经穴，其经侠颈项之后。)……

黄帝曰：人之耳中鸣者，何气使然？岐伯曰：耳者，宗脉之所聚也，故胃中空则宗脉虚，虚则下溜，脉有所竭者，故耳鸣。(手足三阳三阴之脉皆入耳中，故耳亦宗脉之所聚也。阳明为诸脉之海，故胃中空则宗脉虚，宗脉虚则阳气不升而下溜，下溜则上竭，轻则为鸣，甚则为聋矣。然少阳太盛，壅窒为鸣者亦有之，但虚者渐而实者暴，虚者多而实者少，其辨在有邪无邪耳，学者当推广之。溜，力救切。)补客主人，手大指爪甲上与肉交者也。(客主人，足少阳经穴，为手足少阳足阳明之会。手大指爪甲上者，手太阴之少商穴，为肺气所出之井，故皆当补之，以助其阳气。)

24.《景岳全书·十问篇(九)》卷一

一问寒热二问汗，三问头身四问便，五问饮食六问胸，七聋八渴俱当辨，九因脉色察阴阳，十从气味章神见。见定虽然事不难，也须明哲毋招怨。

耳虽少阳之经，而实为肾脏之官，又为宗脉之所聚，问之非惟可辨虚实，亦且可知死生。凡人之久聋者，此一经之闭，无足为怪。惟是因病而聋者，不可不辨。其在《热论篇》则曰：伤寒三日，少阳受之，故为耳聋。此以寒邪在经，气闭而然。然以余所验，则未有不因气虚而然者。《素问》曰：精脱者耳聋。仲景曰：耳聋无闻者，阳气虚也。由此观之，则凡病是证，其属气虚者什九，气闭者什一耳。聋有轻重，轻者病轻，重者病重。若随治渐轻，可察其病之渐退也，进则病亦进矣。若病至聋极，甚至绝然无闻者，此诚精脱之证，余经历者数人矣，皆至不治。

25.《素问集注·五脏生成》

诸脉者皆属于目。（五脏六腑之精，十二经脉皆上注于目，属于脑，后出于项，故曰诸脉皆属于目。此节论五脏经气之所循行。盖脏而经，经而气，气而色也。头痛巅疾，过在足少阴巨阳，是气而经，经而脏也。是以此节与头痛巅疾节，照应五脏之气节。故人卧血归于肝节，与赤脉之至节，照应生于心如以缟裹朱节。）

26.《素问集注·缪刺论》

邪客于手足少阴太阴足阳明之络，此五络皆会于耳中，上络左角，五络俱竭，令人身脉皆动，而形无知也，其状若尸，或曰尸厥。……【此申明诸脉生始出入之原。耳者宗脉之所聚也。所谓宗脉者，百脉之宗也。百脉皆始于足少阴肾，生于足阳明胃，输于足太阴脾，主于手少阴心，朝于手太阴肺，是以五脉之气，皆会于耳中。络左角者，肝主血而居左，其气直上于巅顶也。五络俱竭，则荣卫不行，故令人身脉振振而形无知也，其状若尸，或曰尸厥……（眉批：男兆璜曰：宗脉者，宗气所出之脉也，即胃之大络出于乳下，聚于胸中。）】

27.《灵枢集注·口问》

黄帝曰：人之耳中鸣者，何气使然……手大指爪甲上与肉交者也。（此言经脉之血气，资生于胃，而资始于肾也。夫肺朝百脉，宗脉者，百脉一宗，肺所主也。耳者，宗脉之所聚也。百脉之血气，水谷之所生也。故胃中空，则宗脉虚，虚则脉气下流矣，脉中之血气有所竭，故耳鸣也。当补客主人，与手太阴之少商。客主人乃足少阳之脉，补之以引下流之脉气上行。王芳侯曰：客主人者，谓经脉为客，脉中之主人在肾。下流者，下陷于肾中也。故取在上之脉以引启之。）

28.《素问经注节解·五脏生成》卷二

诸脉者皆属于目。（按：心为君主之官，庶司百职皆所统帅，故其应于脉也，周流一身，循环上下，亦若目之为体，合五脏六腑之精以为用，故云皆属于目也。）……

29.《素问灵枢类纂约注·藏象》卷上

《素》诸脉者皆属于目。（脉为血府，故久视伤血。《灵枢·口问篇》：目者，宗脉之所聚也。按：膀胱脉起目内眦，胃脉系目系，胆脉起目锐眦，小肠三焦脉至目锐眦，心脉系目系，肝脉连目系是也。）……

30.《素问灵枢类纂约注·病机第三》卷中

目者宗脉之所聚也。（耳目皆宗脉之所聚。）……耳者宗脉之所聚也。（此论他书不载，仅见于此。昂按：人夜卧之时，五官皆不用事，惟耳能听，岂非以宗脉所聚，故能有所警觉也乎。又人在母腹中，仅一血胚，闻雷霆火爆之声，则惊而跳，此时五官未备，而闻性已与外物相通。故《楞严》二十五圆通，独重耳根。孔子亦言六十而耳顺，则耳之异于诸官也明矣。）故胃中空则宗脉虚，虚则下溜（流），脉有所竭者，故耳鸣。（即下文上气不足，耳为之苦鸣之义。）

31.《素问直解·五脏生成》

诸脉者皆属于目。（五脏在内，气行周身，诸脉者，周身血气循行之脉道也。五脏精华，上注于目，故诸脉者，皆属于目。）

32.《伤寒论辑义·辨太阳病脉证并治中》卷二

衄家不可发汗，汗出必额上陷，脉急紧，直视不能眴。

〔成〕衄者，上焦亡血也，若发汗则上焦津液枯竭，经络干涩，故额上陷，脉急紧。诸脉者，皆属于目，筋脉紧急，则牵引其目，故直视不能眴也。《针经》曰：阴气虚则目不眩，亡血为阴虚，是以不得眠也。〔钱〕脉急紧者，言目系急紧也。眴，本作旬，音绚。目摇动也，血虚则系目之筋脉急紧而直视，所以睛不能转侧而摇动也。

33.《疡医大全·耳聋门主论》卷十三

经曰：耳者，肾之窍也，肾主藏精者也。故精脱者，则颊黑而耳聋。耳者，宗脉之所聚也。以窍言之，水也；以声言之，金也；以经言之，手足少阳俱会其中也。有从内不能听者，主也；有从外而不能入者，经也。肾和则能闻五音矣。又曰：有气逆而聋者，所属有二：凡手太阳气厥而耳聋者，其候聋而耳内气满也；手少阳气厥而耳聋者，其候耳内浑浑焞焞，此皆气逆而聋也。治法宜四物汤加降火通气之药。

34.《中西汇通医经精义·全体总论》卷下

诸脉皆属于目。（太阳脉终目内眦，少阳脉终目外眦，阳明脉绕眼，终目下承泪穴，厥阴脉入脑而交于目系，肾之督脉，入脑通于目系，手少阴心之脉，其支者，上挟咽系目系，惟太阴之脉不上于目，故曰诸脉皆属于目。）

【述要】

耳、目为宗脉之所聚，出自《灵枢·口问》，分别用以解释“人之哀而泣涕出者，何气使然”及“人之耳中鸣者，何气使然”的发病机理。这是一个组合式命题，分为两部分内容，一是“目为宗脉之所聚”，二是“耳为宗脉之所聚”。

1. 关于“目为宗脉之所聚”　《灵枢·口问》提到心—五脏六腑—宗脉—液道—目之间的链条式逻辑关系，可见，心（包括“血脉”）与目并不是直接关联，而宗脉（十二经脉、三百六十五络）也要经过液道（“液者，所以灌精濡空窍者也”）才与目相关。较全面论述宗脉—精液—目的生理性关联的是《灵枢·邪气脏腑病形》，“十二经脉、三百六十五络，其血气皆上于面而走空窍，其精阳气上走于目而为睛，其别气走于耳而为听……”因于宗脉血气之精与目的密切关系，故“目为宗脉之所聚”的实质内涵应为“目为宗脉血气之精之所聚。”《灵枢·大惑论》则更表明目实为精气之所聚：“五脏六腑之精气，皆上注于目而为之精。精之窠为眼，骨之精为瞳子，筋之精为黑眼，血之精为络，其窠气之精为白眼，肌肉之精为约束，裹撷筋骨血气之精而与脉并为系，上属于脑，后出于项中。”因此，“精不灌则目无所见”。

另外，《素问·五脏生成》还载有“诸脉者皆属于目”的论断，与“诸髓者皆属于脑，诸筋者皆属于节，诸血者皆属于心，诸气者皆属于肺”一并提出。诸脉归属于目，即诸脉之精华上达归属于目。

经络行气血，脏腑精气亦由经脉上注于目，故“目为宗脉之所聚”亦即目为气血精华之所聚。如唐代王冰注云：“脉者血之府，《宣明五气篇》曰久视伤血，由此明诸脉皆属于目也”，其他如明代马莳、张介宾，清代张志聪等注家，也是这个角度。有些医家的认识则有所偏重，如：

（1）目为脏腑、经脉精华所聚：代表性医家如金代张从正，在《儒门事亲》中指出：“夫目之五轮，乃五脏六腑之精华，宗脉之所聚。其气轮属肺金，肉轮属脾土，赤脉属心火，黑水、神光属肾水，兼属肝木”。

（2）目为诸经脉所连属：代表性医家如唐代杨上善，提出“手足六阳及手少阴、足厥阴等诸脉凑目，故曰宗脉所聚”。明代方有执《伤寒论条辨》、清代唐宗海等同此认识。

（3）目为诸筋脉所聚：代表性医家如金代成无己，其谓“筋脉紧急，则牵引其目，故直视不能眴”（《注解伤寒论》）。日本医家丹波元简也持此观点：“筋脉紧急，则牵引其目，故直视不能眴也……脉急紧者，言目系急紧也”（《伤寒论辑义》）。

2. 关于“耳为宗脉之所聚” 从《灵枢·口问》可推知宗脉为胃气之所养，胃气不足，致宗脉“虚”及“下溜”乃至“竭”而引起耳鸣的病理机制。

隋代巢元方提出“肾为足少阴之经而藏精，气通于耳……五脏六腑、十二经脉，有络于耳者”（《诸病源候论》卷二十九）。唐代杨上善仍从经脉连属角度来解释，明代张介宾提出十二经脉与耳的连络关系，清代张志聪从脏腑-经脉角度论之。这些医家论述的具体内容虽有差别，但意思基本一致，均是指耳与诸多经脉有连属关系，而通过诸经脉（或脏腑-经脉）与百脉连通。

此外，就古文本语境来看，“耳为宗脉之所聚”之“耳”，非单指耳廓而言，今人多以该命题来解释耳穴疗法的机理，有牵强附会之嫌。

由上可见，耳、目均作为身体官窍，“目为宗脉之所聚”和“耳为宗脉之所聚”，说明其与诸多脏腑、经脉有密切联系，但前者主要还是指脏腑、经脉精气汇聚于目，后者是耳与诸多经脉相连属。

3. 理论与临床意义 耳、目等重要官窍不独为一脉之所主，而是与诸多脏腑、经脉密切连络，或精气汇聚。耳为宗脉之所聚，为耳病的辨证及针灸治疗提供更宽广的视野与思路。目为宗脉之所聚，说明了诸经脉与目有密切联络，可以启发针刺治疗眼病的思路。如《灵枢·大惑论》：“五脏六腑之精气，皆上注于目而为之精……裹撷筋骨血气之精而与脉并为系，上属于脑，后出于项中”，为眼部疾患的治疗，提供选择颈项部腧穴的方法。

（刘　兵）

四末阴阳之会为气之大络

【古代文献精选】

1.《灵枢·动输》

黄帝曰：营卫之行也，上下相贯，如环之无端，今有其卒然遇邪气，及逢大寒，手足懈惰，其脉阴阳之道，相输之会，行相失也，气何由还？岐伯曰：夫四末阴阳之会者，此气之大络也。四街者，气之径路也。故络绝则径通，四末解则气从合，相输如环。黄帝曰：善。此所谓如环无端，莫知其纪，终而复始，此之谓也。

2.《针灸甲乙经·十二经脉络脉支别第一（下）》卷二

问曰：卫气之行也，上下相贯，如环无端，今有卒遇邪气及逢大寒，手足不随，其脉阴阳之道，相腧之会，行相失也，气何由还？对曰：夫四末，阴阳之会，此气之大络也。四冲者，气之经（经，一作径）也。故络绝则经通，四末解则气从合，相输如环。黄帝曰：善。此所谓如环无端，莫知其纪，终而复始，此之谓也。

3.《太素·脉行同异》卷九

岐伯曰：夫四末阴阳之会者，此气之大络也。四街者，气之径也。故络绝则经通，四末解则气从合，相输如环。（四末，谓四支，身之末也。四街，谓胸腹头胻脉气道也。邪气大寒客于四末，先客络脉，络脉虽壅，内经尚通，故气相输如环，寒邪解已，复得通也。）

4.《灵枢注证发微·动输》

【……但卒然遇邪气大寒，则手足懈惰，其脉气所行，阴阳之道，输运之会，宜乎其相失也，则营气何由而还，复欲始于手太阴以终于足厥阴？卫气亦何由而还，复欲始于足太阳以终于足太阴者？难矣！伯言四肢为四末，（如谓末才为末。）乃阴阳诸经所会，而为营卫二气之大络也。四街者，即本经《卫气篇》之所谓胸气有街，腹气有街，头气有街，胫气有街者是也。此四街为营卫二气之径路，故人络虽或阻绝，而径路则自相通，彼逢邪气大寒之时，手足固尝懈惰，及懈惰已毕而少解，则二气复从而合，相输如环，尚何相失之有哉？】

5.《类经·经络类·十三》卷八

（四末，四支也。十二经皆终始于四支，故曰阴阳之会，而为气之大络也。然大络虽会于四支，复有气行之径路，谓之四街，如前篇所谓气街者是也。凡邪之中人，多在大络，故络绝则径通、及邪已行而四末解，彼绝此通，气从而合，回还转输，何能相失？此所以如环无端，莫知其纪也。）

6.《灵枢集注·卫气》

【按：十二经脉之终始，出于井，流于荥，注于腧，行于经，入于合，而内属于脏腑，此脏腑之十二经脉也。十二络脉之本标，乃经脉之支别，故曰此气之大络也，络绝则径通。盖血气从络脉之起处为本，尽处为标，而出于气街也。然支络乃经脉之分派，故曰足太阳之本，在跟以上五寸中；足少阴之本，在内踝下三寸中。盖以本支所分之处为本，而不定在于经腧之穴会也。至于标在头气之街者，止之于脑，如太阳之在目内，少阳之在耳中，阳明之在颃颡，乃三阳之络脉，绝于头脑之中，亦非头面之穴会也。（眉批："绝"，尽也，血气从络脉之尽处，而出于气街。）】

7.《灵枢集注·动输》

（……若夫手足之三阴三阳十二经脉，皆从指井所出，而营于五脏之二十五输，六腑之三十六输。夫指井离爪甲如韭许，乃血肉筋骨之尽处，血气皆从何来，而曰所出为井耶？盖受皮肤之气血，从此而流注于脉中，十二经脉之血气，始从此而生出，故曰所出为井，所流为荥，所注为输，所行为经也。充肤热肉之气血，妇随夫唱，相将而行，同流于经脉之中，故曰营卫之行也，上下相贯，四末阴阳之会者，此气之大络也。）

【述要】

四末阴阳之会为气之大络，出自《灵枢·动输》。其本义是指四肢作为手足三阴三阳经脉交会、接续之处，是气的"大络"。此处的"大络"与后文之"径路"相对，与常见的络脉之"络"含义略有差别，更偏指沟通联络之处。

古人特别提出"四末"为"气之大络"，且并未将这种说法安插进经脉理论模型，其主要用意，是在于突出四肢在人体部位层面上的重要性，从而突破了经脉的循行之环，赋予其独特的描述形式。

既是强调"四末"之用，则视角当为经络的"向心"模式，然而联系前后文却发现最终论点是落在经脉"循环"模式的说明之中。与"四末阴阳之会者，此气之大络也"相并的还有"四街者，气之径路也"，"四街"作为胸腹腔的横向气行通路，是人身气血的另一重要通路，其所明确的是胸腹部腧穴的作用原理。将"四末"与"四街"并举，意在言"络绝则径通，四末解则气从合，相输如环"，即在此两种通路的保障下，无论如何，人身气血都是可以"如环无端"地运转的。如此可见，两者一远一近，一纵一横，交互彰显了古人对气血循环之理的认识。

有关"四末阴阳之会为气之大络"的认识，明代马莳结合经文，将其中的"气"进一步明确为"营卫之气"，是对经脉循环的一种暗示；张志聪以十二经标本理论作为"四末为气之大络"之因，并详细解析"气"之内涵，言"宗气半行于脉中，半行于脉外；营血半营于经隧，半营于皮肤；营气行于脉中；卫气行于脉外"，将"宗气""营血""营气""卫气"均囊括于一

“气”之中，对调节气血、影响全身的广泛作用。

“四末阴阳之会为气之大络”所论四肢的经脉意义，对针灸临床治法也具启发性，如罗天益《卫生宝鉴》记载的“大接经”法，即是按照十二经脉流注顺序，依次选取十二经井穴，以接续经气，治疗中风偏瘫；或可说，这一论述为四肢末端的特殊治疗效用提供了理论依据。

（姜 姗 赵京生）

皮部以经脉为纪

【古代文献精选】

1.《素问·皮部论》

黄帝问曰：余闻皮有分部，脉有经纪，筋有结络，骨有度量，其所生病各异，别其分部，左右上下，阴阳所在，病之始终，愿闻其道。岐伯对曰：欲知皮部，以经脉为纪者，诸经皆然。

阳明之阳，名曰害蜚，上下同法，视其部中有浮络者，皆阳明之络也。其色多青则痛，多黑则痹，黄赤则热，多白则寒，五色皆见，则寒热也，络盛则入客于经，阳主外，阴主内。

少阳之阳，名曰枢持，上下同法，视其部中有浮络者，皆少阳之络也。络盛则入客于经，故在阳者主内，在阴者主出，以渗于内，诸经皆然。

太阳之阳，名曰关枢，上下同法，视其部中有浮络者，皆太阳之络也，络盛则入客于经。

少阴之阴，名曰枢儒，上下同法，视其部中有浮络者，皆少阴之络也，络盛则入客于经，其入经也，从阳部注于经，其出者，从阴内注于骨。

心主之阴，名曰害肩，上下同法，视其部中有浮络者，皆心主之络也，络盛则入客于经。

太阴之阴，名曰关蛰，上下同法，视其部中有浮络者，皆太阴之络也，络盛则入客于经。

凡十二经络脉者，皮之部也。

是故百病之始生也，必先于皮毛，邪中之则腠理开，开则入客于络脉，留而不去，传入于经，留而不去，传入于腑，廪于肠胃。邪之始入于皮也，泝然起毫毛，开腠理；其入于络也，则络脉盛色变；其入客于经也，则感虚乃陷下；其留于筋骨之间，寒多则筋挛骨痛，热多则筋弛骨消，肉烁䐃破，毛直而败。

帝曰：夫子言皮之十二部，其生病皆何如？岐伯曰：皮者脉之部也，邪客于皮则腠理开，开则邪入客于络脉，络脉满则注于经脉，经脉满则入舍于腑脏也。故皮者有分部，不与而生大病也。帝曰：善。

2.《素问·缪刺论》

凡刺之数，先视其经脉，切而从之，审其虚实而调之。不调者经刺之，有痛而经不病者缪刺之，因视其皮部有血络者尽取之，此缪刺之数也。

3.《太素·经脉皮部》卷九

黄帝问岐伯曰：余闻皮有分部，（前说十五大络，循其行处，以求其病；次说皮部十二络之以十二经上之以皮分十二部，以取其病，故曰皮有部也。）脉有经纪，（大络小络，总以十二大脉，以为皮部经纪。）筋有结络，（十二经筋，各有结聚，各有包络。）骨有度量，（骨有大小长短度量。）其所生病各异，（以其皮脉筋骨各各不同，故皮脉筋骨生病异之。）别其分部，左右上下，阴阳所在，（别在皮脉筋骨分部异者，有左有右，有上有下，有阴有阳，六种所在。）病之终始，（病客前六，有初有极也。）愿闻其道。岐伯曰：欲知皮部，以经脉为纪，诸经皆然。（欲知皮之部别，十二经为纲纪也。十二经皮部络，皆以此为例也。）

4.《太素·气穴》卷十一

孙络之脉别经者，其血盛而当泻者，亦三百六十五脉，并注于络，传注十二络脉，非独十四络脉也，（举可泻孙络注大络之数也，并注于十二皮部络也。十二别走络脉，并任督二脉，为十四络也。脾之大络，从脾而出，不从脉起，故不入数。言诸孙络传注十二之络，非独注于十四络也。）

5.《重广补注黄帝内经素问·皮部论》

黄帝问曰：余闻皮有分部……诸经皆然。（循经脉行止所主，则皮部可知。诸经，谓十二经脉也。十二经脉皆同。）……阳主外，阴主内。（阳谓阳络，阴谓阴络，此通言之也，手足身分所见经络皆然。）……视其部中有浮络者，皆太阴之络也，络盛则入客于经。（部，皆谓本经络之所部分。浮，谓浮见也。）凡十二经络脉者，皮之部也。（列阴阳位，部主于皮，故曰皮之部也。）

6.《素问注证发微·皮部论》

（此言皮部以经脉为纪，尽各经而皆然也。人身之皮分为各部，如背之中行为督脉，督脉两旁四行属足太阳经，胁后背旁属足少阳经，胁属足厥阴经等义是也。脉有经纪，故《灵枢》有《经脉篇》；筋有结络，故《灵枢》有《经筋篇》；骨有度量，故《灵枢》有《骨度篇》者是也。）

7.《类经·经络类·三十一》卷九

黄帝问曰：余闻皮有分部……愿闻其道。（皮有分部，言人身皮肤之外，上下前后，各有其位，而经络筋骨，亦各有其次，如《经脉》《经筋》《骨度》《脉度》《骨空》等篇，皆详明其道。而凡生病者，亦各因其部而证有异也。）岐伯对曰：欲知皮部以经脉为纪者，诸经皆然。（皮之有部，纪以经脉，故当因经以察部也。）

……凡十二经络脉者，皮之部也。（浮络见于皮，故曰皮之部。）

……帝曰：夫子言皮之十二部，其生病皆何如？岐伯曰：皮者脉之部也（十二经脉，各有其部，察之于皮，其脉可知，故曰皮者脉之部。）邪客于皮则腠理开……不与而生大病也。帝曰：善。（经脉既有分部，则邪之中人，可视而知，当速去之，若不预为之治，则邪将日深，而变生大病也。与，预同。）

8.《素问集注·阴阳应象大论》

……气穴所发，各有处名。溪谷属骨，皆有所起。分部逆从，各有条理。四时阴阳，尽有经纪。外内之应，皆有表里。有信然乎？（……气穴者，经气所注之穴，有三百六十五穴，以应一岁，而各有定处，各有定名也。溪谷者，大小之分肉，连于骨而生起也。分部者，皮之分部也。皮部中之浮络，分三阴三阳，有顺有逆，各有条理也。言天地之四时阴阳，尽有经纬纪纲，应人形之外内，皆有表有里也。）

9.《素问集注·皮部论》

黄帝问曰：余闻皮有分部……愿闻其道。（此章论十二经之络脉，分络于皮肤之间，病之始生，必先于皮毛，入客于络脉，随皮部所循之脉而传入于经，入舍于所主之脏腑。如不入于络，则留于筋骨之间，而为筋挛骨痛也。分部，分属之部署也。经，径也。纪，维也。言脉络有径之经，横之维也。结，系结也。络，连络也。言筋之系于分肉，连于骨节也。度量，大小长短也。邪在皮肉筋骨络脉脏腑，各有浅深，或为筋挛骨痛，肉铄破䐃，或入舍于脏腑，而为脏腑之病也。别其络脉所分之上下左右，十二经脉之阴阳所在，而知病之始终也。）岐伯对曰：欲知皮部，以经脉为纪者，诸经皆然。（夫径而深者为经，浮而见于皮者为络。纪，记也。欲知皮之分部，当以所见之络脉分之，然又当以经脉为纪。盖络乃经脉之支别，如肺之经脉，循于鱼际、尺泽、臑腋之间，即其间所见之络脉，乃肺之络，而络外之皮，即肺主之部矣。视其色多青则寒，黄赤则热。络盛则入客于经，经满则入舍于肺脏。十二经皆然。）

10.《素问经注节解·皮部论》卷三

（囊括一身，以总统夫脏腑者，皮也。故皮得谓之部，言为所部主也。皮之职，内既包脏腑，外则司开阖而毫窍附焉，故又为诸邪出入之门户。然邪之入也，虽由于皮，而所以致邪之入者，皮不任咎也。篇中虽分三段，始终只一意而已。）

……欲知皮部，以经脉为纪者，诸经皆然。（按：皮肤为一身之躯壳，诸凡经脉皆其所包括也。分部，如脊中属督脉，腹中行为任冲之类是也。）

11.《素问直解·皮部论》

（皮部，皮之十二部也。手足三阳三阴，十二经络之脉，皆在于皮，各有分部，故曰十二经络脉者，皮之部也。部有左右上下，复有外内浅深。百病之生，先于皮毛，由皮毛而腠理，腠理而络脉，络脉而经脉，经脉而腑脏。腑脏之气，亦通于皮，亦有分部，其腑脏之气，不与于皮，而生大病矣。）

……欲知皮部，以经脉为纪者，诸经皆然。（皮有分部，乃以经脉而分其部，故欲知皮部，以经脉为纪者，十二经皆然。诸，十二也。）

……凡十二经络脉者，皮之部也。（通承上文而言手足三阳三阴。凡十二经络脉者，在于通体，而为皮之部也。此一节，言手足三阳三阴，十二经络之脉，皆在于皮，以皮部而知经络，即以经络而分皮部也。）

【述要】

“皮部以经脉为纪”，出《素问·皮部论》。其内容涉及三个方面：皮部，经脉，二者关系规定。皮部，身体皮肤分属为各部分，即“皮有分部”，马莳说：“人身之皮分为各部”，张志聪说：“分部，分属之部署也。”经脉，这里谓十二经脉。二者关系，皮为经络分布的一部分，所谓“皮者脉之部也”，经脉十二而皮相应为十二部分，即“皮之十二部”，规定了皮与脉之内在联系的从属性质。正如杨上善所说：“欲知皮之部别，十二经为纲纪也。”各皮部具体范围，王冰有较清楚表述：“循经脉行止所主，则皮部可知。”

皮与脉的联系，体现为络脉，络脉是经脉分支，其浮络显现于皮肤，是经络联系沟通身体内外的最外层，为相应经脉的络脉之外“部”，如《皮部论》篇所强调的，“视其部中有浮络者，皆 ×× 之络也”，“络盛则入客于经，其入经也，从阳部注于经"，所以王冰说："部，皆谓本经络之所部分。"言皮部，即是言脉之络脉于皮的部分。《皮部论》篇"凡十二经络脉者，皮之部也"，为其内涵的解释。杨上善谓之"皮部络"（"十二经皮部络"）。张介宾说："浮络见于皮，故曰皮之部。"张志聪亦云："十二经之络脉，分络于皮肤之间"，"欲知皮之分部，当以所见之络脉分之。"高世栻《素问直解》注："手足三阳三阴十二经络之脉，皆在于皮，各有分部，故曰十二经络脉者，皮之部也。"皮部，是十二经脉的络脉布于皮的部分。皮部，不能主要从"皮"理解，而是皮之络脉，络脉横行，遍布于外之皮下，所以为经脉之皮的部分，故称皮部。实际是经络的皮层分部。

对于"皮部以经脉为纪"的基本含义，张志聪有较为具体的解释，"夫径而深者为经，浮而见于皮者为络。纪，记也。欲知皮之分部，当以所见之络脉分之，然又当以经脉为纪。盖络乃经脉之支别，如肺之经脉，循于鱼际、尺泽、臑腋之间，即其间所见之络脉，乃肺之络，而络外之皮，即肺主之部矣。"

"皮部以经脉为纪"的主要意义可概括为以下几点：

一是建立皮与脉的关系，完善经脉内外联系机制。经脉联通身体内外，通过分支之络脉分布至皮肤，气血相互通贯，体表与内脏之间形成联系，人身由经络系统分布联结为有机整体。

二是提供病变原理说明和诊断方法及依据。皮与脉的联系，也为疾病的发生与诊察提供理论认识基础。皮肤是外邪由外向内传变的起始层位，也是内脏病变反映和影响于外的终极层位，即"皮者脉之部也，邪客于皮则腠理开，开则邪入客于络脉，络脉满则注于经脉，经脉满则入舍于腑脏也"。邪气中人，中于不同皮部则影响不同经脉，如《灵枢·邪气脏腑病形》"中于面则下阳明，中于项则下太阳，中于颊则下少阳，其中于膺背两胁亦中其经""视其部中有浮络者，皆阳明之络也，其色多青则痛，多黑则痹，黄赤则热，多白则寒，五色皆见，则寒热也"。而通过皮部变化，也可以来判断经脉及脏腑状况，"络脉盛色变"，"鱼络血者手阳明病"，"视其部中有浮络者……其色多青则痛，多黑则痹，黄赤则热，多白则寒，五色皆见，则寒热也"。张介宾归纳说："十二经脉各有其部，察之于皮，其脉可知"，"当因经以察部"。

三是提供体表施治原理基础。针灸疗法作为外治方法，施术部位即在体表，皮肤为针灸刺激的第一层。皮部——络脉 - 经脉——脏腑，也是对组织结构及其功能的层级关系的认识，无论是气血活动还是病理变化，皆有其相应层次，皮的分部虽以十二经为纲纪，但直接关联的是络脉（浮络）而非经脉，这就为针刺或艾灸的施术层次、技术方法、所治病症等深浅轻重，提供了理论认识基础，如半刺、浮刺、毛刺等浅刺，乃至现代出现的皮肤针、揿针等[1]。又如《素问·缪刺论》："有痛而经不病者缪刺之，因视其皮部有血络者尽取之，此缪刺之数也。"有病痛，位当某经脉，但脉诊反映病变不在经而在络，则在其皮部观察血络，尽数取之。

【现代参考文献】

[1] 李鼎 . 针灸学释难（重修本）[M]. 上海：上海中医药大学出版社，2006：23.

（赵京生）

经脉者，所以能决死生，处百病，调虚实，不可不通

【古代文献精选】

1.《灵枢·经脉》

雷公问于黄帝曰：禁脉之言，凡刺之理，经脉为始，营其所行，制其度量，内次五脏，外别六腑，愿尽闻其道。黄帝曰：人始生，先成精，精成而脑髓生，骨为干，脉为营，筋为刚，肉为墙，皮肤坚而毛发长，谷入于胃，脉道以通，血气乃行。雷公曰：愿卒闻经脉之始生。黄帝曰：经脉者，所以能决死生，处百病，调虚实，不可不通。

2.《灵枢·经别》

黄帝问于岐伯曰：余闻人之合于天道也，内有五脏，以应五音五色五时五味五位也；外有六腑，以应六律，六律建阴阳诸经，而合之十二月、十二辰、十二节、十二经水、十二时、十二经脉者，此五脏六腑之所以应天道。夫十二经脉者，人之所以生，病之所以成，人之所以治，病之所以起，学之所始，工之所止也，粗之所易，上之所难也。

3.《素问·调经论》

帝曰：夫子言虚实者有十，生于五脏，五脏五脉耳。夫十二经脉皆生其病，今夫子独言五脏。夫十二经脉者，皆络三百六十五节，节有病必被经脉，经脉之病皆有虚实，何以合之？岐伯曰：五脏者，故得六腑与为表里，经络支节，各生虚实，其病所居，随而调之。病在脉，调之血；病在血，调

之络；病在气，调之卫；病在肉，调之分肉；病在筋，调之筋；病在骨，调之骨。燔针劫刺其下及与急者；病在骨，淬针药熨；病不知所痛，两跻为上；身形有痛，九候莫病，则缪刺之；痛在于左而右脉病者，巨刺之。必谨察其九候，针道备矣。

4.《难经·八难》

曰：寸口脉平而死者，何谓也？然。诸十二经脉者，皆系于生气之原。所谓生气之原者，谓十二经之根本也，谓肾间动气也。此五脏六腑之本，十二经脉之根，呼吸之门，三焦之原。一名守邪之神。故气者，人之根本也，根绝则茎叶枯矣。寸口脉平而死者，生气独绝于内也。

5.《太素·经脉正别》卷九

黄帝问于岐伯曰：余闻人之合于天道也，内有五脏，以应五音、五色、五时、五味、五位；外有六腑，以应六律，六律建主阳。（天地变化之理谓之天道，人从天生，故人合天道。天道大数有二，谓五与六。故人亦应之，内有五脏，以应音、色、时、味、位等，主阴也；外有六腑，以应六律，主阳也。建，立也。）诸经而合之十二月、十二辰、十二节、（诸经，谓人之十二经脉也，与月、辰、节、水、时等诸十二数合也。十二节，谓四时八节也，又十二月各有节也。）十二经水、十二时。十二经脉者，此五脏六腑之所以应天道也。夫十二经脉者，人之所以生，（十二经脉乃是五脏六腑经隧，故遍劝通之。举其八德，以劝通之。人之受身时，一月而膏，二月而脉，为形之先，故所以生也。）病之所以成，（邪客孙脉入经，通于腑脏成病，故曰所以也。）人之所以治，（行诸血气，营于阴阳，濡于筋骨，利诸关节，埋身者谓经脉。）病之所以起，（经脉是动所生，故病起也。）学之所以始，（将学长生之始，须行导引，调于经脉也。）工之所止也，（欲行十全之道济人，可留心调于经脉。止，留也。）粗之所易，（愚人以经脉为易，同楚人之贱宝也。）工之所难也。（智者以经脉为妙，若和璧之难知也。）

6.《太素·虚实所生》卷二十四

黄帝曰：夫子言虚实有十，生于五脏，五脏五脉耳。夫十二经脉皆生百病，今夫子独言五脏。夫十二经脉者，皆络三百六十五节，节有病必被经脉，经脉之病皆有虚实，何以合之？（节，即气穴也。但十二经脉被三百六十五穴，则三百六十五穴所生之病甚多，非唯五脏五脉独生十种虚实者。）岐伯对曰：五脏者，故得六腑与为表里，经络支节，各生虚实，（内有五脏，外有六腑，腑脏经络表里诸支节，是生虚实，其亦甚多，不相违也。）

视其病所居，随而调之。病在血，调之脉；病在气，调之卫；病在肉，调之分肉；病在筋，调之筋，燔针劫刺其下及与急者；（视三百六十五节所生病处，量其虚实，随而调之。调者，调于五脏所主脉、卫、分肉、筋、骨也。）病在骨，卒针药熨；（卒，穷也。痛痹在骨，穷针深之至骨，出针以药熨之，以骨病痛深故也。熨法，上经已说也。）病不知其所痛，两跷为上。（诸骨病不定知于病之所在者，可取足少阴两阴跷。两阴跷是足少阴别，足少阴脉主骨者也。上者，胜也。）身形有痛者，九候莫病，则缪刺之。（审三部九候，竟无病状，然身形有痛者，此络左右有病，可缪刺也。）病在于左而右脉病者，则巨刺之。（病在左经，是右经病也，故刺右经为巨刺也。）必谨察其九候，针道备矣。（为刺之道，以察九候为先者，针道毕矣。）

7.《太平圣惠方·针经序》卷九十九

夫黄帝正经者，是先圣之遗教，及后人之令范。是以先明流注孔穴，靡不指名其原。若或苟从异说，恐乖正理之言。其十二经脉者，皆有俞原，手足阴阳之交会，血气之流通，外营指节，内连脏腑。故经云：手三阳之脉，从手至头；手三阴之脉，从手至胸。足三阳之脉，从足至头；足三阴之脉，从足至胸。是谓日夜循环，阴阳会合。

8.《类证活人书》卷一

此一卷论经络。治伤寒先须识经络，不识经络，触途冥行，不知邪气之所在，往往病在太阳，反攻少阴，证是厥阴，乃和少阳，寒邪未除，真气受毙。

9.《难经本义·八难》

（肾间动气，人所得于天以生之气也。肾为子水，位乎坎，北方卦也，乃天一之数，而火木金土之先也。所以为生气之原，诸经之根本，又为守邪之神也。原气胜则邪不能侵，原气绝则死，如木根绝而茎叶枯矣。故寸口脉平而死者，以生气独绝于内也。）

10.《难经本义·二十三难》

（谢氏曰：始从中焦者，盖谓饮食入口，藏于胃，其精微之化，注手太阴阳明，以次相传，至足厥阴，厥阴复还注手太阴也。络脉十五，皆随十二经脉之所始，转相灌溉。如环之无端，朝于寸口人迎，以之处百病而决死生也。寸口人迎，古法以侠喉两旁动脉为人迎，至晋王叔和直以左手关前一分为人迎，右手关前一分为气口，后世宗之。愚谓昔人所以取人迎、气口者，盖人迎为足阳明胃经，受谷气而养五脏者也；气口为手太阴肺经，朝百脉而平权衡者也。）

11.《普济方·平人气象论经隧周环》卷四百十二

凡刺之理，经脉为始。经脉者，所以能决死生，处百病，调虚实，不可不通也。夫经气者，内于五脏，而外络支节。其浮气不循经者，为卫气。精专行于经隧者，为荣气。阴阳相随，外内相贯，如环之无端。常以平旦为纪，其脉始从中焦手太阴出，注于手阳明……从肝上注肺中，复出于手太阴。此荣气之行也，逆顺之常。荣气之行，常循其经。周身之度，一十六丈二尺，一日一夜行八百一十丈，计五十度，周于身。卫气则不循其经焉，昼则行阳，夜行于阴，行于阳者行诸经，行于阴者行诸脏。凡刺之道，须卫气所在，然后迎随，以明补泻，此之谓也。

12.《难经集注·八难》

【吕曰：寸口脉平而死者，非应四时脉，其脉状若平和也。又曰：十二经皆系于生气之原，所谓生气之原者，为十二经本原也。夫气冲之脉者，起于两肾之间，主气，故言肾间动气；挟任脉上至喉咽，通喘息，故云呼吸之门；上系手三阴三阳为支，下系足三阴三阳为根，故圣人引树以设喻也。其三焦之原者，是三焦之府，宣行荣冲（按：冲字疑当作卫。），邪不妄入，故曰守邪之神也。人以尺脉为根本，寸脉为茎叶，寸脉虽平，尺脉绝，上部有脉，下部无脉者，死也。

丁曰：肾间动气者，谓左为肾，右为命门。命门者，精神之所舍，元气之所系也。一名守邪之神者，以命门之神固守，邪气不得妄入，入则死矣。此肾气先绝于内，其人不病，病即死矣。

虞曰：经言十二经皆系于生气之原，谓肾间动气也。何以言之？谓两肾之间动气者，乃人之所受父母之原气也。肾者，北方子之正位，故圣人云元气起于子。子者，坎之方位。坎者，即父母之元气也。谓乾为天为父，坤为地为母。今坎之初六六三也，乃坤之初六六三也；坎之九二，乾之九二也，谓乾坤交于六三、九二而成坎卦。坎主子位，所以元气起于子也。肾者，水也。《黄庭经》云是水之精、坎之气。今言两肾之间，即人之原气也。术士云：肾间曰丹田，亦曰隐海，中有神龟，呼吸原气，故曰呼吸之门也。人之三焦，法天地三元之气，故曰三焦之原。十二经脉凭此而生，乃曰十二经之根也。今寸口传受谷气，其脉但平和，柰人之生气之原，已绝于两肾之间，则十二经无所相依据，虽寸脉平和，人当死矣，所以喻木之无根本也。肾者，足少阴之经也，左为肾，右曰命门。命门有穴，在背十四椎节下。又有志室二穴，在十四椎节下两傍各三寸。有神守于命门，不令邪入志室，邪入

志室，人则死矣。】

13.《难经集注·二十二难》

气留而不行者，为气先病也，血壅而不濡者，为血后病也，故先为是动，后所生病也。

（杨曰：……凡一脏之病，有虚有实，有寒有热，有内有外，皆须知脏腑之所在，识经络之流行，随其本原以求其疾，则病形可辨，而针药无失矣。如其不委斯道，则虽命药投针，病难愈也。故黄帝曰：夫十二经脉者，所以调虚实，处百病，决生死，不可不通哉，此之谓也。）

14.《医学正传·医学或问》卷一

或问：《难经》第八难曰：寸口脉平而死者，何谓也？然。诸十二经脉者，皆系于生气之源。所谓生气之源者，十二经之根本也，谓肾间动气也，此五脏六腑之本，十二经之根，呼吸之门，三焦之源，一名守邪之神。故气者，人之根本也，根绝则茎叶枯矣。寸口脉平而死者，生气独绝于内也。夫所谓肾间动气者，释者皆指为两尺。两尺既绝，何谓寸口脉平？何不言尺中肾脉，而言肾间动气？请明辩以释吾疑，幸甚。

曰：此言寸口脉平而死者，亦兼关尺而论也。肾间动气者，脐下气海、丹田之地也。或曰：脐下中行，乃任脉所属，与肾何相干哉？曰：各开寸半为第二行，皆属足少阴肾经。其脐与背后命门穴对，各开寸半，肾腧穴也。故丹田、气海与肾脉相通，为肾之根也。又若有生之初，先生二肾，胞系在脐，故气海、丹田实为生气之源，十二经之根本也。或曰：寸口既平，奚疑其死乎？曰：此为病剧形脱者论耳。《内经》曰：形肉已脱，九候虽调者死。凡见人之病剧者，人形羸瘦，大肉已脱，虽六脉平和，犹当诊候足阳明之冲阳与足少阴之太溪。二脉或绝，更候脐下肾间之动气。其或动气未绝，犹有可生之理；动气如绝，虽三部平和，其死无疑矣。医者其可不详察乎？

15.《医学入门·经络·经穴起止》卷一

医而不知经络，犹人夜行无烛，业者不可不熟。

16.《灵枢注证发微·经脉》

……黄帝曰：经脉者，所以能决死生，处百病，调虚实，不可不通。【此帝因雷公之问，必原脉道之所以行，而示以经脉之所当知也。人之始生，先成于精，（本经《决气篇》云：两神相搏，合而成形，常先身生，是谓精。）精成而脑髓生，（肾通于脑。）其骨为干，（犹木之干。）其脉为营，（犹将之营。《史记》云：以师兵为营卫。）其筋为刚，其肉为墙，至皮肤坚，而后毛发长，及其已生，必谷入于胃，则脉道以通，而血气乃行。此经脉者，可以决死生，处百病，而调虚实，乃人之不可不知也。（按：《素问·三部九候论》云：必先知经脉，然后知病脉。此经脉之所当知也。）】

17.《类经·经络类·三》卷七

夫十二经脉者，人之所以生，病之所以成，人之所以治，病之所以起，学之所始，工之所止也，粗之所易，上之所难也。请问其离合出入奈何？（经脉者，脏腑之枝叶。脏腑者，经脉之根本。知十二经脉之道，则阴阳明，表里悉，气血分，虚实见，天道之逆从可察，邪正之安危可辨。凡人之生，病之成，人之所以治，病之所以起，莫不由之。故初学者必始于此，工之良者亦止于此而已。第粗工忽之，谓其寻常易知耳；上工难之，谓其应变无穷也。）

18.《类经·疾病类·二十》卷十四

帝曰：夫子言虚实者有十……何以合之？（所谓节者，神气之所会也，以穴俞为言，故有三百六十五节。被，及也。何以合之，谓何以皆合于五脏也。）岐伯曰：五脏者，故得六腑与为表里，经络支节各生虚实，其病所居，随而调之。（脏腑相为表里，故为十二经。经络各生枝节，故为三百六十五节。气脉贯通，故皆合于五脏。其间各生虚实，则病有所居，随其所在，皆可调之，如下文也。）

19.《素问集注·调经论》

帝曰：夫子言虚实者有十……何以合之？（神、志、血、气、肉，五者各有虚实，故虚实有十，而皆生于五脏。三百六十五节，乃筋骨之会。十二经脉，支分三百六十五络，而皆络于节。节有病，必被及于经脉，盖言筋骨、血脉，外内之相通耳。）岐伯曰：五脏者，故得六腑与为表里。经脉支节，各生虚实，其病所居，随而调之。（五脏者，内合五行，外合脉、肉、筋、骨，故得六腑与为表里，以应十二经脉，故五者之虚实，止归于五脏。若经络支节，各生其虚实，则随其病处而调之。张兆璜曰：以五脏合六腑，以配十二经脉，支分三百六十五络，与皮、肉、筋、骨被及相连。今各随其病之所居而调之，血、气、脉、肉、筋、骨，是仍归于五脏矣。）

【述要】

“经脉者，所以能决死生，处百病，调虚实，不可不通”，出《灵枢·经脉》，是对经脉临床意义的经典论述，高度概括和强调了经脉于机体活动疾病诊治的重要性与价值。针灸理论中有关经脉的大量阐述，都是基于这种认识。

经脉对临床的重要意义，基于其在机体生命活动的重要作用。所以，

《灵枢·经脉》篇先从这个角度论述，“人始生，先成精……脉为营……谷入于胃，脉道以通，血气乃行。”首先，经脉是机体的基本构成，具有运行气血的重要功能，生命活动赖以维持，即“人始生……脉为营……谷入于胃，脉道以通，血气乃行”（《灵枢·经脉》）。身体内外上下各个部分，由经脉联络沟通，“夫十二经脉者，内属于脏腑，外络于肢节”（《灵枢·海论》），与脏腑共为人体结构的最重要组成，“十二经脉乃是五脏六腑经隧”（《太素》卷九杨上善注）。

因此，无论外邪犯人，还是脏腑气血失调，都会经由经脉、影响经脉而发病。经脉病变，表现于外的症状，有“是动病、所生病”形式的内容可以辨察，如《素问·调经论》：“夫十二经脉者，皆络三百六十五节，节有病必被经脉，经脉之病皆有虚实”；杨上善说：“邪客孙脉入经，通于腑脏成病”，“经脉是动所生，故病起也”（《太素》卷九）。经脉（经气）盛衰，则主要反映于脉象上，通过察脉而诊知，所谓“凡将用针，必先诊脉，视气之剧易，乃可以治也”（《灵枢·九针十二原》）。“人有三部，部有三候，以决死生，以处百病，以调虚实，而除邪疾”（《素问·三部九候论》）。

针刺临床诊治，经脉即为其理论指导，“凡刺之理，经脉为始，营其所行，制其度量，内次五脏，外别六腑……”（《灵枢·经脉》）；通过诊察经脉脉动、络脉形色，了解病变虚实寒热等性质和病位所在，随证调治经脉络脉，即“经络支节，各生虚实，其病所居，随而调之。病在脉，调之血；病在血，调之络；病在气，调之卫……身形有痛，九候莫病，则缪刺之；痛在于左而右脉病者，巨刺之”（《素问·调经论》）等。

经脉理论因此成为医者的必备医学理论知识，对认识人体、疾病诊治具有重要意义，正如《灵枢·经别》所说：“夫十二经脉者，人之所以生，病之所以成，人之所以治，病之所以起，学之所始，工之所止也，粗之所易，上之所难也。”《难经集注》杨注：“须知脏腑之所在，识经络之流行，随其本原以求其疾，则病形可辨，而针药无失矣。”《类证活人书》强调说：“不识经络，触途冥行，不知邪气之所在。”张介宾说：“经脉者，脏腑之枝叶。脏腑者，经脉之根本。知十二经脉之道，则阴阳明，表里悉，气血分，虚实见，天道之逆从可察，邪正之安危可辨。”

基于《黄帝内经》认识，《难经·八难》进一步提出经脉重要意义的基础，在于与机体根本之气直接关联，即“肾间动气”，称“生气之原”，也就是原气，“诸十二经脉者，皆系于生气之原。所谓生气之原者，谓十二经之根本也，谓肾间动气也。此五脏六腑之本，十二经脉之根，呼吸之门，三焦之原。”

综上，该论断提出、规定和体现了经脉在针灸学中的核心理论意义及价值。

（赵京生）

是动者气也，所生病者血也

【古代文献精选】

1.《难经·二十二难》

曰：经言脉有是动，有所生病。一脉变为二病者，何也？然。经言是动者，气也；所生病者，血也。邪在气，气为是动；邪在血，血为所生病。气主呴之，血主濡之。气留而不行者，为气先病也；血壅而不濡者，为血后病也。故先为是动，后所生病也。

2.《圣济总录·骨度统论》卷一百九十一

论曰：凡用针当先明骨节，骨节既定，然后分别经络所在，度以身寸，以明孔穴，为施刺灸，观病所在，或浅或深，若在皮毛，若在血脉，是动者治其气，所生病者治其血。在浮络者取其浮络之血，在筋者以燔针劫刺之，有余则泻，不足则补，不盛不虚，以经取之，治之大体也。

3.《圣济总录·经脉统论》卷一百九十一

凡刺之道，须候卫气所在，然后迎随以明补泻，然荣卫之行，未始相从，则血气之分，亦各有在，一脉之间，有所谓是动者，有所谓所生病者，此气血之异也。经曰：刺荣无伤卫，刺卫无伤荣。针阳者卧针而刺之，针阴者摄按气散而内针。兹其要妙。荣卫之外，有浮络者，有经筋者，又有别络者，其生病各不同，刺法亦宜有异焉。

4.《难经本义·二十二难》

（呴，香句反。濡，平声。呴，煦也。气主呴之，谓气煦嘘然来，薰蒸于皮肤分肉也。血主濡之，谓血濡润筋骨，滑利关节，荣养脏腑也。此脉字，非尺寸之脉，乃十二经隧之脉也。此谓十二经隧之脉，每脉中辄有二病者，盖以有在气在血之分也。邪在气，气为是而动；邪在血，血为所生病。气留而不行者为气病，血壅而不濡者为血病。故先为是动，后所生病也。先后云者，抑气在外，血在内，外先受邪，则内亦从之而病欤？然邪亦有只在气，亦有径在血者，又不可以先后拘也。）

5.《难经集注·二十二难》

（虞曰：气病传血，此乃一脉变为二病。）

6.《医学入门·脏腑·脏腑总论》卷一

盖邪在六腑，则阳脉不和，而气留在内，则阳气太盛，而阴气不得相荣于下，故曰“关”。凡外感是动气病，而下窍不利者，皆“关”之类也。邪在五脏，则阴脉不和，而血留在内，则阴气太盛，而阳气不得相荣于上，故曰“格”。凡杂病由血所生，而上窍不利者，皆“格”之类也。（经言是动者，气也；所生者，血也。邪在气，气为是动：邪在血，血为所生。盖气先中于邪，则留止不行，而为邪所动，气既受邪，必传与血，则血壅不行，而不能润泽经络，病所由生，是知气先病而血后病也。但外感从气而入，杂病从血而出，此又东垣独得之见。丹溪尝分为十二经歌括，今悉篡于后“条分”，故不重录）阴阳俱甚，阴中无阳，阳中无阴，阴阳相离，使荣卫否塞，气血不相营运，此则五脏六腑皆受邪也，故曰“关格”。关格者，不得尽其命而死。关格，其百病之关键矣乎！

7.《素问注证发微·至真要大论》

【凡此皆以冲阳、尺泽、太溪、天府、太冲等脉为验者，即以各穴动气而知其五脏之绝耳。（《灵枢·经脉篇》以每经为是动者，正谓此也。）】

8.《杂病证治准绳·神志门·癫狂痫总论》卷五

……《灵枢·经脉篇》言足太阳脉所生病者，为狂癫之疾。凡经脉称是动者，为气病；所生病，为血病。血者，阴也。足太阳内与肾少阴为表里，外与诸阳主气，故得为癫，亦得为狂也。

9.《类经·疾病类·十》卷十四

是主肺所生病者。（手之太阴，肺所生病也。按《二十二难》曰：经言是动者，气也；所生病者，血也。邪在气，气为是动；邪在血，血为所生病。气主呴之，血主濡之。气留而不行者，为气先病也；血壅而不濡者，为血后病也。故先为是动，后所生也。观此以是动为气，所生为血，先病为气，后病为血，若乎近理。然细察本篇之义，凡在五脏，则各言脏所生病，凡在六腑，则或言气或言血，或脉或筋，或骨或津液，其所生病本各有所主，非以血气二字统言十二经者也。《难经》之言，似非经旨。）

10.《灵枢集注·经脉》

【此篇论荣血荣行脉中，始于手太阴肺，终于足厥阴肝，腹走手而手走头，头走足而足走腹，环转无端，终而复始。六脏之脉，属脏络腑，六腑之脉，属腑络脏，脏腑相连，阴阳相贯，先为是动，后及所生。是动者，病在三阴三阳之气，而动见于人迎气口，病在气而不在经，故曰盛则泻之，虚则补之，不盛不虚，以经取之。谓阴阳之气偏盛，浅刺绝皮，益深绝皮，以泻阴阳之盛，致谷气以补阴阳之虚，此取皮腠之气分，而不及于经也。（眉批：详《官针》章注。）如阴阳之气，不盛不虚，而经脉不和者，则当取之于经也。所生者，谓十二经脉，乃脏腑之所生，脏腑之病，外见于经证也。夫是动者，病因于外，所生者，病因于内。凡病有因于外者，有因于内者，有因于外而及于内者，有因于内而及于外者，有外内之兼病者。本篇统论脏腑经气，故曰肺手太阴之脉，曰是动，曰所生，（眉批：三阴三阳之气，旋转不息，故曰是动；经脉生于脏腑，故曰所生。）治病者当随其所见之证，以别外内之因，又不必先为是动，后及所生，而病证之毕具也。……盖三阴三阳之气，各循于手足之经，气逆于外，而病见于内也。所生者，肺脏所生之病，而外见于经证。】

11.《难经经释·二十二难》

（按：《经脉篇》是动诸病，乃本经之病，所生之病，则以类推而旁及他经者，经文极明晓，并无气血分属之说。）

12.《灵枢识·经脉》

是主肺所生病者。（简案：马以此一句为结文，张则按下节为解，杨珣则肺下为句，盖是动所生，其义不明晰，亦未知孰是。）

13.《研经言·是动所生病说》卷二

《灵·经脉》十二经皆有是动所生病，《难经》以气、血二字释之，后人不得其解，反以为非。泉谓荣行脉中，卫行脉外，此经以脉为主，自当兼荣卫言。是动者卫也，卫主气，故以“气”字释是动；所生病者荣也，荣主血，故以“血”字释所生病，于义甚合。且经于是动在手太阴云臂厥，足阳明云骭厥，足太阳云踝厥，足少阴云肾厥，足少阳云阳厥，诸厥皆以卫言；于所生病则各就其脉所过者，不似是动之或循脉，或不循脉，正以荣有定位故也。其荣卫俱有之症，则两出之，如手太阴之咳喘是也。凡脉病当以此篇为正，余篇及《素问》，则或合脏腑言，或互众经言，言各有当。穷经者当即此篇以究他篇，则病之所属自明，勿执他篇以疑此篇也。

【述要】

“是动者气也，所生病者血也”，语出《难经·二十二难》，原文为：“经言是动者，气也；所生病者，血也。”所引之“经”当指《灵枢·经脉》一篇论经脉病候，有“是动则病”与“所生病者”之别，至《难经》中，已发展为分化更明晰的两类经脉疾病，即气病与血病。

追溯“是动则病”与“所生病者”的源头，早在马王堆帛书中已有论述。深入对比分析帛书《足臂十一脉灸经》与《阴阳十一脉灸经》相关内容，不难发现《灵枢·经脉》篇对经脉病症二分而论的缘由[1]，主要因于古文献传抄与记载过程中不同文本的记述差异，而非对病症本身的直接分类。

至《难经》，对“是动则病”与“所生病者”不仅分化清晰，且有了相对应的归类依据、病症属性与特点。其中“是动者”归属于“气”病，“所生病者”归属于“血”病；二者之分别在于病邪所居不同，即“邪在气”与“邪在血”；并因人身气血的不同功能特性，推断出“气先病”与“血后病”的规律。

后世续论“是动者气也，所生病者血也”，主要基于《难经》的认识，《圣济总录》由“是动者”属“气”病、“所生病者”属“血”病，进一步总结出“是动者治其气，所生病者治其血”的治疗原则，归于针刺之法与病症病位特点之对应的论述中；张志聪在注解《灵枢》时，就《经脉》篇的“是动病”“所生病”进行了详析，认为“是动病”偏于指经脉病，而“所生病”偏指脏腑病，固有“是动者，病因于外，所生者，病因于内”的区分，等等。

对于“是动者”与“所生者”的病症划分的认识，基本强调内外、气血（阴阳）的区别，可看作古人借《灵枢》中的两种叙述语来辨析针刺病症的不同种类与特点。今人在认识二者时，宜明确其根源与成因，避免刻板运用于临床实践中。

【现代参考文献】

[1] 赵京生. 针灸经典理论阐释 [M]. 上海：上海中医药大学出版社，2000：52-69.

（姜 姗 赵京生）

节有病必被经脉

【古代文献精选】

1.《素问·调经论》

帝曰：夫子言虚实者有十，生于五脏，五脏五脉耳。夫十二经脉皆生其病，今夫子独言五脏。夫十二经脉者，皆络三百六十五节，节有病必被经脉，经脉之病皆有虚实，何以合之？岐伯曰：五脏者，故得六腑与为表里，经络支节，各生虚实，其病所居，随而调之。病在脉，调之血；病在血，调之络；病在气，调之卫；病在肉，调之分肉；病在筋，调之筋；病在骨，调之骨，燔针劫刺其下及与急者；病在骨，淬针药熨；病不知所痛，两跻为上；身形有痛，九候莫病，则缪刺之；痛在于左而右脉病者，巨刺之。必谨察其九候，针道备矣。

2.《太素·虚实所生》卷二十四

黄帝曰：夫子言虚实有十，生于五脏，五脏，五脉耳。夫十二经脉皆生百病，今夫子独言五脏。夫十二经脉者，皆络三百六十五节，节有病必被经脉，经脉之病皆有虚实，何以合之？（节，即气穴也。但十二经脉被三百六十五穴，则三百六十五穴所生之病甚多，非唯五脏五脉独生十种虚实者。）岐伯对曰：五脏者，故得六腑与为表里，经络支节，各生虚实，（内有五脏，外有六腑，腑脏经络表里诸支节，是生虚实，其亦甚多，不相违也。）视其病所居，随而调之。病在血，调之脉；病在气，调之卫；病在肉，调之分肉；病在筋，调之筋，燔针劫刺其下及与急者；（视三百六十五节所生病处，量其虚实，随而调之。调者，调于五脏所主脉、卫、分肉、筋、骨也。）病在骨，卒针药熨；（卒，穷也。痛痹在骨，穷针深之至骨，出针以药熨之，以骨病痛深故也。熨法，上经已说也。）病不知其所痛，两蹻为上。（诸骨病不定知于病之所在者，可取足少阴两阴蹻。两阴蹻是足少阴别，足少阴脉主骨者也。上者，胜也。）身形有痛者，九候莫病，则缪刺之。（审三部九候竟无病状，然身形有痛者，此络左右有病，可缪刺也。）病在于左而右脉病者，则巨刺之。（病在左经，是右经病也，故刺右经为巨刺也。）必谨察其九候，针道备矣。（为刺之道，以察九候为先者，针道毕矣。）

3.《重广补注黄帝内经素问·调经论》

（从其左右经气支节而调之。）

4.《类经·疾病类·二十》卷十四

（所谓节者，神气之所会也，以穴俞为言，故有三百六十五节。被，及也。何以合之，谓何以皆合于五脏也。……脏腑相为表里，故为十二经。经络各生枝节，故为三百六十五节。气脉贯通，故皆合于五脏，其间各生虚实，则病有所居，随其所在皆可调之，如下文也。）

5.《素问集注·调经论》

（神、志、血、气、肉，五者各有虚实，故虚实有十，而皆生于五脏。

三百六十五节，乃筋骨之会。十二经脉，支分三百六十五络，而皆络于节。节有病，必被及于经脉，盖言筋骨、血脉，外内之相通耳。）……（五脏者，内合五行，外合脉、肉、筋、骨，故得六腑与为表里，以应十二经脉，故五者之虚实，止归于五脏。若经络支节，各生其虚实，则随其病处而调之。张兆璜曰：以五脏合六腑，以配十二经脉，支分三百六十五络，与皮、肉、筋、骨被及相连。今各随其病之所居而调之，血、气、脉、肉、筋、骨，是仍归于五脏矣。）

6.《素问直解·调经论》

（人身五脏，属于五行，五行合六气，故五脏得六腑与为表里。五脏六腑，十二经络也，十二经络，周身肢节也。故经络肢节，各生虚实之病，随其病之所居而调治之。）

7.《医学源流论·治病必分经络脏腑论》卷上

病之从内出者，必由于脏腑；病之从外入者，必由于经络。其病之情状，必有凿凿可征者。如怔忡、惊悸为心之病，泄泻、膨胀为肠胃之病，此易知者。又有同一寒热而六经各殊，同一疼痛而筋骨皮肉各别。又有脏腑有病而反现于肢节，肢节有病而反现于脏腑。若不究其病根所在，而漫然治之，则此之寒热非彼之寒热，此之痛痒非彼之痛痒，病之所在全不关着，无病之处反以药攻之。《内经》所谓诛伐无过，则故病未已，新病复起，医者以其反增他病，又复治其所增之病，复不知病之所从来，杂药乱投，愈治而病愈深矣。故治病者，必先分经络脏腑之所在，而又知其七情六淫所受何因，然后择何经何脏对病之药，本于古圣何方之法，分毫不爽，而后治之，自然一剂而即见效矣。今之治病不效者，不咎已药之不当，而反咎病之不应药，此理终身不悟也。

【述要】

“节有病必被经脉”，出《素问·调经论》。其字面意思是说肢节病变会及于经脉。节，下文答语为“支节”，在论述治法中具体指脉、血、气、肉、筋、骨。可知“节”谓身形肢节。因为“十二经脉者，皆络三百六十五节”，所以，肢节有病就会影响、反映于经脉，阐明了经脉与肢节的相互关系。而这种关系，在《调经论》篇中是以脏腑为核心和出发点的，所谓“五脏者，故得六腑与为表里，经络支节，各生虚实，其病所居，随而调之。”即五脏—六腑—经脉—肢节，由内而外，五脏六腑在里，经络肢节在外，皆相互关联和影响。

后人对此认识，不同点主要在原文“节”的含义解释。一些医家认为指腧穴，如杨上善：“节，即气穴也。”张介宾：“所谓节者，神气之所会也，以穴俞为言，故有三百六十五节。”但从上下经文来看，此义当属引申。

而对其原理和意义，有一致的认识。《针灸甲乙经》将其编入“五脏六腑虚实大论”，体现了脏腑角度，也符合《黄帝内经》本意。多数医家从治疗而论，如杨上善：“调者，调于五脏所主脉、卫、分肉、筋、骨也。”张兆璜：“今各随其病之所居而调之，血、气、脉、肉、筋、骨，是仍归于五脏矣。”《医学源流论》在“治病必分经络脏腑论”一节，概括说明了这种内外联系及其意义，“病之从内出者，必由于脏腑；病之从外入者，必由于经络……又有脏腑有病而反现于肢节，肢节有病而反现于脏腑”，“究其病根所在”，“故治病者，必先分经络脏腑之所在”。

《针灸问对》以之设问，“十二经脉皆络三百六十五节，节有病必被经脉，治之亦有法乎？”列为问答之一，提示了对这个问题重要性的认识。《古今医统大全》则纳入“《内经》要旨”范围。

综上，“节有病必被经脉”，说明了经脉与肢节即经脉与身形的密切关系，进而与脏腑之间的联系乃至病变影响，身形经脉与五脏六腑，各有病变，所以要“视其病所居，随而调之”，为经脉辨证和针灸治法提供了理论基础。

（赵京生）

经脉所通，主治所及

【古代文献精选】

1.《针灸问对》卷上

或曰：六腑各有俞（背俞），风寒湿气中其俞，而饮食应之，循俞而入，各舍其腑也。针治奈何？

经曰：五脏有俞（井荥俞经合之俞），六腑有合（六腑合穴），各有所发，各随其过（经脉所经过处），则病瘳矣。

2.《古今医统大全·咽喉门·针灸法》卷六十五

喉痹，《内经》灸刺有二，今以经脉所过咽喉取之验者，及他病相干，而致喉痹，取之者，通有六经也。喉前痛，取手足阳明脉。

喉痹不能言，取足阳明。曰：足阳明胃脉，从人迎前下人迎附喉咙，所生病者，头肿、喉痹。视盛虚寒热，陷下取之。又曰：足阳明之别名，曰丰隆，去踝八寸，别走太阴，其病气逆，则喉痹卒喑，取之所别也。

喉痹能言，取手阳明。经曰：大肠手阳明脉，所生病者，喉痹。视盛虚寒热，陷下取之。

喉痹，取手少阳。经曰：三焦，手少阳之脉，上项系耳后，是动则病咽肿喉痹。视盛虚寒热，陷下取之。

又云：邪客于少阳之络，令人喉痹，刺手中指、次指爪甲，去指端如韭叶，壮者立已，老者有顷已。左取右，右取左。

肝足厥阴之脉，循喉咙之后，故喉之后痛者取之累验也。

肾足少阴之脉，上贯肝膈，循喉咙。窦汉卿谓：必准者，取照海治喉中之痹塞是也。（此二经脉所过，咽喉之地者也。）

3.《灵枢注证发微·经脉》

小肠手太阳之脉，起于小指之端……【此言小肠经脉气之行，乃为第六经也……又有诸病之生，或出本经，或由合经，为耳聋，（脉入耳中，循听宫。）为目黄，（支入目之锐眦、内眦。）为颊肿，（支上颊、别颊。）为颈、颔、肩、臑、肘、臂外后廉痛。（皆经脉所过之处。）……】

4.《素问注证发微·痹论》

帝曰：以针治之奈何？岐伯曰：五脏有俞，六腑有合，循脉之分，各有所发，各随其过，则病瘳也。（此言治痹者，五脏取其俞，六腑取其合，各分刺之而病愈也。帝以可以针治为问，伯言五脏有俞穴，肝之俞曰太冲，心之俞曰大陵，脾之俞曰太白，肺之俞曰太渊，肾之俞曰太溪。六腑有合，胃之合曰三里，胆之合曰阳陵泉，大肠之合曰曲池，小肠之合曰小海，三焦之合曰委阳，膀胱之合曰委中。循脏腑经脉所行之分，各有所发病之经，乃随其病之所在而刺之，则或俞或合，其病无有于不瘳也。）

5.《类经·疾病类·七十八》卷十七

头痛耳鸣，九窍不利，肠胃之所生也。（头耳九窍，皆手足阳明经脉所及，故病由肠胃之所生，然肠胃二字，实兼六腑为言。盖六腑俱属三阳，三阳偏于九窍也。）

6.《素问集注·刺禁论》

刺膺中陷中肺，为喘逆仰息。（胸前之两旁，谓之膺。足阳明之俞在膺中，肺经之脉亦循膺中之云门、中府而出。若刺膺中之脉陷而入深，误中肺脉，则令人喘逆、仰息，盖因无故而伤之也。卢良侯曰：此与客主人内陷中脉同义，盖谓经脉所循，有浅深而同道者也。）

7.《灵枢集注·经脉》

肺手太阴之脉……是动则病肺胀满，膨膨而喘咳，缺盆中痛，甚则交两手而瞀，此为臂厥，是主肺所生病者。咳上气喘，渴烦心，胸满……溺色变……（曰肺曰脉者，乃有形之脏腑经脉，曰太阴者，无形之六气也……胸满，臑臂痛，掌中热，皆经脉所循之部而为病也……）

8.《三指禅·瘟疫脉论》卷三

初起，邪气客于募原（《难经六十七难》注：五脏之募，皆在腹；五脏之俞，皆在背。原即俞之根本。募原，躯壳之里经脉所系之处）……

9.《血证论·目衄》卷二

白珠黑珠，均无出血之窍。目下眼皮，只有泪窍，乃阳明经脉所贯注。春秋传称蔡哀侯之泪尽，继之以血，则是血自泪窍出也。阳明脉起于承泣穴，泪窍出血，乃阳明燥热所攻发。犀角地黄汤，加归尾、赤芍、银花、白芷、粉葛、牛膝、石膏、草梢治之。如风热重，大便闭者，通脾泻胃汤治之。阳明之脉，绕络于目，故凡治目，多治阳明。吾尝观《审视瑶函》，外障目翳诸方，共一百零，而用大黄者七十余方。可知泻阳明胃经之热，是治目疾一大法门。治目衄者，可以类推。凡白虎汤、甘露饮、玉女煎，均治阳明方。医者审虚实先后而用之，罔不奏效。

夫目虽阳明经所属，而实肝所开之窍也，血又肝之所主，故治目衄，肝经又为要务。地骨皮散加柴胡、炒栀、益母草及丹栀逍遥散治之。谨按病发于肝者，多是怒逆之气火，耳鸣口苦，胸胁刺痛，宜从肝治之。可用上二方及当归芦荟丸、龙胆泻肝汤治之。病发阳明者，发热口渴、目干鼻干、大便燥结、宜从阳明法治之。

小眼角，乃少阳经脉所络，原无出血之窍。少阳相火，随经脉而出，冲动肝经血分，则生血筋，窜入瞳珠及胬肉长出，亦见流血，但不多耳。宜小柴胡加青皮、当归、红花、胆草、丹皮，外用杏仁、白矾、铜绿点之。

大眼角，乃太阳经脉所络，名睛明穴。太阳气血充足，眼角内结赤肉如珠，有大眼角内不起肉珠者，乃太阳之气不足故也。太阳经有风热，则大眼角生血筋胬肉，或微渗血点。外治总以血筋胬肉之法治之。内服防风通圣散去麻黄、大黄、芒硝，再服防风归芎汤调之，点药如上。

以上两条，均非目衄正病，以其起血筋，亦系血分为病，故兼及之。此书为血说法，其有目疾膜翳等项，均有眼科专书，尽多可采，兹不具论。

10.《难经正义·二十九难》

（冲脉起于气冲，上至胸中，其为病气逆而里急，其所以受邪，亦因肾气不足而邪能干之也。督脉行身之背，督脉受邪，病必脊痛而厥逆也。任脉起胞门子户，而行于腹，故其脉结为七疝瘕聚之病也。带脉横围腰腹，故病则腹满，腰溶溶如坐水中，宽慢不收而畏寒也。曰此奇经八脉之为病者，以总结上文诊候之要也。按：经脉者，脏腑血气之路径也。若者邪滞，则病生焉。此篇七难专论经络，何以详于奇经而略于正经，殊觉未备。今从《灵枢·经脉篇》录其起止，指明经脉所过，以阐血气之迹，而知病起何经，庶不致盲人摸象也。）

【述要】

“经脉所通（过），主治所及”，意为某条经脉所经行之处，即其经穴所主治的范围。该论断由《针灸学》统编教材首次提出，系对《黄帝内经》有关经脉论述的归纳提炼，如《灵枢·四时气》载：“小腹控睾，引腰脊……按其所过之经以调之”；再如《素问·痹论》所论“帝曰：以针治之奈何?岐伯曰：五脏有俞，六腑有合，循脉之分，各有所发，各随其过，则病瘳也”，及《素问·缪刺论》所言“治诸经刺之，所过者不病，则缪刺之”。《黄帝内经》亦奠定了其立论基础：“夫十二经脉者，人之所以生，病之所以成，人之所以治，病之所以起”（《灵枢·经别》），“凡刺之理，经脉为始”（《灵枢·禁服》）。与“宁失其穴，勿失其经”等命题有密切相关性。

“经脉所通，主治所及”提出后，被用作远道取穴法的理论基础，指导着针灸临床应用。对于该论断的前半句，有专家认为当改为“经气所通”。然而该论断旨义在经脉的纵向分布规律的实践意义，与经气的意义还是有所差别。

（刘　兵）

第二章 腧穴理论

大谷小溪皆卫气之所留止，邪气之所客也，针石缘而去之

【古代文献精选】

1.《素问 · 五脏生成》

人有大谷十二分，小溪三百五十四名，少十二俞，此皆卫气之所留止，邪气之所客也，针石缘而去之。

2.《素问 · 气穴论》

肉之大会为谷，肉之小会为溪，肉分之间，溪谷之会，以行荣卫，以会大气。邪溢气壅，脉热肉败，荣卫不行，必将为脓，内销骨髓，外破大腘，留于节凑，必将为败。积寒留舍，荣卫不居，卷肉缩筋，肋肘不得伸，内为骨痹，外为不仁，命曰不足，大寒留于溪谷也。溪谷三百六十五穴会，亦应一岁。其小痹淫溢，循脉往来，微针所及，与法相同。

3.《太素 · 证候之一》卷十七

人有大谷十二分，小溪三百五十四，名小十二关，此皆卫气之所留止，邪气之所容也，针之缘而去也。（小曰溪，大曰谷，溪谷皆流水处也。故十二经脉名为大谷，三百六十五络名曰小溪，据前后体例，无五十四。手足十二大节，名十二关。此等谿谷关节，皆是气之行止之处，故为卫气所留，邪气所容，缘此针石行之，以去诸疾也。）

4.《重广补注黄帝内经素问 · 五脏生成》

人有大谷十二分，（大经所会，谓之大谷也。十二分者，谓十二经脉之部分。）小谿三百五十四名，少十二俞，（小络所会，谓之小谿也。然以三百六十五小络言之者，除十二俞外则当三百五十三名，经言三百五十四者，传写行书，误以三为四也。）此皆卫气之所留止，邪气之所客也，针石缘而去之。

5.《读素问钞 · 补遗》卷下之四

人有大谷十二分，（大经所会，曰大谷。十二分者，十二经脉之部分。）

小溪三百五十三名，少十二俞，（小络所会，曰小溪。小络三百六十五，除十二俞外，则当三百五十三名。）此皆卫气之所留止，邪气之所客也，（卫气满填以行，邪气不得居止，卫气亏缺留止，则为邪气所客。）针石缘而去之。（言邪气所客，卫气留止，针其溪谷，则邪气寅缘随脉而行去也。）

6.《素问注证发微·五脏生成》

人有大谷十二分，小溪三百五十四名，少十二俞，此皆卫气之所留止，邪气之所客也，针石缘而去之。诊病之始，五决为纪，欲知其始，先建其母。所谓五决者，五脉也。（分，去声。）（大经所会谓之大谷，十二分者，十二经脉之部分也。小络所会谓之小溪，穴有三百六十五，除十二俞外，止有三百五十三名耳，曰五十四名者，其四字主误也。十二俞者，肺俞、心俞、肝俞、脾俞、肾俞、厥阴俞、胆俞、胃俞、三焦俞、大肠俞、小肠俞、膀胱俞也。此皆卫气之所留止，邪气之所客，宜以针石循其部分而去之。且诊病之始，当决五脏之脉以为之纪，故欲知其始，先建其母。母者，五脏相乘之母也，此正所谓病之始也。其所谓五决者，即五脏之脉以决之也。下文正详言之。）

7.《类经·经络类·二十一》卷八

人有大谷十二分，（大谷者，言关节之最大者也，节之大者，无如四支，在手者肩肘腕，在足者髁膝腕，四支各有三节，是为十二分。分，处也。按此即上文八溪之义。夫既曰溪，何又曰谷？如《气穴论》曰：肉之大会为谷，小会为溪，肉分之间溪谷之会，以行荣卫，以会大气。是溪谷虽以小大言，而为气血之会则一，故可以互言也。上文单言之，故止云八溪，此节与下文小溪三百五十四名相对为言，故云大谷也。诸注以大谷十二分，为十二经脉之部分者，皆非。）小溪三百五十四名，少十二俞，（小溪者，言通身骨节之交也。《小针解》曰节之交三百六十五会者，络脉之渗灌诸节者也。十二俞，谓十二脏之俞，如肺俞、心俞之类是也。此除十二俞皆通于脏气者，不在小溪之列，则当为三百五十三名，兹云五十四者，传写之误也。）此皆卫气之所留止，邪气之所客也，针石缘而去之。（凡此溪谷之会，本皆卫气留止之所，若其为病，则亦邪气所客之处也。邪客于经，治以针石，必缘其所在，取而去之。缘，因也。）

8.《经络全书·枢要·经络篇第五》后编

《素问》曰：人有大谷十二分（肉之大会为谷。十二分者，十二经脉之部分也），络脉十四（十二经之络，并任督二脉之络，为十四也。按《难经》不言任督，而言阳跷，阴跷，与王注《素问》不同，又并脾之大络，为十五。意者经以其起自于脾，故不及之欤），孙络三百六十五（孙络之脉别经者，其血盛而当泻者，亦三百六十五脉，并注于络，传注十二络脉，非独十四络也），小溪三百五十四，各少十二俞也（小络所会，谓之小溪，本亦三百六十五，除十二俞，当三百五十三，今作四者误）。溪谷之会，以行营卫，以会大气（下会，《甲乙经》作舍。）

9.《素问集注·五脏生成》

人有大谷十二分，小溪三百五十四名，少十二俞，此皆卫气之所留止，邪气之所客也，针石缘而去之。（此言卫气之行于溪谷也。溪谷者，分肉之交会处也。《气穴论》曰：肉之大会为谷，肉之小会为溪，分肉之间，溪谷之会，以行荣卫，以会大气。溪谷三百六十五穴会，以应一岁。人有大谷十二分者，肉之大分处也。小溪三百五十四名者，肉之小分处也。分者，肉分而有纹理也。名，穴名也。盖肉分之间而有交会，交会之处而有穴名也。溪谷之数，以应一岁者，岁止三百六十日，内朔虚六日，止三百五十四日，以应小溪之数也。少十二俞者，言大谷十二分，而有十二俞穴也。）

10.《素问经注节解·五脏生成》卷二

人有大谷十二分，（大经所会，谓之大谷。十二分者，十二经脉之部分。）小溪三百五十四名，少十二俞，（小络所会，谓之小溪。然以三百六十五小络言之者，除十二俞外，则当三百五十三。经言三百五十四，传写误以三为四也。按：俞，别本、元起、《太素》并作关。）此皆卫气之所留止，邪气之所客也，（按：卫为水谷之悍气。卫气者，昼日行于阳，夜行于阴。邪气中人，必依卫气为出入。是大谷小谿，为卫气留止之所，即为邪气出入之所也。客解已见前。）针石缘而去之。（按：缘，因也。因邪客于何所，而用针石以攻去其病也。注以为夤缘随脉而行，似未确。）

11.《素问直解·五脏生成》

人有大谷十二分，小溪三百五十四名，少十二俞，此皆卫气之所留止，邪气之所客也。针石缘而去之。（《气穴论》曰：肉之大会为谷，肉之小会为溪。盖会之所在，即分之所在，故人有大谷十二分。凡会之处，各有穴名，故小谿三百五十四名。《气穴论》凡三百六十六穴，今三百五十四名，尚少十二俞。少十二俞，即大谷十二分是也。凡此皆血气之循行，今血行而不得反其空，此皆卫气之所留止。卫气留止，即邪气之所客也。邪气所客，必借针石缘而去之，缘，因也，因此针石，去其病也。此一节承上文外合外荣，言血气遍行通体，留止不行，则为病也。）

【述要】

《素问·五脏生成》："人有大谷十二分，小溪三百五十四名，少十二俞，此皆卫气之所留止，邪气之所客也。"此处提出了大谷与小溪，古人对腧穴形态与功能认识的重要范畴。

古人对体表解剖的描述，常借助自然界的事物以比喻之。细究之，"脉"与"腧穴"其实也是自然界的事物借用于人体组织描述的。溪谷在自然界中很常见，古人将人体体表肌肉或骨节之间的缝隙以"溪谷"名之。《素问·气穴论》："肉之大会为谷，肉之小会为溪，肉分之间，溪谷之会。以行荣卫，以会大气。"大的缝隙（凹陷）为谷，小的缝隙为溪，符合自然界中溪与谷的特征。

"卫气之所留止，邪气之所客也，针石缘而去之"，在《五脏生成》中，对大谷、小溪的功能说明明显提示溪谷是腧穴范畴，"卫气留止"，述其生理功能，腧穴的主要功能即是藏气之所，如"气府""气穴"的名称本身就是具有功能意味的；"邪气所客"述腧穴病理；"针石缘而去之"说明是针刺施术的部位。三者已然是腧穴功能特点的全面叙述。《素问·气穴论》："溪谷三百六十五穴会，亦应一岁"，也很明确的提示了溪谷是腧穴概念。

注家意见有分歧，部分注家将该处的溪谷理解为经络概念，如杨上善："小曰谿，大曰谷，谿谷皆流水处也。故十二经脉名为大谷，三百六十五络名曰小谿"；王冰："大经所会，谓之大谷也。十二分者，谓十二经脉之部分。小络所会，谓之小溪也"。亦有将谷理解为经脉，溪理解为腧穴者，如马莳："大经所会谓之大谷，十二分者，十二经脉之部分也。小络所会谓之小溪，穴有三百六十五，除十二俞外，止有三百五十三名耳，曰五十四名者，其四字主误也。"将溪与谷都解释为腧穴的有张介宾："大谷者，言关节之最大者也"，"小溪者，言通身骨节之交也"，"是溪谷虽以小大言，而为气血之会则一，故可以互言也。"不过张介宾将大谷小溪单纯地理解为骨节，失于局限。张志聪的解读"溪谷者，分肉之交会处也"，其基本旨意也是指腧穴。

体表观察是古人形成经脉或腧穴认识的基本方法之一。谷与溪都是自然界的常见地貌，古人以之喻体表的凹陷与缝隙，是一种简单的比附。至于十二分，三百五十四名，也是援引天数，大谷十二，或者还可以在体表作些对应，三百五十四小溪，基本是虚指了。谷溪在自然界中可供水流，可藏风气，在体表的凹陷自然也可以视为气血输注贮藏之所，故渐渐有了腧穴的意义，气之转输，即成经脉。事实上，早期经脉与腧穴的概念有很大的交叉性，只不过在古人的观念系统里，经脉渐渐成为身体不同部位之间的联系的通道，腧穴则成为贮气之所，同时也是邪气所凑之处，刺砭施术的部位。《黄帝内经》中“溪谷”的概念大约包括了古人对腧穴的形态与功能的认识。

（张树剑）

三百六十五气穴应一岁

【古代文献精选】

1.《素问·气穴论》

黄帝问曰：余闻气穴三百六十五，以应一岁，未知其所，愿卒闻之。

……

脏俞五十穴，腑俞七十二穴，热俞五十九穴，水俞五十七穴，头上五行行五，五五二十五穴，中䏚两旁各五，凡十穴，大椎上两旁各一，凡二穴，目瞳子浮白二穴，两髀厌分中二穴，犊鼻二穴，耳中多所闻二穴，眉本二穴，完骨二穴，项中央一穴，枕骨二穴，上关二穴，大迎二穴，下关二穴，天柱二穴，巨虚上下廉四穴，曲牙二穴，天突一穴，天府二穴，天牖二穴，扶突二穴，天窗二穴，肩解二穴，关元一穴，委阳二穴，肩贞二穴，喑门一穴，齐一穴，胸俞十二穴，背俞二穴，膺俞十二穴，分肉二穴，踝上横二穴，阴阳跻四穴，水俞在诸分，热俞在气穴，寒热俞在两骸厌中二穴，大禁二十五，在天府下五寸。凡三百六十五穴，针之所由行也。

帝曰：余已知气穴之处，游针之居，愿闻孙络谿谷，亦有所应乎？岐伯曰：孙络三百六十五穴会，亦以应一岁，以溢奇邪，以通荣卫，荣卫稽留，卫散荣溢，气竭血著，外为发热，内为少气，疾泻无怠，以通荣卫，见而泻之，无问所会。帝曰：善。

……

谿谷三百六十五穴会，亦应一岁。其小痹淫溢，循脉往来，微针所及，与法相同。

2.《素问·气府论》

……足少阴舌下，厥阴毛中急脉各一，手少阴各一，阴阳跻各一，手足诸鱼际脉气所发者，凡三百六十五穴也。

3.《针灸甲乙经·头直鼻中发际旁行至头维凡七穴第一》卷三

黄帝问曰：气穴三百六十五，以应一岁，愿闻孙络溪谷，亦各有应乎？岐伯对曰：孙络溪谷，三百六十五穴会，以应一岁，以洒（《素问》作溢）奇邪，以通荣卫。

4.《太素·顺养》卷二

邪害空窍，（空窍，谓三百六十五穴也。君不修德和阳气者，则疵疠贼风入人空窍，伤害人也。）

5.《太素·十二水》卷五

足太阳深五分，留七呼。足少阳深四分，留五呼。足阳明深六分，留十呼。足太阴深三分，留四呼。足少阴深二分，留三呼。足厥阴深一分，留二呼。（问曰：十二经脉之气，并有发穴，多少不同，然则三百六十五穴各属所发之经。此中刺手足十二经者，为是经脉所发三百六十五穴？为是四肢流注五脏三十输及六腑三十六输穴也？答曰：其正取，四肢三十输及三十六输。余之间穴，有言其脉发会其穴，即属彼脉，故取其脉者，即是其脉所发之穴也。问曰：此手足阴阳所刺分数，与《明堂》分数大有不同，若为取定？答曰：此及《明堂》所刺分数各举一例，若随人随病，其例甚多，不可一概也。）

6.《太素·气穴》卷十一

黄帝问岐伯曰：余闻气穴三百六十五，以应一岁，未知其所谓，愿卒闻之。（三百六十五穴，十二经脉之气发会之处，故曰气穴也。）岐伯稽首再拜曰：窘乎哉问也！其非圣帝，孰能穷其道焉？固请溢意尽言其处。黄帝捧手遵循而却曰：夫子之开余道也，目未见其处，耳未闻其数，而目以明、耳以聪矣。（遵循，音逡巡。穷，究寻也。溢意，纵志也。处，三百六十五穴也。捧手，端拱也。遵循而却，服膺之动也。虽未即事见闻，因言具知，故已聪明也。）

……

（昔神农氏录天地间金石草木三百六十五种，法三百六十五日，济时所用。其不录者，或有人识用，或无人识者，盖亦多矣。次黄帝取人身体三百六十五穴，亦法三百六十五日。身体之上，移于分寸，左右差异，取病之输，实亦不少。至如《扁鹊灸经》取穴及名字，即大有不同。近代《秦承祖明堂》《曹子氏灸经》等，所承别本，处所及名，亦皆有异。而除痾遣疾，又复不少，正可以智量之，适病为用，不可全言非也。而并为非者，不知大方之论。所以此之量法，圣人设教有异，未足怪之也。）

黄帝问于岐伯曰：余以知气穴之处，游针之居，愿闻孙络溪谷亦有所应乎？岐伯曰：孙络三百六十五穴会，以应一岁，（以下言孙络之会也。十五络脉从经脉生，谓之子也。小络从十五络生，乃是经脉孙也。孙络与三百六十五穴气会，以法一岁之气也。）以洫奇邪，以通营卫。（洫，谓沟洫，水行处也。孙络行于奇邪营卫之气，故曰洫。）

7.《太素·气府》卷十一

手少阴各一，阴阳乔各一，手足诸鱼际气所发者，凡三百六十五穴。（手少阴左右二穴。阴乔所生照海，阳乔所起申脉，左右四穴。手鱼际、足鱼际、足太阴脉太白二，□□有十穴。总二十六脉，有三百八十四穴。此言三百六十五穴者，举大数为言，过与不及，不为非也。三百八十四穴，乃是诸脉发穴之义，若准《明堂》，取穴不尽，仍有重取，以此……）

8.《太素·虚实所生》卷二十四

夫十二经脉者，皆络三百六十五节，节有病必被经脉，经脉之病皆有虚实，何以合之？（节，即气穴也。但十二经脉被三百六十五穴，则三百六十五穴所生之病甚多，非唯五脏五脉独生十种虚实者。）

9.《铜人腧穴针灸图经·新铸〈铜人腧穴针灸图经〉序》

天之数十有二，人经络以应之，周天之度，三百六十有五，人气穴以应之。上下有纪，左右有象，督任有会，腧合有数，穷妙于血脉，参变乎阴阳，始命尽书其言，藏于金兰之室。

10.《难经集注·六十三难》

日数始于甲，故以井为始也。

（丁曰：十二经气穴三百六十五穴，皆以井为始，各有其终矣。）

11.《针灸问对·周身经穴相去分寸歌》卷下

曰：天有三百六十五度，人身孔穴上应天度，亦有三百六十五穴，穴俞相去远近而以中指中节横纹为寸，不思人有身长指短者，有指长身短者，以此为准，宁无误耶？

12.《素问注证发微·痹论》

（按：三百六十五穴皆可以言俞，今曰俞者，凡六腑之穴皆可以入邪，而王注只以足太阳经在背之六俞穴为解，则又理之不然者也。若只以井、荥、俞、原、经、合之俞穴解之，犹未尽通，况背中之六俞乎？）

13.《素问注证发微·气穴论》

凡三百六十五穴，针之所由行也。（通共计之有三百五十七穴，其天突、大椎、上脘、关元俱在内，天突、关元、环跳俱重复，想有脱简，故不全耳。）

……

黄帝曰：余已知气穴之处，游针之居……无问所会。（此言孙络亦应一岁之数，其有奇邪为病，当泻之也。孙络者，其络尤盛，如子化而为孙，不特十五络而已，言孙络亦会于三百六十五穴，亦以应一岁也。奇邪者，不正之邪也，一值此邪，则渐至外为发热，而内为少气，须当急泻无怠，以通营卫可也，何必问其所会而始治之乎？）

……

溪谷三百六十五穴会，亦应一岁。其小痹淫溢，循脉往来，微针所及，与法相同。（此言溪谷亦应一岁之数，其有奇邪为病，当调之也。应一岁者，言亦有三百六十五也。）

14.《类经·经络类·七》卷七

黄帝问曰：余闻气穴三百六十五，以应一岁，未知其所，愿卒闻之。（人身孔穴，皆气所居，本篇言穴不言经，故曰气穴。周身三百六十五气穴，周岁三百六十五日，故以应一岁。卒，尽也。）

……凡三百六十五穴，针之所由行也。（自脏俞五十穴至此，共三百六十五穴。若连前移附针刺类原文所列天突、十椎、胃脘、关元四穴，则总计三百六十九穴。内除天突、关元及头上二十五穴俱系重复外，实止三百四十二穴。盖去古既远，相传多失，必欲考其详数不能也。）

15.《类经·经络类·八》卷七

帝曰：余已知气穴之处，游针之居，愿闻孙络溪谷亦有所应乎？（游针之居，针所游行之处也。孙络，支别之小络也。溪谷义见后。）岐伯曰：孙络三百六十五穴会，亦以应一岁。（孙络之云穴会，以络与穴为会也。穴深在内，络浅在外，内外为会，故曰穴会。非谓气穴之外，别有三百六十五络穴也。）……溪谷三百六十五穴会，亦应一岁。（有骨节而后有溪谷，有溪谷而后有穴俞，人身骨节三百六十五，而溪谷穴俞应之，故曰穴会，亦应一岁之数。）……岐伯曰：孙络之脉别经者，其血盛而当泻者，亦三百六十五脉，并注于络，传注十二络脉，非独十四络脉也。（三百六十五脉，即首节三百六十五穴会之义。孙络之多，皆传注于十二经之大络，非独十四络穴也。络有十五而此言十四，内大包即脾经者。）

16.《类经·经络类·九》卷七

手足诸鱼际脉气所发者，凡三百六十五穴也。（手足诸鱼际，言手足鱼际非一也。然则手足掌两旁丰肉处，皆谓之鱼。此举诸鱼际为言者，盖四肢为十二经发脉之本，故言此以明诸经气府之纲领也。总计前数，共三百八十六穴，除重复十二穴，仍多九穴，此则本篇之数。愚按：《气穴论》言气穴三百六十五以应一岁，而《气府论》复言三百六十五，其数既多，又将何所应乎？余尝求之天道，此正所以应人也。夫天象有竖有横，有经有纬，经分南北，纬分东西，如岁数之应天者，特以纬度言之耳，而天之四正四隅，盖无往而非此数。其在人者，故有气穴、气府及孙络、溪谷、骨度之分，亦无往而不相应，此正天人气数之合也。今考之气穴之数，则三百四十二，气府之数则三百八十六，共七百二十八穴，内除气府重复十二穴，又除气穴、气府相重者二百一十三穴，实存五百零三穴，是为二篇之数。及详考近代所传十四经俞穴图经总数，通共六百六十穴，则古今之数，已不能全合矣。此其中虽后世不无发明，而遗漏古法者，恐亦不能免也。）

17.《素问集注·阴阳应象大论》

（气穴者，经气所注之穴，有三百六十五穴，以应一岁，而各有定处，各有定名也。溪谷者，大小之分肉，连于骨而生起也。分部者，皮之分部也。皮部中之浮络，分三阴三阳，有顺有逆，各有条理也。言天地之四时阴阳，尽有经纬纪纲，应人形之外内，皆有表有里也。）

18.《素问集注·五脏生成》

人有大谷十二分，小溪三百五十四名，少十二俞，此皆卫气之所留止，邪气之所客也，针石缘而去之。（此言卫气之行于溪谷也。溪谷者，分肉之交会处也。《气穴论》曰：肉之大会为谷，肉之小会为溪，分肉之间，溪谷之会，以行荣卫，以会大气，溪谷三百六十五穴会，亦应一岁。人有大谷十二分者，肉之大分处也。小溪三百五十四名者，肉之小分处也。分者，肉分而有纹理也。名，穴名也。盖肉分之间而有交会，交会之处而有穴名也。溪谷之数，以应一岁者，岁止三百六十日，内朔虚六日，止三百五十四日以应小溪之数也。少十二俞者，言大谷十二分，而有十二俞穴也。气盈五日九百四十分。朔虚五日，九百四十分，共计十二日，以应十二俞也。以岁之三百五十四日，合气盈朔虚之十二日，共三百六十五日有奇，以成一岁，故日期三百有六旬有六日，以闰月定四时而成岁也。卫气者，行于脉外，温分肉，充皮肤，肥腠理，司开合者也。此腠理分肉之间，皆卫气之所留止，卧出而风吹之，则血凝而为痹厥矣。针石缘而去之者，言分肉之间，亦有三百六十五穴也。杨君立问曰：《气穴论》云气穴三百六十五，以应一岁。今则三百六十六矣。曰：岁缘三百六十六日，而少有不足，故合而论之，则曰三百六十五日，今分而论之，则每岁有三百五十四日，而又有气盈朔虚之十二日也。）

19.《素问集注·诊要经终论》

故春刺散俞，及与分理，血出而止，甚者传气，间者环也；（……夫经俞、络脉、溪谷，各有三百六十五穴，皆脏腑之气所游行，是以四时之刺，或在皮肤，或在俞穴也。）

20.《素问集注·针解》

……人肝目应之九，（肝开窍于目，九窍之一也。一之九者，九而九之，九九八十一也。）九窍三百六十五。（《六节藏象论》曰：天以六六之节，以成一岁；人以九九制会，计人亦有三百六十五节，以为天地久矣。是人之经脉，有三百六十五穴；孙络，有三百六十五穴；溪谷之分，亦有三百六十五穴；节之交，亦有三百六十五会，皆外通于九窍，内本于九脏者也。）

21.《素问集注·气穴论》

（此言寒热之邪，皆从气分而出。夫百病之始生也，皆生于风雨寒暑。风暑，天之阳热，雨水，地之阴寒。感天地之寒热，病吾身之阴阳，是气分之邪，当从气分而出，故名之曰《气穴论》。谓以上三百六十五穴，以应周天之气数，所以取气，所以泻邪者也。）……凡三百六十五穴，针之所由行也。（自天突、十椎、上纪、关元、至厌中二穴，共计三百六十四穴，然内多重复，想有简脱，故不全耳。）

22.《素问集注·气府论》

足太阳脉气所发者七十八穴。（脉者，血气之府。穴者，脉气所发。此篇无问答之辞，而曰论者，伯承上章复论三阳经脉气所发者，亦三百六十五穴，以应周天之数。盖阳者，天气也，主外；阴者，地气也，主内。故只论手足之三阳，而不及于阴也。）

……

凡三百六十五穴也。（手足三阳经脉气所发者，二百九十八穴，督、任、冲脉所发者七十八穴，五脏脉气所发者十穴，阴阳跻四穴，通共三百九十穴。内太阳经内，重督脉五穴，重足少阳十穴；手阳明内，重大迎二穴；手少阳内，重悬厘二穴，风池二穴，天窗二穴，颧髎二穴，共重二十五穴。除去所重，实三百六十五穴也。）

23.《灵枢集注·本输》

（夫经脉有三百六十五穴会，络脉有三百六十五穴会，孙络亦有三百六十五穴会，经脉宽大，孙络窄小，故有阔数之度也。）

24.《素问经注节解·气穴论》卷六

（气穴者，谓周身三百六十五穴，为气脉通流之处，可以按穴而针灸，故云气穴也。）

25.《素问经注节解·气府论》卷六

（足太阳膀胱为肾之腑，足少阳胆为肝之腑，足阳明胃为脾之腑，手太阳小肠为心之腑，手少阳三焦为心包之腑，手阳明大肠为肺之腑，篇中所言，盖六腑之气穴也，故云气府。后更附督、任、冲脉，居奇经之三，手、足少阴、厥阴及阴阳跻，以合三百六十五穴之数焉。）

26.《素问直解·气穴论》

（气穴者，一身之气，循行三百六十五穴也。孙络谿谷，亦三百六十五会，皆应一岁之数。帝愿闻真数，而藏金兰之室，署曰气穴所在，是为《气穴论》也。）

黄帝问曰：余闻气穴三百六十五，以应一岁，未知其所，愿卒闻之。（周天三百六十五度，一岁三百六十五日。人身气穴亦三百六十五会，以应一岁之数，而气穴所在，愿尽闻之。）

……

凡三百六十五穴，针之所由行也。（承上文而总结之，凡三百六十五穴，以应一岁之数，为针之所由行，皆气穴之所在也。自天突至天府下五寸，共三百六十六穴。一岁三百六十五日而有奇，周天三百六十五度，四分度之一，则三百六十六数相吻合也。按头上五行行五，及天突、关元、厌中、巨虚上下廉，穴有重复，而一岁之数，毫无错也。此一节言气穴三百六十五，以应岁数，皆针之所由行也。）

27.《素问直解·气府论》

（伯承上篇《气穴论》，而复言气府也。手足三阳之脉，六腑主之。故脉气所发之穴，即为气府。手足三阳，合督任冲脉，凡三百六十五穴，亦应一岁之数，所以承气穴而补其未尽之义。）

……

手足诸鱼际脉气所发者，凡三百六十五穴也。（此举手足鱼际之脉，以明手鱼际属手太阴，足鱼际属足太阴。而三百六十五穴之脉，皆主于手足之太阴也。手大指后、白肉隆起如鱼腹，为鱼际穴。手足诸鱼际，谓足大趾后，亦有白肉隆起，皆可谓之鱼际。手足鱼际，凡四穴。手之脉气，手太阴鱼际主之。足之脉气，足太阴鱼际主之。故手足诸鱼际脉气所发者，凡三百六十五穴，以明手足三阳三阴，周身脉气，而为手足太阴之所主也。此一节，举督脉、任脉、冲脉，及手足阴阳之脉，合三百六十五穴，而统于形身之气府也。按：本篇脉气所发之穴，手足三阳计二百九十六穴，督脉至鱼际计九十穴，共三百八十六穴，除督脉发际后至脑户、强间、后顶、百会、前顶、囟会、上星、神廷八穴，重于太阳，足少阳直目上发际内各五，其正营、承灵、脑空左右六穴，亦重于太阳。又手足阳明重大迎、骨空二穴，手少阳手太阳重𩩲骨下巨髎二穴，冲脉任脉重横骨二穴。足少阴舌下与喉中央，重廉泉一穴，除所重二十一穴，乃三百六十五穴，亦以应一岁之数。上篇合重复之穴，成三百六十六穴，此篇除重复之穴，成三百六十五穴，所以承上篇而补其未尽之义者如此。）

28.《素问识·气穴论》

凡三百六十五穴。【吴云：自脏俞至此，并重复，共得四百零七穴。除重复，约得三百五十八穴。盖世远经残，不可考也。马云：通共计之，有三百五十七穴，其天突、大椎、上脘、关元，俱在内。天突、关元、环跳，俱重复，想有脱简，故不全耳。张云：自脏俞五十穴至此，共三百六十五穴，若连前天突、十椎、胃脘、关元四穴，则总计三百六十九穴。内除天突、关元，及头上二十五穴，俱系重复外，实止三百四十二穴。盖去古既远，相传多失。志云：自天突、十椎、上纪、关元，至厌中二穴，共计三百六十四穴，然内多重复。高云：自天突至天府下五寸，共三百六十六穴。（此乃不除重复。）一岁三百六十五日而有奇，周天三百六十五度四分度之一，则三百六十六，数相吻合也。简按：以上诸说，纷纭不一。今查之，自脏俞至五里，凡三百五十七穴。】

溪谷三百六十五穴会。（吴云：此又言溪谷，亦三百六十五穴，盖在诸经孙络之内，非复别有三百六十五穴。张云：有骨节而后有溪谷，有溪谷而后有穴俞，人身骨节三百六十五，而溪谷穴俞应之，故曰穴会。亦应一岁之数。）

29.《素问识·气府论》

凡三百六十五穴也。（吴云：凡三百九十八穴，除去重出四穴，实多二十九穴。张云：共三百八十六穴，除重复十二穴，仍多九穴。简按：志、高强合三百六十五穴之数，不可凭焉。）

【述要】

“三百六十五气穴应一岁”，语出《素问·气穴论》，是对人身穴数的观念性论述，人身三百六十五个穴，应于一年三百六十五天数，即“天人相应”。此外，经文中尚有多处关于人身之数合于天数三百六十五的内容，包括“穴”“孙络”“谿谷”“脉气所发”等。

古代常于人之身形部位赋以特定数目，这些数往往出于合于天时的考虑，多为虚指，此处的“三百六十五气穴”亦属此类。据《黄帝内经》所载，人身经穴其实尚未达到300多，有穴名和明确定位者更少。因此，这里说“气穴”有“三百六十五”，实为虚指，为的是说明人身体表通过刺激可调节气机的部位之多。正如经文所言，是“应一岁”而已。在这个意义上，人有经脉十二，气穴三百六十五，皆是“法于天时，和于术数”的体现。

此外，《素问·气穴论》中还有“孙络三百六十五穴会”“谿谷三百六十五穴会”的论述，其后皆言“亦以应一岁”。从表述上，“穴会”之谓，体现出古人对孙络与谿谷的认识。孙络为细小络脉，其间有交会之处，便可称之为气之“穴会”；而谿谷，正如《素问·气穴论》所言，“肉之大会为谷，肉之小会为溪，肉分之间，溪谷之会，以行荣卫”，是以“溪”与“谷”的隐喻，说明气的交会之处，只不过，从层次上，谿谷较孙络之会更深。《素问·气府论》最后有“脉气所发者，凡三百六十五穴”，这进一步将气穴与经脉关联。

后世对“三百六十五气穴”的运用多承袭《黄帝内经》之义，至《灵枢集注·本输》中，有“经脉有三百六十五穴会，络脉有三百六十五穴会，孙络亦有三百六十五穴会”的讨论，此时的“穴会”已无法直接理解为经穴、甚至腧穴概念了，而在于说明人身体表不同深浅层次均有这些气血交融、贯通、输注之处的内涵。

现代临床中对腧穴数目的认识多基于《针灸甲乙经》之后逐渐固定下来的经穴定位。透过这一现象，似乎可以认识到，古人所以能在几千年前论及腧穴时以虚指之数来描述，并不完全出于“和于术数”的考虑，实也暗示体表刺激部位本就是一种灵活的、随不同人身状况而变的概念，虽然现在已有随时间凝固下来的经穴，但在实践运用中还应重新思考“穴”的精髓与本义。对于“三百六十五气穴应一岁”，也许，我们曾经过多关注“三百六十五”究竟有哪几处、哪几个，也过多沉迷于“应一岁”之玄妙的文化观念，而忽略了“气穴”这一反映腧穴概念本质的术语内涵。

（姜　姗　赵京生）

气穴所发，各有处名

【古代文献精选】

1.《素问·阴阳应象大论》

帝曰：余闻上古圣人，论理人形，列别脏腑，端络经脉，会通六合，各从其经。气穴所发，各有处名；溪谷属骨，皆有所起；分部逆从，各有条理；四时阴阳，尽有经纪；外内之应，皆有表里。其信然乎？

2.《重广补注黄帝内经素问·阴阳应象大论》

（六合，谓十二经脉之合也。《灵枢经》曰：太阴阳明为一合，少阴太阳为一合，厥阴少阳为一合，手足之脉各三，则为六合也。手厥阴则心包络脉也。《气穴论》曰：肉之大会为谷，肉之小会为溪，肉分之间，溪谷之会，以行荣卫，以会大气。属骨者，为骨相连属处。表里者，诸阳经脉皆为表，诸阴经脉皆为里。）

3.《针灸集书·气穴所发各有处名》卷上

必先穷其经脉之所行，然后察其经腧之所在。盖因经而得穴腧之名，由名而知所处之部也。是以手足三阴从足走胸而自胸至手，手之三阳从手走头而自头至足。经气所发之穴，切其所陷而方真；气穴所处之名，考其本经而可见，夫如是则循经取穴之理灼然而明矣。《内经》曰：气穴所发各有处名，意蕴诸此。尝谓善言天者，必以验于人；善言人者，必以合于天，不可不穷其理也。故天有十二月，人经脉以应之；周天之度三百六十有五，人气穴以应之。上下有纪，左右有象，督脉有会，腧穴有数。苟不达此，妄行灸刺，究艾坏肝，投针而失位，非徒无益，而反害之也。然而，气穴所发可不知其所处之名乎？……昔者黄帝处于法宫之中，坐于明堂之上，受业于岐伯，传道于雷公。论理人形，列别脏腑，端络经脉，会通六合。至于各从其经气血所发，欲以此于物象而明之，如阴谷、阳谷之属，阴陵泉之类，则穴输物象之理皆可得而推也。噫！气穴所发之说，圣人著于《阴阳应象大论》，厥有旨哉！

4.《素问注证发微·阴阳应象大论》

【帝问上古圣人，人有形体则论理之，（如《灵枢》骨度、脉度等篇。）人有脏腑则别列之，（如《灵枢》经水、肠胃、海论等篇。）人有经脉则端络之，（如《灵枢·经脉》等篇。）脉有六合则会通之，（如《灵枢·经别》篇有六合。）使之各从其经。凡气穴所发，各有其处，且有其名。（如本经有《气穴论》。）肉之大会为谷，小会为溪。凡溪谷属骨，皆有所起。（如本经有《气穴论》《气府论》《骨空论》等篇。）分部逆从，各有条理。（如本经有《皮部论》等篇。）四时阴阳，尽有经纪。（如本篇下节所云。）外内之应，皆有表里。（如本经《血气形志论》有太阴与阳明为表里之谓。）】

5.《类经·藏象类·五》卷三

帝曰：余闻上古圣人，论理人形……皆有表里，其信然乎？（论理，讲求也。列别，分辨也。端，言经脉之发端。络，言支脉之横络。两经交至谓之会，他经相贯谓之通。十二经之表里谓之六合。气穴溪谷、分部逆从等义，如《经脉》篇，及《气穴》《气府》《皮部》《骨空》等论，各有详载，而此篇所答，则惟四时五行藏象气味之化，其他则散见各篇也。）

6.《素问集注·阴阳应象大论》

（帝言人之脏腑形身，与天之四时、阴阳、外内相应，惟上古圣人，能论理人形，与天地参合，是以岐伯论天之五方、五气、五色、五音，地之五行、五味，以应人之五体、五脏、五窍、五志也。六合，谓十二经脉之合也。足太阳与足少阴为一合，足少阳与足厥阴为二合，足阳明与足太阴为三合，手太阳与手少阴为四合，手少阳与手厥阴为五合，手阳明与手太阴为六合，各从其经正而相通也。气穴者，经气所注之穴，有三百六十五穴，以应一岁，而各有定处，各有定名也。溪谷者，大小之分肉，连于骨而生起也。分部者，皮之分部也。皮部中之浮络，分三阴三阳，有顺有逆，各有条理也。言天地之四时阴阳，尽有经纬纪纲，应人形之外内，皆有表有里也。）

7.《素问直解·阴阳应象大论》

（别，音逼，下俱同。处，去声。帝既以寒热清浊，水火气味，四时五行，申明阴阳应象之理，义有未尽，谓上古圣人，能体天地之阴阳，而应象于人身，必能以人身之阴阳，而应象于天地，故问于岐伯曰：余闻上古圣人，论理人形，于人形之中，而列别脏腑，本脏腑而端络十二经脉。端，直；络，横也。于十二经脉之中，而会通手足三阳三阴之六合，其于脏腑经脉六合，各从其经；气穴所发，各有处有名；小会之溪，大会之谷，连属于骨，皆有所起；六气分部，或逆或从，各有条理；四时阴阳，尽有经常之纲纪；外内之应，皆有浅深之表里，其信然乎？）

【述要】

《素问·阴阳应象大论》提出的“气穴所发，各有处名”，其内涵有两层，一为“气穴所发”，二为“各有处名”。

所谓“气穴”，即是古人对腧穴的一种称谓，提示了古人对腧穴的功能与形态的理解，古人认为腧穴是藏气之所，亦可称“气府”。张志聪谓“气穴者，经气所注之穴，有三百六十五穴，以应一岁”。穴即是体表的凹陷，《黄帝内经》中的腧穴多具有体表凹陷的特征。而“气穴所发”，具有初始的腧穴归经的意味。《黄帝内经》中“井、荥、输、经、原、合”“根、溜、注、入”“六腑下俞”等都被后世归入了相应的经脉。在《素问·气府论》有某某脉“脉气所发”的说法，可以看作是早期的腧穴归经的雏形。《黄帝明堂经》《针灸甲乙经》将四肢部位的腧穴归经，此时，腧穴的名称与定位渐趋固定。宋代王惟一奉诏编修《铜人腧穴针灸图经》，“考《明堂》气穴经络之会，制铜人式，又纂旧闻，订正讹缪”，在《明堂》《甲乙》的基础上增补5穴，成354穴，全部归于十二经脉与任督二脉，因其影响，后世一直沿用。

各有处名，注家的解释多数没有异义。马莳《素问注证发微》：“凡气穴所发，各有其处，且有其名”；张志聪《集注》：“而各有定处，各有定名也”；高世栻《素问直解》：“气穴所发，各有处有名”。唯有《针灸集书》中提出了一个更具有临床价值的解释：“经气所发之穴，切其所陷而方真；气穴所处之名，考其本经而可见，夫如是则循经取穴之理灼然而明矣。《内经》曰气穴所发各有处名，意蕴诸此。”“切其所陷而方真”，与《针经指南·针经标幽赋》之“在阳部筋骨之侧，陷者为真；在阴部郄腘之间，动脉相应”临床意义相近。

（张树剑）

欲守其神，当知其节

【古代文献精选】

1.《灵枢·九针十二原》

节之交，三百六十五会，知其要者，一言而终，不知其要，流散无穷。所言节者，神气之所游行出入也，非皮肉筋骨也。

2.《灵枢·小针解》

节之交，三百六十五会者，络脉之渗灌诸节者也。

3.《太素·九针要解》卷二十一

节之交三百六十五会者，脉络之渗灌诸节者也。（数人骨节，无三百六十五，此名神气游行出入之处为节，非皮肉筋也，故络脉渗灌三百六十五空穴，以为节会也。）

4.《灵枢注证发微·九针十二原》

[此言节之所交，正神之所出入，此其为要之当知也。凡节之所交，计三百六十五会，实经络渗灌诸节者也。此节者，乃要之所在，故能知其要，可一言而终，不知其要，则流散无穷矣。（此四句，又见《素问·至真要大论》，但彼以司天，在泉之寸尺左右应与不应言之。）且节者，即神气之所游行出入也，非皮肉筋骨之谓也。由此观之，则欲行针者，当守其神，而欲守其神者，当知其节。学者可不于三百六十五会而求之哉！]

5.《类经·经络类·十四》卷八

节之交，三百六十五会，知其要者，一言而终，不知其要，流散无穷。（人身气节之交，虽有三百六十五会，而其要则在乎五腧而已，故知其要则可一言而终，否则流散无穷而莫得其绪矣。）所言节者，神气之所游行出入也，非皮肉筋骨也。（神气之所游行出入者，以穴俞为言也，故非皮肉筋骨之谓，知邪正之虚实而取之弗失，即所谓知要也。《小针解》曰：节之交，三百六十五会者，络脉之渗灌诸节者也，即此神气之义。）

6.《类经图翼·经络二·井荥腧经合解》卷四

然经络遍身，无往非穴，今各经之井、荥、腧、经、合穴，皆在手足而不逾肘膝者，正以手肘、足膝，是为四关。四关者，乃关节之处，所以系周身三百六十五节之气也。本篇曰："节之交，三百六十五会。"所言节者，神气之所游行出入，非皮肉筋骨也。又曰："四关主治五脏。"是知周身经络，皆不出于四关，而十二经之要穴，皆不离于手足。欲求经络之妙者，必加意于关节之会焉。

7.《素问集注·骨空论》

夫人有三百六十五节，节之交，神气之所游行出入。骨空者，节之交会处也。

8.《灵枢集注·九针十二原》

节之交，三百六十五会。知其要者，一言而终，不知其要，流散无穷。所言节者，神气之所游行出入也，非皮肉筋骨也。[此言刺节者，当知神气之所出入也。神气者，正气也，所受于天与谷气并而充身者也。故知其要，一言而终，不知其要，流散无穷，此络脉之渗灌诸节，非皮肉筋骨也。（眉批：血者，神气也。二十七气，三百六十五会，总属血气之流行。故曰："知其要者，一言而终"。）]

9.《灵枢集注·痈疽》

（姚士因曰：节之交，骨空处也，周身三百六十五节，而四肢有十二大节，皆髓孔易髓之处。）

10.《素问灵枢类纂约注·经络第二》卷上

节之交，三百六十五会。所言节者，神气之所游行出入也，非皮肉筋骨也。（欲行针者，当守其神，欲守神者，当知其节。此言刺法。然经穴所过，凡医皆当知之，故次于此。《九针十二原》）

11.《素问绍识·六节藏象论》

三百六十五节（先兄曰：《春秋繁露》人有三百六十节，偶天之数也。《淮南子》天有十二月，以制三百六十日。人有十二肢，以使三百六十节。坚按，《九针十二原》曰：节之交三百六十五会，又曰所言节者，神气之所游行出入也，非皮肉筋骨也。盖《十二原》所言，即系穴俞气穴，论文足以互证。）

12.《针灸逢源·〈灵枢·九针十二原篇〉》卷一

节之交，三百六十五会，（络脉之渗灌诸节者也）。所言节者，神气之所游行出入也，非皮肉筋骨也（节者，即神气之所游行出入，以穴腧为言也）。

【述要】

马莳注《灵枢·九针十二原》："则欲行针者，当守其神，而欲守其神者，当知其节"，应当是对《九针十二原》中"节之交，三百六十五会"一句比较准确的注解。所谓"知其要者，一言而终，不知其要，流散无穷"，"守其神，知其节"简明地提出了腧穴的功能与部位特点。

"节之交"是《黄帝内经》中对腧穴的一种称谓，或者说是腧穴概念形成的重要基础。腧穴概念的形成是一个渐进的过程，《黄帝内经》提及多种组织称谓，如"节之交""骨空""气穴"等，共同丰富了腧穴的形态与功能内涵。《九针十二原》中："所言节者，神气之所游行出入也，非皮肉筋骨也。"《灵枢·小针解》："节之交三百六十五会者，络脉之渗灌诸节者也。"两者定义了腧穴的功能，"神气游行之所"以及"络脉渗灌之所"。

注家对"节之交"的认识，均理解为腧穴，如杨上善："数人骨节，无三百六十五，此名神气游行出入之处为节，非皮肉筋也，故络脉渗灌三百六十五空穴，以为节会也"；《类经》："人身气节之交，虽有三百六十五会，而其要则在乎五腧而已"；《针灸逢源》："节者，即神气之所游行出入，以穴腧为言也"；张志聪："此言刺节者，当知神气之所出入也。神气者，正气也，所受于天与谷气并而充身者也”；姚士因：“节之交，骨空处也，周身三百六十五节，而四肢有十二大节，皆髓孔易髓之处。”虽然，注家如杨上善有意无意地将骨节与孔穴分别视之，但实际上，“节之交”从词义本身出发，就是骨节之交会之处，亦即关节，而关节之处的孔陷就是古人对腧穴的一种认识。检索一下腧穴系统定型之后的腧穴部位，关节之处无疑是腧穴的最重要分布区域，如大多数督脉穴，四肢部位的原穴、络穴等。《类经图翼》所言很有见地：“是知周身经络，皆不出于四关，而十经之要穴，皆不离于手足，欲求经络之妙者，必加意于关节之会焉。”

这一范畴的理解十分有助于临床。临床上最为常用的特定穴多在关节周围，适应证非常广，在相应关节或者远端对应关节施以针刺，往往取得捷效。

（张树剑）

十二原出于四关，四关主治五脏

【古代文献精选】

1.《灵枢·九针十二原》

五脏有六腑，六腑有十二原，十二原出于四关，四关主治五脏。五脏有疾，当取之十二原，十二原者，五脏之所以禀三百六十五节气味也。五脏有疾也，应出十二原，十二原各有所出，明知其原，睹其应，而知五脏之害矣。阳中之少阴，肺也，其原出于太渊，太渊二。阳中之太阳，心也，其原出于大陵，大陵二。阴中之少阳，肝也，其原出于太冲，太冲二。阴中之至阴，脾也，其原出于太白，太白二。阴中之太阴，肾也，其原出于太溪，太溪二。膏之原，出于鸠尾，鸠尾一。肓之原，出于脖胦，脖胦一。凡此十二原者，主治五脏六腑之有疾者也。

2.《太素·诸原所生》卷二十一

五脏有六腑，六腑有十二原……十二原出于四关，四关主治五脏，五脏有疾，常取之十二原，十二原者，五脏之所以禀三百六十五节气味者也。（四关，四肢也。此中唯言五脏有十二原生病所由，不言六腑十二原也，五脏在内，原在于外，故五脏有腑皆从外入，所以五脏皆禀十二原也，以其三百六十五节交会穴中，谷之气味皆在中会也。）五脏有疾也，应出于十二原，而原各有所出。（原之脉气，皆出其第三输。）明知其原，睹其应而知五脏之害矣。（明知十二原所出之处，又知内应五脏，则妙达五脏所生之害也。）阳中之少阴，肺也，其原出于太渊，太渊二。（日夕少阴，故曰阳中少阴也。）阳中之大阳，心也，其原出于大陵，大陵二。（日中大阳，故曰阳中大阳也。）阳中之少阳，肝也，其原出于太冲，太冲二。（日出初阳，故曰阳中之少阳也。）阴中之大阴，肾也，其原出于太豀，太豀二。（夜半重阴，故曰太阴也。）阴中之至阴，脾也，其原出于太白，太白二。（上为四脏，阴之至极，故曰至阴也。）鬲之原出于鸠尾，鸠尾一。（膈气在于鸠尾之下，故鸠尾为原也。）肓之原出于脖胦，脖胦一。（肓谓下肓，在脐一寸。脖，蒱忽反。胦，于桑反，谓胦脐也。）凡此十二原者，主治五脏六腑之有疾者也。

3.《针灸大全·标幽赋》卷二

寒热痛痹，开四关而已之。（寒者，身作颤而发寒也。热者，身作潮而发热也。痛，疼痛也。痹，麻木也。四关者，五脏有六腑，六腑有十二原，十二原出于四关，太冲、合谷是也。）

4.《针灸问对》卷上

或曰：经云五脏五俞，五五二十五俞，六腑六俞，六六三十六俞。经脉十二，络脉十五，凡二十七气以上下。所出为井，所溜为荥，所注为俞，所行为经，所入为合。又云五脏有六腑，六腑有十二原者。何谓也?

……

经曰：五脏有六腑，六腑有十二原。十二原出于四关，（言井荥俞经合，手不过肘，足不过膝。）四关主治五脏，五脏有疾，当取之十二原。十二原者，五脏之所以禀三百六十五节气味也。（节之交，三百六十五会者，络脉之渗灌诸节者也。）五脏有疾，应出十二原。明知其原，睹其应，而知五脏之害矣。

5.《灵枢注证发微·九针十二原》

五脏有六腑，六腑有十二原，十二原出于四关，四关主治五脏……凡此十二原者，主治五脏六腑之有疾者也。【此言五脏六腑之有疾者，当取之十二原穴也。内有五脏，外有六腑，以为之表里。脏腑有十二原穴，十二原穴出于四关，四关者，即手肘足膝之所，乃关节之所系也。故凡井、荥、输、经、合之穴，皆手不过肘而足不过膝也。此四关者，主治五脏，凡五脏有疾，当取之十二原，正以十二原者，五脏之所以禀三百六十五节之气味也。故五脏有疾，应出于十二原，十二原各有所出，必明知其原，睹其应，而知五脏之为害矣。故心肺居于膈上，皆为阳。阳中之少阴，肺也，其原出于太渊，左右各一。（掌后陷中，肺脉所注，为输土，针二分，留二呼，灸三壮。阴经无原，输穴代之，余仿此。）阳中之太阳，心也，其原出于大陵，左右各一。（按：大陵系手厥阴心包络经穴所注，为输土，此经代心经以行事，故不曰本经之神门，而曰包络经之大陵，在掌后骨下两筋间，针六分，留七呼，灸三壮。）肾肝居于膈下，而脾居中州，皆为阴。阴中之少阳，肝也，其原出于太冲，左右各一。（足大趾本节后二寸，动脉应手陷中，肝脉所注，为输土，针三分，留七呼，灸三壮。）阴中之至阴，脾也，其原出于太白，左右各一。（足大趾内侧，内踝前核骨下陷中，脾脉所注，为输土，针三分，留七呼，灸三壮。）阴中之太阴，肾也，其原出于太溪，左右各一。（足内踝后跟骨上，动脉陷中。男子妇人病，有此脉则生，无则死。肾脉所注，为输土，针三分，留七呼，灸三壮。）膏之原，出于鸠尾，其穴一。（一名尾翳，一名髑骬，蔽骨之端，在臆前蔽骨下五分。人无蔽骨者，从岐骨下一寸。言其骨垂下如鸠尾形。禁灸。大妙手方可针。）肓之原，出于脖胦，其穴一。（一名下气海，一名下肓，脐下一寸半宛宛中。男子生气之海，针八分，得气泻后宜补之，灸七壮。按：本篇止言五脏之原，而不言六腑，乃以鸠尾、脖胦足之。《难经·六十六难》则五脏之外，言少阴之原出于兑骨，胆之原出于丘墟，胃之原出于冲阳，三焦之原出于阳池，膀胱之原出于京骨，大肠之原出于合谷，小肠之原出于腕骨，则始于十二原为悉耳。）】

6.《类经·经络类·十五》卷八

五脏有六腑，六腑有十二原，十二原出于四关，四关主治五脏，五脏有疾，当取之十二原。（脏腑之气，表里相通，故五脏之表有六腑，六腑之外有十二原，十二原出于四关。四关者，即两肘两膝，乃周身骨节之大关也，故凡井荥腧原经合穴，皆手不过肘，足不过膝，而此十二原者，故可以治五脏之疾。）十二原者，五脏之所以禀三百六十五节气味也，五脏有疾也，应出十二原，十二原各有所出，明知其原，睹其应，而知五脏之害矣。（此十二原者，乃五脏之气所注，三百六十五节气味之所出也，故五脏有疾者，其气必应于十二原而各有所出。知其原，睹其应，则可知五脏之疾为害矣。）阳中之少阴肺也，其原出于大渊，大渊二（心肺居于膈上，皆为阳脏，而肺则阳中之阴，故曰少阴，其原出于大渊二穴，即寸口也。）阳中之太阳心也，其原出于大陵，大陵二（心为阳中之阳，故曰太阳，其原出于大陵，按大陵系手厥阴心主腧穴也。《邪客篇》帝曰：手少阴之脉独无腧，何也？岐伯曰：少阴心脉也，心者五脏六腑之大主也，精神之所舍也，其脏坚固，邪弗能容也，容之则心伤，心伤则神去，神去则死矣。故诸邪之在于心者，皆在于心之包络，包络者心主之脉，故此言大陵也。大陵二穴，在掌后骨下两筋间。）阴中之少阳肝也，其原出于太冲，太冲二（肝脾肾居于膈下，皆为阴脏，而肝则阴中之阳，故曰少阳，其原出于太冲二穴，在足大指本节后二寸动脉陷中。）阴中之至阴，脾也，其原出太白，太白二（脾属土而象地，故为阴中之至阴，其原出于太白二穴，在足大指后内侧核骨下陷中。）阴中之太阴肾也，其原出于太溪、太溪二（肾在下而属水，故为阴中之太阴，其原出于太溪二穴，在足内踝后跟骨上动脉陷中。此上五脏阴阳详义，又见阴阳类五。）膏之原，出于鸠尾，鸠尾一（鸠尾，任脉穴，在臆前蔽骨下五分。）肓之原，出于脖胦，脖胦一（脖胦，即下气海，一名下肓，在脐下一寸半，任脉穴。脖，音孛。胦，音英。）凡此十二原者，主治五脏六腑之有疾者也。（上文五脏之原各二，并膏肓之原，共为十二，而脏腑表里之气，皆通于此，故可以治五脏六腑之有疾者也。）

7.《类经图翼·经络二·井荥腧经合解》卷四

《灵枢·九针十二原篇》曰：五脏五腧，五五二十五腧；六腑六腧，六六三十六腧。所出为井，所溜为荥，所注为腧，所行为经，所入为合。夫所出为井者，如水源出井，其气正深，北方水也；所溜为荥者，荥，小水也，脉气尚微，东方春也；所注为腧者，腧，输也，经由此而输彼，其气方盛，南方夏也；所行为经者，经气大行，正盛于此，应长夏也；所入为合者，脉气由此内行，归合于腑脏，西方金也。（按《六十五难》曰：井者，东方春也，万物之始生，故言所出为井也；合者，北方冬也，阳气入藏，故言所入为合也。似亦近理，但证之本经诸篇，则皆不合，当以经旨为是，因敢僭为改正，义详针刺类第十七。）然经络遍身，无往非穴，今各经之井荥腧经合穴，皆在手足而不逾肘膝者，正以手肘足膝，是为四关。四关者，乃关节之处，所以系周身三百六十五节之气也。本篇曰：节之交，三百六十五会。所言节者，神气之所游行出入，非皮肉筋骨也。又曰：四关主治五脏。是知周身经络，皆不出于四关，而十经之要穴，皆不离于手足，欲求经络之妙者，必加意于关节之会焉。

8.《灵枢集注·九针十二原》

五脏有六腑，六腑有十二原……胀取三阳，飧泄取三阴。【此论气味所生之津液，从脏腑之膏肓，外渗于皮肤络脉，化赤为血，荣于经腧，注于脏腑，外内出入之相应也。津液者，水谷气味之所生也，中膲之气，蒸津液，化其精微，发泄于腠理，淖泽注于骨，补益脑髓，润泽皮肤。是津液注于三百六十五节，而渗灌于皮肤肌腠者也。溢于外则皮肉膏肥，余于内则膏肓丰满。盖膏者，脏腑之膏膜。肓者，肠胃之募原也。气味所生之津液，从内之膏肓，而淖泽于外。是以膏肥之人，其肉淖而皮纵缓，故能纵腹垂腴，外内之相应也。《痈疽章》曰：中膲出气如露，上注溪谷，而渗孙脉。津液和调变化而赤为血，血和则孙脉先满溢，乃注于络脉，皆盈乃注于经脉。阴阳已张，因息乃行，行有经纪，周有道理，与天合同，不得休止。夫溪谷者，皮肤之分肉，是津液外注于皮肤，从孙络化赤而注于脏腑之原经。故曰："十二原者，五脏之所以禀三百六十五节气味也。"四关者，两肘、两腋、两髀、两腘，皆机关之室。真气之所过，血络之所游行者也。十二原出于四关，四关主治五脏者，谓脏合腑，而腑有原，原有关，而关应脏，脏腑阴阳相合，外内出入之相通也，故曰明知其原，睹其应而知五脏之害矣。肝、心、脾、肺、肾，内之五脏也。阳中之少阴，阴中之少阳，五脏之气也。故脏腑有病，取之经脉之原。胀取三阳，飧泄取三阴，此病在三阴三阳之气，而取之气也。（眉批：本经凡取经脉，则曰太渊、大陵之类；凡取脉外之气，则曰少阳、太阳、少阴、太阴。）此节论血气生始出入之原。故篇名《九针十二原》，谓九针之道与阴阳血气之相合也。】

9.《灵枢识·九针十二原》

十二原出于四关。（张云：脏腑之气，表里相通，故五脏之表有六腑，六腑之外有十二原。十二原出于四关。四关者，即两肘两膝，乃周身骨节之大关也。故凡井、荥、腧、原、经、合穴，皆手不过肘，足不过膝。而此十二原者，故可以治五脏之疾。）

【述要】

"十二原出于四关，四关主治五脏"最早载于《灵枢·九针十二原》，其后紧接着有："五脏有疾，当取之十二原……五脏有疾也，应出十二原"，然后列述五脏原穴为太渊、大陵、太冲、太白、太溪左右各两个腧穴，共十个，加膏之原鸠尾、肓之原脖胦各一，总共十二个腧穴，称之为"十二原"。理解这句话的含义关键在于对"十二原"和"四关"的理解，五脏各有一个原穴均位于肘膝关节以下。"膏之原"，《太素·诸原所生》卷二十一作"鬲之原"，杨上善注曰："膈气在于鸠尾之下，故鸠尾为原也。""鬲"，与"膏"字形近似。据李鼎《针灸学释难》考证，膏肓的"膏"字为"膈"字的传误。"肓之原"，《素问·腹中论》："其气溢于大肠而着于肓，肓之原，在齐下"。据《针灸甲乙经》记载为脐下一寸半的气海穴。杨上善注："肓谓下肓，在脐一寸”（《太素·诸原所生》卷二十一）。肓，古代又称“肓膜”，相当现在所称的腹膜[1]。“膏之原”“肓之原”分别位于胸部和脐部。那么，“四关”到底指什么部位呢？考《灵枢·九针十二原》中记载的除膏之原、肓之原之外的10个原穴均位于人体腕、踝关节附近，所以有的将“四关”解释为两肘两膝，有的释为两髀两腋，均不贴切，准确的说法“四关”最初应指腕、踝、膈、脐人体四个重要部位，但后世医家因为逐渐将其理解为十二经脉之原，从而越来越倾向于将四关解释为两肘膝或两腕踝关节。如张景岳注曰：“十二原出于四关，四关者，即两肘两膝，乃周身骨节之大关也”（《类经·经络类·十五》卷八）。张氏进一步论述曰：“今各经之井荥腧经合穴，皆在手足而不逾肘膝者，正以手肘足膝，是为四关。”（《类经图翼·经络二·井荥腧经合解》卷四）

后半句“四关主治五脏”，则用“四关”代指五脏原穴，至于四关如何能够主治五脏疾病的原因，后世医家有一些阐述。如张介宾说：“此十二原者，乃五脏之气所注，三百六十五节气味之所出也，故五脏有疾者，其气必应于十二原而各有所出，知其原，睹其应，则可知五脏之疾为害矣”（《类经·经络类·十五》卷八）。张志聪注曰：“言用针者，贵在得神，四关十二原皆神气之所游行”（《灵枢集注·九针十二原》）。可见，“十二原”所在“四关”部位是五脏原气经过与留止之处，疾病也多反应于此处，针刺时易得其气，因此也是五脏疾病的常用治疗部位。

一些医家在注释时将“四关”包含的腧穴从“十二原”进一步扩大为肘膝以下井荥输经合穴，从而说明十二经脉五输穴对内脏疾病均有治疗作用。如马莳注曰：“故凡井、荥、输、经、合之穴，皆手不过肘而足不过膝也。此四关者，主治五脏，凡五脏有疾，当取之十二原，正以十二原者，五脏之所以禀三百六十五节之气味也”（《灵枢注证发微·九针十二原》）。

还有一些医家将“四关”理解为合谷、太冲两对腧穴。如明代徐凤将合谷、太冲四个腧穴特指四关，较前面所指腧穴范围大大缩小：“四关者，五脏有六腑，六腑有十二原，十二原出于四关，太冲、合谷是也。”李梴《医学入门·附杂病穴法》卷一说：“四关三部识其处。四关，合谷、太冲穴也。十二经原皆出于四关。”《琼瑶神书·琼瑶真人治病手法歌》卷一有：“中风不语刺心经，四关四穴见浮沉”，其四关四穴，应该也是指合谷、太冲四穴。《针灸大成》《类经图翼》等著作均与此同，但这些理解已经偏离了《灵枢·九针十二原》的本义。

综上，对于“四关”的理解历代医家有所不同，五脏十二原穴除“膏之原”“肓之原”外，其余腧穴多在腕踝关节以下，井、荥、输、经、合五输穴则多分布于肘膝关节以下，它们均为脏腑之气出、溜、注、入循行所过之处，因此对脏腑疾病的主治效果明显，如果兼取膈部、脐部的腧穴，则符合近部与远部配合取穴的原则，是治疗脏腑疾病时重要的选穴方法。

【现代参考文献】

[1] 李鼎 . 针灸学释难（重修本）[M]. 上海中医药大学出版社，2006：150-153.

（李素云）

荥输治外经，合治内腑

【古代文献精选】

1.《灵枢 · 邪气脏腑病形》

黄帝曰：余闻五脏六腑之气，荥输所入为合，令何道从入，入安连过，愿闻其故。岐伯答曰：此阳脉之别入于内，属于腑者也。黄帝曰：荥输与合，各有名乎？岐伯答曰：荥输治外经，合治内腑。

黄帝曰：治内腑奈何？岐伯曰：取之于合。黄帝曰：合各有名乎？岐伯答曰：胃合于三里，大肠合入于巨虚上廉，小肠合入于巨虚下廉，三焦合入于委阳，膀胱合入于委中央，胆合入于阳陵泉。

黄帝曰：取之奈何？岐伯答曰：取之三里者，低跗；取之巨虚者，举足；取之委阳者，屈伸而索之；委中者，屈而取之；阳陵泉者，正竖膝予之齐，下至委阳之阳取之。取诸外经者，揄申而从之。

黄帝曰：愿闻六腑之病。岐伯答曰：面热者足阳明病，鱼络血者手阳明病，两跗之上脉竖陷者足阳明病，此胃脉也。

大肠病者，肠中切痛而鸣濯濯，冬日重感于寒即泄，当脐而痛，不能久立，与胃同候，取巨虚上廉。

胃病者，腹䐜胀，胃脘当心而痛，上支两胁，膈咽不通，食饮不下，取之三里也。

小肠病者，小腹痛，腰脊控睾而痛，时窘之后，当耳前热，若寒甚，若独肩上热甚，及手小指次指之间热，若脉陷者，此其候也，手太阳病也，取之巨虚下廉。

三焦病者，腹气满，小腹尤坚，不得小便，窘急，溢则水，留即为胀，候在足太阳之外大络，大络在太阳少阳之间，亦见于脉，取委阳。

膀胱病者，小腹偏肿而痛，以手按之，即欲小便而不得，肩上热若脉陷，及足小指外廉及胫踝后皆热若脉陷，取委中央。

胆病者，善太息，口苦，呕宿汁，心下澹澹，恐人将捕之，嗌中吩吩然，数唾，在足少阳之本末，亦视其脉之陷下者灸之，其寒热者取阳陵泉。

2.《针灸甲乙经·病形脉诊第二（下）》卷四

（按：大肠合于曲池，小肠合于小海，三焦合于天井，今此不同者，古之别法也。又详巨虚上下廉，乃足阳明与大小肠相合之穴也，与胃合三里、膀胱合委中、胆合阳陵泉，以脉之所入为合不同。三焦合委阳，委阳者，乃三焦下辅腧也，亦未见有为合之说。）

3.《太素·腑病合输》卷十一

黄帝曰：余闻五脏六腑之气，荥输所入为合。今何道从入？入安连过？愿闻其故。（问脏腑脉之荥输之合，行处至处也。）岐伯答曰：此阳脉之别入于内，属于腑者也。（此言合者，取三阳之脉别属腑者称合，不取阴脉。以阳脉内属于腑，邪入先至于腑，后至于脏故也。）黄帝曰：荥输与合，各有名乎？岐伯答曰：荥输治外经，合治内腑。（五脏六腑，荥输未至于内，故但疗外经之病。此言合者，唯取阳经属内腑者，以疗内腑病也。）

4.《灵枢注证发微·邪气脏腑病形》

【按：此节曰“荥输治外经”为句，观末云“取诸外经者”自明。彼有以经字连下者，非。且此经字乃经脉之经，即首节“中阳则流于经”之经，非井、荥、输、经、合之经也。

此言荥输治外病，合治内腑，遂举治内腑之合穴以明之也。夫五脏六腑之气脉，虽始于井，而井之所注为荥，所行为输，所经为经，所入为合，是果何道而入？入何连过？伯乃不言五脏之阴脉，止言六腑之阳脉，谓此荥输与合，即阳脉之入于内而属于腑也。盖荥输与合，皆各有名，然荥输之穴，气脉尚在于外，所以治病之在外经脉也。合之穴，气脉则入于内，所以治病之在内腑也。是以内焉之腑曰胃，外焉之合曰三里，故胃与三里而相合也。内焉之腑曰大肠，外焉之合曰巨虚上廉，（此本足阳明胃经之穴，其实为大肠之合。前《本输篇》有云：复下三里三寸为巨虚上廉，复下上廉三寸为巨虚下廉。大肠属上廉，小肠属下廉。）故大肠与巨虚上廉而相合也。内焉之腑曰小肠，外焉之合曰巨虚下廉，（义见上。）故小肠与巨虚下廉而相合也。内焉之腑曰三焦，外焉之合曰委阳，（属足太阳膀胱经之穴，其实为三焦之合。）故三焦与委阳而相合也。内焉之腑曰膀胱，外焉之合曰委中，故膀胱与委中而相合也。内焉之腑曰胆，外焉之合曰阳陵泉，故胆与阳陵泉而相合也。此所以刺此诸合，则内腑之病治矣。

然取穴各有其法……夫取合之法如此。若荥输治外经，则取外病之经脉，当觅荥穴、输穴以治之，亦必揄扬以申其手足而善取之耳。上文有荥输治外经之答，而帝未之问，故伯不明言荥输之名，而告以取穴之法也。】

5.《类经·针刺类·二十四》卷二十

荥输治外经，合治内腑。（荥腧气脉浮浅，故可治外经之病。合则气脉深入，故可治内腑之病）……三焦合入于委阳。（三焦，手少阳也，本经之合在天井，其下腧则合于足太阳之委阳穴。按：大肠小肠三焦，皆手三阳之经。然大小肠为下焦之腑，连属于胃，其经虽在上，而气脉不离于下，故合于足阳明之巨虚上下廉。三焦为孤独之腑，其于三部九候无所不统，故经之在上者属手，腧之在下者居足。所以十二经中，惟此手之三阳乃有下腧。故《本输篇》曰：大肠小肠皆属于胃。三焦下腧，在于足小指之前，少阳之后，出于腘中外廉，名曰委阳，即此谓也。）

6.《素问集注·咳论》

帝曰：治之奈何？岐伯曰：治脏者治其俞，治腑者治其合，浮肿者治其经。（咳在五脏，当治其俞，五脏之俞，皆在于背。欲知背俞，先度其两乳间，以草度其背，是谓五脏之俞，灸刺之度也。合治内腑，故咳在六腑者取之于合，胃合于三里，大肠合入于巨虚上廉，小肠合入于巨虚下廉，三焦合入于委阳，膀胱合入于委中央，胆合入于阳陵泉。浮肿者，取肺胃之经脉以治之。）

7.《素问集注·痹论》

帝曰：以针治之，奈何？岐伯曰：五脏有俞，六腑有合，循脉之分，各有所发，各随其过，则病瘳也。（此论治脏腑之痹，而各有法也。夫营俞治经，故痹在脏者，当取之于俞。合治内腑，故痹在腑者，取之于合也。又当循形身经脉之分，皮肉筋骨，各有所发，各随其有过之处而取之，则其病自瘳矣。）

8.《灵枢集注·邪气脏腑病形》

黄帝曰：荥输与合，各有名乎……胆合入于阳陵泉。（眉批：此照应《本腧篇》六腑皆出于足之三阳，上合于手。）黄帝曰：取之奈何？……取诸外经者，揄申而从之。（揄，音于，引也，抒也。此申明三阳之气，外合于三阳之经。三阳之经，内合于六腑也。所谓太阳少阳阳明者，三阳之气也，运行于脉外，与六腑之经脉相合，脉外之气与经脉合于荥输之间，是以荥输治外经，治在外之经脉也。脉内之血气，与三阳之气合于肘膝之间，是以合治内腑，盖脉中之血气，六腑之所出也。……盖言在经脉则有手足之分，合于三阴三阳之气又无分手与足也。取诸外经者，取五脏六腑之荥输也。）

9.《灵枢集注·官针》

凡刺有九，以应九变。一曰输刺，输刺者，刺诸经荥输脏输也。二曰远道刺，远道刺者，病在上，取之下，刺腑输也。……（上节论针有九者之宜，此论刺有九者之变。一曰输刺，刺五脏之经输，所谓荥输治外经也。远道刺者，病在上而取下之合穴，所谓合治六腑也。盖手足三阳之脉，其原皆在足，而上循于颈项也。）

10.《灵枢集注·四时气》

黄帝问于岐伯曰：夫四时之气，各不同形，百病之起，皆有所生。灸刺之道，何者为定？岐伯答曰：四时之气，各有所在，灸刺之道，得气穴为定。故春取经，血脉分肉之间，甚者深取之，间者浅刺之。夏取盛经孙络，取分间，绝皮肤。秋取经腧，邪在腑，取之合。冬取井荥，必深之留之。【（眉批：《邪气篇》曰合治内腑，此章论六腑之病，故曰邪在腑，取之合。）此篇论四时之气，出入于皮肤脉络，而皮肉筋骨乃六腑之外合，故百病之起，有因于在外之皮肤、脉、肉、筋、骨而及于内之六腑者，有因病六腑之气而及于外合之形层者，内因外因，皆有所生，知其气之出入，则知所以治矣。四时之气，各有所在，故春取经脉于分肉之间，夏取盛经孙络、分肉皮肤。盖春夏之气，从内而外也。秋取经腧，邪在腑，取之合，此秋气之复从外而内也。冬取井荥，必深而留之，谓冬气之藏于内也。此人气之出入，应天地之四时。是以灸刺之道，得气穴为定。按：《本脏篇》曰：肺合大肠，大肠者皮其应。心合小肠，小肠者脉其应。肝合胆，胆者筋其应。脾合胃，胃者肉其应。肾合三焦膀胱，三焦膀胱者，腠理毫毛其应。乃脏合腑而腑合于形层。是以有病温疟皮水之在外者，有肠中不便，腹中常鸣之在腑者。】

11.《灵枢集注·官能》

大寒在外，留而补之。入于中者，从合泻之。针所不为，灸之所宜。（太阳之上，寒气主之，太阳之气主于肤表，大寒在外，寒水之气在表也，故当留而补之，候阳气至而针下热，补其阳以胜其寒也。如寒邪上入于中者，从合以泻之，夫合治内腑，使寒邪从肠胃以泻出之也。夫寒气之甚于外而入于中者，因阳气之在下也，故针所不能为者，灸之所宜也。）

12.《素问识·咳论》

治其合。（志云：合治内腑，故咳在六腑者，取之于合。胃合入于三里，大肠合入于巨虚上廉，小肠合入于巨虚下廉，三焦合入于委阳，膀胱合入于委中央，胆合入于阳陵泉。高同。简按：此据《邪气脏腑病形篇》，而诸家并原于《本输篇》，亦未详何是。）

【述要】

“荥输治外经，合治内腑”，出《灵枢·邪气脏腑病形》。其论有特定语境，总指足阳脉而言，合谓下合穴，荥输指下合穴以下的足阳脉类穴（五输穴）；为足阳脉膝以下类穴主治范围，也是治疗选穴原则。

在其原文语境中，仅限足阳脉范围，这一点杨上善已指出：“此言合者，唯取阳经属内腑者，以疗内腑病也”（《太素·腑病合输》卷十一）。马莳解释了其基本含义，“不言五脏之阴脉，止言六腑之阳脉，谓此荥输与合，即阳脉之入于内而属于腑也。盖荥输与合，皆各有名，然荥输之穴，气脉尚在于外，所以治病之在外经脉也。合之穴，气脉则入于内，所以治病之在内腑也”（《灵枢注证发微·邪气脏腑病形》）。因此，“荥输治外经，合治内腑”的含义，无论是原文语境还是后人理解，都是指足阳经的荥输等穴主治外经病，下合穴主治六腑病。

“荥输治外经，合治内腑”，后半句内容为所论重点，而前者半句实际起着突出、区别后者的作用，注家都注意到了这一特点，如马莳说：“上文有荥输治外经之答，而帝未之问”；张志聪：“帝始问五脏六腑之荥输，伯只答六腑之合”。“荥输”，《黄帝内经》中常用来代指五输穴，在此处实为相对“合”而言。“外经”相对“内腑”，所谓“人身脏腑在内，经络在外，故脏腑为里，经络为表”（《景岳全书·表证篇》卷一）；“经者，身形之事也；脏腑者，神明气化之事也”（《读医随笔》卷六）。所以，“荥输治外经”乃概指足阳脉“合”之前诸穴主治体表、肢体病（即外经病），而不是说只有荥穴输穴主治外经病，也不是阳经腧穴中只有荥输二穴才能治外经病。“合治内腑”，指下合穴主治六腑病。因此，不可将“荥输治外经，合治内腑”泛化为五输穴主治范围。张志聪释九刺之“一曰输刺，刺五脏之经输，所谓‘荥输治外经’也”（《灵枢集注·官针》），显然有误。

综上，“荥输治外经，合治内腑”，是针对足阳经而言的五输穴主治范围，在作为选穴原则运用时，强调的是下合穴主治；须注意的是，所论腧穴都仅指阳经，而且是足阳经。

（赵京生）

足三阳上合于手

【古代文献精选】

1.《灵枢·本输》

是谓五脏六腑之腧，五五二十五腧，六六三十六腧也。六腑皆出足之三阳，上合于手者也。

2.《太素·输穴·本输》卷十一

六腑皆出足三阳，上合于手者也。（六腑足阳明脉上合手阳明，足太阳上合手太阳，足少阳上合手少阳也。）

3.《医学纲目·穴法上》卷八

是谓五脏六腑之腧，五五二十五腧 ，六六三十六腧也。六腑皆出足之三阳，上合于手者也。（已上并出本输篇。右五脏腧二十五穴，六腑腧三十六穴，并巨虚上下廉共六十四腧，实切要之穴也。凡五脏六腑有病，皆此六十四穴主之。其太渊、大陵、太冲、太白、太溪，为五脏之原。其三里、巨虚上下廉、委中、委阳、阳陵泉，为六腑之合，又切要中之切要，而医所最当先者也。六腑之合，谓胃合于三里，大肠合于巨虚上廉，小肠合于巨虚下廉，此三腑皆出足之阳明也。三焦合于委阳，膀胱合于委中，此二腑皆出足之太阳也。胆合于阳陵泉，此一腑出足之少阳也。六腑有疾，皆取此六腧，故后于其尾结之曰：六腑皆出足之三阳而表章之也。）

4.《灵枢注证发微·本输》

是谓五脏六腑之腧，五五二十五腧，六六三十六腧也。六腑皆出足之三阳，上合于手者也。（腧从肉者，穴之总名，非井、荥、输、经、合之输。此承上文之论诸穴者，而结言其数也。夫五脏各有井、荥、输、经、合五穴，是谓五五二十五腧也。六腑各有井、荥、输、原、经、合六穴，是谓六六三十六腧也。六腑足有太阳膀胱经，而手则有太阳小肠经；足有阳明胃经，而手则有阳明大肠经；足有少阳胆经，而手则有少阳三焦经。是足经上合于手经者也。然谓之曰足者，正以其井、荥、输、原、经、合等穴自足而行；谓之曰手者，正以其井、荥、输、原、经、合等穴自手而行。此曰手曰足之辨也。）

5.《类经·经络类·十六》卷八

是谓五脏六腑之腧，五五二十五腧，六六三十六腧也。（五脏各有井荥腧经合五穴，共计二十五腧，六腑复多一原穴，故共计三十六腧也。）六腑皆出足之三阳，上合于手者也。（凡五脏六腑之经，脏皆属阴，腑皆属阳，虽六腑皆属三阳然各有手足之分，故足有太阳膀胱经，则手有太阳小肠经，足有阳明胃经，则手有阳明大肠经，足有少阳胆经，则手有少阳三焦经，此所谓上合于手者也，不惟六腑，六脏亦然，如足有太阴脾经，则手有太阴肺经，足有少阴肾经，则手有少阴心经，足有厥阴肝经，则手有厥阴心主。此脏腑阴阳，手足皆相半也，然其所以分手足者，以经行有上下，故手经之腧在手，足经之腧在足也。）

6.《灵枢集注·本输》

六腑皆出足之三阳，上合于手者也。（眉批：三阴三阳外应天之六气，内合于十二经脉。手之三阳，其原在足，故曰：大肠上合手阳明。盖五脏六腑，十二经脉，外受三阴三阳之气，而合于经脉者也。）（张开之曰：大肠小肠皆属于胃，三膲出于足太阳之络，而上合于手少阳之经，故六腑皆出于足之三阳，上合于手者也。夫身半以上为天，身半以下为地，六腑出于足之三阳者，本于足而出于地也。）（眉批：六腑外合六气，六气只合六经。）

【述要】

《灵枢·本输》在论述了“五脏六腑之腧，五五二十五腧，六六三十六腧也”之后，说：“六腑皆出足之三阳，上合于手者也”，该句提出一个较难理解的命题。

后世注家基本上不得要领。马莳曰：“六腑足有太阳膀胱经，而手则有太阳小肠经；足有阳明胃经，而手则有阳明大肠经；足有少阳胆经，而手则有少阳三焦经。是足经上合于手经者也。然谓之曰足者，正以其井、荥、输、原、经、合等穴自足而行；谓之曰手者，正以其井、荥、输、原、经、合等穴自手而行。此曰手曰足之辨也。”张介宾：“凡五脏六腑之经，脏皆属阴，腑皆属阳，虽六腑皆属三阳然各有手足之分，故足有太阳膀胱经，则手有太阳小肠经，足有阳明胃经，则手有阳明大肠经，足有少阳胆经，则手有少阳三焦经，此所谓上合于手者也，不惟六腑，六脏亦然，如足有太阴脾经，则手有太阴肺经，足有少阴肾经，则手有少阴心经，足有厥阴肝经，则手有厥阴心主此脏腑阴阳，手足皆相半也，然其所以分手足者，以经行有上下，故手经之腧在手，足经之腧在足也。”皆随文衍义，未作深入解释。

细究之，该段其实反映的是十二经脉理论体系形成过程中古人对经验事实与理论设计之间的矛盾。《本输》开篇：“凡刺之道，必通十二经络之所终始，络脉之所别处，五输之所留止，六腑之所与合，四时之所出入，五脏之所溜处，阔数之度，浅深之状，高下所至。”“五输之所留止”，指的是五脏之腧，即五五二十五腧，亦即《灵枢·官针》中“输刺者，刺诸经荥输脏腧”之“脏腧”，《官针》中“远道刺者，病在上，取之下，刺腑腧”之“腑腧”则是指的（下）合穴。井、荥、输、原、经、合等四肢肘膝关节以下的腧穴，现在一般称五输穴与原穴，在《本输》篇中有较为详细的叙述。该篇在提及三焦、手少阳与手阳明加了“上合”两字，分别写作“三焦者，上合手少阳”“手太阳小肠者，上合手太阳”“大肠上合手阳明”，又在论述三焦与足阳明时，加了：“三焦下腧在于足大趾之前，少阳之后，出于腘中外廉，名曰委阳，是太阳络也，手少阳经也。三焦者，足少阳太阴之所将，太阳之别也，上踝五寸，别入贯腨肠，出于委阳，并太阳之正，入络膀胱，约下焦”，与“复下三里三寸，为巨虚上廉，复下上廉三寸，为巨虚下廉也；大肠属上，小肠属下，足阳明胃脉也。大肠小肠，皆属于胃，是足阳明也”，这两段实际上是论述的下合穴。有关下合穴理论，赵京生先生有详细的论述[1，2]。六腑下合穴，是有一定实践经验基础的，主治腑病，在《黄帝内经》中一般称之为“合穴”，如《素问·痹论》中“五脏有俞，六腑有合”，《素问·咳论》：“治脏者治其俞，治腑者治其合”。

《本输》篇中，将三焦、小肠、大肠上合于手太阳、手阳明、手少阳三条经脉，这似乎是经脉理论成熟过程中的设计，然而此时腑腧的认识已经形成，在“本输”之“五输穴”中合穴不能将下肢的腑腧概之，所以古人将上巨虚、下巨虚、委阳三个“腑腧”在论述三焦与足阳明“本输”时重新作了论述，是以三焦、大肠、小肠经脉上合于手经，而其腧穴下合于足经。

【现代参考文献】

[1] 赵京生，史欣德．下合穴理论的研究 [J]. 中国针灸，2011，31（7）：646-652.

[2] 赵京生，史欣德．下合穴概念术语研究 [J]. 中国针灸，2010，30（12）：1035-1037.

（张树剑）

募皆在阴，而俞皆在阳

【古代文献精选】

1.《灵枢·背腧》

黄帝问于岐伯曰：愿闻五脏之腧，出于背者。岐伯曰：胸中大腧在杼骨之端，肺腧在三焦之间，心腧在五焦之间，膈腧在七焦之间，肝腧在九焦之间，脾腧在十一焦之间，肾腧在十四焦之间，皆挟脊相去三寸所，则欲得而验之，按其处，应在中而痛解，乃其腧也。灸之则可，刺之则不可。气盛则泻之，虚则补之。以火补者，毋吹其火，须自灭也；以火泻者，疾吹其火，传其艾，须其火灭也。

2.《素问·血气形志》

欲知背俞，先度其两乳间，中折之，更以他草度去半已，即以两隅相拄也，乃举以度其背，令其一隅居上，齐脊大椎，两隅在下，当其下隅者，肺之俞也。复下一度，心之俞也。复下一度，左角肝之俞也，右角脾之俞也。复下一度，肾之俞也。是谓五脏之俞，灸刺之度也。

3.《素问·通评虚实论》

腹暴满，按之不下，取手太阳经络者，胃之募也，少阴俞去脊椎三寸傍五，用员利针。

4.《素问·奇病论》

岐伯曰：病名曰胆瘅。夫肝者，中之将也，取决于胆，咽为之使。此人者，数谋虑不决，故胆虚气上溢而口为之苦，治之以胆募俞，治在《阴阳十二官相使》中。

5.《难经·六十七难》

曰：五脏募皆在阴，而俞皆在阳者，何谓也？然。阴病行阳，阳病行阴。故令募在阴，俞在阳。

6.《重广补注黄帝内经素问·奇病论》

（胸腹曰募，背脊曰俞，胆募在乳下二肋外，期门下同身寸之五分。俞在脊第十椎下两傍，相去各同身寸之一寸半。）

7.《难经本义·六十七难》

（募与俞，五脏空穴之总名也。在腹为阴，则谓之募；在背为阳，则谓之俞。募，犹募结之募，言经气之聚于此也。俞，《史·扁鹊传》作输，犹委输之输，言经气由此而输于彼也。五脏募在腹。肺之募中府二穴在胸部，云门下一寸，乳上三肋间，动脉陷中。心之募巨阙一穴，在鸠尾下一寸。脾之募章门二穴，在季胁下直脐。肝之募期门二穴，在不容两旁各一寸五分。肾之募京门二穴，在腰中季胁本。五脏俞在背行足太阳之经。肺俞在第三椎下，心俞在五椎下，肝俞在九椎下，脾俞在十一椎下，肾俞在十四椎下，皆夹脊两旁各一寸五分。阴病行阳，阳病行阴者，阴阳经络，气相交贯，脏腑腹背，气相通应，所以阴病有时而行阳，阳病有时而行阴也。针法曰：从阳引阴，从阴引阳。）

8.《难经集注·六十七难》

（丁曰：人背为阳，腹为阴，是言五脏俞皆有阳者，背俞也。故肺俞二穴，在第三椎下两傍，相去同身寸之一寸五分是也。心俞二穴，在第五椎下两傍，相去同身寸之一寸五分是也。肝俞二穴，在第九椎下两傍，相去同身寸之一寸五分是也。脾俞二穴，在第十一椎下两傍，相去同身寸之一寸五分是也。肾俞二穴，在第十四椎下两傍，相去同身寸之一寸五分是也。肺之募，中府二穴，在云门下一寸乳上三肋间是也。心之募，巨阙一穴，在鸠尾下一寸是也。脾之募，章门二穴，在季胁下直齐是也。肝之募，期门二穴，在不容两傍一寸五分是也。肾之募，京门二穴，在腰中季胁本是也。

杨曰：腹为阴，五脏之募皆在腹，故云募皆在阴。背为阳，五脏之俞皆在背，故云俞皆在阳。内脏有病，则出行于阳，阳俞在背也。外体有病，则入行于阴，阴募在腹也。故针法云：从阳引阴，从阴引阳。此之谓也。）

9.《难经经释·六十七难》

曰：五脏募皆在阴，而俞在阳者，何谓也？（募，音暮，气所结聚处也。俞，《史记·扁鹊传》作输，犹委输之义也。阴，腹也。肺募中府属本经，心主募巨阙属任脉，脾募章门属肝经，肝募期门属本经，肾募京门属胆经，胃募中脘属任脉，大肠募天枢属胃经，小肠募关元属任脉，胆募日月属本经，膀胱募中极属任脉，三焦募石门属任脉，诸穴皆在腹也。阳，背也。《素·气府论》：五脏之俞各五，六腑之俞各六。《灵·背输篇》云：肺俞在三焦之间，心俞在五焦之间，膈俞在七焦之间，肝俞在九焦之间，脾俞在十一焦之间，肾俞在十四焦之间，皆侠脊相去三寸所。焦，即椎也。其心包俞在四椎下，大肠俞在十六椎下，小肠俞在十八椎下，胆俞在十椎下，胃俞在十二椎下，三焦俞在十三椎下，膀胱俞在十九椎下，诸穴亦侠脊相去三寸，俱属足太阳脉，皆在背也。）

（按：六腑募亦在阴，俞亦在阳，不特五脏为然。又，下节阴阳并举为言，疑五脏下当有六腑二字。）

然。阴病行阳，阳病行阴，故令募在阴，俞（一作腧。下同。）在阳也。（言阴经本皆在腹，而其俞则俱在背；阳经本皆在背，而其募则皆在腹。盖以病气互相流传，由经络本互相通贯，故其气之结聚输转之处交相会也。）

10.《难经正义·六十七难》

（募，音幕，经气结聚处也。俞，输转之义，经气由此而输于彼也。五脏之募皆在腹，肺之募，中府二穴，在胸部云门下，同身寸之一寸，乳上三肋间动脉陷中，属本经。心之募，巨阙一穴，在鸠尾下，同身寸之一寸，属任脉。脾之募，章门二穴，在大横外直脐端，属肝经。肝之募，期门二穴，在不容两旁，各同身寸之一寸五分，直乳第二肋端，属本经。肾之募，京门二穴，在监骨腰中，挟脊季肋下，属胆经。五脏之俞皆在背，肺俞在第三椎之下，心俞在五椎之下，肝俞在九椎之下，脾俞在十一椎之下，肾俞在十四椎之下，又有膈俞者，在七椎之下，皆挟脊两旁，各同身寸之一寸五分，总属足太阳经也。阴病行阳，阳病行阴者，背为阳，腹为阴。俞在于背，俞者，脏中阴气之所输也，是以阴病行于阳也。募在于腹，募者，脏中阳气之所结也，是以阳病行于阴也。以见阴阳经络，气相交贯，脏腑腹背，气相通应，故其病气之结聚输转之处，交相会也。经曰：从阳引阴，从阴引阳，即此义也。

按：《内经》六腑亦有募有俞，不独五脏为然也。此章明脏腑阴阳之气，交相通贯，言五脏而不及六腑者，省文也。胃之募，中脘一穴，在脐上，同身寸之四寸，属任脉。大肠募，天枢二穴，在肓俞旁，同身寸之一寸五分，挟脐二寸，属胃经。小肠募，关元一穴，在脐下，同身寸之三寸，属任脉。胆募，日月二穴，在期门下，同身寸之五分，直乳第二肋下，属本经。膀胱募，中极一穴，在脐下，同身寸之二寸三分，属任脉。三焦募，在脐下，同身寸之二寸，属任脉。此六腑之募，亦皆在腹。胃俞在十二椎之间，大肠俞在十六椎之间，小肠俞在十八椎之间，胆之俞在十椎之间，膀胱俞在十九椎之间，三焦俞在十三椎之间。又有心包俞在四椎之间，亦俱挟脊两旁，各同身寸之一寸五分，属足太阳经也。观阴阳募俞并举为言，则非独指五脏明矣，故补注之。）

【述要】

“募皆在阴，而俞皆在阳”，语出《难经·六十七难》。原文“募、俞”，明确指五脏之募、俞。“俞”，《灵枢·背腧》专论“五脏之腧，出于背者”，

《素问·血气形志》亦有“五脏之俞”的详细论述。“募”，作为人体组织部位名称，《黄帝内经》中一般多称“募（膜）原”，指腹膜与肠胃之间；作为与经穴相关的内容，则见于《素问·通评虚实论》“胃之募”、《素问·奇病论》之“胆募俞”，但其具体位置所在并未明言。至晋代皇甫谧所著《针灸甲乙经》，才有脏腑募之具体腧穴。至于“募穴”一词，则始见于金元时期李东垣所著《脾胃论》[1]。

“募皆在阴，而俞皆在阳”中的“阴、阳”，指部位的阴阳属性。《素问·奇病论》王冰注认为“胸腹曰募，背脊曰俞”。即俞穴都位于背部，募穴位于胸腹部。按照人体的阴阳划分，胸腹为阴，背为阳，故言“募皆在阴，而俞皆在阳”。《难经》的注家以及后世其他医家对此论述的注释或理解，基本也都是依据胸腹、背部阴阳属性。《难经经释》《难经正义》进一步指出，六腑的“募、俞”也分别在胸腹、背部，将《难经》“募皆在阴，而俞皆在阳”的所指范围从最初的五脏，扩展至整个五脏六腑。如《难经经释》指出“六腑募亦在阴，俞亦在阳，不特五脏为然。”《难经正义》曰：“《内经》六腑亦有募有俞，不独五脏为然也”，并且指出之所以《难经》原文只言五脏而未言六腑，其原因在于文法为“省文”。

对于“募皆在阴，而俞皆在阳”而言，腧穴部位阴阳属性的判定易于理解，后世医家进一步论述或阐释的重点在于“俞、募”的重要性，即其理论意义与临床价值。如：《难经本义·六十七难》：“募与俞，五脏空穴之总名也。在腹为阴，则谓之募；在背为阳，则谓之俞。募，犹募结之募，言经气之聚于此也。”《类经图翼·经络七·脏腑募俞穴》认为募“为脏气结聚之所”，俞“言脏气之所输也”。当然，募、俞不仅是脏腑之气结聚之所，还是脏腑病变的反应点，也是诊查点，更是治疗部位。如：《痈疽神秘灸经·看内痈疽诀法》：“痈疽……况隐于脏腑者，宜乎详审。生于背，看俞穴；生于腹内，当看募穴。”《疡医大全·内痈门主论》：“《灵枢》云发内痈内疽者，其本经募上肉必浮肿，募中必时时隐痛。”《标幽赋》：“岂不闻脏腑病，求门海俞募之微。”

针灸临床常俞募配合使用，早在《黄帝内经》中就有相关记载。《素问·通评虚实论》治疗“腹暴满”取“手太阳经络者，胃之募也，少阴俞去脊椎三寸旁五”。《素问·奇病论》治疗“胆瘅”取“胆募俞”。两者所治均为腹部六腑病症，取穴皆是“俞、募”结合。另，汉代《黄帝虾蟆经》有“心募输、肝募输、脾募输、肺募输、肾募输”之名，与《奇病论》篇类似。至于俞募配合的理论依据，滑寿的认识较有代表性，其据《六十七难》

原文“阴病行阳，阳病行阴”，进一步指出“阴阳经络，气相交贯，脏腑腹背，气相通应”。

概言之，“募皆在阴，而俞皆在阳”，是运用中医特有的思维观念对治疗脏腑疾病有共性疗效的一类腧穴的归纳总结，是俞募相配在针灸临床中广泛运用的文献和理论基础。“募皆在阴，而俞皆在阳”还与“各经之病取各经之穴，脏腑杂病刺俞募之穴”有较大的关联性，当互参。

【现代参考文献】

[1] 赵京生. 针灸学基本概念术语通典 [M]. 北京：人民卫生出版社，2014：685-686.

（杨　峰）

分部排穴

【古代文献精选】

《铜人腧穴针灸图经》目录

卷中

……

偃伏头部中行一十穴

偃伏第二行左右凡 十四穴

偃伏第三行左右凡一十二穴

侧头部左右凡二十六穴

正面部中行凡六穴

面第二行左右凡一十穴

面第三行左右凡一十穴

面第四行左右凡八穴

侧面部左右凡一十六穴

肩膊部左右凡二十六穴

背腧部中行凡一十三穴

背腧第二行左右凡四十四穴

背腧第三行左右凡二十八穴

侧颈项部左右凡一十八穴

膺腧部中行凡七穴

膺腧第二行左右凡一十二穴

膺腧第三行左右凡一十二穴

膺腧第四行左右凡一十二穴

侧腋左右凡八穴

腹部中行凡一十五穴

腹第二行左右凡二十二穴

腹第三行左右凡二十四穴

腹第四行左右凡一十四穴

侧胁左右凡一十二穴

【述要】

“分部排穴”，古代文献中并无其名，系对古代医籍中一种腧穴论述方式的凝练。

腧穴遍布全身，四肢及头身部皆有，古代医家以何种方式对之论述，反映的是对腧穴归经的认识程度。《灵枢・本输》记述了 11 条经脉肘膝以下的腧穴，《素问・气穴论》记载了手足阳经（四肢及头身部）及任、督、冲脉的腧穴。最早的腧穴专著《黄帝明堂经》收载 349 个腧穴，较《黄帝内经》记载更为丰富，其书已佚，相关内容被《针灸甲乙经》收录。后者对于腧穴的记述形式是将四肢的腧穴归入相应经脉，如“手太阴及臂凡一十八穴”，将头身部的腧穴按照“头、背、面、耳、颈、肩、胸、腋胁、腹”的形式分别论述。唐代《备急千金要方》《千金翼方》与之基本相同。

宋代《铜人腧穴针灸图经》卷中承《针灸甲乙经》之例，以“头部、侧头部、正面部、侧面部、肩髆部、背腧部、侧颈项部、膺腧部、侧腋、腹部、侧胁”的方式论述头面躯干部的腧穴。因其明确以“某某部”的方式排列腧穴，故将此种方式凝练表述为“分部排穴”。后明代《普济方・针灸门》卷四百十四、卷四百十五沿用《铜人腧穴针灸图经》的体例，只是将“侧腋”改为“侧胁部”，“侧胁”改为“前胁部”。

“分部排穴”的论述方式，体现了古人对于头面躯干部腧穴主治规律的认识，即相比于四肢（尤其是肘膝关节以下）部的腧穴主治范围较广（不仅治疗局部，还治疗远隔部位的病症），头面躯干部腧穴的主治范围则较为局限，在某一部位范围内的腧穴其主治病症大致相同。因此，按照部位来统摄腧穴，有利于充分表达和理解腧穴的局部作用特点。而且，头面躯干部“分部排穴”与四肢部“腧穴归经”的形式相结合，也体现了腧穴所具有的局部作用与远治作用，更符合针灸临床实际，提示对于这两类腧穴应区别对待和运用。

表面看来，“分部排穴”是腧穴的分类论述方式，实质上反映的是腧穴的治疗作用特点，后者又与针灸临床密切相关。因此，“分部排穴”的论述还应与“病在皮肤分肉取病所”“分经刺病”“治病有远取之法”“各经之病取各经之穴，脏腑杂病刺俞募之穴”等互参。

（杨　峰）

第三章 相关论说

脉气所起为根，所归为结

【古代文献精选】

1.《灵枢·根结》

岐伯曰：天地相感，寒暖相移，阴阳之道，孰少孰多？阴道偶，阳道奇。发于春夏，阴气少，阳气多，阴阳不调，何补何泻？发于秋冬，阳气少，阴气多，阴气盛而阳气衰，故茎叶枯槁，湿雨下归，阴阳相移，何泻何补？奇邪离经，不可胜数，不知根结，五脏六腑，折关败枢，开阖而走，阴阳大失，不可复取。九针之玄，要在终始，故能知终始，一言而毕，不知终始，针道咸绝。

太阳根于至阴，结于命门，命门者目也。

阳明根于厉兑，结于颡大，颡大者钳耳也。

少阳根于窍阴，结于窗笼，窗笼者耳中也。

太阳为开，阳明为阖，少阳为枢。故开折则肉节渎而暴病起矣，故暴病者取之太阳，视有余不足，渎者皮肉宛膲而弱也。阖折则气无所止息而痿疾起矣，故痿疾者取之阳明，视有余不足，无所止息者，真气稽留，邪气居之也。枢折即骨繇而不安于地，故骨繇者取之少阳，视有余不足，骨繇者节缓而不收也，所谓骨繇者摇故也，当穷其本也。

太阴根于隐白，结于太仓。

少阴根于涌泉，结于廉泉。

厥阴根于大敦，结于玉英，络于膻中。

太阴为开，厥阴为阖，少阴为枢。故开折则仓廪无所输膈洞，膈洞者取之太阴，视有余不足，故开折者气不足而生病也。阖折即气绝而喜悲，悲者取之厥阴，视有余不足。枢折则脉有所结而不通，不通者取之少阴，视有余不足，有结者皆取之不足。

足太阳根于至阴，溜于京骨，注于昆仑，入于天柱、飞扬也。

足少阳根于窍阴，溜于丘墟，注于阳辅，入于天容、光明也。

足阳明根于厉兑，溜于冲阳，注于下陵，入于人迎、丰隆也。

手太阳根于少泽，溜于阳谷，注于少海，入于天窗、支正也。

手少阳根于关冲，溜干阳池，注于支沟，入于天牖、外关也。

手阳明根于商阳，溜于合谷，注于阳溪，入于扶突、偏历也。

此所谓十二经者，盛络皆当取之。

2.《素问·阴阳离合论》

帝曰：愿闻三阴三阳之离合也。岐伯曰：圣人南面而立，前曰广明，后曰太冲，太冲之地，名曰少阴，少阴之上，名曰太阳，太阳根起于至阴，结于命门，名曰阴中之阳。中身而上，名曰广明，广明之下，名曰太阴，太阴之前，名曰阳明，阳明根起于厉兑，名曰阴中之阳。厥阴之表，名曰少阳，少阳根起于窍阴，名曰阴中之少阳。是故三阳之离合也，太阳为开，阳明为阖，少阳为枢。三经者，不得相失也，搏而勿浮，命曰一阳。

帝曰：愿闻三阴。岐伯曰：外者为阳，内者为阴，然则中为阴，其冲在下，名曰太阴，太阴根起于隐白，名曰阴中之阴。太阴之后，名曰少阴，少阴根起于涌泉，名曰阴中之少阴。少阴之前，名曰厥阴，厥阴根起于大敦，阴之绝阳，名曰阴之绝阴。是故三阴之离合也，太阴为开，厥阴为阖，少阴为枢。三经者，不得相失也，搏而勿沉，名曰一阴。

3.《太素·阴阳合》卷五

太阳根于至阴，结于命门，（至阴，是肾少阴脉也，是阴之极，阳生之处，故曰至阴。太阳接至阴而起，故曰根于至阴。上行络项，聚于目也。结，聚也。）名曰阴中之阳。（少阴水中而有此阳气，故曰阴中之阳也。）中身而上，名曰广明，广明之下，名曰太阴，（身中表之上，名曰广明。脾脏足太阴脉，从足至舌下，太阴脉在广明里，故为下也。广明为表，故为上也。）太阴之前，名曰阳明，阳明根起于厉兑，结于颡大，（阳明脾腑之脉，在太阴表前，从足指厉兑，上行聚于颡上额颅。颡，额也，苏荡反。）名曰阴中之阳。（人腹为阴，阳明从太阴而起，行于腹阴，上至于颡，故为阴中阳。）厥阴之表，名曰少阳，少阳根起于窍阴，结于窗笼，名曰阴中之少阳。（厥阴之脉，起于足大趾藂毛之上，循阴股上注于肺，阴脏行内也。少阳肝腑之脉，起足窍阴，上聚于耳，为表阳腑也。以少阳属木，故为阴中少阳也。）……

愿闻三阴。岐伯曰：外者为阳，内者为阴，然则中为阴，其冲在下者，名曰太阴，太阴根起隐白，结于太仓，名曰阴中之阴。（冲在太阴之下，少阴脉上。足太阴脉从隐白而出，聚于太仓，上至舌本。是脾阴之脉，行于腹阴，故曰阴中之阴也。）太阴之后，名曰少阴，少阴根起于涌泉，结于廉泉，名曰少阴。（肾脉足少阴，从足小指之下，入涌泉，上行聚于廉泉，至于舌本也。）少阴之前，名曰厥阴，厥阴根起于大敦，结于玉英，（肝脉足厥阴在少阴前，起于大指蘘毛之上，入大敦，聚于玉英，上头与督脉会于颠，注于肺中也。）阴之绝阳，名曰阴之绝阴。（无阳之阴，是阴必绝，故曰阴之绝阴。）

4.《太素·经脉根结》卷十

不知根结五脏六腑，折关败枢开阖而走，阴阳大失，不可复取。（根，本也。结，系也。人之不知根结是脏腑之要，故邪离经脉，折太阳骨节关，亦败少阳筋骨维枢，及开阳明之阖，胃及太阳气有失洩也。良以不知根结，令关枢阖不得有守，故阴阳失于纲纪，病成不可复取也。）九针之要，在于终始，故知终始，一言而毕，不知终始，针道绝灭。（终始，根结也。知根结之言，即一言也。）

太阳根于至阴，结于命门。（此太阳根结与标本同，唯从至阴上跟上五寸为本有异耳。）阳明根于厉兑，结于颡大。颡大者，钳耳也。（此与标本终始同也。）少阳根于窍阴，结于窗笼。（亦与标本同也。）……

太阴根于隐白，结于太仓。（隐白，足大趾端。太仓，在□中管穴，与标本不同。）少阴根于涌泉，结于廉泉。（少阴先出涌泉为根，行至踝下二寸中为本，上行至结喉上廉泉为结，上至舌本及肾输为标，有此不同也。）厥阴根于大敦，结于玉英，终于膻中。（厥阴先出大敦为根，行至行间上五寸所为本，行至玉英、膻中为结，后至肝输为标，有此不同也。）……

足太阳根于至阴，流于京骨，注于昆仑，入于天柱、飞阳也。（输穴之中，言六阳之脉，流井、荥、输、原、经、合，五行次第至身为极。今此手足六阳，从根至入，流注上行，与《本输》及《明堂流注》有所不同。此中根者皆当彼所出，此中流者皆当彼所过，唯手太阳流，不在完骨之过，移当彼经阳谷之行，疑其此经异耳。此中注者皆当彼行，唯足阳明不当解溪之行，移当彼合下陵，亦谓此经异耳。此中入者并与彼不同，六阳之脉皆从手足指端为根，上络行至其别走大络称入。入有二处，一入大络，一道上行至头入诸天柱，唯手足阳明至颈，于前人迎、扶突。《流注》以所出为井，此为根者，井为出水之处，故根即井也。天柱，挟项大筋外廉陷中，足太阳之正经也。飞阳在足外踝上七寸，足太阳之大络也。）……此所谓根十二经者，盛络者皆当取之。（此根入经，唯有六阳；具而论者，更有六阴之脉，言其略耳。此谓根者，皆是正经，循此十二正经，旁有络脉血之盛者，皆当其部内量而取之。）

5.《重广补注黄帝内经素问·阴阳离合论》

【太阳之脉，起于目而下至于足，故根于指端，结于目也。《灵枢经》曰命门者目也，此与《灵枢》义合。以太阳居少阴之地，故曰阴中之阳。（新校正云：按《素问》太阳言根结，余经不言结。《甲乙》今具。）】

6.《针灸大全·标幽赋》卷二

更穷四根三结，根据标本而刺无不痊。

（根结者，十二经之根结也。《灵枢经》云：太阴根于隐白，结于太仓也。少阴根于涌泉，结于廉泉也。厥阴根于大敦，结于玉堂也。太阳根于至阴，结于目也。阳明根于厉兑，结于钳耳也。少阳根于窍阴，结于耳也。手太阳根于少泽，结于天窗、支正也。手少阳根于关冲，结于天牖、外关也。手阳明根于商阳，结于扶突、偏历也。手三阴之经不载，不敢强注。又云四根者，耳根、鼻根、乳根、脚根也。三结者，胸结、腹结、便结也。此言能究根结之理，依上文标本之法刺之，则疾无不愈也。）

7.《灵枢注证发微·刻马玄台先生〈内经灵枢注证发微〉引》

有《经脉》《经别》《根结》《经筋》等篇，则知人身经脉运行起止，皆有自然之度数者如此也。

8.《灵枢注证发微·根结》

（此言九针之玄，其要在于《终始篇》也。……脉气所起为根，所归为结。《素问·离合真邪论》曰：太阳为开，阳明为阖，少阳为枢；太阴为开，厥阴为阖，少阴为枢。正与下文相同。今曰关者，是有关乃所以开阖也。《终始》，本经第九篇名。言不正之邪，至变难纪，用针者，若不知穴之根结，则五脏六腑关折枢败，开阖误走，其气阴阳大失，气难复取。是故九针玄妙之法，其要在《终始篇》中，人有知否，乃针道之所以明暗也。按：《终始篇》全以人迎知六阳经之病，气口知六阴经之病，阳盛阴虚则泻阳补阴，阴盛阳虚则泻阴补阳，真针道玄妙之法也。）

太阳根于至阴……当穷其本也。（此言足三阳经之有根结，而成病有由，治病有法也。）

太阴根于隐白……有结者皆取之不足。（此言足三阴经之有根结，而成病有由，治病有法也。）

足太阳根于至阴……此所谓十二经者，盛络皆当取之。（此言手足六阳之经，皆自井而入于络也。足太阳膀胱经根于至阴之井，流于京骨之原，注于昆仑之经，入于天柱之在头者，络于飞扬之在足者。足少阳胆经根于窍阴之井，流于丘墟之原，注于阳辅之经，入于天冲之在头者，络于光明之在足者。……）

9.《针方六集·足太阳膀胱经图穴（十四）》卷一

通谷二穴，水也。在足小指外侧本节前陷中。足太阳脉所溜，为荥。《针经》刺入三分，留五呼，灸五壮。本节红肿，弹针出血；脚背红肿，锋针出血。一方云：五脏气乱于头，宜深取通谷、束骨。此知根结者也。

10.《针方六集·窦太师标幽赋（吴注）一》卷二

更穷四根三结，依标本而刺无不痊。

（诸经根于四末，谓之四根；结于面部、胸部、腹部，谓之三结。先病者为本，后病者为标。既穷根结标本，则病邪之巢穴蹊径，皆在目矣，治之有不痊者乎。）

11.《类经·经络类·三十》卷九

奇邪离经，不可胜数，不知根结，五脏六腑，折关败枢，开阖而走，阴阳大失，不可复取。（奇邪，弗常之邪也。离经，流传无定也。下者为根，上者为结。疾之中人，不可胜数，而治之者，当审根结之本末，察脏腑之阴阳，明开阖枢之浅深出入，斯得其要，否则败折其关枢，走失其阴阳，不可复取矣。）九针之玄，要在终始，故能知终始，一言而毕，不知终始，针道咸绝。（终始，本末也，即下文根结开阖之义。又本经有《终始篇》，所载者皆针道，故不知终始，针道咸绝。）

12.《素问集注·阴阳离合论》

帝曰：愿闻三阴三阳之离合也。（离则为三阴三阳，合则为一阴一阳。）……太阳根起于至阴，结于命门，名曰阴中之阳。（至阴，穴名，在足小指外侧，太阳经脉之根，起于此也。结，交结也。）

13.《灵枢集注·根结》

天地相感……针道咸绝。（此章论三阴三阳之气，主开、主阖、主枢，乃无形之气，出入于外内，而合于有形之经也。夫人之阴阳，应天之六气，天之六气，合于四时。……根结者，六气合六经之本标也。开阖枢者，脏腑阴阳之六气也。终始者，经脉血气之始终也。）

太阳根于至阴……当穷其本也。（……夫外合于六经，有循经而合者，如伤寒之病，在六气相传，虽见六经之证，而气不入于经也。有入于经而合者，根结是也。根者，经气相合而始生。结者，经气相将而归结于命门窗笼之间，复从此而出于气街，走孔窍而仍行于脉外也。）

……

足太阳根于至阴，流于筋骨，注于昆仑……盛络皆当取之。（眉批：三阳之后应接手足三阴，此简脱也。详第五十二《卫气》章。）（上章统论三阴三阳之气，合于六经，根于下而结于上，此复分论三阳之气，入于手足之经，皆循颈项而上出，故曰此十二经者，盛络皆当取之。）

14.《灵枢集注·卫气》

足太阳之本，在跟以上五寸中，标在两络命门……标在背俞与舌本也。（此分别十二经脉之本，出于手足之腕踝，其标在于胸腹头气之街。……盖三阳之经，上循于头，是以络脉亦上出于头而始绝。三阴之脉，止于膺胸之间，故络脉亦至膺与背俞而止。按：此章与《根结篇》大义相同，而各有分别。《根结篇》论三阴三阳之开阖枢，此章论十二络脉之标本出入。）

15.《灵枢识·根结》

九针之玄，要在终始。（《甲乙》作九针之要，在于终始。马云：九针玄妙之法，其要在《终始篇》中。张云：终始，本末也，即下文根结开阖之义。又本经有《终始篇》，所载者皆针道，故不知终始，针道咸绝。）

【述要】

“根结”概念出自《灵枢·根结》篇，其本意在于概括足六经四末腧穴的远部效应位置。而“脉气所起为根，所归为结”的完整表述，则首见于马莳《灵枢注证发微》，已是对《黄帝内经》中根结之论的本义的升华。

“根结”理论于《黄帝内经》中的相关论述主要涵盖了三方面内容。首先明确足六经的所“根”、所“结”部位；次论由此引申的“开（关）、阖、枢”理论，并联系实践，通过判断“视有余不足”而引出相应刺法；最后论述足六阳经“根、溜、注、入”的腧穴。

不同于经典十二经脉理论，根结理论是对腧穴共性的另一种归纳，其特点在于主要围绕足经，且在一定程度上淡化经脉的环状交接循行，而更注重下对上的、点对点的作用与关联。不难发现，根结理论透射出的是简帛医籍时期的十一脉理论模式的痕迹[1]。

后世医家对根结理论的解读主要基于《素问·阴阳离合论》篇，相较《灵枢·根结》的论述，《素问》之论更具说理性色彩，因而注家之论常在此基础上延伸。其中，较特殊的对根结理论的发挥，如杨上善在经筋之论中，以十二经脉流注比之十二经筋，认为十二经筋亦有所“起处”“结处”“循结之处”等；《标幽赋》以“更穷四根三结，依标本而刺无不痊”，强调了根结理论在实践中的重要价值；张志聪对“根”与“结”之义作以详释，认为“根”为“经气相合而始生”，“结”为“经气相将而归结”，并将根结与标本理论加以鉴别；此外，不乏以根结理论释义何以取用某穴治病经验者。

应看到，由于受到经典经脉腧穴理论影响，后世医家对根结理论的解读存在一定偏颇与谬误，常见的是将“结”释为特定的腧穴，以及误读根结的单向性等[1]。在针刺实践中，应特别注意寻本溯源，明晰根结理论之“点对点”单向作用的核心要义，避免进行过度夸大的理论阐释。

【现代参考文献】

[1] 赵京生．足经腧穴远道主治规律的理论形式——根结理论解读 [J]. 中国针灸，2008，28（5）：387-391.

（姜　姗　赵京生）

各经有标本，诸部有气聚之所

【古代文献精选】

1.《灵枢·卫气》

五脏者，所以藏精神魂魄者也。六腑者，所以受水谷而行化物者也。其气内于五脏，而外络肢节。其浮气之不循经者，为卫气；其精气之行于经者，为营气。阴阳相随，外内相贯，如环之无端，亭亭淳淳乎，孰能穷之。然其分别阴阳，皆有标本虚实所离之处。能别阴阳十二经者，知病之所生。候虚实之所在者，能得病之高下。知六腑之气街者，能知解结契绍于门户。能知虚石之坚软者，知补泻之所在。能知六经标本者，可以无惑于天下。

岐伯曰：博哉圣帝之论！臣请尽意悉言之。

足太阳之本，在跟以上五寸中，标在两络命门。命门者，目也。

足少阳之本，在窍阴之间，标在窗笼之前。窗笼者，耳也。

足少阴之本，在内踝下上三寸中，标在背腧与舌下两脉也。

足厥阴之本，在行间上五寸所，标在背腧也。

足阳明之本，在厉兑，标在人迎颊挟颃颡也。

足太阴之本，在中封前上四寸之中，标在背腧与舌本也。

手太阳之本，在外踝之后，标在命门之上一寸也。

手少阳之本，在小指次指之间上二寸，标在耳后上角下外眦也。

手阳明之本，在肘骨中，上至别阳，标在颜下合钳上也。

手太阴之本，在寸口之中，标在腋内动也。

手少阴之本，在锐骨之端，标在背腧也。

手心主之本，在掌后两筋之间二寸中，标在腋下下三寸也。

凡候此者，下虚则厥，下盛则热；上虚则眩，上盛则热痛。故石者绝而止之，虚者引而起之。

请言气街：胸气有街，腹气有街，头气有街，胫气有街。故气在头者，止之于脑。气在胸者，止之膺与背腧。气在腹者，止之背腧，与冲脉于脐左右之动脉者。气在胫者，止之于气街，与承山踝上以下。取此者用毫针，必先按而在久应于手，乃刺而予之。所治者，头痛眩仆，腹痛中满暴胀，及有新积。痛可移者，易已也；积不痛，难已也。

2.《针灸甲乙经·十二经标本第四》卷二

……知六经之气街者，能知解结绍于门户；能知虚实之坚濡者，知补泻之所在；能知六经标本者，可以无惑于天下也。

3.《太素·经脉标本》卷十

……阴阳相随，外内相贯，如环之无端，混乎孰能穷之？（浮气为阳为卫，随阴从外贯内；精气为阴为营，随阳从内贯外也。阴阳相贯成和，莫知终始，故如环无端也。）然其分别阴阳，皆有标本虚实所离之处。（夫阴阳之气在于身也，即有标有本，有虚有实，有所历之处也。）能别阴阳十二经者，知病之所生。（十二经脉有阴有阳，能知十二经脉标本所在，则知邪入病生所由也。）知候虚实之所在者，能得病之高下。（十二经脉，上实下虚病在下，下实上虚病在其上，虚实为病，高下可知也。）知六腑之气街者，能解经结挈绍于门户。（街，六腑气行要道也。门户，输穴也。六腑，阳也。能知六腑气行要道，即能挈继输穴门户解结者也。绍，继也。）能知虚实之坚耎者，知补泻之所在。（知虚为耎，知实为坚，即能泻坚补耎也。耎，而免反，柔也。）能知六经标本者，可以无惑于天下。（三阴三阳，故曰六经也。标本则根条。知六经脉根条，则天下皆同，所以不惑者也。）

4.《类经·经络类·十二》卷七

然其分别阴阳，皆有标本虚实所离之处……能知六经标本者，可以无惑于天下。（阴阳标本，各有所在，即虚实所离之处也。街，犹道也。契，合也。绍，继也。门户，出入要地也。六腑主表，皆属阳经，知六腑往来之气街者，可以解其结聚。凡脉络之相合相继，自表自内，皆得其要，故曰契绍于门户。石，犹实也。标本，本末也。知本知末，则虽天下之广，何所不知，故可无惑于天下。）

……凡候此者，下虚则厥，下盛则热，上虚则眩，上盛则热痛。（此诸经之标本，上下各有所候。在下为本，本虚则厥，元阳下衰也。下盛则热，邪热在下也。在上为标，上虚则眩，清阳不升也。上盛则热痛，邪火上炽也。）故石者绝而止之，虚者引而起之。（石，实也。绝而止之，谓实者可泻，当决绝其根而止其病也。引而起之，谓虚者宜补，当导助其气而振其衰也。）

请言气街，胸气有街，腹气有街，头气有街，胫气有街。（此四街者，乃胸腹头胫之气，所聚所行之道路，故谓之气街。上文言各经有标本，此下言诸部有气聚之所也。）故气在头者，止之于脑。（诸髓者皆属于脑，乃至高之气所聚，此头之气街也。）气在胸者，止之膺与背腧。（胸之两旁为膺，气在胸之前者止之膺，谓阳明少阴经分也；胸之后者在背腧，谓自十一椎膈膜之上，足太阳经诸脏之腧，皆为胸之气街也。）气在腹者，止之背腧与冲脉于脐左右之动脉者。（腹之背腧，谓自十一椎膈膜以下，太阳经诸脏之腧皆是也。其行于前者，则冲脉并少阴之经行于腹与脐之左右动脉，即肓腧、天枢等穴，皆为腹之气街也。）气在胫者，止之于气街与承山踝上以下。（此云气街，谓足阳明经穴，即气冲也。承山，足太阳经穴，以及踝之上下，亦皆足之气街也。）取此者用毫针，必先按而在久，应于手，乃刺而予之。（毫针，即第七针也。凡取此四街者，先按所针之处久之，俟其气应于手，乃纳针而刺之。）所治者头痛眩仆，腹痛中满暴胀，及有新积，痛可移者易已也，积不痛难已也。（凡此者，皆四街所治之病。又若以新感之积，知痛而可移者，乃血气所及，无固结之形也，故治之易已。若其不痛，及坚硬如石不动者，其积结已深，此非毫针能治矣。）

5.《灵枢集注·卫气》

【此章论营行脉中，卫行脉外，然经脉皮肤之血气，外内出入，阴阳相贯，环转之无端也。……盖以经脉所起之处为本，所出之处为标。虚实者，谓血气出于气街，离经脉而营于肤腠，则经脉虚而皮肤实矣。高下者，谓本在下而标出于上也。气街者，气之径路。络绝则径通，乃经脉之血气，从此离绝，而出于脉外者也。（眉批：人之经脉如长江、大海，人之络脉如水之支流，至梢杪而尽绝。）契，合也。绍，继也。门户者，血气所出之门户。知六腑之气街，则知血气之结于脉内者，解而通之，脉内之血气与脉外之气血，相合相继而行，则知出于气街之门户矣。脉内之血气，从气街而出于脉外；脉外之气血，从井荥而流于脉中；出于气街，则经脉虚软，而皮肤石坚；流于脉中，则经脉石坚，而皮肤虚软。故能知虚实，则知补泻之所在矣。皮肤之气血，犹海之布云气于天下，经脉之血气，合经水之流贯于地中，故能知六经之标本，可以无惑于天下。篇名《卫气》者，谓脉内之营气出于气街，与卫气相将，昼行阳而夜行于阴也。夫营卫者，水谷之精气，营行脉中，卫行脉外，乃无形之气也。水谷之津液，化而为血以奉生身，命曰营气，乃有形之血，行于经隧皮肤者，皆谓之营气。夫充肤热肉之血，有从冲脉而散于皮肤者，有从大络而出于脉外者，有随三焦出气之津液，化而为赤者，皆谓之营气。盖以血为营，血之气为营气也。此章论行于脉中之营气，出于气街与卫气相将而行，故篇名《卫气》，曰：阴阳相随，外内相贯，血气之生始出入，阴阳离合。头绪纷纭，学者当于全经内细心穷究，庶可以无惑矣。】

【述要】

“各经有标本，诸部有气聚之所”，取自张介宾的两句话，表达了标本与气街的性质，也提示了二者的区别。经，谓经脉。部，指部位。标本即本末之意（杨上善语），经脉循行之手足端为本，头身处为标，标本之间即经脉的上下联系关系，规定了经脉上下联系的主次性质及作用趋向。气街，即气聚气行之处（张介宾语），指身形之头、胸、腹、胫四部位，为所在腧穴的作用范围。标本从经脉之纵向角度，气街从部位之横向角度，以不同形式表达了腧穴主治的不同规律及特性，所以说“各经有标本，诸部有气聚之所”。

气，运行、分布于周身，上下内外浑然一体，其有分别，在于说明不同组织结构与功能，所以《灵枢·卫气》说：“其浮气之不循经者，为卫气；其精气之行于经者，为营气。阴阳相随，外内相贯，如环之无端……然其分别阴阳，皆有标本虚实所离之处。”头、胸、腹、胫之部位，所行为脉外卫气，属阳，故称“六腑之气街”，与经脉之内运行气血有别。张志聪于此言之尤详。

作为针灸术语的“标本”，《灵枢》仅见一处（《卫气》篇），称“六经标本”，指经脉腧穴内容。以“标”“本”分别指称病症性质或治法等，见于《灵枢·病本》《灵枢·师传》，《素问》则有广泛运用和论述，如《标本病传论》篇，“夫阴阳、逆从、标本之为道也，小而大，言一而知百病之害，少而多，浅而博，可以言一而知百也。以浅而知深，察近而知远，言标与本，易而勿及。”《素问·至真要大论》谓“标本之道”。故经脉之标本有其特定内涵，如《针灸甲乙经》称“十二经标本”，《太素》亦称“经脉标本”。

经脉标本与根结，二者类似，都是说明机体上下之间的关联，但后者更强调因果关系。

（赵京生）

四街为气之径路

【古代文献精选】

1.《灵枢·卫气》

能别阴阳十二经者，知病之所生。候虚实之所在者，能得病之高下。知六腑之气街者，能知解结契绍于门户。能知虚石之坚软者，知补泻之所在。能知六经标本者，可以无惑于天下。

……

请言气街：胸气有街，腹气有街，头气有街，胫气有街。故气在头者，止之于脑。气在胸者，止之膺与背腧。气在腹者，止之背腧，与冲脉于脐左右之动脉者。气在胫者，止之于气街，与承山踝上以下。取此者用毫针，必先按而在久应于手，乃刺而予之。所治者，头痛眩仆，腹痛中满暴胀，及有新积。痛可移者，易已也；积不痛，难已也。

2.《灵枢·动输》

黄帝曰：营卫之行也，上下相贯，如环之无端，今有其卒然遇邪气，及逢大寒，手足懈惰，其脉阴阳之道，相输之会，行相失也，气何由还？岐伯曰：夫四末阴阳之会者，此气之大络也。四街者，气之径路也。故络绝则径通，四末解则气从合，相输如环。黄帝曰：善。此所谓如环无端，莫知其纪，终而复始，此之谓也。

3.《难经·三十一难》

曰：三焦者，何禀何生？何始何终？其治常在何许？可晓以不？

然。三焦者，水谷之道路，气之所终始也。上焦者，在心下，下膈，在胃上口，主内而不出。其治在膻中，玉堂下一寸六分，直两乳间陷者是。中焦者，在胃中脘，不上不下，主腐熟水谷。其治在脐傍。下焦者，当膀胱上口，主分别清浊，主出而不内，以传导也。其治在脐下一寸。故名曰三焦，其府在气街。

4.《太素·脉行同异》卷九

岐伯曰：夫四末阴阳之会者，此气之大络也。四街者，气之径也。故络绝则经通，四末解则气从合，相输如环。（四末，谓四支，身之末也。四街，谓胸腹头胻脉气道也。邪气大寒客于四末，先客络脉，络脉虽壅，内经尚通，故气相输如环，寒邪解已，复得通也。）

5.《太素·经脉标本》卷十

知六腑之气街者，能解经结挈绍于门户。（街，六腑气行要道也。门户，输穴也。六腑，阳也。能知六腑气行要道，即能挈继输穴门户解结者也。绍，继也。）

……

请言气街：（街，道也。补泻之法，须依血气之道，故请言之也。）胸气有街，腹气有街，头气有街，胻气有街。（胸、腹、头、胻四种，身之要也；四处气行之道，谓之街也。）故气在头者，止之于脑，（脑为头气之街，故头有气，止百会也。）气在胸者，止之膺与背输。（膺中肺输，为胸气之街，故胸中有气，取此二输也。）气在腹者，止之于背输与冲脉于齐左右之动者。（脾输及齐左右冲脉，以为腹气之街，若腹中有气，取此二输也。）气在胻者，止之于气街与承山踝上下。（三阴气街，并与承山，至踝上下，以为胻气之街，若胻有气，取此三处也。）

6.《重广补注黄帝内经素问·经脉别论》

（膻中之布气者分为三隧：其下者走于气街，上者走于息道，宗气留于海，积于胸中，命曰气海也。如是分化，乃四脏安定，三焦平均，中外上下各得其所也。）

7.《难经本义·阙误总类》

《三十一难》“其府在气街”一句，疑错简或衍文。三焦自属诸府，与手心主配，各有治所，不应又有府也。

8.《难经集注·三十一难》

故名曰三焦，其府在气街，一本曰冲。

（丁曰：《灵兰秘典论》曰三焦者，决渎之官，引导阴阳水谷，故言三焦者，水谷之道路也。布气于胸中，故治在膻中穴也。其府在气街，而或曰冲者，二义俱通，言气街者，即阴阳道路也。言气冲者，气冲脉也。气冲者，十二经根本，诸经行气之府也，故言府在气冲也。）

（杨曰：气街者，气之道路也，三焦既是行气之主，故云府在气街。

衢，衢也。衢者，四达之道焉。一本曰冲，此非扁鹊之语，盖吕氏再录之言，别本有此言，于义不可用也。）

（虞曰：气街在少腹毛中两旁各二寸，是穴乃足阳明脉气所发，言其三焦主三元之气，其府在气街。其气街者，《针经》本名气冲，冲者，通，与四达之义不殊，两存之亦可也。以气街为府者，何也？谓足阳明胃，化谷为气，三焦又主三元之气，故以气街为府也。）

9.《针灸集书·小易赋》卷上

阴阳其五十度兮一昼夜而相续。欲明六经气血多少之分，可合《灵》《素》议论同异以读，又当知四海四街三关之名，尤宜考六根六结八会之目。

10.《灵枢注证发微·卫气》

请言气街：胸气有街……积不痛，难已也。【此言气行有街，其止有所，而有所刺之法及所治之病也。首节帝言知六腑之气街者，能知解结契绍于门户，故以四街言之。（本经《动输篇》有四街，即此是也。）街者，路也。凡气之行于头者，止之于脑。气之行于胸者，止之膺与背腧。（胸之两旁为膺，背腧系膀胱经，凡五脏六腑皆有腧。）气之行于腹者，止之背俞。盖五脏六腑在于腹中，而其俞穴则在于背也。又在前与足阳明胃经冲脉穴，及脐左右之动脉，即足阳明胃经之天枢穴也。气之行于足胫者，止之于气街，此即足阳明胃经之气冲穴，一穴而二名者也。及足太阳膀胱经之承山穴，（在腨下一寸半。）及外踝上下诸穴。然凡取此四街，宜用以《九针论》第七之毫针，必先按其处，而为时既久，其所应手，乃以针刺之。其所治者，在头则主头痛眩仆，在腹则主腹痛中满暴胀，及有新积。但积痛而可以移之者，其病易已；若有积而不痛，则虽治之亦难已也。】

11.《灵枢注证发微·动输》

岐伯曰：夫四末阴阳之会者……此之谓也。（……四街者，即本经《卫气篇》之所谓胸气有街，腹气有街，头气有街，胫气有街者是也。此四街为营卫二气之径路，故大络虽或阻绝，而径路则自相通，彼逢邪气大寒之时，手足固尝懈惰，及懈惰已毕而少解，则二气复从而合，相输如环，尚何相失之有哉？）

12.《类经·经络类·十二》卷七

然其分别阴阳，皆有标本虚实所离之处……能知六经标本者，可以无惑于天下。（阴阳标本，各有所在，即虚实所离之处也。街，犹道也。契，合也。绍，继也。门户，出入要地也。六腑主表，皆属阳经，知六腑往来之气街者，可以解其结聚。凡脉络之相合相继，自表自内，皆得其要，故曰契绍于门户。石，犹实也。标本，本末也。知本知末，则虽天下之广，何所不知，故可无惑于天下。）

……

请言气街：胸气有街，腹气有街，头气有街，胫气有街。（此四街者，乃胸腹头胫之气，所聚所行之道路，故谓之气街。上文言各经有标本，此下言诸部有气聚之所也。）故气在头者，止之于脑。（诸髓者皆属于脑，乃至高之气所聚，此头之气街也。）气在胸者，止之膺与背腧。（胸之两旁为膺，气在胸之前者止之膺，谓阳明少阴经分也。胸之后者在背腧，谓自十一椎膈膜之上，足太阳经诸脏之腧，皆为胸气之气街也。）气在腹者，止之背腧与冲脉于脐左右之动脉者。（腹之背腧，谓自十一椎膈膜以下，太阳经诸脏之腧皆是也。其行于前者，则冲脉并少阴之经行于腹与脐之左右动脉，即肓腧、天枢等穴，皆为腹之气街也。）气在胫者，止之于气街与承山踝上以下。（此云气街，谓足阳明经穴，即气冲也。承山，足太阳经穴，以及踝之上下，亦皆足之气街也。）

13.《类经·经络类·十三》卷八

岐伯曰：夫四末阴阳之会者，此气之大络也……终而复始，此之谓也。（四末，四支也。十二经皆终始于四支，故曰阴阳之会，而为气之大络也。然大络虽会于四支，复有气行之径路，谓之四街，如前篇所谓气街者是也。凡邪之中人，多在大络，故络绝则径通、及邪已行而四末解，彼绝此通，气从而合，回还转输，何能相失？此所以如环无端，莫知其纪也。）

14.《类经·针刺类·十》卷十九

知补虚泻实，上下气门，（补虚泻实义见前。上下气门，即经络类诸经标本气街之义。一曰手经为上，足经为下，气脉必由之处是为门户。亦通。）

15.《类经·针刺类·三十五》卷二十一

用针之类，在于调气，气积于胃，以通营卫，各行其道，宗气留于海，其下者注于气街，其上者走于息道。（凡用针者，必在调气，人受气于谷，故气积于胃。然气义有三：曰营气，曰卫气，曰宗气。清者为营，营在脉中，浊者为卫，卫在脉外，故各行其道也。宗气，大气也。大气者，留止于上下之气海。其下者蓄于丹田，注足阳明之气街而下行于足；其上者积于胸中，出于息道而为呼吸。凡此三者，皆所谓气，当各求其属而调之者也。按：气街义，如《卫气篇》曰知六腑之气街者，能知解结契绍于门户，当与此参阅，详经络类十二。）

16.《素问集注·水热穴论》

伏兔上各二行，行五者，此肾之街也，三阴之所交结于脚也。（伏兔，在膝上六寸起肉，以左右各三指按膝上，有肉起如兔之状，故以为名。各二行者，谓少阴之大络与少阴之经，左右各二，共四行也。行五者，谓少阴经之阴谷、筑阴、交信、复溜，及三阴之所交结之三阴交穴也。街，气街也。气街者，气之径路也。经络者，经别之大络也。如经络之气结，则别走于气街，故络绝则经通，此少阴之经同少阴之大络，下行于脚而交结于三阴，故曰肾之街也。）

17.《灵枢集注·经脉》

（再按……是脉外之气血，一从经隧而出于孙络皮肤，一随三膲出气以温肌肉，变化而赤，是所出之道路有两歧也。其入于经也，一从指井而流于经荥，一从皮肤而入于络脉，是所入之道路有两歧也。其经脉之血气，行于脉外，从本标而出于气街，本篇之所谓留于本末，不动则热，不坚则陷且空，不与众同是也。此血气出入之道路，合于天地阴阳，五运六气，乃本经之大关目，故不厌烦赘而详言之，学者亦不可不用心参究者也。）

18.《灵枢集注·营卫生会》

（营卫相将，偕行出入，第五十二之《卫气篇》论脉内之血气，从气街而出于肤表，故与卫气相合而偕行。）

19.《灵枢集注·寒热病》

（上节论三阳之气，循次而上出于大牖，此复论气从络脉以相通，所谓络绝则径通，如环无端，莫知其纪也。盖气之出于大牖者，从气街而出于脉外，气之行于脉中者，从络脉而贯于脉中，外内环转之无端，故莫知其纪也。）

20.《灵枢集注·杂病》

腹痛，刺脐左右动脉，已刺按之，立已；不已，刺气街，已刺按之，立已。（此承上文而言阳明之气，循经而下行也。足阳明之脉，从膺胸而下挟脐，入气街中。腹痛者，阳明之经厥也，故当刺脐左右之动脉，不已，刺气街，按之立已。夫腹气有街，与冲脉于脐左右之动脉间，刺气街而按之者，使经脉之逆气，从气街而出于肤表也。此论阳明之气，上冲于头，而走孔窍，出顑，循牙车而下合阳明之经，并下人迎，循膺胸而下出于脐之气街。是阳明之气，出入于经脉之外内，环转无端，稍有留滞，则为痛为逆矣。沈亮宸曰：阳明之气，从人迎而直下于足跗，通贯于十二经脉，故上之人迎，与下之冲阳，其动也若一。气街者，气之径路也，盖络绝不通，然后从别径而出，非竟出于气街也。故先刺挟脐左右之动脉，不已，而后取之气街。）

21.《灵枢集注·卫气》

……知六腑之气街者，能知解结契绍于门户；能知虚实之坚软者，知补泻之所在；能知六经标本者，可以无惑于天下。（此章论营行脉中，卫行脉外。然经脉皮肤之血气，外内出入，阴阳相贯，环转之无端也。……盖以经脉所起之处为本，所出之处为标。虚实者，谓血气出于气街，离经脉而荣于肤腠，则经脉虚而皮肤实矣。高下者，谓本在下而标出于上也。气街者，气之径路，络绝则径通，乃经脉之血气，从此离绝，而出于脉外者也。契，合也。绍，继也。门户者，血气所出之门户。知六腑之气街，则知血气之结于脉内者，解而通之，脉内之血气与脉外之气血，相合相继而行，则知出于气街之门户矣。脉内之血气，从气街而出于脉外；脉外之气血，从井荥而流于脉中；出于气街，则经脉虚软，而皮肤石坚；流于脉中，则经脉石坚，而皮肤虚软，故能知虚实，则知补泻之所在矣。皮肤之气血，犹海之布云气于天下，经脉之血气，合经水之流贯于地中，故能知六经之标本，可以无惑于天下。篇名《卫气》者，谓脉内之营气出于气街，与卫气相将，昼行阳而夜行于阴也。夫营卫者，水谷之精气，营行脉中，卫行脉外，乃无形之气也。水谷之津液，化而为血，以奉生身，命曰营气，乃有形之血，行于经隧皮肤者，皆谓之营气。夫充肤热肉之血，有从冲脉而散于皮肤者，有从大络而出于脉外者，有随三膲出气之津液，化而为赤者，皆谓之营气。盖以血为营，血之气为营气也。此章论行于脉中之营气，出于气街，与卫气相将而行，故篇名《卫气》，曰阴阳相随，外内相贯，血气之生始出入，阴阳离合，头绪纷纭，学者当于全经内细心穷究，庶可以无惑矣。）

……

手心主之本，在掌后两筋之间二寸中，标在腋下下三寸也。【……按十二经脉之终始，出于井，流于荥，注于俞，行于经，入于合，而内属于脏腑，此脏腑之十二经脉也。十二络脉之本标，乃经脉之支别，故曰此气之大络也。络绝则径通，盖血气从络脉之起处为本，尽处为标，而出于气街也。然支络乃经脉之分派，故曰足太阳之本在跟以上五寸中，足少阴之本在内踝下三寸中，盖以本支所分之处为本，而不定在于经俞之穴会也。至于标在头气之街者，止之于脑，如太阳之在目内，少阳之在耳中，阳明之在颃颡，乃三阳之络脉，绝于头脑之中，亦非头面之穴会也。（眉批：绝，尽也，血气从络脉之尽处而出于气街。）经脉之内属脏腑，外络形身，应神机之出入；血气之从络脉出于气街，运行于肤表，应精气之降升。出入废则神机化灭，

升降息则气立孤危。故曰亭亭淳淳，孰能穷之。言血气之升降出入，合天地之化育运行无息者也。】

凡候此者，下虚则厥，下盛则热，上虚则眩，上盛则热痛。故实者绝而止之，虚者引而起之。【……此候手足之十二络脉，上出于头气胸气之街者也。（眉批：血气从经脉出于络脉，而上出于气街。）朱氏曰：绝者，绝其经脉之血气，溢于络脉之中。起者，起其经脉之血气，而引出于气街也。此盖以申明血脉之贯通，非补泻之谓也。】

请言气街。胸气有街……积不痛，难已也。（街，路也。气街者，气之径路。络绝则径通，乃络脉之尽绝处，血气从此通出于皮腠者也。止，尽也。止之于脑者，言头气之街，络脉尽于脑也。止之膺与背俞者，谓胸气之街，络脉有尽于膺胸之间者，有从胸上循肩背而始绝者，脉内之血气，或从膺腋之络脉尽处而出于皮肤，或从背俞之络脉尽处而出于皮肤也。夫十二经脉，只出于头气之街、胸气之街者，血气从下而上出于标也。经云：冲脉者，经脉之海也，主渗灌溪谷，与阳明合于宗筋，阴阳总宗筋之会，会于气街，而阳明为之长，皆属于带脉，而络于督脉。是阳明之血气，又从冲脉而出于腹气之街，故与冲脉会于脐之左右动脉也。

本经《动腧篇》曰：冲脉与少阴之大络，起于肾下，出于气街，循阴股内廉，斜入腘中，腘中乃足太阳之部分，故与足太阳之承山交会于踝上以下，此足少阴又同冲脉而出于胫气之街也。毫针，微细之针，取气之出于皮毛者也。按之在久者，候气之至也。夫少阴阳明为血气之生始，少阴之血气逆于胫气之街，则不能上行，而为头痛眩仆；阳明之血气，逆于腹气之街，则不能布散，而为腹痛中满。此因少阴阳明之气厥逆，故用毫针，久按以候气，故所治者，头痛、眩仆、中满也。及有新积痛可移者，积在气分，故为易已。积不痛者，积在血分，故难已也。此盖借积以申明经络之营血出于气街，与卫气偕行，环转无端，或有因于气逆，或有因于血逆也。阳明为血气所生之腑，少阴乃先天精气之脏，故复从冲脉出于腹气之街、胫气之街，而充布于皮肤肌腠。是以《动腧篇》论足少阴阳明独动不休者，乃血气之盛也。）

22.《灵枢集注·逆顺》

（盖脉气之出于皮肤，从经而脉，脉而络，络而孙，孙络绝而后出于气街。邪之入于经脉，去皮肤而入于络，去络而入于经，是以病与脉之相逆也。）

23.《灵枢集注·百病始生》

【此承上文申明留着而成积者，各有形症也。孙络者，肠胃募原间之小络，盖胃腑所出之血气，渗出于胃外之小络，而转注于大络，从大络而出于孙络皮肤。(眉批：在外之血气，从孙络出于气街，而行于皮肤；在内之血气，从孙络出于气街，而行于募原。此邪从孙络内出而成积，盖在内在外之络尽处，则为气街也。)】

24.《灵枢集注·邪客》

黄帝问于岐伯曰：余愿闻持针之数，纳针之理，纵舍之意，擀皮开腠理奈何？脉之屈折出入之处，焉至而出，焉至而止，焉至而徐，焉至而疾，焉至而入？六腑之输于身者，余愿尽闻。少叙别离之处，离而入阴，别而入阳，此何道而从行？愿尽闻其方。岐伯曰：帝之所问，针道毕矣。黄帝曰：愿卒闻之。(……别离之处者，别经脉而出于气街之处也。夫皮肤为阳，经脉为阴，离而入阴者，脉外之气血，离皮肤而入于经脉也。别而入阳者，脉内之气血，别经脉而入于皮肤也。)

……

黄帝曰：持针纵舍奈何？岐伯曰：必先明知十二经脉之本末，皮肤之寒热，脉之盛衰滑涩。……(……其本末尚热者，病尚在于血脉之中；其热已衰者，其病气随经脉之血气，出于气街而亦去矣。)

25.《素问直解·水热穴论》

伏兔上各二行行五者，此肾之街也，三阴交之所结于脚也。(……其穴在胫之气街，肾脉从胫而上，故曰此肾之街也。两行并行，三阴交总结于下，上连于胫，下贯于脚，故曰三阴交之所结于脚也。)

26.《医宗金鉴·刺灸心法要诀·冲脉循行歌》卷八十四

冲脉起于腹气街，后天宗气气冲来，并于先天之真气，相并夹脐上胸街，大气至胸中而散，会合督任充身怀，分布脏腑诸经络，名之曰海不为乖。

(注)冲脉者，起于气街，是起于腹气之街也。名曰气街者，是谓气所行之街也。一身之大气，积于胸中者，有先天之真气，是所受者，即人之肾间动气也；有后天之宗气，是水谷所化者，即人之胃气也。此所谓起于腹气之街者，是起胃中谷气也；并于少阴者，是并于肾间动气也。其真气与谷气相并，夹脐上行，至胸中而散，是谓大气至胸中，分布五脏六腑诸经，而充身者也。《灵枢·逆顺肥瘦篇》曰：冲脉者，五脏六腑之海也。五脏六腑皆禀气焉。《灵枢·动俞篇》又曰：冲脉者十二经之海也，与少阴之大络，起

于肾下，出于气街。《灵枢·五音五味篇》又曰：冲脉任脉皆起于胞中者，即此之起于肾下之谓也。而谓起于肾下者，即并于少阴之经，肾间动气上行也。《素问·骨空论》曰：冲脉起于气冲者，即此出于气街之谓也。不曰起而曰出者，谓谷气由阳明胃经出，而会于气街也。

27.《灵枢识·卫气》

知六腑之气街者，（止）无惑于天下。【《甲乙》六腑作六经，无契字。石，作实。（王、志亦作实）张云：街，犹道也。契，合也。绍，继也。门户，出入之要地也。六腑主表，皆属阳经，知六腑往来之气街者，可以解其结聚。凡脉络之相合相继，自表自内，皆得其要，故曰契绍于门户。石，犹实也。标本，本末也。知本知末，则虽天下之广，何所不知，故可无惑于天下。马云：能知六腑之气，往来有街。（气有往来之街见下文，非足阳明胃经之气街。）必能知所解所结所契所绍之门户也。（契者，合也。绍者，继也。）志云：知六腑之气街，则知血气之结于脉内者，解而通之，脉内之血气，与脉外之气血，相合相继而行，则知出于气街之门户矣。简案：《甲乙》为是。解结、绍、契诸注，未明晰。】

故气在头者（止）踝上以下。（……志云：止，尽也。止之于脑者，言头气之街，络脉尽于脑也。简案：志注，非。）

28.《灵枢识·官能》

气门。（马云：即气穴也。《素问》明有《气穴论》，凡穴皆可以气穴称。张云：即“经络类”诸经标本气街之义。一曰手经为上，足经为下，气脉必由之处，是为门户，亦通。简案：《生气通天论》云：气门乃闭。王注：气门谓玄府也，所以发泄经脉营卫之气，故谓之气门也。盖本节所谓气门，与此自异，姑仍马注。）

29.《类证治裁·内景综要》卷首

脉者营之居，玄府者汗之孔，胸中者阳气之郛，离宫者神之舍，募原者五脏之空，膈肓者上下之蔽，气街者经之隧，神阙者脐之宫，背者经之命（十二经俞穴）……

30.《难经正义·一难》

【按：脉者，血中之气也。经言营气，取营运于中之义。西医言食入于胃至小肠，皆有微丝管吸其精液，上至颈会管，过肺入心左上房……其血从左上房落左下房，入总脉管，由脊之膂筋，循行经脉之间，一日夜五十度周于身，尽八百十丈之脉道，以应呼吸。漏下者，营气也。若夫卫气，取卫护于外之义，经脉中之血气，由脉管之尾，出诸气街，入微丝血管，（《经》

谓孙络者是也。）与阳明之悍气相合，散布通体皮腠之间，充肤热肉，淡渗毫毛，此即浊者为卫也。】

31.《难经正义·七十六难》

（卫为阳而主气，乃阳明水谷之悍气，合经脉中出诸气街之气血，散入孙络，缠布周身，以充肤热肉，澹渗毫毛者也。）

【述要】

“四街为气之径路”的完整论述，首见于《灵枢·动输》篇；而“四街”概念的提出，是在《灵枢·卫气》，经言“胸气有街，腹气有街，头气有街，胫气有街”，此为《黄帝内经》首次明确四“气街”的内容。

“四街”在《黄帝内经》中的论述，主要涵盖了以下几个方面：

（1）六腑之气街。

（2）胸气有街，腹气有街，头气有街，胫气有街。并明确气在不同身形部位的所止之处，亦即所治之处。

（3）四街者，气之径路也。

对于《黄帝内经》中所体现出的“四街”的理论意义，赵京生基于文献与其他相关概念进行对比，认为从实践意义上，“四街”所体现的是近部治疗作用；在针灸理论发展历史角度看，其象征着理论的过渡阶段；并与根结、标本、经脉等远治作用理论进行了明确鉴别[1]。

后世对“四街为气之径路”的探讨，基本属于对《黄帝内经》这几方面论述的延展与深入。

《针灸甲乙经》中“六腑之气街”作“六经之气街”，有一定的主观考虑，但却未明“气街”概念所体现的胸腹部腧穴近治作用之本义，而摆脱不开经络理论的约束；而杨上善则通过解释“街”“门户”“六腑”等用意，将“气街”的含义释为“六腑气行要道”，并明确对应“根结”等与六经的关联性，从而将此类概念厘清；《针灸集书》将“四街”与“四海”“三关”等概念并提，体现了医家对此概念认识的进一步深化。

另外存有争议的是，“四街为气之径路”中，所言之“气”究竟为何气？考虑到“四街”之说提出的篇名为《灵枢·卫气》，似应与“卫气”关联更为密切，但《黄帝内经》中并未明言其为“卫气之径路”。就这一问题，后世医家主要存有三种认识，其一认为其为“卫气”通行之径路；其二认为其所行为营卫二气；其三认为气街似一营卫之气转换的通道，如张志聪所言“脉内之血气，从气街而出于肤表，故与卫气相合而偕行”，更言“经脉所起之处为本，所出之处为标。虚实者，谓血气出于气街，离经脉而荣于肤腠，则经脉虚而皮肤实矣。高下者，谓本在下而标出于上也。气街者，气之径路，络绝则径通，乃经脉之血气，从此离绝，而出于脉外者也。”这种说法，将气街直接视为一种游离于经络系统的组织，即气于经络系统出于气街再行体表。总体而言，第三种观点对“气街”概念的认识过于明确而有形化，且将之与经络理论相融混淆，似已偏离《黄帝内经》之本义；《黄帝内经》中将“气街”界定为“六腑之气街”，且经文早已明言“营在脉中，卫在脉外”（《灵枢·营卫生会》），“气街”所行不可能是经脉之内的营气。因此可见，在理论上，第一种说法更贴合经文本义。

较为特殊的是，《难经》中将“气街”与三焦的功能密切关联，以“气街”作为三焦之府，因三焦本身体现的是胸腹部上、中、下横向的划分关系。可以说，二者的相合进一步验证了“气街”理论的立论角度。《难经》这一论说的提出对后世“气街”之论影响深远。王冰注《素问》，对膻中之气的散布的认识，就体现了其痕迹，认为分上、中、下三道，而“气街”为其下行之道。

对“四街为气之径路”的理解与认识，更需关注的是其在针灸理论发展进程中的历史位置，以及其中反映的古人阶段性的思想。临床实践中，应明确其所体现的腧穴近治作用的意义，以及相应腧穴治疗的经验性规律。

【现代参考文献】

[1] 赵京生 . 气街理论研究 [J]. 针刺研究，2013，38（6）：502-505.

（姜　姗　赵京生）

人有髓海，有血海，有气海，有水谷之海，凡此四者，以应四海也

【古代文献精选】

1.《灵枢·海论》

黄帝问于岐伯曰：余闻刺法于夫子，夫子之所言，不离于营卫血气。夫十二经脉者，内属于腑脏，外络于肢节，夫子乃合之于四海乎？岐伯答曰：人亦有四海、十二经水。经水者，皆注于海。海有东西南北，命曰四海。黄

帝曰：以人应之奈何？岐伯曰：人有髓海，有血海，有气海，有水谷之海，凡此四者，以应四海也。

黄帝曰：远乎哉！夫子之合人天地四海也，愿闻应之奈何？岐伯答曰：必先明知阴阳表里荥输所在，四海定矣。

黄帝曰：定之奈何？岐伯曰：胃者水谷之海，其输上在气街，下至三里。冲脉者为十二经之海，其输上在于大杼，下出于巨虚之上下廉。膻中者为气之海，其输上在于柱骨之上下，前在于人迎。脑为髓之海，其输上在于其盖，下在风府。

黄帝曰：凡此四海者，何利何害？何生何败？岐伯曰：得顺者生，得逆者败，知调者利，不知调者害。

黄帝曰：四海之逆顺奈何？岐伯曰：气海有余者，气满胸中，悗息面赤；气海不足，则气少不足以言。血海有余，则常想其身大，怫然不知其所病；血海不足，亦常想其身小，狭然不知其所病。水谷之海有余，则腹满；水谷之海不足，则饥不受谷食。髓海有余，则轻劲多力，自过其度；髓海不足，则脑转耳鸣，胫酸眩冒，目无所见，懈怠安卧。

黄帝曰：余已闻逆顺，调之奈何？岐伯曰：审守其输而调其虚实，无犯其害，顺者得复，逆者必败。黄帝曰：善。

2.《灵枢·五癃津液别》

阴阳气道不通，四海闭塞，三焦不泻，津液不化，水谷并行肠胃之中，别于回肠，留于下焦，不得渗膀胱，则下焦胀，水溢则为水胀，此津液五别之逆顺也。

3.《灵枢·官能》

黄帝曰：用针之理，必知形气之所在，左右上下，阴阳表里，血气多少，行之逆顺，出入之合，谋伐有过。知解结，知补虚泻实，上下气门，明通于四海，审其所在，寒热淋露，以输异处，审于调气，明于经隧，左右肢络，尽知其会。寒与热争，能合而调之；虚与实邻，知决而通之；左右不调，把而行之；明于逆顺，乃知可治，阴阳不奇，故知起时，审于本末，察其寒热，得邪所在，万刺不殆。知官九针，刺道毕矣。

4.《太素·四海合》卷五

黄帝问岐伯曰：余闻刺法于夫子，夫子之所言，不离于营卫血气。夫十二经脉者，内属于腑脏，外络于支节，子乃合之于四海何乎？（血，谓十二脉中血也。气，谓十二脉中当经气也。）岐伯曰：人亦有四海十二经水。十二经水者，皆注于海。海有东西南北，命曰四海。黄帝曰：以人应之奈何？

岐伯曰：人亦有四海。黄帝曰：请闻人之四海。岐伯曰：人有髓海，有血海，有气海，有水谷之海，凡此四者，所以应四海者也。（十二经水者，皆注东海，东海周环，遂为四海。十二经脉，皆归胃海，水谷胃气环流，遂为气血髓骨之海故也。水谷之海，比于东海也。）黄帝曰：远乎哉！夫子之合人天地四海也，愿闻应之奈何？岐伯曰：必先明知阴阳表里营输所在，四海定矣。（胃脉以为阳，表也。手太阴、足少阴脉为阴，里也。冲脉为十二经脉及络脉之海，即亦表亦里也。）黄帝曰：定之奈何？岐伯曰：胃者为水谷之海，其输上在气街，下至三里。（胃盛水谷，故名水谷之海。胃脉，足阳明也。足阳明脉过于气街、三里，其气上下输此等穴也。）冲脉者为十二经之海，其输上在于大杼，下出于巨虚之上下廉。（冲脉管十二经脉。大杼是足太阳、手太阳脉所发之穴。巨虚上下廉，则足阳明脉所发之穴。此等诸穴，皆是冲脉致气之处，故名输也。）膻中者为气之海，其输上在柱骨之上下，前在于人迎。（膻，胸中也，音檀。食入胃已，其气分为三道，有气上行经隧，聚于胸中，名曰气海，为肺所主。手阳明是肺腑脉，行于柱骨上下，入缺盆，支者上行至鼻，为足阳明，循颈下人迎之前，皆是膻中气海之输也。）脑为髓之海，其输上在其盖，下在风府。（胃流津液，渗入骨空，变而为髓，头中最多，故为海也。是肾所生，其气上输脑盖百会之穴，下输风府也。）黄帝曰：凡此四海者，何利何害？何生何败？岐伯曰：得顺者生，得逆者败；知调者利，不知调者害。（得生得败，言逆顺大也；为利为害，言调不轻也。）黄帝曰：四海之逆顺奈何？岐伯曰：气海有余者，气满胸中，急息面赤；气海不足，则气少不足以言。（有余，谓邪气益真气也。面赤，谓气上冲面，阳脉盛也。）血海有余者，则常想其身大，怫然不知其所病；血海不足，则常想其身小，狭然不知其所病。（血多脉盛，故神想见身大也。怫，扶弗反，怫郁不安，不知所苦也。）水谷之海有余者，则腹满胀；水谷之海不足，则饥不受谷食。髓海有余者，则轻劲多力，自过其度；髓海不足，则脑转耳鸣，胻酸眩瞀，目无所见，懈怠安卧。（脑减不满颅中，故脑易转、喜耳鸣也。髓不满胫中，故胻酸疼也。脑虚少，筋肉血等精液不足，故眩冒无所见也。髓虚，四支腰□无力，故懈怠安卧也。酸，息官反。眩，元遍反，瞑目乱也。瞀，亡到反，覆也。）黄帝曰：余以闻逆顺，调之奈何？岐伯曰：审守其输而调其虚实，毋犯其害，顺者得复，逆者必败。黄帝曰：善。（输，谓四海之输。）

5.《太素·十二水》卷五

足阳明外合于海水，内属于胃。（海，晦也，言其水广博，望之晦暗，不测崖际，故曰海也。海，即四海也。足阳明脉血气最多，合之四海，众水之长也。）

6.《太素·津液》卷二十九

黄帝问岐伯曰：水谷入于口，输于肠胃，其液别为五，天寒衣薄，则为溺与气，天热衣厚则为汗，悲哀气并则为泣，中热胃缓则为唾。邪气内逆，则气为之闭塞而不行，不行则为水胀，余知其然也，不知其所由生，愿闻其说。（输，逆致也。水谷入于口，逆于肠胃之中，化为津液，凡有五别，则五脏津液。凡所言液者，通名为津，经称津者，不名为液，故液有五也。此略举五液，请解其义也。）岐伯答曰：水谷皆入于口，其味有五，各注其海，（五味走于五脏四海，肝心二脏主血，故酸苦二味走于血海。脾主水谷之气，故甘味走于水谷海。肺主于气，故辛走于膻中气海。肾主脑髓，故咸走髓海也。）津液各走其道。（目为泣道，腠理为汗道，廉泉为涎道，鼻为涕道，口为唾道也。）故上焦出气以温肌肉，充皮肤，为津。（上焦出气，出胃上口，名曰卫气，温暖肌肉，润泽皮肤于腠理，故称为津也。）

……阴阳气道不通，四海闭塞，三焦不泻，津液不化，水谷并于肠胃之中，别于回肠，留于下焦，不得渗膀胱，则下焦胀，水溢则为水胀，（脏腑阴阳不得和通，则四海闭而不流，三焦壅而不泻，其气不得化为津液，水谷并于肠胃不消，别于回肠而留下焦，不得入于膀胱，胀于下焦，溢入于身，故为水胀也。）此津液五别之顺逆。（此上五别，是为津液顺逆之义。）

7.《重广补注黄帝内经素问·五脏别论》

岐伯曰：胃者，水谷之海，六腑之大源也。（人有四海，水谷之海则其一也。受水谷已，荣养四傍，以其当运化之源，故为六腑之大源也。）

8.《针灸资生经·虚损》第三

脏气虚惫，真气不足。一切气疾，久不瘥者，宜灸气海（《铜》）。

（人身有四海，气海、血海、照海、髓海是也，而气海为第一。气海者，元气之海也。人以元气为本，元气不伤，虽疾不害，一伤元气，无疾而死矣。宜频灸此穴，以壮元阳。若必待疾作而后灸，恐失之晚也。）

9.《普济方·针灸门·妇人血气痛》卷四百二十四

治妇人贲豚。穴关元、中极、阴交、石门、四海、期门。

10.《灵枢注证发微·海论》

人有四海者，即下髓海、血海、气海、水谷之海也。十二经水者，即清水、渭水、海水、湖水、汝水、渑水、淮水、漯水、江水、河水、济水、漳水也。夫天下经常之水固有十二，而此水皆注于海。海有东西南北之四方，故不曰十二，而曰四海也。惟胃为水谷之海，其输穴上在气街，（即气冲，天枢下八寸，腹下夹脐相去四寸，在鼠鼷上一寸动脉应手宛宛中，乃冲脉所起也。针三分，留七呼，气至即泻。灸三壮。）下至三里。（膝下三寸，䯒骨外廉大筋内宛宛中，两筋肉分间。针八分，留十呼，泻七吸，灸可至百壮。）惟冲脉为十二经之血海，其输穴上在于足太阳膀胱经之大杼，（项后第一椎下，相去脊中各一寸半陷中。针三分，留七呼，禁灸。）下出于足阳明胃经之巨虚上廉与巨虚下廉。（上巨虚，三里下三寸，举足取之。针三分，灸七壮。下巨虚，上廉下三寸，蹲地举足取之。针三分，灸可至七七壮。）惟膻中为气之海，其输穴在于督脉经天柱骨之上下，（挟项后发际，大筋外廉陷中。针三分，留六呼，灸七壮。）前在于足阳明胃经之人迎。（颈大脉应手，结喉两旁一寸半。禁针灸。）惟脑为髓之海，其输穴在于其盖，即督脉经之百会，（前顶后一寸半中央。针二分，灸七壮。）下在于督脉经之风府。（一名舌本，项后入发际一寸，大筋内宛宛中。疾言其肉立起，言休立已。禁灸，令人失音，针三分。）

11.《针方六集·窦太师标幽赋（吴注）一》卷二

岂不闻脏腑病，而求门海俞募之微。

（门，谓五门，十二经之井、荥、俞、经、合也。谓之门者，以本经之气由之出入也。海，谓四海，髓海、气海、血海、水谷之海也。谓之海者，以其涵蓄者大也。胃为水谷之海，其输上在气街，下在三里。冲脉为十二经之海，其输上在于大杼，下出于巨虚之上下廉。膻中为气之海，其输上在于柱骨之上下，前在于人迎。脑为髓之海，其输上在于其盖，下在风府。俞，谓肺俞、包络俞、心俞、肝俞、胆俞、脾俞、胃俞、三焦俞、肾俞、大肠俞、小肠俞、膀胱俞。谓之俞者，脏腑之气于此转输也。募，谓肺募中府、心募巨阙、肝募期门、脾募章门、肾募京门、胃募中脘、胆募日月、大肠募天枢、小肠募关元、三焦募石门、膀胱募中极。谓之募者，脏腑之气于此召募也。以上门海俞募之微，凡脏腑病者宜求之。）

12.《类经·藏象类·十一》卷三

岐伯曰：胃者水谷之海，六腑之大源也。五味入口，藏于胃以养五脏气，气口亦太阴也。是以五脏六腑之气味，皆出于胃，变见于气口。（人有四海而胃居其一，是为水谷之海脏腑之属，阳为腑，阴为脏，胃属阳而为六腑之本，故云六腑之大源。然五味入口，藏于胃以养五脏气，故又曰胃为五脏六腑之海。气口本属太阴，而曰亦太阴者何也？盖气口属肺，手太阴也；布行胃气，则在于脾，足太阴也。按《营卫生会篇》曰：谷入于胃，以传于肺，五脏六腑，皆以受气。《厥论》曰：脾主为胃行其津液者也。《经脉别论》曰：饮入于胃游溢精气，上输于脾，脾气散精，上归于肺，然则胃气必归于脾，脾气必归于肺，而后行于脏腑营卫，所以气口虽为手太阴而实即足太阴之所归，故曰气口亦太阴也，是以五脏六腑之气味，皆出于胃而变见于气口，故胃为脏腑之大源，然无不由脾达肺也。见，音现。）

13.《类经·经络类·三十二》卷九

黄帝问于岐伯曰：余闻刺法于夫子，夫子之所言，不离于营卫血气。夫十二经脉者，内属于腑脏，外络于肢节，夫子乃合之于四海乎？岐伯答曰：人亦有四海、十二经水，经水者，皆注于海，海有东西南北，命曰四海。黄帝曰：以人应之奈何？岐伯曰：人有髓海，有血海，有气海，有水谷之海，凡此四者，以应四海也。（十二经水义见后。四海者百川之宗，人亦有四海，则髓、血、气、水谷之海也。详如下文。）黄帝曰：远乎哉！夫子之合人天地四海也，愿闻应之奈何？岐伯答曰：必先明知阴阳表里，荥输所在，四海定矣。（阴阳者，经脉之阴阳也。表里者，脏腑之内外也。荥输义详前十四。知此数者，则经络之道明而四海可定矣。输、腧、俞，本经皆通用。）黄帝曰：定之奈何？岐伯曰：胃者水谷之海，其输上在气街，下至三里。（人受气于水谷，水谷入口，藏于胃，以养五脏气，故五脏六腑之气味皆出于胃，而胃为水谷之海也。其胃气运行之输，上者在气街，即气冲穴；下者至三里，在膝下三寸。）冲脉者，为十二经之海，其输上在于大杼，下出于巨虚之上下廉。（此即血海也，冲脉起于胞中，其前行者，并足少阴之经，侠脐上行至胸中而散；其后行者，上循背里为经络之海；其上行者出于颃颡，下行者出于足。故其输上在于足太阳之大杼，下在于足阳明之巨虚上下廉。愚按：《动输篇》曰胃为五脏六腑之海，《太阴阳明论》曰阳明者表也，五脏六腑之海也，《逆顺肥瘦篇》曰夫冲脉者，五脏六腑之海也，五脏六腑皆禀焉。此篇言冲脉者，为十二经之海。若此诸论则胃与冲脉，皆为十二经之海，亦皆为五脏六腑之海，又将何以辨之？故本篇有水谷之海、血海之分。水谷之海者，言水谷盛贮于此，营卫由之而化生也。血海者，言受纳诸经之灌注，精血于此而畜藏也。此固其辨矣，及考之《痿论》曰：阳明者，五脏六腑之海，主润宗筋，宗筋主束来骨而利机关也。冲脉者，经脉之海也，主渗灌溪谷，与阳明合于宗筋，阴阳总宗筋之会，会于气街，而阳明为之长。盖阳明为多血多气之府，故主宗筋而利机关。冲脉为精血所聚之经，故主渗灌溪谷。且冲脉起于胞中，并少阴之大络而下行。阳明为诸经之长，亦会于前阴。故男女精血，皆由前阴而降者，以二经血气总聚于此，故均称为五脏六腑十二经之海，诚有非他经之可比也。又冲脉义，详前二十七，所当互考。）膻中者，为气之海，其输上在于柱骨之上下，前在于人迎。（膻中，胸中也，肺之所居。诸气者皆属于肺，是为真气，亦曰宗气。宗气积于胸中，出于喉咙以贯心脉而行呼吸，故膻中为之气海。柱骨，项后天柱骨也。《忧恚无言论》曰：颃颡者分气之所泄也。故气海运行之输，一在颃颡之后，即柱骨之上下，谓督脉之喑门大椎也。一在颃颡之前，谓足阳明之人迎也。）脑为髓之海，其输上在于其盖，下在风府。（凡骨之有髓，惟脑为最巨，故诸髓皆属于脑，而脑为髓之海。盖，脑盖骨也，即督脉之囟会。风府，亦督脉穴，此皆髓海之上下前后输也。）

14.《类经·经络类·三十三》卷九

足阳明外合于海水，内属于胃。（足阳明经内属于胃，常多气多血，为五脏六腑之海，故外合于海水。按海包地外，地在海中，海水周流，实一而已。今云四海者，以东西南北而分言之也。故东曰勃海，南曰涨海，西曰青海，北曰瀚海。）

15.《类经·疾病类·五十八》卷十六

岐伯曰：水谷皆入于口，其味有五，各注其海，津液各走其道。（水谷入口，五液之所由生也。五味之入，各有所归，辛先入肺，苦先入心，甘先入脾，酸先入肝，咸先入肾也。各注其海者，人身有四海，脑为髓海，冲脉为血海，膻中为气海，胃为水谷之海也。五脏四海，各因经以受水谷之气味，故津液随化而各走其道。）

16.《素问灵枢类纂约注·藏象第一》卷上

【灵】人有髓海，有血海，有气海，有水谷之海，凡此四者，以应四海也。胃者，水谷之海。其输（穴俞）上在气街，（本经穴，即气冲，腹下夹脐，相去四寸，动脉应手。《素问》曰：乃冲脉所起。《灵枢》曰：冲脉起于肾下，出于气街。）下至三里。（本经穴，在膝下三寸，骱骨外，大筋宛宛中。）冲脉者为十二经之海，（血海。）其输上在于大杼，（膀胱经穴，项后第一椎下，两傍各一寸五分。）下出于巨虚之上下廉，（胃经穴，上巨虚一名上廉，在三里下三寸，下巨虚在上廉下三寸。）膻中者为气之海。（《五味》篇：谷始入于胃，其精微者，先出于胃之两焦，以溉五脏，别出两行营卫之道，其大气之抟而不行者，积于胸中，命曰气海。两行营卫，谓行中焦生营行，下焦生卫也。大气，即宗气也。）其输上在柱骨之上下，（督脉，天柱骨项后发际，颈大筋外廉陷中。）前在于人迎。（结喉旁动脉，属胃经。）脑为髓之海，其输上在于其盖，（督脉经，顶后百会穴。）下在风府。

（一名舌本。督脉经，项后入发一寸五分大筋中。《海论》）

17.《中西汇通医经精义·全体总论》下卷

人有髓海，有血海，有气海，有水谷之海，以应四海。脑为髓海，胞为血海，膻中为气海，胃为水谷之海。

西医论髓，以为知觉运动之主，谓脑髓筋达于脏腑肢体而后能司知觉运动也。西医知脑髓之作用，而不知脑髓之来历。所谓脑筋，但言其去路，而不知髓有来路，所以西法无治髓之药也。不知背脊一路髓筋，乃是髓入于脑之来路也。

盖《内经》明言肾藏精，精生髓，细按其道路，则以肾系贯脊，而生脊髓，由脊髓上循入脑，于是而为脑髓。是脑非生髓之所，乃聚髓之所，譬犹海非生水之所，乃聚水之所，故名髓海。既聚于此，而又散走脏腑肢体，以供使用。如聚钱者库也，而用钱者人也。人能用钱，而钱不能用人。脏腑肢体能用脑髓，非脑髓用各处也。再者，髓之生由于肾，欲补髓者，即从肾治。肝脉入脑交颠，目系贯髓，凡神魂晕迷风狂，皆从肝治之，即是治髓。脑又通鼻，可从肺治。髓筋入心，可从心治。髓筋聚于胃，又可从胃以治之。西医论髓特详，而无治法，不抑谬哉。胞为血海，已详天癸条。盖血生于胃之水谷，化液上肺，奉心化血，循冲任脉，下入胞中。既聚于胞中，化精化血达于周身，皆在于此，参看天癸条自明。膻中为气海，此有两说。一说丹田为气海。即胞宫也，呼吸归根之地，名之为气海亦宜，详膀胱、三焦、天癸、营卫条；此云膻中为气海者，盖指气之出纳在乎肺也。膻乃胸前大膜膈也。膻之中即胸中，只有心胞络与肺。故前云膻中者君主之官，是指胞络言。此云膻中为气海，是指肺言。以胞络与肺均在膈内，故均可名膻中也。膻膈之与胞络相通，已详十二官条。此言与肺相通，其道路又须详言。气之根在脐下丹田，即网油中一夹室也，由网油走脐旁，上生膈膜，是为膻，由胸膈循腔子，上连肺系，气之出路即由此通于肺管。故凡咳嗽则胸前痒滞，皆膻膈间气不得利也。欲知膻之治法，当参看肺、肾、三焦、包络条。胃为水谷之海，水主化气生津，谷主化液生血，一则糟粕入大肠，一则余沥入膀胱，另详肠胃、膀胱各条。脾与胃互为功用，又须看脾之作用。

【述要】

《灵枢·海论》提出了“人有四海”这一中医学独特的生理学命题：“人亦有四海、十二经水。经水者，皆注于海，海有东西南北，命曰四海。黄帝曰：以人应之奈何？岐伯曰：人有髓海，有血海，有气海，有水谷之海，凡此四者，以应四海也。”在古人的地理观念里，我们所居住的大地的周围是由海来包围的，所以说，“海有东南西北，命曰四海”。《黄帝内经》中医学理论有一个基本的思维模式，即是人体与天地相应，这一基本原则也贯穿中国文化的各个方面。所以，古人认为人体亦有“四海”以应天地之“四海”。

然后下文又对“四海”进一步阐述：“胃者水谷之海，其输上在气街（冲），下至三里；冲脉者，为十二经之海，其输上在于大杼，下出于巨虚之上下廉；膻中者，为气之海，其输上在于柱骨之上下，前在于人迎，脑为髓之海，其输上在于其盖，下在风府。”

以上对“四海”的经典论述，后世多数医家或注家都是在此基础上演绎，但是纵观历代注文，还是要对“四海”作进一步的说明。

其一，为什么是气、血、髓、谷四海？“四海者，百川之宗”（《类经·经络类·三十二》卷九），所以流注并贮藏于四海的物质必然是具备流动的特性，古人对四海所贮纳的物质还是经过选择的，《黄帝内经》亦有五脏六腑之海或十二经之海之说，其实也是指的五脏六腑与十二经之气血之海。气、血、髓、谷四海本质是古人对人体四种具有流动特性的重要物质的强调。其中，又以水谷之海为最要：“水谷入口，五液之所由生也，五味之入，各有所归，辛先入肺，苦先入心，甘先入脾，酸先入肝，咸先入肾也。各注其海者，人身有四海，脑为髓海，冲脉为血海，膻中为气海，胃为水谷之海也，五脏四海，各因经以受水谷之气味，故津液随化而各走其道。”（《类经·疾病类·五十八》卷十六）

其二，在该篇中，一开始提出的是血海，而下面阐述时，又说冲脉是为十二经之海，是否同指？从本篇的逻辑看，应该是的。经脉本来就是受血而营之的管道，“血海”自然可以称为“十二经之海”。另外，张介宾言：“血海者，言受纳诸经之灌注，精血于此而畜藏也”（《类经·经络类·三十二》卷九）由于冲脉起于胞中，为精血所聚，并足少阴，并与足阳明会于宗筋，从这一角度看，冲脉同时为血海与十二经之海，也属恰当。

其三，近世中西汇通派医家对髓海、气海的新认识。西学东渐以来，催生了一批中西汇通派医家，唐宗海即为杰出的代表之一，他在《中西汇通医经精义》中，借用西方医学的解剖与生理知识，对髓海有了新的阐发：“西医论髓，以为知觉运动之主，谓脑髓筋达于脏腑肢体而后能司知觉运动也，西医知脑髓之作用而不知脑髓之来历，所谓脑筋，但言其去路而不知髓有来路，所以西法无治髓之药也，不知背脊一路髓筋，乃是髓入于脑之来路也。

盖《内经》明言肾藏精，精生髓，细按其道路，则以肾系贯脊而生脊髓，由脊髓上循入脑，于是而为脑髓，是脑非生髓之所，乃聚髓之所，譬犹海非生水之所，乃聚水之所，故名髓海。”（《中西汇通医经精义·全体总论》下卷）

（张树剑）

下篇

针灸技法方法

第四章 刺灸技术

凡用针之法，以补泻为先

【古代文献精选】

1.《素问·刺志论》

气实形实，气虚形虚……脉实血实，脉虚血虚，此其常也……脉盛血少，此谓反也；脉小血多，此谓反也……夫实者，气入也，虚者，气出也。气实者热也，气虚者寒也。入实者，左手开针空也；入虚者，左手闭针空也。

2.《素问·针解》

黄帝问曰：愿闻九针之解，虚实之道。岐伯对曰：刺虚则实之者，针下热也，气实乃热也。满而泄之者，针下寒也，气虚乃寒也。菀陈则除之者，出恶血也。邪胜则虚之者，出针勿按。徐而疾则实者，徐出针而疾按之。疾而徐则虚者，疾出针而徐按之。言实与虚者，寒温气多少也。若无若有者，疾不可知也。察后与先者，知病先后也。为虚与实者，工勿失其法。若得若失者，离其法也。虚实之要，九针最妙者，为其各有所宜也。补泻之时者，与气开阖相合也。九针之名，各不同形者，针穷其所当补泻也。

刺实须其虚者，留针阴气隆至，乃去针也。刺虚须其实者，阳气隆至，针下热乃去针也。经气已至，慎守勿失者，勿变更也。深浅在志者，知病之内外也。近远如一者，深浅其候等也。如临深渊者，不敢惰也。手如握虎者，欲其壮也。神无营于众物者，静志观病人，无左右视也。义无邪下者，欲端以正也。必正其神者，欲瞻病人目制其神，令气易行也。

3.《备急千金要方·用针略例第五》卷二十九

凡用针之法，以补泻为先。呼吸应江汉，补泻校升斗，经纬有法则，阴阳不相干。震为阳气始，（火生于寅）。兑为阴气终，（戊为土墓）。坎为太玄华，（冬至之日夜半一阳爻生），离为太阳精。（为中女之象）。欲补从卯南，（补不足地户至巽为地虚）。欲泻从酉北。（天门在乾）针入因日明，（向寅至午）。针出随月光。（从申向午，午为日月光之位）如此思五行气，以调荣卫，用以将息之，是曰随身宝。

4.《素问注证发微·刺志论》

夫实者气入也，虚者气出也。气实者热也，气虚者寒也。入实者左手开针空也，入虚者左手闭针空也。【此言泻实补虚之有法也。夫所谓实者，邪气之入而实也，非真实也；所谓虚者，正气之出而虚也，乃真虚也。邪实者，其体必热；气虚者，其体必寒。寒热之间，虚实括矣。（虽有气盛身寒，其寒为邪，然终不能不成热也。）大凡用针之法，右手持针，左手掐穴，方其入针泻实之时，则左手掐穴，开针空以泻之；及其去针补虚之时，则左手闭穴，闭针空以补之。先治伪实，而后补真虚，此要法也。然则今之用药者，亦惟泻实补虚如针法耳，孰谓理之不可类推哉！】

5.《素问集注·刺志论》

夫实者气入也，虚者气出也。（夫虚者须其实，气入则实矣；实者须其虚，气出则虚矣。此言气之开阖也。）气实者，热也；气虚者，寒也。（虚者补之，针下热则实矣；实者泻之，针下寒则虚矣。此言阴阳之气至也。）入实者，右手开针空也。入虚者，左手闭针空也。（针空者，容针之空处也。凡用针之法，右手持针，左手掐穴，方其入针，泻实之时，以右手开针空以泻之，方其入针，补虚之时，以左手闭针空以补之。开针空则气出，闭针空则气入，所谓补泻之时，与气开阖之相合也。张兆璜曰：开阖者，三阳之气发于下焦。营卫者，中焦水谷之所生也。用针取气在于营卫。而此篇独论气出下焦，血出中焦，候下焦所生之气，出入开阖，以行补泻之法，又一法也。然三阳之气，发原于肾脏水腑，肾主藏志，故曰《刺志论》。）

【述要】

“凡用针之法，以补泻为先”的提法最早见于《备急千金要方》，强调针刺时最常用的是补泻刺法。实际上自《黄帝内经》就很重视补泻刺法，关于针刺补泻的原则、方法、临床应用的记载内容很多。如《灵枢·九针十二原》有“凡用针者，虚则实之，满则泄之，宛陈则除之，邪胜则虚之……虚实之要，九针最妙，补泻之时，以针为之”，突出说明“虚则实之，满则泄之”为针刺治疗的总体原则。

《素问·刺志论》：“气实者热也，气虚者寒也。入实者，左手开针空也；入虚者，左手闭针空也”，描述了针对人体虚实的不同状态，针刺补泻时针孔开阖的不同操作方法。《素问·针解》曰：“补泻之时者，与气开阖相合也”，张志聪在《素问集注》注曰：“凡用针之法，右手持针，左手掐穴，方其入针，泻实之时，以右手开针空以泻之，方其入针，补虚之时，以左手闭针空以补之。开针空则气出，闭针空则气入，所谓补泻之时，与气开阖之相合也。”明代马莳也对补泻时开闭针孔的不同操作进行解释：“大凡用针之法，右手持针，左手掐穴，及其入针泻实之时，则左手掐穴，开针孔以泻之；及其去针补虚之时，则左手闭穴，闭针孔以补之。”可见，始自《黄帝内经》一直到明清医家认为补正气或泻邪气的作用均可通过针刺来实现，重视针刺补泻时针孔的开或闭，实证开针孔，以泻邪气，虚证闭针孔以补正气。除此之外，《黄帝内经》还有徐疾、迎随、呼吸等多种补泻方法，《难经》有提插补泻法，至金元时期针刺补泻手法进一步丰富，明清则出现了多种复式补泻手法。

可见，自《黄帝内经》以来直至明清，针刺补泻一直受到古代医家重视，古人认为针是导引气入或气出的媒介，通过针孔开阖、进出针快慢、针具提插、捻转，再配合呼吸等方法，可以达到补正气或泻邪气的目的。但是民国以后更多从西医视角认识针灸机理，且多从刺激神经阐释针刺原理，因此多以刺激量强弱来区分补泻。

《备急千金要方》“凡用针之法，以补泻为先”反映的是古人对针刺补泻的重视程度，强调针刺补泻是临床常用的方法。

（李素云）

迎之随之，以意和之

【古代文献精选】

1.《灵枢·九针十二原》

小针之要，易陈而难入，粗守形，上守神，神乎神，客在门，未睹其疾，恶知其原。刺之微，在速迟，粗守关，上守机，机之动，不离其空，空中之机，清静而微，其来不可逢，其往不可追。知机之道者，不可挂以发，不知机道，叩之不发，知其往来，要与之期，粗之暗乎，妙哉工独有之。往者为逆，来者为顺，明知逆顺，正行无问，逆而夺之，恶得无虚，追而济之，恶得无实，迎之随之，以意和之，针道毕矣。

2.《灵枢·小针解》

知其往来者，知气之逆顺盛虚也。要与之期者，知气之可取之时也。粗之暗者，冥冥不知气之微密也。妙哉！工独有之者，尽知针意也。往者为逆者，言气之虚而小，小者逆也。来者为顺者，言形气之平，平者顺也。明知逆顺，正行无问者，言知所取之处也。迎而夺之者，泻也。追而济之者，补也。

3.《灵枢·终始》

凡刺之道，毕于终始，明知终始，五脏为纪，阴阳定矣。阴者主脏，阳者主腑，阳受气于四末，阴受气于五脏。故泻者迎之，补者随之，知迎知随，气可令和。和气之方，必通阴阳，五脏为阴，六腑为阳，传之后世，以血为盟，敬之者昌，慢之者亡，无道行私，必得夭殃。

4.《素问·天元纪大论》

何谓气有多少，形有盛衰？鬼臾区曰：阴阳之气各有多少，故曰三阴三阳也。形有盛衰，谓五行之治，各有太过不及也。故其始也，有余而往，不足随之，不足而往，有余从之，知迎知随，气可与期。应天为天符，承岁为岁直，三合为治。

5.《素问·离合真邪论》

帝曰：候气奈何？岐伯曰：夫邪去络入于经也，舍于血脉之中，其寒温未相得，如涌波之起也，时来时去，故不常在。故曰方其来也，必按而止之，止而取之，无逢其冲而泻之。真气者，经气也，经气太虚，故曰其来不可逢，此之谓也。故曰候邪不审，大气已过，泻之则真气脱，脱则不复，邪气复至，而病益蓄，故曰其往不可追，此之谓也。不可挂以发者，待邪之至时而发针泻矣，若先若后者，血气已尽，其病不可下，故曰知其可取如发机，不知其取如扣椎，故曰知机道者不可挂以发，不知机者扣之不发，此之谓也。

6.《难经·七十二难》

七十二难曰：经言，能知迎随之气，可令调之；调气之方，必在阴阳。何谓也？

然。所谓迎随者，知荣卫之流行，经脉之往来也。随其逆顺而取之，故曰迎随。调气之方，必在阴阳者，知其内外表里，随其阴阳而调之，故曰调气之方，必在阴阳。

7.《难经·七十九难》

七十九难曰：经言迎而夺之，安得无虚？随而济之，安得无实？虚之与实，若得若失；实之与虚，若有若无，何谓也？

然。迎而夺之者，泻其子也；随而济之者，补其母也。假令心病，泻手心主俞，是谓迎而夺之者也；补手心主井，是谓随而济之者也。所谓实之与虚者，牢濡之意也。气来实牢者为得，濡虚者为失，故曰若得、若失也。

8.《太素·人迎脉口诊》卷十四

凡刺之道，毕于终始……和气之方，必通阴阳，（故补泻之道，阴阳之气，实而来者，迎而泻之，虚而去者，随而补之，人能知此随迎补泻之要，则阴阳气和，有疾可愈也。）五脏为阴，六腑为阳，传之后代，以血为盟，敬之者昌，慢之者亡，无道行私，必得夭殃。

9.《太素·九针要道》卷二十一

小针之要，易陈而难入也，粗守形，工守神，神乎神，客在门，未视其疾，恶知其源？刺之微，在速迟，粗守关，工守机，机之动，不离空，空中之机，清静以微，其来不可迎，其往不可追。知机道者，不可挂以发，不知机者，扣之不发，知其往来，要与之期，粗之暗乎？妙哉工独有之，往者为逆，来者为顺，明知逆顺，正行无问。迎而夺之，恶得无虚？追而济之，恶得无实？（但九针要道，下成解中自当其释也之。）迎之随之，以意和之，针道毕矣。（逆顺察之于阴阳，迎夺施之于补泻。）

10.《灵枢注证发微·九针十二原》

小针之要，易陈而难入……以意和之，针道毕矣。（……所谓往来逆顺者，何哉？往者其气虚小，即为逆，故追而济之，以行补法，恶得无实？来者形气将平，即为顺，故迎而夺之，以行泻法，恶得无虚？此所以明之逆顺，乃正行之道，而不必复问于人，惟以追之随之，而以吾意和之，此针道之所以毕也。）

11.《灵枢注证发微·终始》

凡刺之道，毕于终始……无道行私，必得夭殃。（此言凡刺之道，当知此《终始篇》之大义也。脏为阴，腑为阳。阳在外，受气于四肢；阴在内，受气于五脏。故因其气之来而迎之者，泻之法也；因其气之往而随之者，补之法也。知迎随为补泻，则阴阳诸经之气可和调矣。）

12.《灵枢注证发微·寒热病》

刺虚者，刺其去也；刺实者，刺其来也。（此言刺虚实者之法也。凡刺虚者，当乘其气之去而随之。随之者，所以补之也。凡刺实者，当乘其气之来而迎之。迎之者，所以泻之也。《九针十二原篇》云：迎而夺之，恶得无虚，追而济之，恶得无实，迎之随之，以意和之。）

13.《针灸大成·标幽赋（杨氏注解）》卷二

要识迎随，须明逆顺。

（迎随者，要知荣卫之流注，经脉之往来也。明其阴阳之经，逆顺而取之。迎者以针头朝其源而逆之，随者以针头从其流而顺之。是故逆之者为泻、为迎，顺之者为补、为随。若能知迎知随，令气必和，和气之方，必在阴阳，升降上下，源流往来，逆顺之道明矣。）

14.《针方六集·知迎知随四十六》卷三

所谓迎随者，知荣卫之流行，经脉之往来也，随其逆顺而取之，故曰迎随。

15.《类经·针刺类·一》卷十九

往者为逆，来者为顺，明知逆顺，正行无问。（往，气之去也，故为之逆。来，气之至也，故为之顺。知往来之逆顺，则正法行之，不必疑而更问也。下二句与《至真要大论》辞同用异，详标本类第二。）逆而夺之，恶得无虚，追而济之，恶得无实。（逆其气至而夺之，泻其实也，恶得无虚。随其气去而济之，补其虚也，恶得无实。故泻必因吸内针，补必因呼内针，此即迎来随去之义。）迎之随之，以意和之，针道毕矣。（用针之法，补泻而已；补泻之法，迎随而已。必得其和，则针道毕于是矣。）

16.《类经·运气类·三》卷二十三

知迎知随，气可与期。（迎者，迎其至也。随者，随其去也。如时令有盛衰，则候至有迟速，至与不至，必先知之，是知迎也。气运有胜复，胜微者复微，胜甚者复甚，其微其甚必先知之，是知随也。知迎知随则岁气可期，而天和可自保矣。）

17.《素问集注·针解》

徐而疾则实者，徐出针而疾按之；疾而徐则虚者，疾出针而徐按之。（……按：此论与《小针解》不同，《小针解》曰：徐而疾则实者，言徐内而疾出也；疾而徐则虚者，言疾内而徐出也。盖以针之出入分疾徐也。本篇之所谓疾徐者，论出针之疾徐，按痏之疾徐也。故名之曰《针解》者，解《小针解》之未尽也。夫刺之微在迟速疾徐，而两经各尽其妙。所谓迎之随之，以意和之，针道始备。）言实与虚者，寒温气多少也。（言实与虚者，谓针下寒而气少者为虚，邪气已去也；针下热而气多者为实，正气已复也。）若无若有者，疾不可知也。（气之虚实，若有若无，当静守其气，疾则不可知也。）

18.《难经正义·七十二难》

（经言，《灵枢·终始篇》曰：阳受气于四末，阴受气于五脏，故泻者迎之，补者随之，知迎知随，气可令和，和气之方，必通阴阳，是迎随之法，补泻之道也。阳经主外，故从四末始，阴经主内，故从五脏始。迎者，针锋迎其气之方来而未盛，以夺之也。随者，针锋随其气之方去而未虚，以济之也。然必知营卫之流行，经脉之往来，知之而后可察病之阴阳逆顺，随其所当而施补泻也。）

19.《难经正义·七十九难》

（经言，《灵枢·九针十二原篇》曰：迎而夺之，恶得无虚，随而济之，恶得无实。迎之随之，以意和之，针道必矣。《小针解》曰：言实与虚，若有若无者，言实者有气，虚者无气也。为虚为实，若得若失者，言补者佖然若有得也，泻则恍然若有失也。此节全引经文问补泻虚实之义也。）

【述要】

“迎随”最早出自《灵枢·九针十二原》，用于说明针刺操作时需守候腧穴中气机的来去变化而施行补泻，是针刺调气的总原则：“刺之微在速迟，粗守关，上守机……往者为逆，来者为顺，明知逆顺，正行无问，逆而夺之，恶得无虚，追而济之，恶得无实，迎之随之，以意和之，针道毕矣。”《说文解字》：“逆，迎也。关东曰逆，关西曰迎。”“随，从也。”《广雅》曰：“随，顺也。”《韩非子·说林上》曰：“子行而我随之。”迎为逆，随为顺，是一对含义相反的词。“以意和之”，简单地说就是进行针灸补泻操作的医者要做到心中有数。

《灵枢·小针解》释“知其往来者”为“知气之逆顺盛虚也”，《小针解》还有：“上守机者，知守气也。机之动，不离其空中者，知气之虚实”。可见，守机为守腧穴中气的来去变化时机，气来则为气盛，气往则为气虚，所以“要与之期者，知气之可取之时也”，做到“迎而夺之者，泻也。追而济之者，补也。”《灵枢·终始》曰：“泻者迎之，补者随之，知迎知随，气可令和”，亦说明所期、所调对象为气。马莳注解《灵枢·终始》该句曰：“因其气之来而迎之者，泻之法也；因其气之往而随之者，补之法也。知迎随为补泻，则阴阳诸经之气可和调矣。”张介宾《类经·针刺类·一》卷十九曰：“用针之法，补泻而已，补泻之法迎随而已，必得其和，则针道毕于是矣。”可见，迎随即补泻，两者常并用，如《针经指南·流注通玄指要赋》题记中有“补泻迎随，揭示用针之要。”《针灸大全·席弘赋》卷一：“凡欲行针须审穴，要明补泻迎随诀。”《医学正传·医学或问》卷一：“针法有补泻迎随之理，固可以平虚实之证。”

上述可见，《灵枢》主要候腧穴中气之虚实而行迎随补泻，但“空中之机，清静而微”（《九针十二原》）腧穴中气之变化迅速而难于把握，后世医家对气之循行判断方法有所改变。《灵枢·经脉》建立了十二经脉气血循环流注的模式，并逐渐成为一种主导认识。《难经·七十二难》曰：“所谓迎随者，知荣卫之流行，经脉之往来也。随其逆顺而取之，故曰迎随”，明确以经脉循行方向而言，逆经脉流注为迎，顺经脉流注为随。元代杜思敬辑《云岐子论经络迎随补泻法》亦曰：“凡用针，顺经而刺之，为之补；迎经而夺之，为之泻。”《针经摘英集》又曰：“补者，随经脉推而纳之……泻者，迎经脉动而伸之”。杜氏沿袭《难经》，后世迎随补泻方法即在此基础上发展而来，代表性医家有窦汉卿、王国瑞、杨继洲等，现代《针灸学》教材也多宗于此。

“以意和之”，体现的是中医针灸治疗中的顺势思维，具体来说就是对于针刺需要采用的具体方法、刺激强度等都要与治疗时患者的刻下状态相适应，医者要做到心中有数。“《灵枢》的用针之道，创造性地运用了顺势思维方法，把治疗对象的抽象特性同具体针灸方法的特性相联系、对应，统一加以权衡，形成了一些独具特色的针灸理论与方法……顺势治疗的思维方法，在《黄帝内经》制订的具体针灸操作方法中，体现得尤为明显。如针刺补法的操作，以轻柔徐静为特征，针刺泻法的操作，以力重动疾为特征”[1]。

总之，“迎之随之，以意和之”论述的是针刺补泻的总体原则，要求施术者在进行针刺补泻时与治疗对象的虚实状态相合，对刺激手法和强度都要有很好地把握。

【现代参考文献】

[1] 赵京生，史欣德 . 针道自然——论针灸方法的总体特征 [J]. 针灸临床杂志，1998，14（10）：1-2.

（李素云）

刺之微，在速迟

【古代文献精选】

1.《灵枢·九针十二原》

小针之要，易陈而难入，粗守形，上守神，神乎神，客在门，未睹其疾，恶知其原。刺之微，在速迟，粗守关，上守机，机之动，不离其空，空中之机，清静而微，其来不可逢，其往不可追，知机之道者，不可挂以发，不知机道，叩之不发，知其往来，要与之期，粗之暗乎，妙哉工独有之。往者为逆，来者为顺，明知逆顺，正行无问，逆而夺之，恶得无虚，追而济之，恶得无实，迎之随之，以意和之，针道毕矣。凡用针者，虚则实之，满则泄之，宛陈则除之，邪胜则虚之。大要曰：徐而疾则实，疾而徐则虚。言实与虚，若有若无，察后与先，若存若亡，为虚与实，若得若失。

2.《灵枢·小针解》

刺之微在数迟者，徐疾之意也。粗守关者，守四肢而不知血气正邪之往来也。上守机者，知守气也。机之动不离其空中者，知气之虚实，用针之徐疾也。空中之机清净以微者，针以得气，密意守气勿失也。其来不可逢者，气盛不可补也。其往不可追者，气虚不可泻也。不可挂以发者，言气易失也。扣之不发者，言不知补泻之意也，血气已尽而气不下也……所谓虚则实之者，气口虚而当补之也。满则泄之者，气口盛而当泻之也。宛陈则除之者，去血脉也。邪胜则虚之者，言诸经有盛者，皆泻其邪也。徐而疾则实者，言徐内而疾出也。疾而徐则虚者，言疾内而徐出也。言实与虚若有若无者，言实者有气，虚者无气也。察后与先若亡若存者，言气之虚实，补泻之先后也，察其气之已下与常存也。为虚与实，若得若失者，言补者佖然若有得也，泻则怳然若有失也。

3.《素问·针解》

黄帝问曰：愿闻九针之解，虚实之道。岐伯对曰：刺虚则实之者，针下热也，气实乃热也。满而泄之者，针下寒也，气虚乃寒也。菀陈则除之者，出恶血也。邪胜则虚之者，出针勿按。徐而疾则实者，徐出针而疾按之。疾而徐则虚者，疾出针而徐按之。言实与虚者，寒温气多少也。若无若有者，疾不可知也。察后与先者，知病先后也。为虚与实者，工勿失其法。若得若失者，离其法也。虚实之要，九针最妙者，为其各有所宜也。补泻之时者，与气开阖相合也。九针之名，各不同形者，针穷其所当补泻也。

4.《难经·七十六难》

七十六难曰：何谓补泻？当补之时，何所取气？当泻之时，何所置气？

然。当补之时，从卫取气；当泻之时，从荣置气。其阳气不足，阴气有余，当先补其阳，而后泻其阴；阴气不足，阳气有余，当先补其阴，而后泻其阳。荣卫通行，此其要也。

5.《太素·九针要解》卷二十一

刺之微在数迟者，徐疾之意也。（刺之微妙之机，在于徐疾也。数，疾也。）粗守关者，守四支而不知血气正邪之往来也。（五脏六腑出于四支，粗守四支脏腑之输，不知营卫，正之与邪往来虚实，故为粗也。）

6.《针灸问对》卷上

问曰：《灵枢》第一篇，针之大经大法，不可不读也。其中义有不可晓者，奈何？

……

徐而疾则实，（言徐内而疾出也。《针解》曰：徐出，谓得经气已久，乃出之；疾按，谓针出穴已，疾速按之，则真气不泄，经脉气全，故实。）疾而徐则虚。（言疾内而徐出也。《针解》曰：疾出，谓针入穴已至于经脉，则疾出之；徐按，谓针出穴已，徐缓按之，则邪气得泄，精气复间，故虚。）

7.《针灸问对·三才法》卷中

经曰：徐而疾则实，疾而徐则虚者，谓徐出针而疾按之，则真气不泄而实也；疾出针而徐按之，则邪气得出而虚也。

8.《灵枢注证发微·九针十二原》

小针之要，易陈而难入……针道毕矣。【……小针之要，虽曰易陈，而人实难入……但刺之微妙在于速迟。速迟者即用针有疾徐之意也。粗工则徒守四肢之关节，而不知血气正邪之往来。上工则能守其机，即知此气之往来也。然此机之动，不离于骨空之中。（《素问》有《骨空论》，指各经之穴言。）……】

凡用针者，虚则实之，满则泄之，宛陈则除之，邪胜则虚之……虚实之要，九针最妙……【（内，纳同。按：此节明解于《小针解篇》，彼《素问·针解篇》所解与此稍异。）此承上文而言用针之要，全凭虚实以为补泻也。凡用针者，其气口虚则当补之，故曰虚则实之也。其气口盛则当泻之，故曰满则泄之也。气口为百脉所朝，故候此以知盛虚。《素问·阴阳别论》云：气口成寸，以决死生。血脉相结，则当去之，故曰宛陈则除之也。诸经邪盛，则当泻之，故曰邪胜则虚之也。《大要》有曰：凡欲补者，徐纳其针而疾出之，则为补，故曰徐而疾则实也。凡欲泻者，疾纳其针而徐出之，则为泻，故曰疾而徐则虚也。然言实与虚，真若有而若无者，盖实者止于有气，虚者止于无气，气本无形，似在有无之间耳。】

9.《素问注证发微·针解论》

【徐而疾则实者，言得经气已久，乃徐出之，然针既出穴，则速按之，故人之正气可不泄而实矣，此补法也。（《灵枢·小针解》曰：徐而疾则实，言徐纳而疾出也。则以入针为徐，而不以出针为徐，与此解不同。）“疾而徐则虚”者，言针既入穴，已至于经脉，即疾出之，然针既出穴，则徐按之，而人之邪气可泄之而虚矣，此泻法也。(《小针解》曰：“疾而徐则虚者，言其疾纳而徐出也。”亦与此不同。)】

10.《针灸大成·经络迎随设为问答(杨氏)》卷四

问：疾徐之理。

答曰：此乃持针出入之法也。故经言：刺虚实者，徐而疾则实，疾而徐则虚。然此经有两解：所谓徐而疾者，一作徐纳而疾出；一作徐出针而疾按之。所谓疾而徐者，一作疾纳而徐出；一作疾出针而徐按之(两说皆通)。盖疾徐二字，一解作缓急之义，一解作久速之义，若夫不虚不实，出针入针之法，则亦不疾不徐，配乎其中可也。

11.《类经·针刺类·七》卷十九

徐而疾则实者，言徐内而疾出也，疾而徐则虚者，言疾内而徐出也。(此二句释义其用似反，当以下文《针解》篇者为得。)

……

徐而疾则实者，徐出针而疾按之，疾而徐则虚者，疾出针而徐按之。(针下得气已盛而徐出之，则经脉无伤，疾按之则真气不泄，此补法也，故能实。若针已及病而疾出之徐按之，则菀滞行，邪气去，此泻法也，故能虚。)

【述要】

“刺之微，在速迟”始见于《灵枢·九针十二原》。考《说文解字》：“速，疾也。”“迟，徐行也。”因此，仅从字面来理解，其含义是针刺手法精妙之处在于操作速度的快慢。那么，这种速度的快慢具体指什么？此处没明示，需要联系上下文进一步理解。此处“速迟”为“疾徐”之义，已无疑义。紧接着《九针十二原》有：“大要曰：徐而疾则实，疾而徐则虚”，该句“疾”“徐”相对，不难看出是对“刺之微，在速迟”在具体操作方法上的解释。《灵枢·刺节真邪》有“用针之类，在于调气”，既然针刺作用主要在于调气，是以针为工具，通过一定的操作而使气得以纳入和放出。对补泻针法的立意，赵京生老师认为，“根据‘有余者泻之，不足者补之’的原则，对盛实之邪气，应予祛除；对虚衰之正气，应予培补。因此，针刺治疗疾病的方法，即相应地设立泻邪气之泻法与补正气之补法，古人将邪气和正气视为具体的物质，认为正气可以随针输入体内而得以充实，所以补法以针慢慢地由外入内为特点；邪气可以被针从内排放出来，所以泻法以针慢慢地由内出外为特点”[1]，对“徐而疾则实，疾而徐则虚”是从进出针快慢的角度进行解释，与《灵枢·小针解》同，“徐而疾则实者，言徐内而疾出也。疾而徐则虚者，言疾内而徐出也。”进针慢而出针快为补，进针快而出针慢为泻。“徐”“疾”为速度用语，在特定的某次针刺过程中进针和出针的路程是相等的，速度不同产生的结果是进针和出针时间不同。针刺补法时，将正气从外纳入，需进针时间长，故“徐内而疾出”；泻法将邪气从内放出，需出针时间长，故“疾内而徐出”。

《素问·针解》对“徐而疾则实，疾而徐则虚”还有另一种不同的解释：“徐而疾则实者，徐出针而疾按之。疾而徐则虚者，疾出针而徐按之。”此处“徐出针”“疾出针”如果理解为出针动作的快慢，则有悖于补泻立意中气的纳入与放出之意，可理解为留针时间长短再配合按压针孔的快慢，以达补泻目的，但如此一来《素问》对同一语句中的“徐”“疾”所指对象不同，不符合中文语法习惯，故应以《灵枢·小针解》的解释为是。

“速”与“迟”、“徐”与“疾”为表达进出针速度的两组相反词语，由此决定了针刺时针在由外向内和由内向外的两个方向上所用时间长短的不同，从而产生了补或泻的不同疗效。

《难经·七十六难》曰：“何谓补泻？当补之时，何所取气？当泻之时，何所置气？然。当补之时，从卫取气；当泻之时，从荣置气。”卫气、营气分布上有明显区别，卫气循于脉外，布散于皮肤分肉之间，营气则运行于脉中，且内注五脏六腑，卫气所在相对表浅，营气则相对较深。《难经》作者借用“营”“卫”两个概念来说明针刺深浅的不同，补法主体在于“从卫取气”，即针体由浅入深，泻法在于“从营置气”，即由深出浅，将邪气放出。因此，“从卫取气”“从营置气”分别表达的是补法或泻法针体运动的主要方面，这虽然与《九针十二原》通过针体的进或出快慢不同区分补泻有别，但隐含的原理是一致的，均认为正邪之气能通过针具在人体的进出得以纳入或放出。故从“深”“浅”角度理解此处“营”“卫”更为妥当，且与《灵枢·九针十二原》“徐而疾则实，疾而徐则虚”立意也一致。

综上，无论《灵枢·九针十二原》“刺之微，在速迟”“徐而疾则实，疾而徐则虚”，还是《难经》“当补之时，从卫取气；当泻之时，从荣置气”，针刺补泻均是通过针体的进出将正气纳入、邪气放出。《灵枢》重在区分针体在进出针两个方向上的速度快慢，《难经》则是通过针由浅入深或由深入浅的过程来实现，明清医家发展的烧山火、透天凉，九六补泻等复式补泻手法则通过分层进针或出针来实现，其针刺调气的立意基础均相同。

【现代参考文献】

[1] 赵京生.论《内经》补泻针法的立意及其演变[J].南京中医学院学报，1994，10（6）：35-36.

（李素云）

补则实，泻则虚

【古代文献精选】

1.《灵枢·终始》

凡刺之道，气调而止，补阴泻阳，音气益彰，耳目聪明，反此者血气不行。所谓气至而有效者，泻则益虚，虚者脉大如其故而不坚也，坚如其故者，适虽言故，病未去也。补则益实，实者脉大如其故而益坚也，夫如其故而不坚者，适虽言快，病未去也。故补则实，泻则虚，痛虽不随针，病必衰去。必先通十二经脉之所生病，而后可得传于终始矣。故阴阳不相移，虚实不相倾，取之其经。

凡刺之属，三刺至谷气，邪僻妄合，阴阳易居，逆顺相反，沉浮异处，四时不得，稽留淫泆，须针而去。故一刺则阳邪出，再刺则阴邪出，三刺则谷气至，谷气至而止。所谓谷气至者，已补而实，已泻而虚，故以知谷气至也。邪气独去者，阴与阳未能调，而病知愈也。故曰补则实，泻则虚，痛虽不随针，病必衰去矣。阴盛而阳虚，先补其阳，后泻其阴而和之。阴虚而阳盛，先补其阴，后泻其阳而和之。

2.《针灸甲乙经·针道终始第五》卷五

凡刺之道，气和乃止，补阴泻阳，音声益彰，耳目聪明，反此者，血气不行。所谓气至而有效者，泻则益虚，虚者，脉大如其故而不坚也；大如故而益坚者，适虽言快，病未去也。补则益实，实者脉大如其故而益坚也。大如故而不坚者，适虽言快，病未去也。故补则实，泻则虚，病虽不随针减，病必衰去矣。必先通十二经之所生病，而后可传于终始。故阴阳不相移，虚实不相顷，取之其经。凡刺之属三刺至谷气，邪僻妄合，阴阳移居，逆顺相反，浮沉异处，四时不相得，稽留淫泆，须针而去。故一刺阳邪出，再刺阴邪出，三刺则谷气至而止。所谓谷气至者，已补而实，已泻而虚，故知谷气至也。邪气独去者，阴与阳未能调而病知愈也。故曰补则实，泻则虚，病虽不随针减，病必衰去矣。

3.《太素·人迎脉口诊》卷十四

凡刺之道，气调而止，补阴泻阳……泻则益虚，虚者脉大如其故而不坚也，坚如其故者，适虽言快，病未去也。（以其有实，所以须泻，泻者益虚损实。其实损者，其脉大如故而脉中不坚，即为损实也。若泻已脉大如故、脉中仍坚者，去针适虽以损称快，病未除也。）补则益实，实者脉大如其故而益坚也，大如其故而不坚者，适虽言快，病未去也。（以其有虚，所以须补，补者补虚益实者也。其得实者，脉大如故而脉中坚，即为得实。若补已脉大如故、脉不中坚，去针适虽快，病未愈也。）故补则实，泻则虚，痛虽不随针，病必衰去。（故补则补虚令实，泻则泻实令虚，补泻未尽其工，去针适虽言瘥，病未除也；若补泻穷理，其痛虽不随针去，病必衰去也。）

4.《灵枢注证发微·终始》

所谓气至而有效者，泻则益虚……虚实不相倾，取之其经。【此承上文而言补泻之法，候气至而有效也。《九针十二原篇》有云：刺之要，气至而有效，效之信，若风之吹云，明乎若见苍天。夫所谓气至而有效者，正以其泻者已虚而补者已实也。盖泻则益之以虚，虚者贵于脉之不坚，所以脉尽如其旧，而按之不坚也。（大如其旧，犹今之所谓尽如其旧，非脉之盛大也。）苟坚如其初，则适才虽言病去复旧，其病尚未去也。补则益之以实，实则贵于脉之坚，所以脉尽如其旧，而按之坚也。苟不坚如其初，则适才虽言身体已快，其病尚未去也。夫然则脉之坚与不坚，虚实之所由验也，故补之而实，则脉必坚；泻之而虚，则脉必不坚。其病有痛者虽不随针而即去，然亦必以渐而衰矣。为医者，必先通于十二经脉之所生病，或虚或实，当补当泻，而后可传以《终始篇》之大义矣。（欲通十二经脉所生病，及虚实补泻，必明于本经《经脉》第十篇而后可。）正以阴经阳经病各有在，不相转移，虚之实之，法有攸当，不得倾易，故当取之于其各经耳。（按：此则用药以补泻，而病之去否，亦可以脉之坚否为验矣。）】

凡刺之属……痛虽不随针，病必衰去矣。（此节大意，见前《官针》第五节。此承上文而言病必衰去者，正以三法行而谷气至也。凡刺法之所属有三，由初刺、次刺、三刺，以致其谷气来至者，何哉？盖病者始时，邪僻之气妄合正脉，阴阳诸经似相易而居，表里逆顺似相反而行，脉气浮沉似所处各异，其邪气稽留淫泆，必待针以去之耳。故初刺之以出其阳气之邪，再刺之以出其阴气之邪，三刺之以致其谷气，则已补而实，已泻而虚，故已知其谷气之至也。斯时也，邪气已去，阴阳诸经虽未即调，而知其病之必愈。上文所谓补则实，泻则虚，病虽不随针即去，而病必衰去者，复何疑哉？）

5.《类经·针刺类·十六》卷十九

凡刺之道，气调而止。（灵枢终始篇。）补阴泻阳，音气益彰，耳目聪明，反此者血气不行……坚如其故者，适虽言故，病未去也。（凡气至之效，泻者欲其虚也，既泻之后，虽其脉大如旧，但得和软不坚，即其效也，若脉坚如旧者，虽欲文饰其故，而病实未除也。）补则益实……病未去也。（补者欲其实，实则脉必坚，既补之后，而脉之大小不坚如旧者，不可言快，病未除也。二节云大者，乃概指脉体进退而言也，非洪大之谓。）故补则实，泻则虚，痛虽不随针，病必衰去。（补则实者，其脉必坚，泻则虚者，其脉必不坚，若或有痛，虽未随针即愈，亦必以渐而去矣。）

……

邪气独去者，阴与阳未能调，而病知愈也，故曰补则实，泻则虚，痛虽不随针，病必衰去矣（谷气至者，知邪气之去也，虽阴阳经气未见即调，而病则已愈。故上文曰：补则实，泻则虚，病必衰去矣。）

6.《灵枢集注·终始》

凡刺之道，气调而止，补阴泻阳，音气益彰，耳目聪明……故阴阳不相移，虚实不相倾，取之其经。（此言补泻三阴三阳之气，必俟经脉和调。所谓终始者，经脉为纪也。泻者，泻其盛而益其虚也。坚、实也。虚者，脉大如其故而不坚也，若坚如其故者，适虽言故已和调，而所生之病未去也。补者，所以益实也。实者，脉大如其故而益坚也。夫如其故而不坚者，适虽言快，乃阴阳之气和而快，然经脉之病未去也。盖始在三阴三阳之是动，渐及于经脉之所生，故所谓气至而有效者。）

【述要】

“补则实，泻则虚”最早见于《灵枢·终始》，是对补泻刺法调整阴阳盛衰效果的描述。“虚则补之，实则泻之”，恢复人体原有的平衡。《灵枢·通天》：“古之善用针艾者，视人五态乃治之，盛者泻之，虚者补之。”《灵枢·官针》亦曰：“故用针者，不知年之所加，气之盛衰，虚实之所起，不可以为工也。”《灵枢·官能》：“是故工之用针也，知气之所在，而守其门户，明于调气，补泻所在，徐疾之意，所取之处。”以上论述均说明针刺补泻在于调气，察气之盛衰虚实，然后“泻其有余，补其不足”。如何诊察气之虚实？《黄帝内经》常用方法是脉诊，它强调针刺之前必须诊脉，《灵枢·九针十二原》曰："凡将用针，必先诊脉，视气之剧易，乃可以治也。"《灵枢·小针解》有："所谓虚则实之者，气口虚而当补之也。满则泄之者，气口盛而当泻之也……言实与虚，若有若无者，言实者有气，虚者无气也。"可见，脉诊是判断气之虚实的重要方法。

《灵枢·终始》篇共有两处"补则实、泻则虚"，前者指的是人迎、寸口脉的坚或不坚，后者进一步强调施行针刺补泻后一旦谷气至，即已达到补虚泻实的效果。人迎寸口对比脉法的应用，在《黄帝内经》针对阴阳盛衰的补泻针法中屡次见到，如《灵枢》的《终始》《禁服》《经脉》等篇都有论述，说明这种脉法对补泻刺法运用的重要意义。明代马莳注曰："夫然则脉之坚与不坚，虚实之所由验也，故补之而实，则脉必坚；泻之而虚，则脉必不坚……已补而实，已泻而虚，故已知其谷气之至也。斯时也，邪气已去，阴阳诸经虽未即调，而知其病之必愈。"补则实，脉象由"不坚"变为"坚"；泻则虚，脉象由"坚"而"不坚"。此时邪气已除，正气来复，故曰"谷气至"，即使疾病并没有完全好，也会慢慢向好的方向发展，即《灵枢·终始》"痛虽不随针，病必衰去"（《针灸甲乙经》作"病虽不随针减，病必衰去矣"）。

上述分析可见，《黄帝内经》补泻针法的运用指征和疗效判断均离不开脉诊，"实"与"虚"特指（人迎寸口）脉之虚实，即脉体"坚"与"不坚"，历代医家对此记载均一致。如果不将其置于上述语境进行理解，很可能将其含义泛化，理解为一般意义上的补泻调虚实之义。同时也说明了脉诊是针刺施行补泻的重要依据，也是检验补泻效果的方法。

（李素云）

泻必用圆，补必用方

【古代文献精选】

1.《灵枢·官能》

泻必用员，切而转之，其气乃行，疾而徐出，邪气乃出，伸而迎之，遥大其穴，气出乃疾。补必用方，外引其皮，令当其门，左引其枢，右推其肤，微旋而徐推之，必端以正，安以静，坚心无解，欲微以留，气下而疾出之，推其皮，盖其外门，真气乃存。用针之要，无忘其神。

2.《素问·八正神明论》

泻必用方，方者，以气方盛也，以月方满也，以日方温也，以身方定也，以息方吸而内针，乃复候其方吸而转针，乃复候其方呼而徐引针，故曰泻必用方，其气而行焉。补必用员，员者行也，行者移也，刺必中其荣，复以吸排针也。故员与方，非针也。故养神者，必知形之肥瘦，荣卫血气之盛衰。血气者，人之神，不可不谨养。

3.《针灸甲乙经·针道第四》卷五

泻必用方（《太素》作员），切而转之，其气乃行，疾入徐出，邪气乃出，伸而迎之，摇大其穴，气出乃疾。补必用员（《太素》作方），外引其皮，令当其门，左引其枢，右推其肤，微旋而徐推之，必端以正，安以静，坚心无解，欲微以留，气下而疾出之，推其皮，盖其外门，真气乃存。用针之要，勿忘养神。

泻者，以气方盛，以月方满，以日方温，以身方定，以息方吸而纳针，乃复候其方吸而转针，乃复候其方呼而徐引针。补者，行也，行者，移也，刺必中其荣，复以吸排针也。必知形之肥瘦，荣卫血气之衰盛。血气者，人之神，不可不谨养。

4.《太素·知官能》卷十九

泻必用员，切而传之，其气乃行，疾入徐出，邪气乃出，伸而迎之，摇大其穴，气出乃疾。补必用方，外引其皮，令当其门，左引其枢，右推其肤，微旋而徐推之，必端以正，安以静，坚心无解，欲微以留，气下而疾出之，推其皮，盖其外门，真气乃存。（员谓之规，法天而动，泻气者也。方谓之矩，法地而静，补气者也。枢，谓针动也。泻必用方，补必用员，彼出《素问》，此是《九卷》方员之法，神明之中，调气变不同故尔。）

5.《太素·本神论》卷二十四

泻必用方，方者，以气方盛也，以月方满也，以日方温也，以身方定也，以息方吸也，而内针，（方，正也。气正盛时，月正满时，日正温时，身正安时，息正吸时，此之五正，是内针时也。）乃复候其方吸而转针之，（此之一正，是乃转针时也。）乃复候其方呼也而徐引针，故曰泻必用方，其气乃行焉。（此之一正，是出针时也。泻用七法，即邪气行出也。）补者必用其员者，行也，行者移也，刺必中其营，复以吸也。（员之与方，行针齐实也。行补之法，刺中营气，留针补也。因吸出针，移气使气实也。）故员与方也，排针也。（员之与方，行针之法，皆推排针为补泻之。平按：排针《素问》作非针，王注云："所言方员者，非谓针形，正谓行移之义。"

检本书《知官能》篇经云泻必用员，补必用方，与此不同。杨注云："员谓之规，法天而动，泻气者也。方谓之矩，法地而静，补气者也。泻必用方，补必用员，彼出《素问》，此是《九卷》方员之法，神明之中，调气变不同故尔。"据此则方员之义，一言其法，一言其用，不必执也。）

6.《重广补注黄帝内经素问·八正神明论》

泻必用方……其气乃行焉（方，犹正也。泻邪气出，则真气流行矣。）。补必用员，员者行也，行者移也（行，谓宣不行之气，令必宣行。移，谓移未复之脉，俾其平复。），刺必中其荣，复以吸排针也（针入至血，谓之中荣。）。故员与方，非针也（所言方员者，非谓针形，正谓行移之义也。）。

7.《针经指南·真言补泻手法》

《素问》泻必用方补必用员

夫泻必用方，以气方盛也，以月方满也，以日方温也，以身方定也，以息方吸而纳针，及复后其方吸而转针，及复后其方呼而徐引针，故曰泻。

夫补必用员，员者行也，行者移也。行谓行不宣之气，移谓移未复之脉。故刺必中其荣，及复后吸而推针至血，故员与方非针也。余不知圣人之意，请后之明达之士详究焉。

8.《针灸问对》卷中

或曰：丹溪言针法，浑是泻而无补，何谓也？

经曰：阳不足者，温之以气；阴不足者，补之以味。针乃砭石所制，既无气，又无味，破皮损肉，发窍于身，气皆从窍出矣，何得为补！经曰：气血阴阳俱不足，勿取以针，和以甘药是也。又曰：泻必用方，补必用员。盖谓以气方盛，以月方满，以日方温，以身方定，以息方吸而内针，复候其吸而转针，乃复候其方呼而徐引针，故曰泻必用方，其气而行焉。补必用员者，员者，行也；行者，移也。宣其不行之气，令其行也；移其未复之脉，使之复也。夫泻，固泻其盛也。于补亦云宣不行之气，移未复之脉，曰宣曰移，非泻而何？且考《素问》九针之用，无非泻法。丹溪之言，岂无所本哉？经中须有补法，即张子所谓祛邪实所以扶正，去旧实所以生新之意也。帝曰：补泻奈何？岐伯曰：此攻邪也。疾出以去盛血，而复其真气，故云补也。虞氏曰：针刺虽有补泻之法，余恐但有泻而无补焉。谓泻者，迎而夺之，以针随其经脉之来气而出之，固可以泻实也。谓补者，随而济之，以针随其经脉之去气而留之，未必能补也。不然《内经》何以曰形气不足，病气不足，此阴阳皆不足也，不可刺之，刺之重竭其气，老者绝灭，壮者不复矣。若此等语，皆有泻无补之谓也。

9.《灵枢注证发微·官能》

【（此节与《八正神明论》略同。据彼义，则此当以“是故工之用针”至“所取之处”别为一节。遥，摇同。解，懈同。圆，当作方。方，当作圆。）此承上文而言，上工因气以行补泻之法，其要则在于守神也。《八正神明论》曰：知其所在者，知诊三部九候之病脉处而治之，故曰守其门户焉。正本节之所谓明于调气，补泻所在，徐疾之意，所取之处也。泻必用圆，补必用方，《八正神明论》作泻必用方，补必用圆者是也。岐伯曰：“泻必用方者，以气方盛也……故圆与方，非针也。”其言如此，此节之方圆，误可知矣。】

10.《素问注证发微·八正神明论》

（按：《灵枢·官能篇》云：“泻必用圆，切而转之……用针之要，无忘其神。”其辞虽不同，大义则两相通，但《灵枢》之“圆”当为“方”，“方”当为“圆”耳。

此亦解《针经》之义也。伯言《针经》有泻必用方，补必用圆之语，然以意论之，正以当泻之时，以气方盛，月方满，日方温，身方定，以息方吸而纳针，乃复候其方吸而转针，乃复候其方呼而徐徐出针，惟其语中有此“方”字，故曰泻必用方。……故圆之与方，非言针也，乃言意也。）

11.《类经·针刺类·十》卷十九

泻必用员……气出乃疾。（员，流利也。切，直迫病所也。迎，夺也。遥，摇同。用针员活而迎夺之，则气出乃疾，故可以泻。）补必用方……无忘其神。（方，即端正安静之谓。外引其皮令当其门，察穴于肌表也，左引其枢，右推其肤，微旋而徐推之，用针之枢要也。必端以正，安以静，坚心无懈，候气之诚确也。欲微以留，气下而疾出之，推其皮，盖其外门，出针之防护也。真气得存，故可以补。用针之要，无忘其神者，总结前篇而言，义详下章。按：补泻方员义，与后章《八正神明论》之文似乎相反，然详求其意，各有发明，不可谓其误而忽也。）

12.《类经·针刺类·十三》卷十九

泻必用方，方者……其气易行焉。（方，正也，当其正盛正满之谓也。方吸内针，气之来也，迎而夺之，恶得无虚，即此之谓，故可以泻。按：《官能篇》曰泻必用员，补必用方。与此相反。）补必用员，员者……复以吸排针也。（员，员活也，行者行其气，移者导其滞。凡正气不足，则营卫不行，血气留滞，故必用员，以行之补之。荣，血脉也。排，除去也，即候吸引针之谓。）故员与方，非针也。（非针之形，言针之用也。）

13.《灵枢集注·官能》

泻必用圆……用针之要，无忘其神。（朱卫公曰：按，《素问·八正神明论》曰泻必用方，补必用圆。盖方与圆，非针也，乃用针之意耳。且方圆者，天地之象也。天气下降，气流于地；地气上升，气腾于天。天地之气，上下相交，是以方圆之意，皆可圆活用之。）

14.《素问集注·八正神明论》

泻必用方，方者……其气而行焉。（天包乎地，圆者，天之象也。气生于地，方者，地之象也。盖以天地阴阳四时之气，合人形之虚实，而为补泻之法，故曰员与方非针也。）……故员与方，非针也，（方员之道，非用针之妙，在得气与神也。）

15.《素问经注节解·八正神明论》

故员与方，非针也。（按：针形可象，而方员之妙用无穷，是针也而非针，其神乎哉。）

16.《素问直解·八正神明论》

（刺欲泻之，则大指退后，食指进前，其孔似方，故泻必用方。就方义而申解之，则方者以天人之气方盛也。天气盛，以月方满也，以日方温也；人气盛，以身方定也，以息方吸也。息方吸，气始入，故方吸而内针，复候其方吸而转针，复候其方呼，气出之始，而徐引针。引，犹出也。故泻必用方，候其气盛而行焉尔。）

……

（刺欲补之，则大指进前，食指退后，其孔似员，故补必用员。就员义而申解之，则员者，员活其气，行于周身，故员者行也，行者移其有余，补其不足，故行者移也，深入为补，故刺必中其营。排，转也，复从吸排针，候吸入而转针也。吸入而转，所以补之。故员与方，乃气之员活，气之方盛，非但针之方员也。）

17.《素问识·八正神明论》

补必用员（简按：《官能篇》云：补必用方，外引其皮，令当其门，左引其枢，右推其肤，微旋而徐推之，必端以正。此篇方字，在语中非下针方正之义，乃与圆字用法异。）

18.《素问绍识·八正神明论》

（《灵枢》晚出于《素问》，然如此篇及《脉解》《针解》，俱似原于彼者，不知古自有其说，二经皆为根据。马氏专崇《灵枢》，以为《素问》之言所出者谬矣。吴曰：自法往古凡九，释率皆古语，因问而详及者也。此言为是。）

【述要】

泻必用圆，补必用方，出于《灵枢·官能》。其提出和规定了补泻刺法操作特性，即泻法的提插捻转等操作幅度大而动势明显，补法相反。

泻圆补方的含义，蕴含、体现在其具体补泻操作方式中。对此，杨上善有精辟阐释，“员谓之规，法天而动，泻气者也。方谓之矩，法地而静，补气者也”（《太素·知官能》卷十九）。认为方圆之义为天动地静的运动特性，以之比喻和概括补泻刺法操作特点。“泻必用圆”，是说泻法操作要以动为特点；“补必用方”，是说补法操作要以静为特点。天阳地阴，阳动阴静，所以刺法泻圆补方合于阴阳理论。《黄帝内经》的补泻刺法操作，确实体现了泻圆补方所概括的特性。补泻刺法的后来发展，虽然有所变化，但这种特性仍有相当的影响和延续。

关于补泻方圆,《黄帝内经》实际有两种载述，除《灵枢》外，还有《素问·八正神明论》，但补泻与方圆的对应却正相反，作“泻必用方”“补必用员”。其行文特点表明,《素问》为补泻方圆内容的释文，其中方、圆从不同词性解释，有违补与泻属于对应概念的内在逻辑。日人丹波元坚已指出：“《灵枢》晚出于《素问》，然如此篇及《脉解》《针解》，俱似原于彼者”(《素问绍识》。按：《灵枢》晚出之说非是）；丹波元简指出了方字“乃与圆字用法异”（《素问识·八正神明论》）。

后人多倾向《素问》之说。多数重要医著只录《素问》之文，甚至认为《灵枢》原文有误，当从《素问》。其原因，与《针灸甲乙经》有一定关系。《针灸甲乙经》中，按先《灵枢》后《素问》顺序编排补泻方圆之文，却本《素问》径改《灵枢》方圆二字，将《素问·八正神明论》论补泻方圆的句首简化为“泻者……补者……”因此,《针灸甲乙经》中只有“泻必用方”“补必用员”，这实际上起到强化《素问·八正神明论》说法的作用。有部分医家认为《素问》《灵枢》“各有发明”，如杨上善、马莳、张介宾等，萧延平说：“方员之义，一言其法，一言其用，不必执也。”

此外，还有从操作时刺手手指围合之形解释方圆之义，亦不切本意，如清代高士宗《素问直解》。从《八正神明论》篇来看，虽未明补泻方圆具体含义，但已正确指出了方圆不是言具体形状，所谓“员与方，非针也”，即马莳所释“非言针也，乃言意也。”张介宾也说：“非针之形，言针之用也。”

据上，补泻与方圆的对应，应本《灵枢·官能》“泻必用圆，补必用方”。针刺泻与补的操作为相反的特点，泻法要幅度大而动势明显，补法则幅度小而动势不明显。以此对应病证的亢盛与虚衰的特性。

（赵京生）

补泻之时，以针为之，重则为补，轻则为泻

【古代文献精选】

1.《灵枢·九针十二原》

凡用针者，虚则实之，满则泄之，宛陈则除之，邪胜则虚之。大要曰：徐而疾则实，疾而徐则虚。言实与虚，若有若无，察后与先，若存若亡，为虚与实，若得若失。虚实之要，九针最妙，补泻之时，以针为之。泻曰：必持内之，放而出之，排阳得针，邪气得泄。按而引针，是谓内温，血不得散，气不得出也。补曰随之，随之意若妄之，若行若按，如蚊虻止，如留如还，去如弦绝，令左属右，其气故止，外门已闭，中气乃实，必无留血，急取诛之。持针之道，坚者为宝，正指直刺，无针左右，神在秋毫，属意病者，审视血脉，刺之无殆。方刺之时，必在悬阳，及与两卫，神属勿去，知病存亡，血脉者，在腧横居，视之独澄，切之独坚。

2.《素问·针解》

黄帝问曰：愿闻九针之解，虚实之道。岐伯对曰：刺虚则实之者，针下热也，气实乃热也；满而泄之者，针下寒也，气虚乃寒也。菀陈则除之者，出恶血也。邪胜则虚之者，出针勿按。徐而疾则实者，徐出针而疾按之；疾而徐则虚者，疾出针而徐按之。言实与虚者，寒温气多少也。若无若有者，疾不可知也。察后与先者，知病先后也。为虚与实者，工勿失其法。若得若失者，离其法也。虚实之要，九针最妙者，为其各有所宜也。补泻之时者，与气开阖相合也。九针之名，各不同形者，针穷其所当补泻也。

刺实须其虚者，留针阴气隆至，乃去针也。刺虚须其实者，阳气隆至，针下热，乃去针也。经气已至，慎守勿失者，勿变更也。

3.《太素·知针石》卷十九

虚实之要，九针最妙者，为其各有所宜。（要在各有所宜。）补泻之时者，与气开闭相合也。（补闭泻开，合热为时。）九针之名，各不同形者，针官其所之当补泻。（九针之形及名别者，以官主病之别，又补泻殊用也。）刺其实须其虚者，留针，阴气降至，乃去针也。（刺于热实，留针使针下

寒，无热乃出针。）

4.《太素·九针要道》卷二十一

凡用针者，虚则实之，满则洩之，宛陈则除之，邪胜则虚之。《大要》曰：徐而疾则实，疾而徐则虚。言实与虚，若有若无。察后与先，若亡若存。为虚与实，若得若失。（言以意调于补泻，则针道可穷矣也。）虚实之要，九针最妙，补泻之时，以针为之。（五方别疗，莫先于针，所以补泻以针为之也。）泻曰：必持而内之，放而出之，排阳出针，疾气得洩。（凡泻之道，内针必持，出针必放之，摇大其穴，排阳邪而出针，疾病之气得洩，谓之泻也。）按而引针，是谓内温，血不得散，气不得出。

5.《千金翼方·针灸下·杂法第九》卷二十八

用针法：

凡用针者，虚则实之，满则泄之，宛陈则除之，邪胜则虚之。大要：徐而疾则实，疾而徐则虚。言实与虚，若有若无。察其后先，若存若亡。为虚为实，若得若失。虚实之要，九针最妙。补泻之时，以针为之。重则为补，轻则为泻，虽有分寸，得气即止。明堂偃侧，针讫皆无不灸。凡病皆由血气壅滞，不得宣通，针以开导之，灸以温暖之。灸已，好须将护，生冷、醋、滑等，若不谨慎之，反增疾矣。

6.《太平圣惠方·足三阳三阴穴流注者》卷九十九

又曰：夫言气实者热也，气虚者寒也。针实者以右手持针，左手捻按开针穴以泻之；虚者以左手闭针穴以补之。补泻之时，与气开阖相应，是谓针容一豆，补泻之理也。

又云：虚者徐而疾，实者疾而徐。徐即是泻，疾即是补。补泻之法，一依此也。下针之时，掐取穴，置针于营上三十六息，以左手掐穴令定，法其地不动，右手持针，象其天而运转也，于此三十六息然定得针。右手存息捻针，左手掐穴，可重五两以来。计其针，如转如不转，徐徐下之，若觉痛，即可重二两。若不觉，以经下之。入人营至卫，至病得气，如鲔鱼食钓，即得其病气也。量其轻重，以经取之。名曰疾徐者，至病即得气。欲出针时，子午缓缓而出，令引病气不绝，名曰徐也。既引气多，一向无补，名之曰泻。

7.《针灸聚英·附辨》卷四

或问：针形至微，何以能泻有余补不足？曰：如气球然。方其未有气也，则靥塌不堪蹴踢，及从窍吹之，则气满起胖，此虚则补之之义也。去其窍之所塞，则气从窍出，复靥塌矣，此实则泻之之义也。

8.《针灸问对》卷上

问曰：《灵枢》第一篇，针之大经大法，不可不读也。其中义有不可晓者，奈何？

……补泻之时，（与气开阖相合也。气当时刻谓之开，已过未至谓之阖。）以针为之。（九针各不同形，长短锋颖不等，或补，或泻，宜随其疗而用之也。机按：此节示人当知圆机活法，不可守经无权，与夫邪正之所当别，虚实之所当知，补泻之所当审，皆针家之要务，学者不可不熟读也。）

9.《灵枢注证发微·九针十二原》

凡用针者，虚则实之，满则泄之，宛陈则除之，邪胜则虚之……必无留血，急取诛之。（……为虚与实，真若得而若失者，盖泻之而虚，恍然若有所失，补之而实，佖然若有所得，亦以虚实本于一气，似在得失之间耳。由此观之，则虚实二字，实为用针之要，其九针之最妙者乎？因虚而补之以时，因实而泻之以时，不过以针为之而已。其泻者，始必持针以纳之，终必放针以出之，排阳气以得针，则邪气自得泄矣。其补者，按而引针以入之，是谓内温，使血不得散，气不得出，此则所以补之也。补之者，随之也。随之之意，若人之意妄有所之，若人之出妄有所行，若人之指妄有所按，如蚊虻止于其中，如有所留而复有所还，及针将去时如弦之绝，即始徐而终疾者也。右手出针而左手闭其外门，乃令左属右之法，其正气已止于其中，门户已闭于其外，中气乃实，必无留血。如有留血，当急取以责之。但此补法，必无留血者也。）

10.《素问注证发微·针解》

【虚实之要，九针最妙，为其各有所宜也。（热在头身宜镵针，肉分气满宜圆针，脉气虚少宜鍉针，泻热出血、发泄痼病宜锋针，破痈肿、出脓血宜铍针；调阴和、去暴痹，宜圆利针；治经络中痛痹宜毫针；痹深居骨解腰脊节腠之间宜长针，虚风舍于骨解皮肤之间宜大针。）补泻之时者，言各经脉气之行，自手太阴以至厥阴者，昼夜共行五十度，其针入之后，若针下气来谓之开，可以迎而泻之；气过谓之阖，可以随而补之，针与气开阖相合也。九针之名，各不同形者，即其针之异，则当穷其何针为补、何针为泻也。】

11.《针灸大成·经络迎随设为问答（杨氏）》卷四

问：补泻之时，与气开阖相应否？

答曰：此法非止推于十干之穴，但凡针入皮肤间，当阳气舒发之分谓之开。针至肉分间，当阴气封固之分谓之阖。然开中有阖，阖中有开，一开一阖之机，不离孔中，交互停针，察其气以为补泻。故《千金》言：卫外为阳部，荣内为阴部。

12.《素问集注·针解》

补泻之时者，与气开阖相合也。（气来谓之开，可以迎而泻之；气去谓之阖，可以随而补之。补泻之时，与气开阖相合，故曰刺实者，刺其来也；刺虚者，刺其去也。）九针之名，各不同形者，针穷其所当补泻也。（九针之名，有镵、圆、鍉、锋之殊分。九针之形，有大、小、长、短之不等，各尽其所当补泻之用而制之也。）

13.《灵枢集注·九针十二原》

虚实之要，九针最妙。补泻之时，以针为之……（此节论九针之法，盖首篇统论小针及九针之道，是以前后论小针，而详释于《小针解》中。此节论九针，故详释于《九针论》内，而《小针解》中不与也。虚实之要，九针最妙，为其各有所宜也。补泻之时，以针为之者，与气开合相得也。排阳得针者，排针而得阳气也。得其正气，则邪气去矣。内温者，针下热也，谓邪气去而正气不出也，此论泻邪而养其正也。随之者，追而济之也。之，往也。）

【述要】

《千金翼方·针灸下·杂法第九》“用针法：凡用针者……以针为之”全部见于《灵枢·九针十二原》，但其后较《灵枢》多出：“重则为补，轻则为泻，虽有分寸，得气即止”十六个字。《灵枢·九针十二原》紧接其后则是对补泻针法操作的细致描述：“泻曰：必持内之，放而出之，排阳得针，邪气得泄。按而引针，是谓内温，血不得散，气不得出也。补曰随之，随之，意若妄之，若行若按，如蚊虻止，如留如还，去如弦绝，令左属右，其气故止，外门已闭，中气乃实，必无留血，急取诛之”，《千金翼方》则未见这些内容。可推断，《千金翼方》此十六字是对《灵枢》此段补泻操作特征的总体提炼。重与轻，实与虚，来与去，开与阖，有与无，补与泻，是几组相反词语，古人用于表达补或泻两种属性相反的针刺手法，它们都有一个共同核心“气”。马莳注曰：“虚实本于一气，似在得失之间耳”，补为补正气，泻为泻邪气；气来为开，气去为阖；有气为实，无气为虚。那么，能否推断《千金翼方》“重”与“轻”，也隐含气的增加与减少之义呢？“重则为补”，是使正气增加，即《九针十二原》所谓：“中气乃实”；“轻则为泻”，泻法使邪气减少，所谓“邪气得泄”。所有针刺操作都围绕引正气入、邪气出，故“虽有分寸，得气即止”。高武《针灸聚英》以气球来解释针刺补气、泻气作用：“或问：针形至微，何以能泻有余补不足？曰：如气球然。方其未有气也，则靥塌不堪蹴踼，及从窍吹之，则气满起胖，此虚则补之之义也。去其窍之所塞，则气从窍出，复靥塌矣，此实则泻之之义也。”从高武的比喻，能够更形象地理解针刺补气、泻气的作用，笔者认为此处“轻”与“重”可理解为正气增加与邪气减少。

对“重则为补，轻则为泻”，另一种理解是针刺时左手掐按穴位的轻重，源于《太平圣惠方·足三阳三阴穴流注者》卷九十九，补法时“右手存息捻针，左手掐穴，可重五两”，“针实者以右手持针，左手捻按开针穴以泻之；虚者以左手闭针穴以补之”，说明泻法要开针穴（不用重按），徐徐引病气出。《太平圣惠方》广泛收集唐以前资料，保存了《甄权针经》《小品方》等许多佚失文献，所以有一些独特内容。经考，此段文字除《铜人针灸经》《普济方》引录外，其他现存书籍尚未见记载，故可能源于某些佚书。明代徐凤《针灸大全·金针赋》：“重沉豆许曰按，轻浮豆许曰提。一十四法，针要所备。”徐凤所述“重”与“轻”与右手刺法“按”与“提”相应，与《太平圣惠方》含义又有所不同。赵京生教授则认为《千金翼方》“重则为补，轻则为泻”，是首次指出补泻两法在“量”上的区别，与《黄帝内经》的特点相反[1]。

总之，“补泻之时，以针为之，重则为补，轻则为泻”突出强调了金属微针是补正气、泻邪气的重要工具，后半句对针刺补泻操作特征进行了总体概括，其含义可从上述角度来理解。

【现代参考文献】

[1] 赵京生.论《内经》补泻针法的立意及其演变[J].南京中医学院学报，1994，10（6）：35-36.

（李素云）

补泻无过其度

【古代文献精选】

1.《灵枢·邪气脏腑病形》

黄帝曰：刺之有道乎？岐伯答曰：刺此者，必中气穴，无中肉节，中气穴则针染（一作游）于巷，中肉节即皮肤痛。补泻反则病益笃。中筋则筋缓，邪气不出，与其真相搏，乱而不去，反还内著，用针不审，以顺为逆也。

2.《灵枢·五禁》

黄帝问于岐伯曰：余闻刺有五禁，何谓五禁？岐伯曰：禁其不可刺也。黄帝曰：余闻刺有五夺。岐伯曰：无泻其不可夺者也。黄帝曰：余闻刺有五过。岐伯曰：补泻无过其度。黄帝曰：余闻刺有五逆。岐伯曰：病与脉相逆，命曰五逆。黄帝曰：余闻刺有九宜。岐伯曰：明知九针之论，是谓九宜。

3.《针灸甲乙经·针灸禁忌第一（下）》卷五

凡刺之道，必中气穴，无中肉节，中气穴则针游于巷，中肉节则皮肤痛。补泻反则病益笃。中筋则筋缓，邪气不出，与真相搏，乱而不去，反还内著，用针不审，以顺为逆也。凡刺之理，补泻无过其度。病与脉逆者，无刺。形肉已夺，是一夺也。大夺血之后，是二夺也。大夺汗之后，是三夺也。大泄之后，是四夺也。新产及大下血，是五夺也。此皆不可泻也。

4.《太素·腑病合输》卷十一

黄帝曰：刺之有道乎？岐伯曰：刺此者，必中气穴……补泻反则病益笃（虚而泻之，实而补之，故曰反也。）中筋则筋缓（中筋不中其痛，则筋伤无力，故缓也。）邪气不出，与真气相薄，乱而不去，反还内著，用针不审，以顺为逆。

5.《难经本义·七十三难》

曰：诸井者，肌肉浅薄，气少不足使也，刺之奈何？然。诸井者木也，荥者火也，火者木之子，当刺井者，以荥泻之，故经言补者不可以为泻，泻者不可以为补，此之谓也。（诸经之井，皆在手足指梢肌肉浅薄之处，气少不足使为补泻也。故设当刺井者，只泻其荥，以井为木，荥为火，火者木之子也。详越人此说，专为泻井者言也。若当补井，则必补其合。故引经言补者不可以为泻，泻者不可以为补，各有攸当也，补泻反则病益笃，而有实实虚虚之患，可不谨欤。）

6.《灵枢注证发微·五禁》

黄帝问于岐伯曰：余闻刺有五禁，何谓五禁……岐伯曰：明知九针之论，是谓九宜。（此言刺家有五禁、五夺、五过、五逆、九宜之分也。）

7.《类经·针刺类·五十八》卷二十二

黄帝问于岐伯曰：余闻刺有五禁，何谓五禁……岐伯曰：明知九针之论，是谓九宜。（补之过度，资其邪气，泻之过度，竭其正气，是五过也，九宜义见本类前第四，馀如下文。）

8.《灵枢集注·五禁》

黄帝问于岐伯曰：余闻刺有五禁。何谓五禁……岐伯曰：明知九针之论，是谓九宜。（余伯荣曰：此承上章，复论刺有五禁、五夺、五过、五逆，以为刺禁，令民勿犯者也。“五过”者，五脏外合之皮脉肉筋骨，有邪正虚实，宜平调之，如补泻过度，是为五过。“九宜”者，九针之论各有所宜，神而明之，是为九宜。）

【述要】

来源与内容

“补泻无过其度”最早见于《灵枢·五禁》，该篇首段说明了刺有“五禁”“五夺”“五过”“五逆”“九宜”，但其后只分别列述了“五禁”“五夺”“五逆”的各种情况，似有脱简。《素问》有《疏五过论》，所述“五过”为医生在诊治上的五种过失，并指出医生学术不精、或者医生忽略了对病人情志变化的了解，是促成五个过失的主要原因。此是否即为《灵枢·五禁》“刺有五过”内容，尚待考证。

历代论说

从字面理解，“补泻无过其度”是指补泻不要超过一定限度。明代张介宾注释曰：“补之太过，资其邪气；泻之过度，竭其正气，是五过也。”清代张志聪注曰：“‘五过’者，五脏外合之皮脉肉筋骨，有邪正虚实，宜平调之，如补泻过度，是为五过。”从皮、脉、肉、筋、骨五个层次论述针刺补泻不能过其度，文意较为通达。

理论与临床意义

《灵枢》开篇《九针十二原》指出针刺的总体治疗原则是：“凡用针者，虚则实之，满则泄之，宛陈则除之，邪胜则虚之。”《灵枢·经脉》在每条经脉循行、病候后均列述治疗原则为：“盛则泻之，虚则补之，热则疾之，寒则留之，陷下则灸之，不盛不虚，以经取之。”如人体出现阴阳不平衡时，同取表里经脉一补一泻，盛则泻之，虚则补之，使阴阳之气恢复平衡。《灵枢》的《终始》《经脉》《禁服》等篇对此补泻方法均有论述，可参合来理解。《灵枢》也有不应用补泻针法的情形，如《灵枢·五乱》所述导气针法即是与补泻针法不同的针法：“徐入徐出，谓之导气，补泻无形，谓之同精，是非有余不足也，乱气之相逆也。”可见，补泻针法是为纠正人体气血、阴阳盛虚偏颇而采用的一种特殊针法。它是《黄帝内经》中诸种针刺方式之一，其指导思想基于中国古代“损有余，益不足”的哲学观点[1]。临床运用时要掌握补泻目标为“阴阳平复”“气调”“气和”。正如《灵枢·终始》：“泻者迎之，补者随之，知迎知随，气可令和”，“凡刺之道，气调而止，补阴泻阳，音气益彰，耳目聪明，反此者血气不行。”《灵枢·刺节真邪》曰：“泻其有余，补其不足，阴阳平复，用针若此，疾于解惑。”《素问·三部九候论》曰：“必先度其形之肥瘦，以调其气之虚实，实则泻之，虚则补之。必先去其血脉而后调之，无问其病，以平为期。”因此，无论针刺补法还是泻法，达到气的调和、平复即可，就实现了补泻的目的，“补泻无过其度”是对补泻适度的原则规定，具有普遍意义。补泻操作时要掌握恰当程度，过犹不及。

【现代参考文献】

[1] 赵京生.针灸经典理论阐释（修订本）[M].上海：上海中医药大学出版社，2003：112.

（李素云）

凡刺之真，必先治神

【古代文献精选】

1.《灵枢·终始》

凡刺之法，必察其形气，形肉未脱，少气而脉又躁，躁厥者，必为缪刺之，散气可收，聚气可布。深居静处，占神往来，闭户塞牖，魂魄不散，专意一神，精气之分，毋闻人声，以收其精，必一其神，令志在针，浅而留之，微而浮之，以移其神，气至乃休。男内女外，坚拒勿出，谨守勿内，是谓得气。

2.《素问·宝命全形论》

帝曰：人生有形，不离阴阳，天地合气，别为九野，分为四时，月有小大，日有短长，万物并至，不可胜量，虚实呿吟，敢问其方？岐伯曰：木得金而伐，火得水而灭，土得木而达，金得火而缺，水得土而绝，万物尽然，不可胜竭。故针有悬布天下者五，黔首共余食，莫知之也。一曰治神，二曰知养身，三曰知毒药为真，四曰制砭石小大，五曰知腑脏血气之诊。五法俱立，各有所先。……

帝曰：愿闻其道。岐伯曰：凡刺之真，必先治神，五脏已定，九候已备，后乃存针，众脉不见，众凶弗闻，外内相得，无以形先，可玩往来，乃施于人。

3.《太素·知针石》卷十九

……一曰治神，（存生之道，知此五者以为摄养，可得长生也。魂神意魄志，以神为主，故皆名神。欲为针者，先须理神也。故人无悲哀动中，则魂不伤，肝得无病，秋无难也；无怵惕思虑，则神不伤，心得无病，冬无难也；无愁忧不解，则意不伤，脾得无病，春无难也；无喜乐不极，则魄不伤，肺得无病，夏无难也；无盛怒者，则志不伤，肾得无病，季夏无难也。是以五过不起于心，则神清性明，五神各安其脏，则寿近遐算，此则针布理神之旨也，乃是崆峒广成子之道也……）

黄帝曰：愿闻其道。岐伯曰：凡刺之真，必先治神，五脏已定，九候已备，迺缓存针。（凡得针真意者，必先自理五神，五神既理，五脏血气安定，九候已备于心，乃可存心针道，补泻虚实。）

4.《重广补注黄帝内经素问·诊要经终论》

刺针必肃（肃，谓静肃，所以候气之存亡。）刺肿摇针（以出大脓血故。）经刺勿摇（经气不欲泄故。）此刺之道也。

5.《重广补注黄帝内经素问·宝命全形论》

黄帝问曰：天复地载，万物悉备，莫贵于人，人以天地之气生，四时之法成……一曰治神【专精其心，不妄动乱也。所以云手如握虎，神无营于众物。盖欲调治精神，专其心也。（新校正云：按杨上善云：存生之道，知此五者以为摄养，可得长生也。魂神意魄志，以神为[原作“为神”，据《太素》卷十九《知针石》杨注改]主，故皆名神。欲为针者，先须治神。故人无悲哀动中，则魂不伤，肝得无病，秋无难也。无怵惕思虑，则神不伤，心得无病，冬无难也。无愁忧不解，则意不伤，脾得无病，春无难也。无喜乐不极，则魄不伤，肺得无病，夏无难也。无盛怒者，则志不伤，肾得无病，季夏无难也。是以五过不起于心，则神清性明；五神各安其脏，则寿延遐算也。）】

……

岐伯曰：凡刺之真，必先治神。（专其精神，寂无动乱，刺之真要，其在斯焉。）五脏已定，九候已备，后乃存针（先定五脏之脉，备循九候之诊，而有太过不及者，然后乃存意于用针之法。）……

6.《灵枢注证发微·终始》

深居静处，占神往来，闭户塞牖，魂魄不散，专意一神，精气之分，毋闻人声，以收其精，必一其神，令志在针，浅而留之，微而浮之，以移其神，气至乃休。（分，去声。此言用针者当预养其神以行针也。凡用针者，虽占病者之神气往来，然必先自养其神气。故深居静处，闭户塞牖，魂魄神意精气皆会于一，令志已在针，方浅而留之，或微而浮之，以移病者之神，候其真气已至而乃止针也。）

7.《素问注证发微·宝命全形论》

帝曰：人生有形，不离阴阳……一曰治神……（此言欲用针者有五法，而其法为甚神也。伯言用针之法有五，其妙发乎五行，正以五行者，木伐于金，火灭于水，土达于木，金缺于火，水绝于土，万物皆具五行，其胜负之理尽然，非止一物而已。故用针之法亦有五者，悬布于天下之广，特黔首日用饮食，饱则弃余，莫能知其妙耳。五者惟何？一曰治神，盖人有是形，必有是神，吾当平日豫全此神，《上古天真论》云：积精全神。使神气既充，然后可用针以治人也。……是五法既立，各有所先，即本文谓治神先于养身之谓，则用针之方，正有合于五行之妙矣。今末世补虚泻实，虽众所共知，而法则天地，随应而动，如响随声，如影随形，无鬼无神，如有鬼神，如有鬼神独往独来，此乃用针之法，可谓至神，实非众人所能知也。下节乃详言之。）

帝曰：愿闻其道。岐伯曰：凡刺之真，必先治神……（此言用针者，当始终曲尽其妙法也。伯言凡刺家真要之法，必先治已之神气。上曰治神者，平日之功，而此曰治神者，临针之法，盖惟神气既肃，而后可以专心用针也。病人五脏，吾乃定之，或虚或实，无不明也；病人之脉，吾能诊之，九候所在，无不周也。夫然后存心于针而用之。）

8.《类经·针刺类·九》卷十九

帝曰：人生有形，不离阴阳，天地合气，别为九野分为四时，月有小大，日有短长，万物并至，不可胜量，虚实呿吟，敢问其方。……一曰治神。（医必以神，乃见无形，病必以神，血气乃行，故针以治神为首务。《汤液醪醴论》曰：形弊血尽而功不立者，神不使也。正此之谓。）二曰知养身。（不知养身，置针于无用之地，针家不可不知，如《终始篇》云：新刺勿入内，已刺勿醉，已刺勿怒，已刺勿劳，已刺勿饱，已刺勿饥，已刺勿渴之类皆是也。）……帝曰，愿闻其道。岐伯曰：凡刺之真，必先治神。（此以病者之神为言，神者正气也，得神者昌，失神者亡，故刺之真要，必先以正气为主。）

9.《针灸问对》卷上

问曰：《宝命全形论》所言刺法，古圣传心之要典也。今之针士，略无一言以及之，何耶?

曰：古语微奥，必须沉潜玩味，乃能深契。今人喜简厌繁，但求熟于歌赋，其于圣经，视为虚文，孰肯留心于此哉？今吾子有志于此，可谓知本者矣，敢详述之于下。歧伯曰：凡刺之真，必先治神。（专其精神，不妄动乱，刺之真要，其在兹乎！）五脏已定，九候已备，后乃存针。……手动若务，针耀而匀。（手动用针，心如专务于一事。针耀而匀，谓针形圆净，上下匀平也。）

10.《素问集注·诊要经终论》

刺胸腹者，必以布憿著之，乃从单布上刺，刺之不愈复刺。刺针必肃，刺肿摇针，经刺勿摇，此刺之道也。（……肃，静也。言气之难得，宜肃静其针以候焉。摇针者，刺之泻法也。肿乃邪实，故宜摇针以泻其邪，经刺勿摇，守其正也，此补泻之法，刺之要道也。）

11.《素问集注·宝命全形论》

帝曰：人生有形，不离阴阳。天地合气，别为九野。分为四时，月有小大，日有短长，万物并至，不可胜量，虚实呿吟，敢问其方？……（眉批：《针经》曰：余子万民，养百姓而收其租税，余愍其不给而属有疾病，欲助微针通其经脉。）一曰治神。（神在秋毫，属意病者，神属勿去，知病存亡。）

……

帝曰：愿闻其道。岐伯曰：凡刺之真，必先治神。（真者：真一无妄。神者，阴阳不测之谓。言刺之道，虽有阴阳虚实之分，而必先归于治神。）五脏已定。（凡刺之道，毕于终始，明知终始，五脏为纪，阴阳定矣。）九候已备，后乃存针。（知诊三部九候之病脉处，而后存针以治之。）众脉不见，众凶弗闻，外内相得，无以形先。（按《九针十二原篇》曰：皮肉筋脉，各有所处，病各有所宜，各不同形，各以任其所宜，取五脉者死，取三脉者恇。

12.《灵枢集注·终始》

凡刺之法，必察其形气……魂魄不散。（此言针刺之法，必察其病者之形气，占其精神，而后乃行针也。形肉未脱，形气相得也。夫气生于下，脉从足而手。少气者，气聚于下也……）

专意一神，精气之分……谨守勿纳，是谓得气。（此言医者当自守其神，令志在针也。夫肾主藏精，开窍于耳，精气之分，惑于听闻，是以毋闻人声，以收其精。必一其神，令志在针，神志之专一也。浅而留之，微而浮之，以移其病者之神。候针下之气至而休，盖以己之精神，合病者之神气也。男为阳，女为阴，阳在外，故使之内。阴在内，故引之外，谓和调外内阴阳之气也。坚拒其正气，而勿使之出。谨守其邪气，而勿使之入，是谓得气。）

13.《灵枢集注·大惑论》

（《宝命全形论》曰：凡刺之真，必先治神。又曰：浅深在志，远近若一。《八正神明论》曰：神乎神，耳不闻，目明心开，而志先慧然独悟。《离合正邪论》曰：诛罚无过，命曰大惑，反乱大经，正不可复。盖治针之要，贵在诊视审察，存神定志，适其常变，万举万全，可传于后世，令终而不灭，至于修身养生，治国治民，总在调养精气神三者。）

14.《素问经注节解·宝命全形论》

帝曰：人生有形，不离阴阳，天地合气……一曰治神，（专精其心，不妄动也。按：此注作用针者言，是也。杨上善作治五脏之神，误矣。）二曰知养身，（按：《平人气象论》曰："医不病，故为病人平息以调之为法。"然则欲治人之病者，可不自养其身乎。杨上善又作内外养形解，新校正复从而和之，反优杨劣王，皆不体认经旨而相率傅会也。）

15.《素问经注节解·诊要经终论》

刺针必肃，（肃谓静肃，所以候气之存亡。）刺肿摇针，（以出大脓血故。）经刺勿摇，（经气不欲泄故。）此刺之道也。

【述要】

"凡刺之真，必先治神"出自《素问·宝命全形论》，该篇有两处述及"治神"："一曰治神，二曰知养身，三曰知毒药为真""凡刺之真，必先治神，五脏已定，九候已备，后乃存针"。杨上善对这两处"治神"的解释不同，前者从养生之道而言，言医者或患者之神，"存生之道，知此五者以为摄养，可得长生也。魂神意魄志，以神为主，故皆名神。欲为针者，先须理神也。"后者从医者角度而言，针刺前医者须自理其神，"凡得针真意者，必先自理五神，五神既理，五脏血气安定，九候已备于心，乃可存心针道，补泻虚实。"（《黄帝内经太素·知针石》卷十九）王冰对前后两处"治神"均解释为医者用针须守神，前者释曰："专精其心，不妄动乱也。所以云手如握虎，神无营于众物。盖欲调治精神，专其心也”；后者释曰：“专其精神，寂无动乱，刺之真要，其在斯焉……先定五脏之脉，备循九候之诊，而有太过不及者，然后乃存意于用针之法”。明代马莳对两处“治神”有明确区分，但也均释为医者之神：“上曰治神者，平日之功，而此曰治神者，临针之法，盖惟神气既肃，而后可以专心用针也。”明代张介宾释前者为医患双方：“医必以神，乃见无形，病必以神，血气乃行，故针以治神为首务”；后者特指患者的正气：“此以病者之神为言，神者正气也，得神者昌，失神者亡，故刺之真要，必先以正气为主。”

关于针刺时医者须守神，《黄帝内经》中多有强调。如《灵枢·终始》篇亦十分强调针刺时医者守神的重要性：“深居静处，占神往来，闭户塞牖，魂魄不散，专意一神，精气之分，毋闻人声，以收其精，必一其神，令志在针，浅而留之，微而浮之，以移其神，气至乃休。”此段文字共出现有四个“神”字，“占神往来”应指医者觉察患者之神，“专意一神”“必一其神”均指医者精神专一，全部集中于针刺操作上，“以移其神”则指针刺通过一定操作手法能够调动患者神气。对此可参看马莳注解曰：“此言用针者当预养其神以行针也。凡用针者，虽占病者之神气往来，然必先自养其神气。故深居静处，闭户塞牖，魂魄神意精气皆会于一，令志已在针，方浅而留之，或微而浮之，以移病者之神，候其真气已至而乃止针也。”（《灵枢注证发微·终始》）

正确理解“凡刺之真，必先治神”必须首先分析“治神”所指对象是什么。朱玲、杨峰[1]通过对《黄帝内经》中与“神”相关概念术语、形神关系、上下文语境以及道家相关文献的分析研究，认为“治神”乃治医家之神，而非病者之神，这与道家在进行某种高超操作技艺时对“神”的追求与重视不谋而合，与道家的思想认识密切相关。“治神”指的是对医家行针之前精神的调摄。

后世医家论述“治神”，除强调医者调神外，也强调患者方面。所谓“凡刺者，使本神朝而后入；既刺也，使本神定而气随。神不朝而勿刺，神已定而可施”（《针经指南·针经标幽赋》）。这既是对《黄帝内经》等经典的遵从、引申，也是基于针刺这种治疗手段的特性，为其技法操作与效应实现的要求，需“医者之心，病者之心，与针相随上下”（《针灸大成》卷四《四明高氏补泻（〈聚英〉）》）。因此，“治神”包含针刺治疗过程中医患双方都要做到精神专注的各个方面。

【现代参考文献】

[1] 朱玲，杨峰.《黄帝内经》针刺“治神”辨析 [J]. 中国中医基础医学杂志，2015，21（5）：565-567，574.

（李素云）

刺之要，气至而有效

【古代文献精选】

1.《灵枢 · 九针十二原》

夫气之在脉也，邪气在上，浊气在中，清气在下。故针陷脉则邪气出，针中脉则浊气出，针太深则邪气反沉，病益。故曰：皮肉筋脉各有所处，病各有所宜，各不同形，各以任其所宜。无实无虚，损不足而益有余，是谓甚病，病益甚。取五脉者死，取三脉者恇；夺阴者死，夺阳者狂，针害毕矣。刺之而气不至，无问其数；刺之而气至，乃去之，勿复针，针各有所宜，各不同形，各任其所为。刺之要，气至而有效，效之信，若风之吹云，明乎若见苍天，刺之道毕矣。

2.《灵枢 · 终始》

凡刺之道，气调而止，补阴泻阳，音气益彰，耳目聪明，反此者血气不行。所谓气至而有效者，泻则益虚，虚者脉大如其故而不坚也，坚如其故者，适虽言故，病未去也。补则益实，实者脉大如其故而益坚也，夫如其故而不坚者，适虽言快，病未去也。故补则实，泻则虚，痛虽不随针，病必衰去。必先通十二经脉之所生病，而后可得传于终始矣。故阴阳不相移，虚实不相倾，取之其经。

3.《素问 · 宝命全形论》

帝曰：何如而虚？何如而实？岐伯曰：刺实者须其虚，刺虚者须其实，经气已至，慎守勿失，深浅在志，远近若一，如临深渊，手如握虎，神无营于众物。

4.《太素 · 九针要道》卷二十一

刺之而气不至，无问甚数；刺之气至，乃去之，勿复针。针各有所宜，各不同形，任其所为。刺之要，气至而有效，效之候，若风之吹云，照乎若见苍天，刺之道毕矣。（针入不得其气，无由补泻，故转针以待气，不问其数也，得气行，补泻已，即便出针，其病愈速，故譬恶风吹云见苍天也。）

5. 《针经指南 · 针经标幽赋》

要识迎随，须明逆顺；……先详多少之宜，次察应至之气。轻滑慢而未来，沉涩紧而已至。既至也，量寒热而留疾；未至者，据虚实而痏气。气之至也，若鱼吞钩饵之浮沉；气未至也，似闲处幽堂之深邃。气速至而效速，气迟至而不治。

6. 《针灸问对 · 十四法》卷中

或曰：诸家针书载某穴针几分，留几呼，灸几壮，出于经欤否欤？

曰：于经不载，多出于经传也。经曰：病有浮沉，刺有浅深。浅深不得，反为大贼。过之则内伤，不及则外壅。古人治法，惟视病之浮沉，而为刺之浅深，岂以定穴分寸为拘哉？又谓某穴宜留几呼，悖理尤甚。经曰：刺实须其虚者，留针，阴气隆至，针下寒，乃去针也。经气已至，慎守勿失。又曰：刺之而气不至，无问其数；刺之而气至，乃去之，勿复针。针各有所宜，各不同形，各任其所。为刺之要，气至而有效。效之信，若风之吹云，明乎若见苍天。又曰：气血之未应针，则伏如横弩之安静；其应针也，则起如机发之迅疾。然其气血流注，岂留呼而可为准定耶？又曰：静以久留，以气至为故。不以息之多数而便去针，是古人用针，惟以气至为期，而不以呼之多少为候。若依留呼之说，气至则可；气若不至，亦依呼数而去针，徒使破皮损肉，有何益于病哉？故曰：凡刺之害，中而不去则精泄，不中而去则致气；精泄则病甚而恇，致气则生为痈疽是也。

7. 《灵枢注证发微 · 九针十二原》

刺之而气不至，无问其数……刺之道毕矣。（此又言刺道之要，以气之至不至为度也。凡刺之而气尚未至，当无问其数以守之，所谓如待贵人，不知日暮者是也。若刺之而气已至，则乃去其针耳。上文曰：皮肉筋脉各有所处，病各有所宜，各不同形，各以任其所宜。而此又重言针各有所宜，各不同形，各任其所为者，叮咛之意也。所谓刺之而气至，乃去之勿复针者何哉？正以刺之为要，既以气至而有效，则信哉有效之时，若风吹云，明乎若见苍天，此为有效之验也。）

8. 《针灸大成 · 标幽赋（杨氏注解）》卷二

气速至而速效，气迟至而不治。

（言下针若得气来速，则病易痊，而效亦速也。气若来迟，则病难愈，而有不治之忧。故赋云：气速效速，气迟效迟，候之不至，必死无疑矣。）

9.《类经·针刺类·十六》卷十九

刺之要，气至而有效，效之信，若风之吹云，明乎若见苍天，刺之道毕矣。(刺以气为要，以效为信，得其要则效，故如风之吹云，邪之去则正气见，故明乎若见苍天也。)

……

睹其色，察其目，知其散复，一其形，听其动静，知其邪正。(详义具见下文。)右主推之，左持而御之，气至而去之。(右主推之，所以入针也，左持而御之，所以护持也，邪气去而谷气至，然后可以出针。)

10.《素问集注·诊要经终论》

(夫经俞、络脉、溪谷，各有三百六十五穴，皆脏腑之气所游行，是以四时之刺，或在皮肤，或在俞穴也。《针经》曰：刺之气不至，无问其数。刺之而气至，乃去之，勿复针。刺之要，气至而有效。效之信，若风之吹云，明乎若见苍天，刺之道毕矣。是以四时之刺，必候其气至之所在而刺之也。)

11.《素问集注·针解论》

刺实须其虚者留针，阴气隆至，乃去针也。刺虚须其实者，阳气隆至，针下热，乃去针也。(留针所以候气也，阴气隆至，针下寒也。阳气已退，实者虚矣，阳气隆至，针下热也。元气已复，虚者实矣。俱当候其气至，而后乃可去针。)经气已至，慎守勿失者，勿变更也。(针已得气，慎守而勿失，勿使其气有变更也。)深、浅在志者，知病之内外也。(志者，心之所之也，病在外者宜刺浅，病在内者宜刺深。当属意病者，知所取之处也。)近远如一者，深浅其候等也。(刺之或浅或深，虽有远近不同，然俱以得气为期，故其候相等无二也。)

12.《灵枢集注·九针十二原》

刺之而气不至，无问其数……刺之道毕矣。(此言刺之效，以得气为要也。上文言病各有所宜，此言针各有宜。而有大小长短之形不同，各任其所宜而用之也。若风之吹云，明乎若见青天，邪散而正气光明也。)

13.《素问直解·宝命全形论》

岐伯曰：刺虚者须其实，刺实者须其虚。(刺虚须实者，刺虚人须内其气而实之也。刺实须虚者，刺实人须泄其气而虚之也。)

【述要】

众所周知，我国古代自气一元论思维模式引入中医针灸学以后，针刺作用原理也开始以调气来说明，故《灵枢·刺节真邪》：“用针之类，在于调气，气积于胃，以通营卫，各行其道。”针刺所调之气又分为营气、卫气、邪气、阴阳气等。既然针刺作用在于调气，自然要把人体气机调动起来才能产生效应，所以说“气至而有效”。故《灵枢·九针十二原》：“刺之要，气至而有效，效之信，若风之吹云，明乎若见苍天，刺之道毕矣。”

《素问·宝命全形论》曰：“刺实者须其虚，刺虚者须其实，经气已至，慎守勿失，深浅在志，远近若一，如临深渊，手如握虎，神无营于众物。”《素问·针解》：“刺实须其虚者，留针阴气隆至，乃去针也。刺虚须其实者，阳气隆至，针下热乃去针也。经气已至，慎守勿失者，勿变更也。”唐代杨上善注曰：“针入不得其气，无由补泻，故转针以待气，不问其数也，得气行，补泻已，即便出针，其病愈速，故譬恶风吹云见苍天也。”（《太素·九针要道》卷第二十一）王冰注曰：“无问息数以为迟速之约，要当以气至而针去，不当以针下气未至而针出乃更为也。”综合以上《素问》原文以及杨上善、王冰注解可知，“气至”是特指待针下气至后才可去针，不用重复针刺，如此才能有效，其疗效的产生就好像风吹云散而现青天一样。

《素问·针解》是从患者针下凉热感的角度描述针下气至的细微感觉，马莳对此注释曰：“言实与虚”者，针下寒而气少者为虚，邪气已去也；针下热而气多者为实，正气已复也……“刺实须其虚”者，留针候其阴气隆至，针下寒乃去针也。“刺虚须其实”者，候其阳气隆至，针下热乃去针也。元代窦汉卿《针经指南·针经标幽赋》则采用比喻的方法，从医者手下的感觉来描绘针下得气或未得气的感觉，并说明了气至快慢与疗效、预后的关系：“气之至也，若鱼吞钩铒之浮沉；气未至也，似闲处幽堂之深邃。气速至而效速，气迟至而不治”。

《灵枢·终始》从脉象变化的角度对“气至而有效”进行了诠释：“凡刺之道，气调而止……所谓气至而有效者，泻则益虚，虚者脉大如其故而不坚也，坚如其故者，适虽言故，病未去也。补则益实，实者脉大如其故而益坚也，夫如其故而不坚者，适虽言快，病未去也。”明代马莳亦从这一角度进行注释：“夫所谓气至而有效者，正以其泻者已虚而补者已实也。”

针下经气已至后，医者必须谨慎对待，不要再变更刺法，守住其气勿失，王冰注曰：“变，谓变易。更，谓改更。皆变法也。言得气至，必宜谨守，无变其法，反招损也。”

可见，针下气至与否是判断针刺疗效的关键，针刺过程中医者必须待经气已至才能去针，这是《黄帝内经》所述针刺操作的重要法则之一。针下气至十分微妙，可从患者脉象坚软变化、患者针下凉热感或医者手下沉紧感等方面来判断，对此历代文献也有一些形象比喻，在此不一一赘述。

（李素云）

刺营者出血，刺卫者出气，刺寒痹者纳热

【古代文献精选】

1.《灵枢·寿夭刚柔》

黄帝曰：余闻刺有三变，何谓三变？伯高答曰：有刺营者，有刺卫者，有刺寒痹之留经者。黄帝曰：刺三变者奈何？伯高答曰：刺营者出血，刺卫者出气，刺寒痹者内热。黄帝曰：营、卫、寒痹之为病奈何？伯高答曰：营之生病也，寒热少气，血上下行。卫之生病也，气痛时来时去，怫忾贲响，风寒客于肠胃之中。寒痹之为病也，留而不去，时痛而皮不仁。黄帝曰：刺寒痹内热奈何？伯高答曰：刺布衣者，以火焠之。刺大人者，以药熨之。

2.《素问·调经论》

帝曰：阴与阳并，血气以并，病形以成，刺之奈何？岐伯曰：刺此者取之经隧，取血于营，取气于卫，用形哉，因四时多少高下。

3.《太素·三变刺》卷二十二

黄帝问曰：余闻刺有三变，何谓三变？伯高答曰：有刺营者，有刺卫者，有刺寒痹之留经者。黄帝问曰：刺三者奈何？伯高曰：刺营者出血，刺卫者出气，刺寒痹者内热。（刺营见血，出恶血也；刺卫见气，出邪气也；刺痹见热，故曰三变。寒温之气停留于经络，久留针使之内热，以去其痹也。）黄帝问曰：营卫寒痹之为病奈何？伯高答曰：营之生病也，寒热少气，血上下行。卫之生病也，气痛时来时去，怫忾贲响，风寒客于肠胃之中，寒痹之为病也，留而不去，时痛而皮不行。（怫忾，上扶物反，下许气反，气盛满貌。贲响，腹胀貌也。）黄帝问曰：刺寒痹内热奈何？伯高曰：刺布衣者必火焠，刺大人者药熨之。

4.《太素·虚实所生》卷二十四

黄帝曰：阴之与阳，血气以并，病形以成，刺之奈何？（问疗已成之病。）岐伯对曰：刺此者，取之经隧，取血于营，取气于卫，用形哉，因四

时多少高下。（刺已成病法有三别：一则刺于大经别走之道，隧，道也，别走之道通阴阳道也；二则刺于脉中营血；三则刺于脉外卫气。用针之状，须因四时之气，观病轻重，发针多少；又须量病高下所在，取之令中，不同刺微之易也。）黄帝曰：血气以并，病形以成，阴阳相倾，补泻奈何？岐伯对曰：泻实者，气盛乃内针，（夫泻者，以其邪气实盛，故须泻也。仍以掐之令下，然后刺之。不盛何泻，故譬无击逄逄之阵者也。）

5.《针灸问对》卷上

经曰：营之生病也，寒热少气，血上下行；卫之生病也，气痛时来时去，怫忾贲响，风寒客于肠胃之中。寒痹之为病也，留而不去，时痛而皮不仁。刺营者，出血；刺卫者，出气；刺寒痹者，内热；刺布衣者，以火淬之；刺大人，以药熨之，以熨寒痹所刺之处，令热入至于病所。起步内无见风，每刺必熨，如此病已，所谓内热也。

6.《灵枢注证发微·寿夭刚柔》

黄帝曰：余闻刺有三变，何谓三变……时痛而皮不仁。【此言刺法之异者有三也。刺有三变，法有不同，谓之变也。盖有刺营气者，必出其血，正以血者营气之所化。（《营卫生会篇》云：营气化血以奉生身。）今营气有余，则阳不胜阴；不足，则阴不胜阳，所以寒热往来而气甚衰少。其血为阳所搏，当上下行。此皆血之为病，故刺之者必出其血耳。（《素问·调经论》云：取血于营。）有刺卫气者，必出其气，正以卫气属阳。《痹论》谓卫气循于皮肤之中，分肉之间，熏于肓膜，散于胸腹。今卫气受病，其病当时来时去，病之或在内而或在外也。怫忾者，怒意也。以其有贲响之声，故曰怫忾。风寒之气客于肠胃之间，病之在于内也。此皆气之为病，故刺之者，必出其气耳。（《调经论》云：取气于卫。）有刺寒痹之留于经者，必熨之，以使之内热，（其法见下节。）正以寒痹为病，留而不去，时或作痛，及皮肤不知痛痒而为不仁也。】

7.《类经·疾病类·二十》卷十四

帝曰：阴与阳并，血气以并，病形以成，刺之奈何？岐伯曰：刺此者取之经隧，取血于营，取气于卫，用形哉，因四时多少高下。（此下连前二章而统言刺法也，取血于营，刺阴气也，取气于卫，刺阳气也，且人之形体，有长短、肥瘦、大小不同，天之四时有寒暑、温凉不一，故凡刺此者，必用人之形，因天之序。以为针之多少高下耳。）

8.《类经·针刺类·三十二》卷二十一

黄帝曰，余闻刺有三变，何谓三变？伯高答曰：有刺营者，有刺卫者，有刺寒痹之留经者。（刺营者刺其阴，刺卫者刺其阳，刺寒痹者温其经，三刺不同，故曰三变。）黄帝曰：刺三变者奈何？伯高答曰，刺营者出血，刺卫者出气，刺寒痹者内热。（《调经论》亦曰：取血于营，取气于卫，内热义如下文。）

黄帝曰：营卫寒痹之为病奈何？伯高答曰：营之生病也，寒热少气，血上下行。（营主血，阴气也，病在阴分则阳胜之，故为寒热往来，阴病则阴虚，阴虚则无气，故为少气，邪在血，故为上下妄行，所以刺营者当刺其血分。）卫之生病也，气痛时来时去，怫忾贲响，风寒客于肠胃之中。（卫属阳，为水谷之悍气，病在阳分，故为气痛，气无定形，故时来时去。怫，郁怒也，忾，大息也，贲响，腹鸣如奔也，皆气分之病。风寒外袭而客于肠胃之间，以六腑属表而阳邪归之，故病亦生于卫气。怫，音佛，忾，音戏。）寒痹之为病也，留而不去，时痛而皮不仁。（寒痹久留不去，则血脉不行，或凝滞而为痛，或皮肤不知痛痒而为不仁。）

9.《灵枢集注·寿夭刚柔》

黄帝曰：余闻刺有三变，何谓三变？……留而不去，时痛而皮不仁。（夫形舍气，气归形，形气之相任也。然下膲所藏之精水，中膲所生之荣卫，所以温分肉，充皮肤，濡筋骨，利关节，水随气而运行于肤表，环转无端，如营卫留阻，水道不行，则形气消索矣。故刺有三变，变者，使之运行而变化也。营之血，卫之气，道之出行于外。寒之痹，使之热散于内。夫营卫血气，主出入于外内，故病则只上下行，而为寒热气痛矣。若怫忾贲响，此乃风寒客于肠胃之中。盖以分别营卫之生病，寒痹之为病，本于自生，非外因之邪也。痹者，闭也。寒痹者，寒水之为病也。）

【述要】

“刺营者出血，刺卫者出气，刺寒痹者内热”，为《灵枢·寿夭刚柔》描述的三种针刺方法，这是依据疾病不同表现而采取不同刺法，刺营病以出血，刺卫病以出气，刺寒痹病以温热方法。篇中所说“刺布衣者，以火焠之。刺大人者，以药熨之”，则是根据体质不同，劳动人民采用艾火灸或火针刺之，王公大人采用药物熨贴。邪在营血表现为寒热往来，随血上下妄行；邪在卫为气痛，时来时去，怫郁不舒，腹鸣膜胀；寒痹则寒气流于经络，时有疼痛且麻木不仁。《寿夭刚柔》篇实际上是将多种纷繁复杂，表现各异的病症进行了总体归类，然后采取不同的刺法，并说明其需要达到的不同要求。唐代杨上善将其称之为“三变刺”，并注释曰：“刺营见血，出恶血也；刺卫见气，出邪气也；刺痹见热，故曰三变。寒温之气停留于经络，久留针使之内热，以去其痹也。”（《太素·三变刺》卷二十二）

《素问·调经论》又曰：“取血于营，取气于卫。”明代张景岳注：“刺营者刺其阴，刺卫者刺其阳，刺寒痹者温其经，三刺不同故曰三变。”清代张志聪注：“故刺有三变，变者，使之运行而变化也。营之血，卫之气，道之出行于外。寒之痹，使之热散于内。”由这些论述可以体会，针刺之出血、出气和纳热，是对普遍运用的主要针刺方法的类型归纳和特性概括，涵盖了刺腧穴或非穴的一般刺法、刺络出血法和以火针代表的加以温热因素的刺法，其总结精辟而实用，具有理论指导性。

（李素云）

刺荣无伤卫，刺卫无伤荣

【古代文献精选】

1.《难经·七十一难》

曰：经言，刺荣无伤卫，刺卫无伤荣，何谓也？

然。针阳者，卧针而刺之；刺阴者，先以左手摄按所针荥俞之处，气散乃内针。是谓刺荣无伤卫，刺卫无伤荣也。

2.《圣济总录·针灸门·经脉统论》卷一百九十一

经曰：刺荣无伤卫，刺卫无伤荣，针阳者卧针而刺之，针阴者摄按气散而内针。兹其要妙，荣卫之外有浮络者，有经筋者，又有别络者，其生病各不同，刺法亦宜有异焉。《刺齐论》所谓刺骨无伤筋，刺筋无伤肉，刺肉无伤脉，刺脉无伤皮，刺皮无伤肉，刺肉无伤筋，刺筋无伤骨，是也，知此乃知浅深之齐，气血之分。故十二经立其常，十五络通其变。邪在经则巨刺，邪在络则缪刺，邪在荣则调之血，邪在卫则调之气，邪在筋则劫刺之。

3.《子午流注针经·流注指微针赋》卷上

夺血络者，先俾指而柔。

（夺血络者，取荣气也。荣气者，经隧也。《灵枢》曰：经隧者，五脏六腑之大络也。故言血络。凡刺之者，先以左手捻按所刺之穴，候指下气散，方可下针，取荣家之气，不能损卫气也。经云：刺荣无伤卫，刺卫无伤荣也。）

4.《难经本义·七十一难》

（荣为阴，卫为阳。荣行脉中，卫行脉外。各有所浅深也。用针之道亦然。针阳必卧针而刺之者，以阳气轻浮，过之恐伤于荣也。刺阴者，先以左手按所刺之穴，良久，令气散乃内针，不然则伤卫气也。无，毋通，禁止辞。）

5.《难经集注·七十一难》

（丁曰：人之荣为阴，卫为阳，二者为之表里。其卧针取之，恐伤于荣也，针荣先以左手摄按所刺之穴，令阳散而内针者，盖恐伤于卫也。杨曰：入皮三分为卫气，病在卫用针则浅，故卧针而刺之，恐其深伤荣气故也。入皮五分为荣气，故先按所针之穴，待气散乃内针，恐伤卫气故也。虞曰：三阴三阳，各主气血，至有多少不同。故圣人说行针之道，无令至有伤于荣卫也。）

6.《针灸问对》卷上

或曰：刺荣无伤卫，刺卫无伤荣，何谓也?

曰：荣为阴，行于脉中；卫为阳，行于脉外。各有浅深，故针阳必卧针之，以阳气轻浮，过之恐伤于荣也；刺阴者，先以左手按所刺之穴，良久，令气散，乃内针，不然则伤卫气也。

7.《针灸大成·三衢杨氏补泻》卷四

下手八法口诀

揣：揣而寻之。凡点穴，以手揣摸其处，在阳部筋骨之侧，陷者为真。在阴部郄腘之间，动脉相应。其肉厚薄，或伸或屈，或平或直，以法取之，按而正之，以大指爪切掐其穴，于中庶得进退，方有准也。《难经》曰：刺荣毋伤卫，刺卫毋伤荣。又曰：刺荣无伤卫者，乃掐按其穴，令气散，以针而刺，是不伤其卫气也。刺卫无伤荣者，乃撮起其穴，以针卧而刺之，是不伤其荣血也。此乃阴阳补泻之大法也。

8.《难经正义·七十一难》

（营卫者，血气之道路，以阴阳而分表里者也。营为阴，卫为阳，营行脉中属里，卫行脉外属表，若营卫有病，各中其所，不得诛伐无过也。《素问·刺齐论》曰：刺骨无伤筋，刺筋无伤肉，刺肉无伤脉、刺脉无伤皮；刺皮无伤肉，刺肉无伤筋，刺筋无伤骨，亦此义也。卫为外表，阳行乎脉外，欲其浅，故刺卫者，宜卧针而刺之，以阳气轻浮，过之恐伤营也。营为里，阴行乎脉中，欲其深过卫，始可至营也，故刺营者，先以左手摄按所刺之穴良久，使卫气渐散离其处，然后内针，则针得至营，而不伤卫矣。此刺阳刺阴之道也。)

9.《难经经释·七十一难》

曰：经言刺营无伤卫，刺卫无伤营，何谓也？（营主血在内，卫主气在外，营卫有病，各中其所，不得诛伐无过也。此即《素·刺齐论》所云："刺骨无伤筋，刺筋无伤肉，刺肉无伤脉，刺脉无伤皮，刺皮无伤肉，刺肉无伤筋，刺筋无伤骨"之义。）然。针阳者，卧针而刺之；（阳，卫也。卫在外，欲其浅，故侧卧其针，则针锋横达，不及营也。）刺阴者，先以左手摄按所针荥俞之处，气散乃内针。（阴，营也。营在内，针必过卫而至营，然卫属气，可令得散，故摄按之使卫气暂离其处，则针得直至营而不犯卫也。）是谓刺营无伤卫，刺卫无伤营也。

（按：卧针之法，即《灵·官针篇》浮刺之法。摄按散气，即《素·离合真邪论》"扪而循之，切而散之"之法。然经文各别有义，此取之以为刺阴刺阳之道，义亦简当可师。）

【述要】

"刺荣无伤卫，刺卫无伤荣"，出自《难经·七十一难》。此与《素问·刺齐论》内容很相似，曰："刺骨者无伤筋，刺筋者无伤肉，刺肉者无伤脉，刺脉者无伤皮，刺皮者无伤肉，刺肉者无伤筋，刺筋者无伤骨……刺骨无伤筋者，针至筋而去，不及骨也……刺肉无伤筋者，过肉中筋也。刺筋无伤骨者，过筋中骨也。此之谓反也。"上述两种说法均强调说明针刺时要掌握刺激对象和深度。考《素问·刺齐论》开篇即有"愿闻刺浅深之分"，因此该篇主旨是论述针刺深浅，篇中以皮、肉、筋、骨、脉将人体组织结构分为不同层次，有病在皮肤的，有病在血脉的，有病在筋骨的，针刺深度也是当深则深，当浅则浅，与所病之处相应，过与不及，均非所宜。针刺深度应指针尖所达到的位置，依此来判断针刺深度的"过"与"不及"。《难经·七十一难》"刺荣无伤卫，刺卫无伤荣"句式与《刺齐论》相同，但是表述更为概括，仅以荣、卫大致区分人体组织深浅。《难经》还具体说明了两种方法操作时的手法，刺卫时需卧针横刺或斜刺，针只刺入浅部；刺荣时则需要左手配合捏按针刺的腧穴处，使卫气散去后再刺入，而不伤卫气。《针灸大成·三衢杨氏补泻》对此发挥说："刺荣无伤卫者，乃掐按其穴，令气散，以针而刺，是不伤其卫气也。刺卫无伤荣者，乃撮起其穴，以针卧而刺之，是不伤其荣血也。此乃阴阳补泻之大法也。"

理解这句话的意思，重在理解此处荣和卫的含义。《灵枢·营卫生会》：

“营在脉中，卫在脉外。”《灵枢·动输》：“营卫之行也，上下相贯，如环之无端。”《灵枢·五乱》：“营卫相随，阴阳已和。”可见，营气、卫气为经脉之气的组成，两者相伴随行。在特性上，卫气属阳，营气属阴，故南宋崔嘉彦《脉诀》：“人身之脉，本乎荣卫。荣者阴血，卫者阳气。荣行脉中，卫行脉外。脉不自行，随气而至。气动脉应，阴阳之义。”《注解伤寒论·平脉法》卷一：“经脉者，荣卫也。荣卫者，阴阳也。”滑伯仁《难经本义》注曰：“荣为阴，卫为阳。荣行脉中，卫行脉外。各有所浅深也。”以荣、卫分阴阳和深浅，与《难经》原文“针阳”“刺阴”提法较为一致。《难经集注》杨注所云“入皮三分为卫气，病在卫用针则浅……入皮五分为荣气”，即是这种理解的具体反映。因此，“刺荣无伤卫，刺卫无伤荣”是基于营卫之气的分布特点，卫属阳，在浅层；荣属阴，在深层，以此区分针刺深浅的不同层次，强调针刺时应根据疾病具体情况定深浅，针尖所及处即针刺对象所在。

北宋《圣济总录》从气分、血分角度来阐释：“知此乃知浅深之齐，气血之分，故十二经立其常……邪在荣则调之血，邪在卫则调之气”，此与《素问·调经论》相似：“刺此者取之经隧，取血于营，取气于卫……病在脉，调之血……病在气，调之卫。”《难经·三十二难》亦曰：“血为荣，气为卫，相随上下，谓之荣卫。通行经络，营周于外。”受《难经》影响，后世人们在针灸理论阐述中，基本以气血代替营卫，将营卫与针灸关系的理论认识简单化了[1]，但是此处刺荣未必出血，荣卫只代指深浅，不宜从气、血角度进行阐释。

综上可知，营气、卫气是经脉之气的组成，营在脉中，卫在脉外，分布特点上卫浅而营深，“刺荣无伤卫，刺卫无伤荣”是借用“营卫”概念来表达针刺深浅。在实际针刺时更为细致地把握深浅，可参考《素问·刺齐论》根据病变所在皮、肉、筋、脉、骨的不同决定针刺适宜深度。

【现代参考文献】

[1] 赵京生. 针灸关键概念术语考论 [M]. 北京：人民卫生出版社，2012：146.

（李素云）

焠刺治筋寒之痹

【古代文献精选】

1.《灵枢·寿夭刚柔》

黄帝曰：余闻刺有三变，何谓三变？伯高答曰：有刺营者，有刺卫者，有刺寒痹之留经者。黄帝曰：刺三变者奈何？伯高答曰：刺营者出血，刺卫者出气，刺寒痹者内热。……黄帝曰：刺寒痹内热奈何？伯高答曰：刺布衣者，以火焠之。刺大人者，以药熨之。

2.《灵枢·官针》

凡刺有九，以应九变。一曰输刺；输刺者，刺诸经荥输脏腧也。二曰远道刺；远道刺者，病在上，取之下，刺腑腧也。三曰经刺；经刺者，刺大经之结络经分也。四曰络刺；络刺者，刺小络之血脉也。五曰分刺；分刺者，刺分肉之间也。六曰大泻刺；大泻刺者，刺大脓以铍针也。七曰毛刺；毛刺者，刺浮痹皮肤也。八曰巨刺；巨刺者，左取右，右取左。九曰焠刺；焠刺者，刺燔针则取痹也。

3.《灵枢·经筋》

经筋之病，寒则反折筋急，热则筋弛纵不收，阴痿不用。阳急则反折，阴急则俯不伸。焠刺者，刺寒急也，热则筋纵不收，无用燔针。名曰季冬痹也。

4.《太素·经筋》卷十三

焠刺者，刺寒急，热则筋纵，毋用燔针。（焠，千内反。谓烧针刺之也。问曰：热病皆有行灸，筋热为病，何以不用火针？答曰：皮肉受于热病，脉通而易，故须行灸；筋自受病，通之为难，寒热自在于筋，病以痛为输，不依余输也。）

5.《太素·九刺》卷二十二

九曰焠刺，焠刺者，燔针即取痹也。（火焰燔针，曰焠也。）

6.《灵枢注证发微·经筋》

【大凡经筋之病，寒则反折筋急，热则筋必弛纵不收，阴痿不用。且寒急用阴阳之分，背为阳，阳急则反折；腹为阴，阴急则俯不伸。故制为焠刺者，正为寒也。（焠刺，即燔针。）彼热则筋纵不收，不得用此燔针。】

7.《针方六集·经筋寒急用燔针一百五》卷三

随经而行，皆有小筋，谓之经筋。经筋为病，寒则反折筋急，热则筋缓不收。阳急则反折，阴急则俯不伸。燔针者，治寒急也。热则筋纵不收，无用燔针。

8.《类经·疾病类·六十九》卷十七

（筋痹之病属寒者多，故以上皆言治在燔针劫刺。然有因于热者，治当远热，无用燔针，验在筋之急与纵耳。）

9.《素问集注·调经论》

病在筋，调之筋。病在骨，调之骨。燔针劫刺其下，及与急者。病在骨，焠针药熨。（……按《灵枢·官针篇》曰：九曰焠刺，焠刺者，刺燔针则取痹也。又曰：刺寒痹之法。刺布衣者，以火焠之。刺大人者，以药熨之。盖阳受之风雨寒湿，客于脉肉筋骨之间，皆能为痹，故当以燔针劫刺其所病之下，而及与筋痹之急者。若病在骨，又当用焠针及药熨之。……然皮肉筋骨，皆能为痹。故曰燔针劫刺其下，而复提出其筋与骨焉。）

10.《灵枢集注·官针》

（焠刺者，燔针劫刺，以取筋痹也。）

11.《灵枢集注·四时气》

转筋于阳治其阳，转筋于阴治其阴，皆卒刺之。【（卒，焠同）筋有阴阳，以应四时十二月，故转筋于阳治其阳，转筋于阴治其阴。焠刺者，烧针劫刺，以取筋痹。】

12.《素问识·调经论》

焠针药熨【吴云：焠针者，用火先赤其针，而后刺，不但暖也，此治寒痹之在骨也。张同。简按：《玉篇》：火入水谓之焠。《史·天官书》：火与水合为焠。然则焠针，烧针而入水者乎？《官针篇》云：焠刺者，刺燔针则取痹也。王注：燔针，则云烧针。注焠针，则云火针，知是燔针、焠针，即火针也。（《荀子·解蔽篇》注：焠，灼也。）《千金方》云：火针，亦用锋针，油火烧之，务在猛热，不热即于人有损也。《针灸聚英》云：经曰焠针者，以麻油满盏，灯草令多，如大指许，丛其灯火烧针，频以麻油蘸其针，烧令通红，用方有功。若不红者，反损于人。又有煨针温针，意与火针有少异。吴云：药熨者，以药之辛热者，熨其处也。筋骨病有浅深之殊，故古人治法，亦因以异。】

【述要】

“焠刺治筋寒之痹”，古代文献中并无其名，乃是根据《黄帝内经》相关篇章中的论述凝练而成。

《灵枢·官针》据针刺所取部位和针刺方式不同，分为九刺，其所刺部位有输、大经结络经分、小络之血脉、分肉之间、皮肤等。其中第九刺为焠刺，“焠刺者，刺燔针则取痹也”。据《太素·九刺》卷二十二杨上善注：“火焰燔针，曰焠也。”后世医家一般都认为焠刺、燔针同义，即所谓火针，如《素问识·调经论》“知是燔针、焠针，即火针也”。《官针》篇“焠刺、燔针”所取之痹具体为何及所取之处俱未明言，但据《灵枢·经筋》的原文记载可以得知，“经筋之病，寒则反折筋急，热则筋弛纵不收，阴痿不用。阳急则反折，阴急则俯不伸。焠刺者，刺寒急也，热则筋纵不收，无用燔针。名曰季冬痹也。”可见，焠刺之处为“寒急”，而“寒急”即为前文“经筋之病，寒则反折筋急”之凝练表述，即筋受寒寒而挛急，实际上就是痹证的一种表现。

综合《官针》《经筋》两篇的论述，焠刺主要就是针对筋寒为痹类的病症而设置的一种治疗方法。与《官针》篇“九刺”其他刺法各有特定的所取之处相同的是，焠刺所取之处为筋（因寒而反折、急缩之筋）。不同之处在于，焠刺的刺激方式不是单纯的针刺，而是“火焰燔针”，意在治寒以热，用火针的温热祛除筋急之寒。《灵枢·寿夭刚柔》论述“刺寒痹内热”，治以“刺布衣者，以火焠之。刺大人者，以药熨之”，与此方法相同。至于治法有“火焠、药熨”之别，明代吴崑认为“筋骨病有浅深之殊，故古人治法亦因以异。”明代《针方六集》卷三中从 93 至 108 条都是记载有关筋、痹的内容，如“筋痹针方”“经筋寒急用燔针”“燔针劫刺”“筋引筋纵”“病在筋”等，这些病症的主要治疗方法就是“焠刺、燔针”。

可见，筋痹有寒热之别，对于因寒而引发的筋痹，治以焠刺之法，《官针》篇表述为“刺燔针则取痹”，《经筋》篇表述为“焠刺者，刺寒急”，《灵枢集注·官针》表述为“焠刺者，燔针劫刺，以取筋痹”，《针方六集》表述为“经筋寒急用燔针”。综合考虑到焠刺、寒急、经筋、痹等因素，故以“焠刺治筋寒之痹”的形式统论之。这个表述涵盖了针刺刺激方式及部位、具体病因、病变组织（病位），体现了针灸治疗的丰富内涵，反映出古代医家在针灸治疗方法与病症选择方面的精确性。由此提示，临床症状较为复杂多变，成因较多，需要抓住其本质因素，采取针对性的操作技法，选择合适的治疗部位，才能取得显著疗效。反之，则不能切中病情，难以取效。因此，针灸临床很难一法概用，这也是《灵枢·官针》设置多种针刺之法的缘由所在。此外，从当下临床而言，火针治疗关节软组织类痛症较为常用且疗效较为确切，这也是古人“焠刺治筋对寒之痹”认识的传承，而且火针还被拓展用于治疗其他一些病症，如：头痛、皮肤病等。究其原因，这些病症与“筋寒之痹”一样均因受寒邪而发，故以火针治疗能够取效。因此，对于经典所论，在把握其核心要义的情况下，可将之拓展运用于多种现代病症或者古人所未载的病症，这也是对经典的传承与丰富。可与“刺法诸因治宜”互参。

（杨　峰）

第五章 诊查方法

凡将用针，必先诊脉，视气之剧易，乃可以治也

【古代文献精选】

1.《灵枢·九针十二原》

凡将用针，必先诊脉，视气之剧易，乃可以治也。五脏之气已绝于内，而用针者反实其外，是谓重竭，重竭必死，其死也静，治之者，辄反其气，取腋与膺；五脏之气已绝于外，而用针者反实其内，是谓逆厥，逆厥则必死，其死也躁，治之者，反取四末。刺之害中而不去，则精泄；害中而去，则致气。精泄则病益甚而恇，致气则生为痈疡。

2.《难经·一难》

曰：十二经皆有动脉，独取寸口，以决五脏六腑死生吉凶之法，何谓也？然。寸口者，脉之大会，手太阴之脉动也。人一呼脉行三寸，一吸脉行三寸，呼吸定息，脉行六寸。人一日一夜，凡一万三千五百息，脉行五十度，周于身。漏水下百刻，营卫行阳二十五度，行阴亦二十五度，为一周也，故五十度复会于手太阴。寸口者，五脏六腑之所终始，故法取于寸口也。

3.《太素·九针要道》卷二十一

凡将用针，必先诊脉，视气之剧易，乃可以治病。五脏之气已绝于内，而用针者又实其外，是谓重竭，重竭则必其死，其死也静，治之者，辄反其气，取掖与膺；五脏之气已绝于外，而用针者又实其内，是谓逆厥，逆厥则必死也躁，治之者，反取四末。（言刺必须诊也。）刺之害，中不去则精洩，不中而去则致气，精洩则病甚而恇，致气则生为痈疡。（不中病中精，故精洩；不中病，病虽暂去，更致弗气为痈疡也。精洩病甚，故恇也。）

4.《难经本义·一难》

曰：十二经皆有动脉，独取寸口，以决五脏六腑死生吉凶之法，何谓也？（十二经，谓手足三阴三阳，合为十二经也。手经则太阴肺，阳明大肠，少阴心，太阳小肠，厥阴心包，少阳三焦也。足经则太阴脾，阳明胃，

少阴肾，太阳膀胱，厥阴肝，少阳胆也。皆有动脉者，如手太阴脉动中府、云门、天府、侠白，手阳明脉动合谷、阳溪，手少阴脉动极泉，手太阳脉动天窗，手厥阴脉动劳宫，手少阳脉动禾窌，足太阴脉动箕门、冲门，足阳明脉动冲阳、大迎、人迎、气冲，足少阴脉动太溪、阴谷，足太阳脉动委中，足厥阴脉动太冲、五里、阴廉，足少阳脉动下关、听会之类也。谓之经者，以荣卫之流行，经常不息者而言。谓之脉者，以血理之分衺行体者而言也。故经者径也，脉者陌也。越人之意，盖谓凡此十二经，经皆有动脉，如上文所云者。今置不取，乃独取寸口，以决脏腑死生吉凶，何耶？）

5.《难经本义·十二难》

曰：经言五脏脏脉已绝于内，用针者反实其外。五脏脏脉已绝于外，用针者反实其内。内外之绝，何以别之？然。五脏脉已绝于内者，肾肝气已绝于内也，而医反补其心肺；五脏脉已绝于外者，其心肺脉已绝于外也，而医反补其肾肝，阳绝补阴，阴绝补阳，是谓实实虚虚，损不足益有余。如此死者，医杀之耳。(《灵枢》第一篇曰：凡将用针，必先诊脉，视气之剧易，乃可以治也。又第三篇曰：所谓五脏之气已绝于内者，脉口气内绝不至，反取其外之病处，与阳经之合，有留针以致阳气，阳气至则内重竭，重竭则死矣。其死也，无气以动，故静。所谓五脏之气已绝于外者，脉口气外绝不至，反取其四末之输，有留针以致其阴气，阴气至则阳气反入，入则逆，逆则死矣。其死也阴气有余，故躁。此《灵枢》以脉口内外言阴阳也。越人以心肺肾肝内外别阴阳，其理亦由是也。纪氏谓此篇言针法，冯氏玠谓此篇合入用针补泻之类，当在六十难之后，以例相从也。）

6.《难经集注·一难》

曰：十二经皆有动脉。

【吕曰：是手足经十二脉也。】

（虞曰吕杨二注，惟各取其经脉流行之穴，言其动脉与本经下文独取寸口之义不相乘也。庶今举之经曰：脉会太渊。太渊，在两手掌后鱼际间，乃手太阴脉之动也。大阴主气，是知十二经脉会于太渊。故圣人准此脉要会之所，于人两手掌后鱼际间，分别三部，名寸、尺、关。于三部中诊其动脉，乃知人五脏六腑虚实冷热之证，谓一经之中有一表一里，来者为阳，去者为阴。两手合六部，六部合之为十二经，其理明矣。察阳者知病之所在，察阴者知死生之期，故曰十二经皆有动脉也，乃合诊法。）

7.《针灸问对》卷上

或曰：针家亦诊脉否？

经曰：凡将用针，必先诊脉，视气之剧易，乃可以治也。五脏之气已绝于内（言脉口气内绝不至），用针者，反实其外之病处与阳经之合，有留针以致其阳气，阳气至则内重竭，重竭必死。其死也，无气以动，故静。五脏之气已绝于外（言脉口气外绝不至），用针者，反实其内，取其四末之输，有留针以致其阴气，阴气至，则阳气反入，入则逆，逆则死。其死也，阴气有余，故躁。故曰：上工平气，中工乱脉，下工绝气危生。（机按：此言工不诊脉，妄行针刺，故不免于绝气危生。）

经曰：持其脉口、人迎，以知阴阳有余不足，平与不平也。不病者，脉口、人迎应四时也，上下相应而俱往来也。六经之脉，不结动也，是谓平人。少气者，脉口、人迎俱少，而不称尺寸也。如是者，则阴阳俱不足。补阳而阴竭，泻阴则阳脱。如此亦弗灸，可将以甘药。不已者，因而泻之，则五脏气坏矣。又曰：寸口主中，人迎主外，两者相应，俱往俱来若引绳，大小齐等。春夏人迎微大，秋冬寸口微大，如是者，命曰平人。人迎大一倍于寸口，病在足少阳；一倍而躁，在手少阳。人迎二倍，病在足太阳；二倍而躁，在手太阳。人迎三倍，病在足阳明；三倍而躁，在手阳明。（盛则为热，虚则为寒，紧则为痛痒，代则乍甚乍间。盛则泻之，虚则补之，紧痛则取之分肉，代则取血络见饮药，陷下则灸之，不盛不虚，以经取之，名曰经刺。）……人迎与脉口俱盛三倍以上，命曰阴阳俱溢。如是者，不开则血脉闭塞，气无所行，流淫于中，五脏内伤。如此者，因而灸之，则变易而为他病矣。（机按：此节全凭察脉盛衰，以知病在何经，乃可随病以施针刺也。苟不诊视，则经脉之虚实，补泻之多寡，病症之死生，懵然皆无所知矣。于此而妄施针灸，宁免粗工之诮哉？故集见于此，俾后之针士，必先以诊视为务也。）

经曰：脉之诸急者，多寒；缓者，多热；大者，多气；少者、小者，血气皆少；滑者，阳气盛，微有热；涩者，少血多气，微有寒。刺急者，深内而久留之；缓者，浅内而疾发针，以去其热；大者，微泻其气，无出其血；滑者，疾发针而浅内之，以泻阳气，而去其热；涩者，必中其脉，顺其逆，顺而久留之，必先按而循之，已发针，疾按其痏；小者，阴阳形气俱不足，勿取以针，而调以甘药也。

8.《灵枢注证发微·九针十二原》

凡将用针，必先诊脉，视气之剧易，乃可以治也……治之者反取四末。【此又言用针之要，必先诊脉，而误治者所以害人也。凡将用针，必先诊脉，视脉气之剧易，乃可以治之。五脏之气已绝于内，则脉口气内绝不至，（内绝不至者，重按之而脉不至。）当实其内焉可也。而用针者，反取其外之病处与阳经之合穴，有留针以致阳气，阳气至则内重竭，重竭则死，其死也无气以动，故静。所谓反实其外者，即辄反其气，取腋与膺也。腋与膺者，诸脏穴之标也，外也。五脏之脉已绝于外，则脉口之气外绝不至，（外绝不至，轻举之而脉不至。）当实其外焉可也。而用针者，反实其内，取其四末之穴，即井、荥、输、经、合诸脏穴之本也，内也。乃留针以致其阴气，则阳气入，阳气入则厥逆，厥逆则必死，其死也，阴气为阳搏而有余，故躁。（阳气内入而阴气有余，故阳入则躁。按：此节以脉口气内绝不至为阴虚，理当补阴，即补脏。脉口气外绝不至，理当补阳，即补腑。《难经》以寸口之心肺为外为阳，尺之肾肝为内为阴，乃秦越人之臆说，而非《小针解》之本义也。）】

9.《类经·针刺类·四十四》卷二十一

刺家不诊，听病者言（善刺者不必待诊，但听病者之言，则发无不中，此以得针之神者为言，非谓刺家概不必诊也。今后世之士，针既不精，又不能诊，则虚实补泻，焉得无误？故九针十二原篇又曰：凡将用针，必先诊脉，视气之剧易，乃可以治。其义为可知矣。）

10.《类经·针刺类·六十》卷二十二

凡将用针，必先诊脉，视气之剧易，乃可以治也。（《灵枢·九针十二原》篇。病之虚实，不易识也，必察于脉，乃可知之。故凡将用针，必先诊脉，察知重轻，方可施治，否则未有不误而杀人者矣。）五脏之气，已绝于内，而用针者反实其外，是谓重竭，重竭必死，其死也静（脏气已绝于内，阴虚也，反实其外，误益阳也，益阳则愈损其阴，是重竭也，阴竭必死，死则静也。）治之者辄反其气，取腋与膺（腋与膺皆脏脉所出，气绝于内而复取之，则致气于外而阴愈竭矣。）五脏之气，已绝于外，而用针者反实其内，是谓逆厥，逆厥则必死，其死也躁（脏气已绝于外，阳虚也，反实其内，误补阴也，助阴则阳气愈竭，故致四逆而厥，逆厥必死，死必躁也。）治之者反取四末（四末为诸阳之本，气绝于外而取其本，则阴气至而阳愈陷矣。）刺之害中而不去则精泄，害中而去则致气，精泄则病益甚而恇，致气则生为痈疡（害中而不去，去针太迟也，不中而去，去针太早也，均足为害。此节与寒热病篇文同，但彼云不中而去则致气者是，此云害中者误也。详见前五十四。）小针解曰，所谓五脏之气，已绝于内者，脉口气内绝不至（此释上文之义也，脉口浮虚，按之则无，是谓内绝不至，脏气之虚也。）反取其外之病处，与阳经之合，有留针以致阳气，阳气至则内重竭，重竭则死矣，其死也无气以动，故静（外者阳之分，阴气既虚，复留针于外以致阳气，则阴愈虚而气竭于，内无气以动，故其死也静。）所谓五脏之气已绝于外者，脉口气外绝不至（脉口沉微，轻取则无，是谓外绝不至，阳之虚也。）反取其四末之输，有留针以致其阴气，阴气至则阳气反入，入则逆，逆则死矣，其死也，阴气有余，故躁（阳气既虚，复留针四末以致阴气，则阳气愈竭，必病逆厥而死，阳并于阴，则阴气有余，故其死也躁。）

11.《灵枢集注·九针十二原》

凡将用针，必先诊脉……治之者反取四末。（此言用针者，必先诊脉，视五脏之气剧易，乃可以治也。所谓五脏之气已绝于内者，脉口气内绝不至，反取其外之病处，与阳经之合，有留针以致阳，阳气至则内重竭，重竭则死矣，无气以动，故静。此言五脏之阴，生于中焦之阳，故外致其阳则内重竭矣。五脏之气已绝于外者，脉口气外绝不至，反取其四末之腧，有留针以致其阴气，阴气至则阳气反入，入则逆，逆则死矣。其死也，阴气有余故躁。此言阴内而阳外，阳气内入，则为逆矣。）

【述要】

“凡将用针，必先诊脉，视气之剧易，乃可以治也”，包含两个递进逻辑关系的内涵，一是强调针刺前需“诊”——以诊脉为手段，二是强调针刺前务“断”——判别气的剧易。“据脉而治”的思路，当最早用于针刺疗法。如张家山出土《脉书》所载“相脉之道”，《史记·扁鹊仓公列传》所录扁鹊治厥据脉而针灸医案等，其内容均是以“脉”来判断生死吉凶。《灵枢·九针十二原》还提出诊脉可确定五脏之气内外所“绝气”的层次。“诊脉”与判断气的剧易、（虚实）状态是密切联系在一起的，而针灸即是以针调气的疗法，针前“诊脉”决定了针灸当用不当用，以及如何用。

对针前若不诊脉，会出现误治害人的情况，以汪机言阐述最为详尽：“此言工不诊脉，妄行针刺，故不免于绝气危生。……全凭察脉盛衰，以知病在何经，乃可随病以施针刺也。苟不诊视，则经脉之虚实，补泻之多寡，病症之死生，懵然皆无所知矣。于此而妄施针灸，宁免粗工之诮哉？故集见于此，俾后之针士，必先以诊视为务也。”（《针灸问对》卷上）马莳认为：“此又言用针之要，必先诊脉，而误治者所以害人也。”（《灵枢注证发微·九针十二原》）张介宾也提到：“病之虚实，不易识也，必察于脉，乃可知之，故凡将用针，必先诊脉，察知重轻，方可施治，否则未有不误而杀人者矣。”

诊脉之于针灸，其意义不仅在于对患者整体气机状态的诊查，还在于指导具体针灸方法，相应内容见于《黄帝内经》多篇（《灵枢》的《终始》《禁服》《四时气》等）论述，如《灵枢·终始》所言："凡刺之道，毕于终始……终始者，经脉为纪。持其脉口人迎，以知阴阳有余不足，平与不平，天道毕矣。"根据人迎-寸口对比诊脉法，直接判断阴阳之气的偏颇，而以针刺补泻表里阴阳经促使其身体功能平衡[1]。

【现代参考文献】

[1] 刘兵. 针灸多维视角辨治理论探讨 [J]. 中国针灸，2017，37（6）：653-657.

（刘　兵）

用针者，必先察经络之实虚，切而循之，按而弹之，视其应动者，乃后取之而下之

【古代文献精选】

1.《灵枢·经水》

黄帝曰：夫经脉之小大，血之多少，肤之厚薄，肉之坚脆，及䐃之大小，可为量度乎？岐伯答曰：其可为度量者，取其中度也，不甚脱肉而血气不衰也。若失度之人，痟瘦而形肉脱者，恶可以度量刺乎。审切循扪按，视其寒温盛衰而调之，是谓因适而为之真也。

2.《灵枢·刺节真邪》

用针者，必先察其经络之实虚，切而循之，按而弹之，视其应动者，乃后取之而下之。六经调者，谓之不病，虽病，谓之自已也。一经上实下虚而不通者，此必有横络盛加于大经，令之不通，视而泻之，此所谓解结也。

3.《素问·三部九候论》

必审问其所始病，与今之所方病，而后各切循其脉，视其经络浮沉，以上下逆从循之，其脉疾者不病，其脉迟者病，脉不往来者死，皮肤著者死。

4.《素问·缪刺论》

凡刺之数，先视其经脉，切而从之，审其虚实而调之，不调者经刺之，有痛而经不病者缪刺之，因视其皮部有血络者尽取之，此缪刺之数也。

5.《太素·诊候一》卷十四

必审问其故，所始、所病、与今之所方病，（候病之要，凡有四种：一者

望色而知，谓之神也；二者听声而知，谓之明也；三者寻问而知，谓之工也；四者切脉而知，谓之巧也。此问有三：一问得病元始，谓问四时何时而得，饮食男女因何病等；二问所病，谓问寒热痛热痛痒诸苦等；三问方病，谓问今时病将作种种异也。）而后切循其脉，（先问病之所由，然后切循其脉，以取其审。切，谓切割，以手按脉，分割吉凶；循，谓以手切脉，以心循历脉动所由，故曰切循其脉也。）视其经络浮沈，（经，谓十二经并八奇经。络，谓十五大络及诸孙络。切循之道，视其经脉浮沈，络脉浮沈，沈者为阴，浮者为阳，以知病之寒温也。）以上下逆顺循之，其脉疾者不病，其脉迟者病，脉不往来者死，皮肤著者死。（上，谓上部；下，谓下部。亦上，谓咽之左右；下，谓手之左右。寸口脉从藏起，下向四肢者，名之为顺；脉从四肢，上向藏者，称之为逆。切循上下顺逆之脉，疾行应数，谓之不病；上下有失，迟不应数，谓之病也。手之三阴为往，三阳为来，足之三阳为往，三阴为来，皆不往来，谓之死也。人之气和，皮肉相离；绝劲强相著者，死也。）

6.《太素·五邪刺》卷二十二

用针之类，在于调气，（气之不调则病，故疗病者在于调气也。）气积于胃，以通营卫，各行其道。（胃受水谷，以生于气，故水谷之气积于此也。卫气起胃之□□，营气起于胃之内口，营行于脉中，卫行脉外，今用针调于胃气，通于营卫，使各行其道也。）宗气留于海，其下者注于气街，（谷入于胃，其气清者上注于肺，浊者下流于胃，胃之气上出于口，以为噫气，肺之宗气留积气海，乃胸间动气也。动气下者，注于气街，生肺脉者也。）其上者走于息道。（肺之清气积于海者，走于息道，以为呼吸也。）故厥在于足，宗气不下，脉中之血涘而止，弗之火调，弗能取之。（厥，谓逆冷。胸之动气，不循脉行下至于足，故曰涘而止也。冬日不用火调，不可取也。）用针者，必先察其经络之实虚，切如循之，按而弹之，视其变动者，乃后取而下之。（用针之法，必先察经络虚实，实则切循其脉，虚则按其所针之处，以手弹之，视其变动，然后取而下之也。）六经调者，谓之不病，虽病，谓之自已也。（三阳三阴六经相得，不可有病，虽客邪为病，必当自已也。）一经上实下虚而不通者，此必有横络盛加于大经，令之不通，视而泻之，此所谓解结者也。（一经，十二经中随是何经也。大经随身上下，故为从也。络脉旁引，故为横也。正经上实下虚者，必是横络受邪，盛加大经以为病者，必视泻之，故为解结也。）

7.《针灸问对·十四法》卷中

又曰：当补之时，何所取气？当泻之时，何所置气？然浮气之不循经者，为卫气；其精气之行于经者，为荣气。盖补则取浮气之不循经者，以补虚处；泻则从荣置其气而不用，犹弃置之也。然病有虚实不一，补泻之道亦不一。是以阳气不足（浮气）而阴气有余，则先补阳而后泻阴以和之；阴气不足而阳气有余，则先补阴而后泻阳以和之。如此，则荣卫自然通行矣。又曰：用针者，必先察其经络之虚实，切而循之，弹而按之，视其应动者，乃后取之而下之。六经调者，谓之不病，虽病亦自已也。一经上实下虚而不通者，此必有横络盛加于大经，令之不通，视而泻之，此所谓解结也。上寒下热，先刺其项太阳，久留之，已刺则熨项与背令热，令热下合乃止，此所谓推而上之者也。上热下寒，视其虚脉而陷之于经络者取之，气下乃止，此所谓引而下之者也。大热遍身，狂言，妄闻妄见，视足阳明及大络取之。虚者补之，血而实者泻之，因其偃卧，居其头前，以两手四指夹按颈动脉，久持之卷而切推，下至缺盆中而复止如前，热去乃止，此所谓推而散之者也。凡此莫非通经接气，但不以呼吸多少，而为经脉长短之候耳。《指微赋》注所释，譬犹援儒入释，以璞乱玉，何其谬哉！

8.《保婴撮要·服败毒药》卷十五

小儿疮疡，多由胎禀遗热，或乳哺积热，或乳母七情致热。经云：五脏不和，九窍不通。六腑不和，留结为痈。又云：气主嘘之，血主濡之。治者当察其经络所因，表里虚实而调和，以固其本。假如肿痛热渴，大便秘结者，邪在内也，宜疏通之。肿作痛，寒热头疼者，邪在表也，宜发散之。肿痛甚者，邪在经络也，宜和解之。漫肿微痛而不溃者，血气虚弱也，宜补托之。色黯微痛而不溃，或溃而不敛者，阳气虚寒也，宜温补之。如是，则五脏自和，六腑自调，气血自生，疮毒自解，此即败毒之法也。若概用寒凉之剂，复损脾胃，则肿者不能消散，溃者不能收敛，诸恶蜂起，多致不救矣。

9.《灵枢注证发微·刺节真邪》

用针者，必先察其经络之实虚，切而循之，按而弹之，视其应动者，乃后取之而下之。（此言用针者，有先察后取之义，亦承上文先熨后行之意而推广之也。凡用针者，必先察其经络之或虚或实，则实者当泻，虚者当补，穴在何经，切而循之，按而弹之，视其气之来应而动者，然后取其穴而下针焉斯可也。）

10.《类经·脉色类·二十五》卷六

帝曰：决死生奈何……必审问其所始病，与今之所方病，而后各切循其脉，视其经络浮沉，以上下逆从循之。（凡诊病之道，必问其始病者，察致病之由也。求今之方病者，察见在之证也。本末既明，而后切按其脉，以参合其在经在络，或浮或沉，上下逆从，各因其次以治之也。）其脉疾者不病，其脉迟者病，脉不往来者死，皮肤著者死。（疾言力强有神。迟言气衰不足。若脉不往来者，阴阳俱脱。皮肤著者，血液已尽，谓皮肤枯槁着骨也。）

11.《灵枢集注·刺节正邪》

用针者，必先察其经络之实虚，切而循之，按而弹之，视其应动者，乃后取之而下之。（此申明血气之行于脉中也。《内经》云：络满经虚，泻阳补阴；经满络虚，泻阴补阳。盖以里之经脉为阴，外之络脉为阳。血气之行于脉中，从经而脉，脉而络，络而孙。故必先察其经络之虚实而后取之。）六经调者，谓之不病，虽病谓之自已也。一经上实下虚而不通者，此必有横络盛加于大经，令之不通，视而泻之，此所谓解结也。（此申明血气之行于脉外也。六经者，手足之十二经别也。大经者，经隧也。经隧者，五脏六腑之大络也。胃腑所出之气血，充于皮肤分肉之间者，从脏腑之大经，而外出于皮肤。横络者，经脉之支别也。如一经上实下虚而不通者，此必有经脉之横络盛加于大经，而令之不通也。故视而泻之，此所谓解结也。此二节论水谷所生之血气营于脉中，充于肤腠，各有道路也。闵士先曰：以此二节列于篇中者，分别合并，而充身之正气各别也，当以自费之义参之。）……

12.《素问直解·三部九候论》

帝曰：冬阴夏阳……必审问其所始病，与今之所方病，而后各切循其脉，视其经络浮沉，以上下逆从循之。其脉疾者不病，其脉迟者病，脉不往来者死。皮肤著者死。（病有新故，善诊者，必审问其所始病，与今之所方病，然后以证合脉，以脉合证，而各切循其脉，并视其经络之浮沉，以上下逆从而循之，其脉疾者，经络有余，故不病。其脉迟者，经络内虚，故病。脉不往来，则气血内绝，故死。皮肤著者，久病肉脱，皮肤著者故死。）

【述要】

“用针者，必先察其经络之实虚，切而循之，按而弹之，视其应动者，乃后取之而下之”，见于《灵枢·刺节真邪》，是《黄帝内经》关于经络诊查的论说，相关内容还见于《灵枢·经水》《素问·三部九候论》《素问·缪刺论》等。其中的经络诊查，《黄帝内经》提出主要为触诊，具体有切、按、弹、循、扪等方法，诊查经络循行处的脉动、结节、血络、凸凹，及皮肤温度等，目的是察知经络的虚实（盛衰）、浮沉、逆从、通滞、寒温等，因其所宜而调之。

“视其应动者”，是针刺候气的重要方法之一。早在张家山出土汉简《脉书》里即有相关论述：“相脉之道……它脉盈，此独虚，则主病……它脉静，此独动，则生病。”这种脉动候气的方法，在《黄帝内经》多篇均可见运用。历代医家对该法意义都很重视，解读并无异议。

经络诊查（切诊），与络脉诊查、特色脉诊、腧穴诊查等，共同构成针灸特色诊疗理法，是针刺前必须要进行的操作。该理法特别强调了针前经络切诊的重要意义及诊查方法，并给出了切实可行的操作步骤。

（刘　兵）

凡刺之法，必察其形气

【古代文献精选】

1.《灵枢·根结》

黄帝曰：逆顺五体者，言人骨节之小大，肉之坚脆，皮之厚薄，血之清浊，气之滑涩，脉之长短，血之多少，经络之数，余已知之矣，此皆布衣匹夫之士也。夫王公大人，血食之君，身体柔脆，肌肉软弱，血气慓悍滑利，其刺之徐疾浅深多少，可得同之乎？岐伯答曰：膏粱菽藿之味，何可同也？气滑则出疾，气涩则出迟，气悍则针小而入浅，气涩则针大而入深，深则欲留，浅则欲疾。以此观之，刺布衣者，深以留之；刺大人者，微以徐之，此皆因气慓悍滑利也。

黄帝曰：形气之逆顺奈何？岐伯曰：形气不足，病气有余，是邪胜也，急泻之。形气有余，病气不足，急补之。形气不足，病气不足，此阴阳气俱不足也，不可刺之，刺之则重不足，重不足则阴阳俱竭，血气皆尽，五脏空虚，筋骨髓枯，老者绝灭，壮者不复矣。形气有余，病气有余，此谓阴阳俱有余也，急泻其邪，调其虚实。故曰：有余者泻之，不足者补之，此之谓也。故曰：刺不知逆顺，真邪相搏。满而补之，则阴阳四溢，肠胃充廓，肝肺内膜，阴阳相错。虚而泻之，则经脉空虚，血气竭枯，肠胃僵辟，皮肤薄著，毛腠夭膲，予之死期。故曰用针之要，在于知调，调阴与阳，精气乃光，合形与气，使神内藏。故曰上工平气，中工乱经，下工绝气危生。故曰下工不可不慎也。必审其五脏变化之病，五脉之应，经络之实虚，皮肤之柔粗，而后取之也。

2.《灵枢·寿夭刚柔》

黄帝问于伯高曰：余闻形有缓急，气有盛衰，骨有大小，肉有坚脆，皮有厚薄，其以立寿夭奈何？伯高答曰：形与气相任则寿，不相任则夭。皮与肉相裹则寿，不相裹则夭。血气经络，胜形则寿，不胜形则夭。黄帝曰：何谓形之缓急？伯高答曰：形充而皮肤缓者则寿，形充而皮肤急者则夭，形充而脉坚大者顺也，形充而脉小以弱者气衰，衰则危矣。若形充而颧不起者骨小，骨小则夭矣。形充而大肉䐃坚而有分者肉坚，肉坚则寿矣；形充而大肉无分理不坚者肉脆，肉脆则夭矣。此天之生命，所以立形定气而视寿夭者。必明乎此，立形定气，而后以临病人，决死生。黄帝曰：余闻寿夭，无以度之。伯高答曰：墙基卑，高不及其地者，不满三十而死，其有因加疾者，不及二十而死也。黄帝曰：形气之相胜，以立寿夭奈何？伯高答曰：平人而气胜形者寿，病而形肉脱，气胜形者死，形胜气者危矣。

3.《灵枢·终始》

凡刺之法，必察其形气，形肉未脱，少气而脉又躁，躁厥者，必为缪刺之，散气可收，聚气可布。深居静处，占神往来，闭户塞牖，魂魄不散，专意一神，精气之分，毋闻人声，以收其精，必一其神，令志在针，浅而留之，微而浮之，以移其神，气至乃休。男内女外，坚拒勿出，谨守勿内，是谓得气。

4.《灵枢·阴阳二十五人》

黄帝曰：二十五人者，刺之有约乎？岐伯曰：美眉者，足太阳之脉气血多；恶眉者，血气少；其肥而泽者，血气有余；肥而不泽者，气有余，血不足；瘦而无泽者，气血俱不足。审察其形气有余不足而调之，可以知逆顺矣。

5.《素问·经脉别论》

黄帝问曰：人之居处动静勇怯，脉亦为之变乎？岐伯对曰：凡人之惊恐恚劳动静，皆为变也。是以夜行则喘出于肾，淫气病肺。有所堕恐，喘出于肝，淫气害脾。有所惊恐，喘出于肺，淫气伤心。渡水跌仆，喘出于肾与骨，当是之时，勇者气行则已，怯者则著而为病也。故曰：诊病之道，观人勇怯，骨肉皮肤，能知其情，以为诊法也。

6.《素问·玉机真脏论》

大骨枯槁，大肉陷下，胸中气满，喘息不便，其气动形，期六月死，真脏脉见，乃予之期日。大骨枯槁，大肉陷下，胸中气满，喘息不便，内痛引肩项，期一月死，真脏见，乃予之期日。大骨枯槁，大肉陷下，胸中气满，喘息不便，内痛引肩项，身热脱肉破䐃，真脏见，十月之内死。大骨枯槁，大肉陷下，肩髓内消，动作益衰，真脏来见，期一岁死，见其真脏，乃予之期日。大骨枯槁，大肉陷下，胸中气满，腹内痛，心中不便，肩项身热，破䐃脱肉，目眶陷，真脏见，目不见人，立死，其见人者，至其所不胜之时则死。

……

黄帝曰：凡治病，察其形气色泽，脉之盛衰，病之新故，乃治之无后其时。形气相得，谓之可治；色泽以浮，谓之易已；脉从四时，谓之可治；脉弱以滑，是有胃气，命曰易治，取之以时。形气相失，谓之难治；色夭不泽，谓之难已；脉实以坚，谓之益甚；脉逆四时，为不可治。必察四难，而明告之。

7.《素问·三部九候论》

帝曰：以候奈何？岐伯曰：必先度其形之肥瘦，以调其气之虚实，实则泻之，虚则补之。必先去其血脉，而后调之，无问其病，以平为期。

帝曰：决死生奈何？岐伯曰：形盛脉细，少气不足以息者危。形瘦脉大，胸中多气者死。形气相得者生。参伍不调者病。三部九候皆相失者死。上下左右之脉相应如参舂者病甚。上下左右相失不可数者死。中部之候虽独调，与众脏相失者死。中部之候相减者死。目内陷者死。

……

形肉已脱，九候虽调，犹死。七诊虽见，九候皆从者不死。所言不死者，风气之病及经月之病，似七诊之病而非也，故言不死。若有七诊之病，其脉候亦败者死矣，必发哕噫。必审问其所始病，与今之所方病，而后各切循其脉，视其经络浮沉，以上下逆从循之，其脉疾者不病，其脉迟者病，脉不往来者死，皮肤著者死。

8.《素问·刺志论》

黄帝问曰：愿闻虚实之要。岐伯对曰：气实形实，气虚形虚，此其常也，反此者病；谷盛气盛，谷虚气虚，此其常也，反此者病；脉实血实，脉虚血虚，此其常也，反此者病。

9.《素问·方盛衰论》

诊有十度，度人：脉度、脏度、肉度、筋度、俞度。阴阳气尽，人病自具。脉动无常，散阴颇阳，脉脱不具，诊无常行，诊必上下，度民君卿。受师不卒，使术不明，不察逆从，是为妄行，持雌失雄，弃阴附阳，不知并合，诊故不明，传之后世，反论自章……是以形弱气虚死；形气有余，脉气不足死；脉气有余，形气不足生。是以诊有大方，坐起有常，出入有行，以转神明。必清必净，上观下观，司八正邪，别五中部。按脉动静，循尺滑涩，寒温之意，视其大小，合之病能。逆从以得，复知病名，诊可十全，不失人情。故诊之或视息视意，故不失条理。道甚明察，故能长久。不知此道，失经绝理。亡言妄期，此谓失道。

10.《针灸甲乙经·阴阳二十五人形性血气不同第十六》卷一

曰：二十五人者，刺之有约乎？曰：美眉者，足太阳之脉血气多；恶眉者，血气少。其肥而泽者，血气有余；肥而不泽者，气有余，血不足。瘦而无泽者，血气俱不足。审察其形气有余不足而调之，可以知顺逆矣。曰：刺其阴阳奈何？曰：按其寸口人迎以调阴阳，切循其经络之凝泣结而不通者，此于身背为痛痹，甚则不行故凝泣，凝泣者致气以温之，血和乃止。其结络者，脉结血不行，决之乃行。故曰：气有余于上者，导而下之；气不足于上者，推而往之；其稽留不至者，因而迎之。必明于经隧，乃能持之。寒与热争者，导而行之；其宛陈血不结者，即而取之。必先明知二十五人，别血气之所在，左右上下，则刺约毕矣。

11.《针灸甲乙经·针道终始第五》卷五

凡刺之法，必察其形气。形气未脱，少气而脉又躁，躁厥（一作疾字）者，必为缪刺之。散气可收，聚气可布。深居静处，占神往来，闭户塞牖，魂魄不散，专意一神，精气之分，无闻人声，以收其精，必一其神，令志在针。浅而留之，微而浮之，以移其神，气至乃休。男女内外，坚拒勿出，谨守勿内，是谓得气。

12.《太素·四时诊脉》卷十四

凡治病，察其形气色泽，脉之盛衰，病之新故，乃治之，无后其时。（形之肥瘦，气之大小，色之泽夭，脉之盛衰，病之新故，凡疗病者，以此五诊，诊病使当，为合其时，不当，为后其时也。）形气相得，谓之可治；（形瘦气大，形肥气小，为不相得；形肥气大，形瘦气小，为相得也。）脉色泽以浮，谓之易已；（其病人五色，浮轻润泽，其病易已。）脉顺四时，谓之可治；（四时王脉，皆有胃气，无他来克，故曰顺时。）脉弱以滑，是有胃气，命曰易治，趣之以时。（四时之脉皆柔弱滑者，谓之胃气，依此疗病，称曰合时也。）形气相失，谓之难治；色夭不泽，谓之难已；脉实以坚，谓之益甚；脉逆四时，谓之不治，必察四难而明告之，勿趣以时。（此之四诊，趣之为难，可明告病人，宜以变常设于疗法，不得依常趣之以时也。）

13.《太素·三刺》卷二十二

凡刺之法，必察其形气，形肉未脱，少气而脉又躁，躁厥者，必为缪刺之，（以下缪刺之法也。形肉未脱，察其形也。少气，察其气也。脉躁，察其脉也。有此三种所由，必须缪刺大络，左刺右，右刺左也。）散气可收，聚气可希。（希，散也。缪刺之益，正气散而收聚，邪气聚而可散也。）深居静处，（为针调气，凡有六种。深□□□□□□静。一也。）与神往来，（去妄心，随作动。二也。）闭户塞牖，魂魄不散，（去驰散，守魂魄。三也。）专意一神，精气不分，（去异思，守精神。四也。）无闻人声，以收其精，（去异听，守精气。五也。）必一其神，令之在针，浅而留之，微而浮之，以移其神，气至乃休。（休，平和也，平针下和气。六也。）男内女外，坚巨勿出，谨守勿内，是谓得气。（男者在家，故为内也。女者出家，故为外也。是男为内气，女为外气。针下得男内气，坚巨勿令出也。得女外气，谨守勿令入内也。）

14.《千金翼方·色脉·诊脉大意第二》卷二十五

凡疗病，当察其形气色泽，脉之盛衰，病之新故，乃可疗之。形气相得，色泽以浮，脉顺四时，此为易治，形气相失，色夭不泽，脉实坚甚，脉逆四时，此为难疗。

15.《灵枢注证发微·终始》

凡刺之法，必察其形气……聚气可布。（此言气虚脉盛者，当行缪刺之法也。形肉虽未脱，元气则衰少，然而脉又躁动，是谓气虚脉盛也，当行缪刺之法，即左病取右络穴，右病取左络穴是也。其精气之散可以收之，邪气之聚可以散之。）

16.《灵枢注证发微·阴阳二十五人》

黄帝曰：二十五人者，刺之有约乎……审察其形气有余不足而调之，可以知逆顺矣。（此即膀胱经一部之外形，以验血气之盛衰，是乃行刺之约法也。足太阳膀胱经之脉，自头行背以至于足，周一身之长，左右共一百二十六穴，故即此一经而一身之气血可验矣。在上见于眉，在下见于身。故眉之美者，则足太阳之气血俱多也；眉之恶者，则足太阳之气血必少也。其体肥而且泽，是血气皆有余也；若肥而不泽，则气盛而血少耳；若瘦而无泽，则气血俱不足耳；审察其形气之有余不足，而盛则泻之，虚则补之，可以知当补而补，当泻而泻之为顺，而反此则为逆矣。）

17.《类经·藏象类·三十一》卷四

黄帝曰：二十五人者，刺之有约乎……审察其形气有余不足而调之，可以知逆顺矣。（此言足太阳一经之盛衰，而他经之有余不足亦由是也，审察既明而后调之，则不失其逆顺矣。）

18.《类经·针刺类·六十二》卷二十二

凡刺之法，必察其形气，形肉未脱，少气，而脉又躁，躁厥者，必为缪刺之，散气可收，聚气可布。（病少气而形肉未脱，其脉躁急。其病躁而厥逆者，气虚于内，邪实于经也，当缪刺之。左病取右，右病取左，所刺在络，其用轻浅，则精气之散者可收，邪气之聚者可散也。）

19.《灵枢集注·终始》

凡刺之法，必察其形气……魂魄不散。（此言针刺之法，必察其病者之形气，占其精神，而后乃行针也。形肉未脱，形气相得也。夫气生于下，脉从足而手。少气者，气聚于下也。躁者，阴之动象，厥逆也。脉又躁厥者，血气不调和，而反躁逆于上也。缪刺者，左刺右，右刺左，阳取阴，阴取阳，和其血气，调其阴阳，使经脉之散气可收，在下之聚气可布。深居静处，养其气也。闭户塞牖，无外其志也。魂魄不散，精神内守也。此言治病者，必使病人之血气调和，精神内守，而后可以行针。）

专意一神，精气之分……是谓得气。（此言医者当自守其神，令志在针也。夫肾主藏精，开窍于耳，精气之分，惑于听闻，是以毋闻人声，以收其精，必一其神，令志在针，神志之专一也。浅而留之，微而浮之，以移其病者之神，候针下之气至而休，盖以己之精神，合病者之神气也。男为阳，女为阴，阳在外，故使之内，阴在内，故引之外。谓和调外内阴阳之气也。坚拒其正气，而勿使之出，谨守其邪气，而勿使之入，是谓得气。）

20.《灵枢集注·阴阳二十五人》

黄帝曰：二十五人者，刺之有约乎……可以知逆顺矣。（此言足太阳之主脉也，二十五人之形者，皮脉肉筋骨也。以五形之人论之，则当手少阴主脉，今变为二十有五，合于手足之三阳，故以足太阳主脉。盖十二经脉之俞，皆会于足太阳之经也。故美眉者，足太阳之脉气血多也。恶眉者，足太阳之脉，气血少也。其肌肉肥而颜色润泽者，手足三阳之脉，血气皆有余也。盖足太阳为诸阳主脉，太阳之脉，气血盛而美眉，则诸阳之脉，血气皆有余，而肌肉肥泽矣，故当再审察其皮肤，分肉之气血有余不足而调之，可以知逆顺矣。逆顺者，皮肤经脉之血气，交相逆顺而行者也。知逆顺之有余不足，则知所以调之矣。）

【述要】

“凡刺之法，必察其形气”，出《灵枢·终始》，其含义是表达：在针刺之前，必须要诊查患者形体、气色的整体情况。《黄帝内经》与之密切相关的论述还有《灵枢·阴阳二十五人》："审察其形气有余不足而调之，可以知逆顺矣"，《素问·玉机真脏论》："凡治病，察其形气色泽，脉之盛衰，病之新故，乃治之无后其时"，《素问·经脉别论》："诊病之道，观人勇怯，骨肉皮肤，能知其情，以为诊法也"，《素问·三部九候论》："必先度其形之肥瘦，以调其气之虚实"等。

《黄帝内经》近10篇论述形气诊查的内容、方法及重要意义，涉及的角度、范围、观点等，虽各有不同，但其内容总结起来无外乎：患者整体精神状态（内向或外向，勇敢或胆怯），动作及行为状态（动静、缓急），骨（大小、粗细及强弱）肉（胖瘦及松紧）皮肤（包括光泽）状态，眉毛状态（美眉或恶眉）等。

形气诊查的关键在于，结合诊脉，以判断：形与气相得者（俱有余，或俱不足，或气盛形），可以治疗；形与气相失者，难以治疗；"形肉已脱，九候虽调"者，死不治；而"形肉未脱，少气而脉又躁，躁厥者"，则可用针灸缪刺之法治之。《黄帝内经》认为，诊查患者之形气，关乎其生死、逆顺、吉凶，可治或不治，如何治（如"刺之徐疾，浅深多少"），以及寿夭等。

后世医家对《黄帝内经》不同篇章所涉问题均作了相关注解，并多次强调针刺之前形气诊查的重要性和必要性。

该论断与"凡刺之真，先必本于神"，"凡将用针，必先诊脉"，"诊络脉者必别其色"等论，可分别诊查患者的形、神、气、血，为构成针灸诊法体系的组成部分。

总之，针灸临床不仅要诊病，还要"诊人"，即对其形、其气有一个基本把握后再施以针灸治疗。

（刘　兵）

凡刺之法，先必本于神

【古代文献精选】

1.《灵枢·本神》

黄帝问于岐伯曰：凡刺之法，先必本于神。血、脉、营、气、精神，此五脏之所藏也，至其淫泆离藏则精失、魂魄飞扬、志意恍乱、智虑去身者，何因而然乎？天之罪与？人之过乎？何谓德、气、生、精、神、魂、魄、心、意、志、思、智、虑？请问其故。

……

心怵惕思虑则伤神，神伤则恐惧自失，破䐃脱肉，毛悴色夭，死于冬。脾愁忧而不解则伤意，意伤则悗乱，四肢不举，毛悴色夭，死于春。肝悲哀动中则伤魂，魂伤则狂忘不精，不精则不正当人，阴缩而挛筋，两胁骨不举，毛悴色夭，死于秋。肺喜乐无极则伤魄，魄伤则狂，狂者意不存人，皮革焦，毛悴色夭，死于夏。肾盛怒而不止则伤志，志伤则喜忘其前言，腰脊不可以俯仰屈伸，毛悴色夭，死于季夏。恐惧而不解则伤精，精伤则骨酸痿厥，精时自下。是故五脏主藏精者也，不可伤，伤则失守而阴虚，阴虚则无气，无气则死矣。是故用针者，察观病人之态，以知精神魂魄之存亡得失之意，五者以伤，针不可以治之也。

2.《灵枢·官能》

邪气之中人也，洒淅动形，正邪之中人也，微先见于色，不知于其身，若有若无，若亡若存，有形无形，莫知其情。是故上工之取气，乃救其萌芽，下工守其已成，因败其形。是故工之用针也，知气之所在，而守其门户，明于调气，补泻所在，徐疾之意，所取之处。泻必用员，切而转之，其气乃行，疾而徐出，邪气乃出，伸而迎之，遥大其穴，气出乃疾。补必用方，外引其皮，令当其门，左引其枢，右推其肤，微旋而徐推之，必端以正，安以静，坚心无解，欲微以留，气下而疾出之，推其皮，盖其外门，真气乃存，用针之要，无忘其神。

3.《太素·脏腑之一》卷六

黄帝问于岐伯曰：凡刺之法，必先本于神。血脉营气精神，此五脏之所藏也，至其淫泆离脏则精失、魂魄飞扬、志意恍乱、智虑去身者，何因而然乎？天之罪与？人之过乎？何谓德气生精神魂魄心意志思智虑？请问其故。岐伯答曰：天之在我者德也，地之（以上从《灵枢·本神》篇补入。）在我者气也，德流气薄而生者也。（未形之分，授与我身，谓之德者，天之道也。故《庄子》曰：未形之分，物得之以生，谓之德也。阴阳和气，质成我身者，地之道也。德中之分流动，阴阳之气和亭，遂使天道无形之分，动气和亭，物得生也。）故生之来谓之精，（雄雌两神相搏，共成一形，先我身生，故谓之精也。）两精相搏谓之神，（即前两精相搏，共成一形，一形之中，灵者谓之神者也，斯乃身之微也。问曰：谓之神者，未知于此精中始生？未知先有今来？答曰：案此《内经》但有神伤、神去，并无神灭之言，是知来者，非同始生也。又案，释教精合之时，有神气来讬，则知先有，理不虚也。故孔丘不答，有知无知，量有所由。唯佛明言，是可依。）随神往来者谓之魂，（魂者，神之别灵也，故随神往来，藏于肝，名曰魂。）并精而出入者谓之魄，（魄，亦神之别灵也，并精出此而入彼，谓为魄也。并，薄浪反。）所以任物者谓之心，（物，万物也。心，神之用也。任知万物，必有所以，神□□□□□□物□任物，故谓之心也。）心有所忆谓之意，（意，亦神之用也，任物之心，有所追忆，谓之意也。）意之所存谓之志，（志，亦神之用也，所忆之意，有所专存，谓之志也。）因志而存变谓之思。（思，亦神之用也，专存之志，变转异求，谓之思也。）因思而远慕谓之虑，（虑，亦神之用也。变求之思，逆慕将来，谓之虑也。）因虑而处物谓之智。（智，亦神之用也，因虑所知，处物是非，谓之智也。）故智者之养生也，（神之所用，穷在于智，故曰智者之养生也。）必顺四时而适寒暑，（智者养生，要有三道，春夏养阳，使适于暑也；秋冬养阴，使适于寒。）和喜怒而安居处，（喜怒所生，生于居处，智者发而中节，故因以和安也。）节阴阳而调柔刚，（阴以致刚，阳以起柔，两者有节，则刚柔得矣。）如是则邪僻不至，长生久视。（智者行□，顺和节养之道，则五脏神守，六腑气调，经脉周营，腠理密致，如此疵疠元本不生，八正四邪无由得至，自斯已往，岁齐天地，莫见终时，或类彭年，长生久视也。）

4.《针经指南 · 针经标幽赋》

拯救之法，妙用者针。察岁时于天道，定形气于予心。春夏瘦而刺浅，秋冬肥而刺深。不穷经络阴阳，多逢刺禁；既论脏腑虚实，须向经寻。……凡刺者，使本神朝而后入；既刺也，使本神定而气随。神不朝而勿刺，神已定而可施。定脚处，取气血为主意；下手处，认水木是根基。天地人三才也，涌泉同璇玑百会；上中下三部也，大包与天枢地机。

5.《灵枢注证发微 · 本神》

黄帝问于岐伯曰：凡刺之法，必先本于神……长生久视。【（相搏之搏，音博。《礼 · 儒行》：鸷虫攫搏，不程勇者。亦读为博。）此详言人身德气等义，而唯智者为能养生也。天非无气，而主之以理，故在我之德，天之德也。地非无德，而运之以气，故在我之气，地之气也。则吾之生，德所流，气所薄而生者也，故谓之生。然生之来者谓之精，《易》曰：男女構精，万物化生。则吾人之精，虽见于有生之后，而实由有生之初之精为之本也。人生有阴斯有营，有阳斯有卫，营卫相搏，神斯见焉。其所谓魂者属于阳，然魂则随神而往来；其所谓魄者属于阴，然魄则并精而出入。正以精对神而言，则精为阴而神为阳，故魂属神而魄属精也。其所谓心意志思智虑，举不外于一心焉耳。故凡所以任物者谓之心。《素问·灵兰秘典论》曰：心者，君主之官，神明出焉。则万物之机，孰非吾心之所任者乎？由是而心有所忆者，意也。意有所存者，志也。志有所变者，思也。思有所慕者，虑也。虑有所处者，智也。此十三者，愚人则伤之，（如下节云云。）智者善于养生，上顺天时，下尽人事，为能节阴阳而调刚柔，所以邪僻不至，而能长生久视于天地之间也。】

6.《类经·藏象类·九》卷三

两精相搏谓之神，（……愚按：神者，灵明之化也，无非理气而已。理依气行，气从形见，凡理气所至，即阴阳之所居，阴阳所居，即神明之所在，故曰：阴阳者，神明之府也。《天元纪大论》曰：阴阳不测之谓神。《气交变大论》曰：善言化言变者，通神明之理。《易》曰：知变化之道者，其知神之所为乎！是皆神之为义。然万物之神，随象而应，人身之神，惟心所主，故本经曰：心藏神。又曰：心者君主之官，神明出焉。此即吾身之元神也。外如魂魄志意五神五志之类，孰匪元神所化，而统乎一心？是以心正则万神俱正，心邪则万神俱邪，迨其变态，莫可名状。如《八正神明论》曰：神乎神，耳不闻，目明心开而志先，慧然独悟，口弗能言。俱视独见，适若昏，昭然独明，若风吹云，故曰神。《淮南子》曰：或问神。曰：心。请闻之。曰：潜天而天，潜地而地，天地神明而不测者也。《黄庭经》曰：至道不烦诀存真，泥丸百节皆有神。《金丹大要》曰：心为一身君主，万神为之听命，以故虚灵知觉，作生作灭随机应境，千变万化，瞬息千里，梦寝百般；又能逆料未来，推测祸福，大而天下国家，小而僻陋罅隙，无所不至。然则神至心必至，心住神亦住。《邪客篇》曰：心者五脏六腑之大主也，精神之所舍也。心伤则神去，神去则死矣。故曰：事其神者神去之，休其神者神居之。则凡治身者，太上养神，其次养形也。诸神详义见藏象会通。搏，音博。）随神往来者谓之魂，并精而出入者谓之魄，（精对神而言，则神为阳而精为阴；魄对魂而言，则魂为阳而魄为阴。故魂则随神而往来，魄则并精而出入。愚按：精神魂魄，虽有阴阳之别，而阴阳之中，复有阴阳之别焉。如神之与魂皆阳也，何谓魂随神而往来？盖神之为德，如光明爽朗、聪慧灵通之类皆是也；魂之为言，如梦寐恍惚、变幻游行之境皆是也。神藏于心，故心静则神清；魂随乎神，故神昏则魂荡。此则神魂之义，可想象而悟矣。精之与魄皆阴也，何谓魄并精而出入？盖精之为物，重浊有质，形体因之而成也。魄之为用，能动能作，痛痒由之而觉也。精生于气，故气聚则精盈；魄并于精，故形强则魄壮。此则精魄之状，亦可默会而知也。然则神为阳中之阳，而魂则阳中之阴也；精为阴中之阴，而魄则阴中之阳者乎。虽然，此特其阴阳之别耳，至若魂魄真境，犹有显然可鞠者，则在梦寐之际。如梦有作为而身不应者，乃魂魄之动静，动在魂而静在魄也；梦能变化而寤不能者，乃阴阳之离合，离从虚而合从实也。此虽皆魂魄之证，而实即死生之几。苟能致心如太虚，而必清必静，则梦觉死生之关，知必有洞达者矣。又神气魂魄详义，见后十四。所当互考。）……是故怵惕思虑者则伤神，神伤则恐惧流淫而不止。（此下言情志所伤之为害也。怵，恐也。惕，惊也。流淫，谓流泄淫溢，如下文所云恐惧而不解则伤精、精时自下者是也。思虑而兼怵惕，则神伤而心怯，心怯则恐惧，恐惧则伤肾，肾伤则精不固。盖以心肾不交，故不能收摄如此。怵，出、恤二音。）因悲哀动中者，竭绝而失生。（悲则气消，悲哀太甚则胞络绝，故致失生。竭者绝之渐，绝则尽绝无余矣。）喜乐者，神惮散而不藏（喜发于心，乐散在外，暴喜伤阳，故神气惮散而不藏。惮，惊惕也。）愁忧者，气闭塞而不行。（愁忧则气不能舒，故脉道为之闭塞。）盛怒者，迷惑而不治。（怒则气逆，甚者必乱，故致昏惑而不治。不治，乱也。）恐惧者，神荡惮而不收。（恐惧则神志惊散，故荡惧而不收。上文言喜乐者神惮散而不藏，与此稍同。但彼云不藏者，神不能持而流荡也，此云不收者，神为恐惧而散失也，所当详辨。）

【述要】

“凡刺之法，先必本于神”，主要揭示针灸临床诊察患者精神状态的重要意义，属于针灸诊法理论范畴。其内涵主要有两方面：一是针刺前，对患者神气有一个整体诊察判断，以知可治与否，及难易程度。二是针刺时，注意观察患者神气是否沉定。

对于前者，医家均提出针前察神态的重要性，“以酌其可刺不可刺”（张介宾）。若“精神魂魄”五神所伤，那么“更加针药，必其早夭”（杨上善），属于针药治疗的禁忌情况（张介宾引用《黄帝内经》多篇观点阐述针刺之禁）。因此，马莳提出“若五神已伤，则毛悴色夭，死期将至，针不能以治之也……针不可妄用，药亦不可妄投”。

对于后者，历代医家相关论述也颇多。如《标幽赋》有：“凡刺者，使本神朝而后入；既刺也，使本神定而气随；神不朝而勿刺，神已定而可施。”对此，多认为属针灸“治神”。但医者“神”的安定与专注是贯穿针刺始终的，而患者针前之“神”与针时之“神”有着不同的内涵，且分过程而察之：针前察精神魂魄，“神散”勿针；针时观精神状态是否放松、呼吸是否平稳，“神定”气随。明代杨继洲即谓：“凡下针要病人神气定，息数匀。”

针刺涉及“神”的论述很多，①针刺前诊察，及针刺时注意观察患者之“神”，即《灵枢·本神》所言“用针者，察观病人之态，以知精神魂魄之存亡得失之意”，即张介宾所谓“凡下针要病人神气定，息数匀”。②针刺前及针刺时医者自身需“安神定志”，即一般所谓“治神”，如《黄帝内经》所论：“凡刺之真，必先治神，五脏已定，九候已备，后乃存针”（《素问·宝命全形论》），“必一其神，令志在针”（《灵枢·终始》）③医者以各种方法（包括语言、暗示等）促进患者神气放松、安定（《素问·针解》：“必正其神者，欲瞻病人目，制其神，令气易行也”）。上述三个方面，除针对对象及目的有所不同之外，对“神”所包含的范围亦有所差别。

该论与“凡刺之法，必察其形气”，“凡将用针，必先诊脉”，“诊络脉者必别其色”等是构成针灸诊法体系的重要组成部分。

临床上，针刺前诊查患者精神状态，主要从患者整体面貌、气色、眼神、行为、语言等判断。对“精神魂魄”所伤、神气已亡的患者，则禁用针灸，而采取其他救治措施。

（刘　兵）

诊络脉者必别其色

【古代文献精选】

1.《灵枢·九针十二原》

血脉者，在腧横居，视之独澄，切之独坚。

2.《灵枢·经脉》

雷公曰：何以知经脉之与络脉异也？黄帝曰：经脉者常不可见也，其虚实也以气口知之，脉之见者皆络脉也。雷公曰：细子无以明其然也。黄帝曰：诸络脉皆不能经大节之间，必行绝道而出，入复合于皮中，其会皆见于外。故诸刺络脉者，必刺其结上，甚血者虽无结，急取之，以泻其邪而出其血，留之发为痹也。凡诊络脉，脉色青则寒且痛，赤则有热。胃中寒，手鱼之络多青矣；胃中有热，鱼际络赤；其暴黑者，留久痹也；其有赤有黑有青者，寒热气也；其青短者，少气也。凡刺寒热者皆多血络，必间日而一取之，血尽而止，乃调其虚实；其小而短者少气，甚者泻之则闷，闷甚则仆，不得言，闷则急坐之也。

3.《灵枢·血络论》

黄帝曰：相之奈何？岐伯曰：血脉者，盛坚横以赤，上下无常处，小者如针，大者如箸，则而泻之万全也，故无失数矣，失数而反，各如其度。

4.《灵枢·论疾诊尺》

肘所独热者，腰以上热；手所独热者，腰以下热。肘前独热者，膺前热；肘后独热者，肩背热。臂中独热者，腰腹热；肘后粗以下三四寸热者，肠中有虫。掌中热者，腹中热；掌中寒者，腹中寒。鱼上白肉有青血脉者，胃中有寒。

……

诊血脉者，多赤多热，多青多痛，多黑为久痹，多赤、多黑、多青皆见者，寒热身痛。

5.《素问·皮部论》

黄帝问曰：余闻皮有分部，脉有经纪，筋有结络，骨有度量，其所生病各异，别其分部，左右上下，阴阳所在，病之始终，愿闻其道。岐伯对曰：欲知皮部以经脉为纪者，诸经皆然。阳明之阳，名曰害蜚，上下同法，视其部中有浮络者，皆阳明之络也，其色多青则痛，多黑则痹，黄赤则热，多白则寒，五色皆见，则寒热也。络盛则入客于经，阳主外，阴主内。少阳之阳，名曰枢持，上下同法，视其部中有浮络者，皆少阳之络也，络盛则入客于经。故在阳者主内，在阴者主出，以渗于内，诸经皆然。太阳之阳，名曰关枢，上下同法，视其部中有浮络者，皆太阳之络也，络盛则入客于经。少阴之阴，名曰枢儒，上下同法，视其部中有浮络者，皆少阴之络也，络盛则入客于经，其入经也，从阳部注于经，其出者，从阴内注于骨。心主之阴，名曰害肩，上下同法，视其部中有浮络者，皆心主之络也，络盛则入客于经。太阴之阴，名曰关蛰，上下同法，视其部中有浮络者，皆太阴之络也，络盛则入客于经。凡十二经络脉者，皮之部也。

6.《素问·经络论》

黄帝问曰：夫络脉之见也，其五色各异，青黄赤白黑不同，其故何也？岐伯对曰：经有常色而络无常变也。帝曰：经之常色何如？岐伯曰：心赤，肺白，肝青，脾黄，肾黑，皆亦应其经脉之色也。帝曰：络之阴阳，亦应其经乎？岐伯曰：阴络之色应其经，阳络之色变无常，随四时而行也。寒多则凝泣，凝泣则青黑，热多则淖泽，淖泽则黄赤，此皆常色，谓之无病。五色具见者，谓之寒热。帝曰：善。

7.《脉经·辨三部九候脉证第一》卷四

手所独热者，腰以上热。臂中独热者，腰腹热。掌中热者，腹中热。掌中寒者，腹中寒。鱼上白肉有青血脉者，胃中有寒。

8.《脉经·扁鹊华佗察声色要诀第四》卷五

诊血脉者，多赤多热，多青多痛，多黑为久痹。多赤多黑多青皆见者，寒热身痛，面色微黄，齿垢黄，爪甲上黄，黄疸也。安卧，小便黄赤，脉小而涩者，不嗜食。

9.《太素·尺诊》卷十五

黄帝问于岐伯曰：余欲无视色持脉……鱼上白肉有青血脉者，胃中有寒。（青脉主寒，故胃中寒。）尺炬然热，人迎大者，当夺血。（尺之皮肤炬然而热，喉边人迎复大于常者，夺血之候也。）尺坚大，脉小，甚少气悗有因加，立死。（尺之皮肤坚而贲大，寸脉反少，主于少气而悗，若更因加少气悗者，立当死也。）

10.《太素·杂诊》卷十六

诊血脉者，多赤多热，多青痛多，多黑为久痹，多赤、多黑、多青皆见，寒热也。身痛，面色微黄，齿垢黄，爪甲上黄，黄瘅。（血脉者，络脉也。瘅，音丹。内黄病也。）诊目痛，赤脉从上下者，太阳病；（足太阳经从目内眥上额，故有赤脉从上下贯瞳子者。太阳之络，令人目痛，当疗太阳。）从下上者，阳明病。（手足阳明之经，并从鼻至目内眥，故有赤脉从下上者，阳明之络，令目有痛，当疗阳明之也。）从外走内者，少阳病……

11.《难经本义·六十一难》

曰：经言望而知之谓之神，闻而知之谓之圣，问而知之谓之工，切脉而知之谓之巧，何谓也？然。望而知之者，望见其五色，以知其病。【《素问·五脏生成篇》曰：色见青如草滋者死，黄如枳实者死，黑如炲者死，赤如衃血者死，白如枯骨者死。此五色之见死者也……《灵枢》四十九篇曰：青黑为痛，黄赤为热，白为寒。又曰：赤色出于两颧，大如拇指者，病虽小愈，必卒死。黑色出于庭（庭者颜也），大如拇指，必不病而卒。又七十四篇曰：诊血脉者，多赤多热，多青多痛，多黑为久痹，多黑、多赤、多青皆见者，为寒热身痛。面色微黄，齿垢黄，爪甲上黄，黄疸也。又如验产妇，面赤舌青，母活子死；面青舌赤，沫出，母死子活；唇口俱青，子母俱死之类也。袁氏曰：五脏之色见于面者，各有部分，以应相生相克之候，察之以知其病也。】

12.《针灸问对》卷上

或曰：针家亦察色否？

经曰：视目之五色，以知五脏，决死生。视其血脉，察其色，以知其寒热痹。故目赤色，病在心，白在肺，青在肝，黄在脾，黑在肾，黄色不可名病在胸中。诊血脉者，多赤，多热；多青，多痛；多黑，为久痹；多赤多黑多青，皆见者，寒热身痛。而色微黄，齿垢黄，爪甲上黄，黄疸也。诊目痛，赤脉从上下者，太阳病；从下上者，阳明病；从外走内者，少阳病。耳间青脉起者，掣痛。（机按：切脉观色，医之大要。今之针士，置而勿论，此刺法所以不古。若而，愈疾亦十无一二也。故集次《灵枢》察色数条于此，后之学者，扩而充之，庶几如经所谓能合色脉，可以万全者矣。）

13.《灵枢注证发微·九针十二原》

持针之道，坚者为宝。正指直刺，无针左右。神在秋毫，属意病者。审视血脉，刺之无殆。方刺之时，必在悬阳，及与两卫。神属勿去，知病存亡。血脉者，在腧横居，视之独澄，切之独坚。（此言持针之道，在守医者之神气。以视病者之血脉也。持针之道，贵于至坚，故坚者为宝。既以坚持其针，乃正指而直刺之，无得轻针左右，当自守神气，不可眩惑，其妙在于秋毫之间而已。上文言上守神者，病者之神气，而此曰神在秋毫，神属勿去，乃医工之神气也。所谓神在秋毫者何哉？须知属意于病者，审视其血脉之虚实而刺之，则无危殆矣。方刺之时，又在扬吾之卫气。为阳气者，精爽不昧，而病人之卫气亦阳气也，当彼此皆扬，使吾之神气属意于病者而勿去，则病之存亡可得而知也。然血脉何以验之？在于各经腧穴而横居其中者是也。视之独澄，切之独坚，此其为血脉耳。然必先自守其神，而后可以视病人之血脉，其乃要之要乎！）

14.《灵枢注证发微·经脉》

雷公曰：细子无以明其然也。黄帝曰：诸络脉皆不能经大节之间……闷甚则急坐之也。（此言刺络脉者必出其血，诊络脉者必别其色也。凡诸络脉，皆不能经历于大节之间，一如经脉之行也，必行于阻绝之道而出入之，复合于皮中，如肺经列缺为络，别行于大肠经之偏历，直行似阻，而旁行之也。其所会处皆见于外，故诸经刺络脉者，必即其络脉之上结而甚有血者以刺之，其间虽然有结，亦当急取之，以泻其邪，而出其血。若将此血留之，必发之而为痹疾，所以不可留也。然欲诊络脉，有色可据，某经络脉之色青者，则寒且痛。某经络脉之色赤者，内必有热。若胃中有寒，则鱼际之络多青；若胃中有热，则鱼际之络多赤；若手鱼之络暴黑，则留之必为久痹。故上文曰：当泻其邪而出其血也。若鱼际之脉赤黑青之兼见者，必为寒热气；若鱼际之脉青而且短者，必正气之衰少。但此寒热气者，理当刺之。刺之者，以其血络之多故也。必间日而一取之，候其血尽而止针，随即调其虚实，虚则补而实则泻也。至于色青而短，为元气衰少者，病势若甚，切不可泻，泻之则必闷，闷甚则必仆，须于初闷时不得言语，急静坐之，即可以不至于仆矣。）

15.《灵枢注证发微·血络论》

黄帝曰：相之奈何？岐伯曰：血脉者，盛坚横以赤，上下无常处，小者如针，大者如箸，则而泻之万全也。故无失数矣。失数而反，各如其度。【（则，侧同。）此言视血络之法也。相，视也。血络者，必盛且坚，及横以赤，其上下无有常处，小如针而大如筋，必侧其针以迎而泻之，可以万全。故无失上文刺血络之术数也。若夫其术数而与法相反，则凡或仆或射等证，各如其度以相应矣。】

16.《灵枢注证发微·论疾诊尺》

诊血脉者，多赤多热，多青多痛，多黑为久痹，多赤多黑多青皆见者，寒热。（此言诊血脉之有法也。凡诊血脉者，必自其各部之分肉而视之。）

17.《类经·脉色类·十八》卷五

黄帝问于岐伯曰：余欲无视色持脉……鱼上白肉有青血脉者，胃中有寒。（鱼上脉青，胃之寒也。经脉篇亦曰：胃中寒，手鱼之脉多青矣。鱼义见经络类二。）尺炬然热，人迎大者，当夺血；尺坚大，脉小甚，少气，悗有加，立死。（尺炬然热，火在阴也。人迎大者，阳之胜也，故当失血。若尺肤坚大而脉则小甚，形有余而气衰少也，阴虚既极，而烦悗再加，故当立死。悗，美本切。）

18.《类经·脉色类·三十三》卷六

诊血脉者，多赤多热，多青多痛，多黑为久痹，多赤多黑多青皆见者寒热。（血脉者，言各部之络脉也，赤黑青皆见者，阴阳互胜之色，故或寒或热。）。

19.《类经·经络类·六》卷七

凡诊络脉，脉色青则寒且痛，赤则有热。胃中寒，手鱼之络多青矣；胃中有热，鱼际络赤；其暴黑者，留久痹也；其有赤有黑有青者，寒热气也；

其青短者，少气也。（诊，视也。此诊络脉之色可以察病，而手鱼之络尤为显浅易见也。寒则气血凝涩，凝涩则青黑，故青则寒且痛。热则气血淖泽，淖泽则黄赤，故赤则有热。手鱼者，大指本节间之丰肉也。鱼虽手太阴之部，而胃气至于手太阴，故可以候胃气。五色之病，惟黑为甚，其暴黑者，以痹之留久而致也。其赤黑青色不常者，寒热气之往来也。其青而短者，青为阴胜，短为阳不足，故为少气也。）……

20.《类经·针刺类·二十一》卷二十

黄帝曰：相之奈何？岐伯曰：血脉者盛坚横以赤，上下无常处，小者如针，大者如箸，则而泻之万全也。故无失数矣，失数而反，各如其度。（相，视也。视其血络盛而且坚，及横以赤者，或上或下，或小或大者，皆当因其微甚则而泻之，泻有则度，故可万全无失于刺络之术数矣。若失其数而反其法，则为仆为脱为虚为肿等证，各如刺度以相应也。）黄帝曰：针入而肉著者何也？岐伯曰：热气因于针则针热，热则肉著于针，故坚焉。（肉著者，吸著于针也。针入而热，肉必附之，故紧涩难转，而坚不可拔也。）

21.《脉诀汇辨·血脉》卷七

诊血脉者，多赤多热；多青多痛；多黑久痹；赤黑青色，皆见寒热。（血脉即络脉，肌皮嫩薄者，视之可见。）臂多青脉，则曰脱血。（络中血脱，故不红而多青。）

【述要】

“诊络脉者必别其色”，是明代马莳总结的关于血络诊查的精要观点，来自于其对《灵枢·经脉》“凡诊络脉，脉色青则寒且痛，赤则有热……”的原文注解，意思是对血络的诊查要辨明其颜色所主。这里的“络脉”当指“血络”而言，病理性“血脉”同此。

关于血络的颜色诊查，《灵枢·经脉》《灵枢·论疾诊尺》《素问·皮部论》均有论及，不同篇章所述内容大致相同，只是《素问·皮部论》构建了似更全面的五行五色理论模式，色与病的对应关系与中医基本色诊规律保持一致。就《黄帝内经》对这些内容的反复表达来看，血络其色与病相关性的可信度相对较高，即有其色则有其相应病症的明确诊断。见下表。

《黄帝内经》不同篇章对“诊络脉者必别其色”的描述

颜色	《灵枢·经脉》	《灵枢·论疾诊尺》	《素问·皮部论》
赤	赤则有热	多赤多热	黄赤则热
青	青则寒且痛	多青多痛	多青则痛
黑	留久痹	多黑为久痹	多黑则痹
白	—	—	多白则寒
多色皆见	寒热气	寒热	寒热

同时，《黄帝内经》对血络颜色的诊查，还主张要知常达变，因时制宜，如《素问·经络论》所载：“夫络脉之见也，其五色各异……阴络之色应其经，阳络之色变无常，随四时而行也。寒多则凝泣，凝泣则青黑，热多则淖泽，淖泽则黄赤，此皆常色，谓之无病。”这里“阳络”，即是外浮于体表的络脉，如张介宾谓络脉之“浅而在外者……是为阳络”，高士宗指出“阳络在外，外浮于皮”，可见阳络与《素问·皮部论》“浮络”义一致；而血络是对病理状况下浮络的特殊称呼。

当然，血络诊法不仅包含对血络颜色的诊查，还包括对其形态的诊查等。对于血络形态，《黄帝内经》多是形象化描述，直观且朴素，易于理解及实际诊察，如《素问·刺腰痛》提到“累累然”“结络如黍米”等，《灵枢·九针十二原》言及“血脉者，在腧横居，视之独澄，切之独坚”，《灵枢·血络论》指出“血脉盛者，坚横以赤，上下无常处，小者如针，大者如箸”，又如明代医家张介宾对《灵枢·经脉》“故诸刺络脉者，必刺其结上”一句中“结”的解释为“粗突倍常”，皮肤所浮现络脉的异常充盈之处，即是血络所在。

“诊络脉者必别其色”，对具体疾病的判断也有着积极的意义，特定部位的血络可以直接判别相关病证情况，如《灵枢·经脉》论及鱼际处血络与胃的关联：“胃中寒，手鱼之络多青矣；胃中有热，鱼际络赤，其鱼黑者，留久痹也；其有赤有黑有青者，寒热气也”。

理论方面，脉诊显然是主要用以辨气（据“脉中气动”辨阴阳、辨脏腑、辨经脉、辨部位），而血络诊则以辨血为主（据“邪血所聚”辨何络、何经、何皮部所病），二者互补，构成针灸气血辨证的基础，也是针灸特色诊法理论的核心。同时，古人早期对络脉理论、皮部理论的认识与构建，与其对血络的诊查也密不可分，血络即是浮现于体表皮部（谓之“浮络”“阳络”）的病理性络脉。临床方面，诊络脉对于辨别病症是寒或热，痹或痛，具有积极的意义。同时，血络“诊”与“治”往往是关联在一起的，诊辨血络之色，便于及时刺血治疗及后续调治。

（刘　兵）

第六章 辨证选穴

宁失其穴，勿失其经

【古代文献精选】

1.《扁鹊神应针灸玉龙经·注解〈标幽赋〉》

原夫补泻之法，非呼吸而在手指；速效之功，要交正而识本经。

（经云：宁失其穴，勿失其经；宁失其时，勿失其气。古人云有八法：弹、捻、循、扪、摄、按、爪、切。用此如神，故不再执呼吸也。）

2.《针灸大成·标幽赋（杨氏注解）》卷二

速效之功，要交正而识本经。

（交正者，如大肠与肺为传送之腑，心与小肠为受盛之官，脾与胃为消化之宫，肝与胆为清净之位，膀胱合肾，阴阳相通，表里相应也。本经者，受病之经，如心之病，必取小肠之穴兼之，余仿此。言能识本经之病，又要认交经正经之理，则针之功必速矣。故曰：宁失其穴，勿失其经；宁失其时，勿失其气。）

3.《针灸大成·策（杨氏考卷）·头不多灸策》卷三

问：灸穴须按经取穴，其气易连而其病易除，然人身三百六十五络，皆归于头，头可多灸欤？灸良已，间有不发者，当用何法发之？尝谓穴之在人身也，有不一之名，而灸之在吾人也，有至一之会。盖不知其名，则昏谬无措，无以得其周身之理，不观其会，则散漫靡要，何以达其贯通之原。故名也者，所以尽乎周身之穴也，固不失之太繁；会也者，所以贯乎周身之穴也，亦不失之太简。人而知乎此焉，则执简可以御繁，观会可以得要，而按经治疾之余，尚何疾之有不愈，而不足以仁寿斯民也哉。执事发策，而以求穴在乎按经，首阳不可多灸及所以发灸之术，下询承学，是诚究心于民瘼者。愚虽不敏，敢不掇述所闻以对。尝观吾人一身之气，周流于百骸之间，而统之则有其宗，犹化工一元之气，磅因礴于乾坤之内，而会之则有其要。故仰观于天，其星辰之奠丽，不知其几也，而求其要，则惟以七宿为经，二十四曜为纬；俯察于地，其山川之流峙，不知其几也，而求其要则惟以五岳为宗，四渎为委，而其他咸弗之求也。天地且然，而况人之一身？内而五脏六腑，外而四体百形，表里相应，脉络相通，其所以生息不穷，而肖形于天地者，宁无所网维统纪于其间耶！故三百六十五络，所以言其烦也，而非要也；十二经穴，所以言其法也，而非会也。总而会之，则人身之气有阴阳，而阴阳之运有经络，循其经而按之，则气有连属，而穴无不正，疾无不除。譬之庖丁解牛，会则其凑，通则其虚，无假斤斫之劳，而顷刻无全牛焉。何也？彼固得其要也。故不得其要，虽取穴之多，亦无以济人；苟得其要，则虽会通之简，亦足以成功，惟在善灸者加之意焉耳。

【述要】

“宁失其穴，勿失其经”，其说有着前后选择关系的逻辑。即行针灸时，与选穴相比，更重要的是（依病）循经脉考虑针灸之处。古文献中论述此说时谓之“经云”，其实《黄帝内经》并没有明确提出，但已有相关性较强的论述，如《灵枢·刺节真邪》：“用针者，必先察其经络之实虚，切而循之，按而弹之，视其应动者，乃后取之而下之。”《灵枢·杂病》：“心痛，当九节刺之……不已，上下求之，得之立已。”这表明知“经”之纵向（即所谓“上下”）规律分布的意义，要大于部位相对固定的腧穴，这就是所谓“定经不定穴”，“依经以探穴”。

明代医家杨继洲对此阐述较为清晰、全面，其云：“灸穴须按经取穴，其气易连而其病易除……而以求穴在乎按经……总而会之，则人身之气有阴阳，而阴阳之运有经络，循其经而按之，则气有连属，而穴无不正，疾无不除”。杨氏认为“经”的循行路线“区域”气是有连通的，刺激这一“区域”内的哪怕任何一个点，在气的连续通达作用下，均可治疗该经病症[1]。

清代医家徐大椿在《医学源流论·针灸失传论》中提出《灵枢》《素问》“两经治病，云某病取某穴者固多，其余则指经不指穴”，“仅则每病指定几穴”等，对此，李建民指出：与《黄帝内经》时代相较，徐氏所论“针灸失传”的重点原因之一是针法由经脉主治转变为腧穴主治，一般江湖郎中可以不识经脉体系，只认穴治病而已[2]。循经效应的研究与实践，是认识经脉之“连续性”而非“断续性”特点及属性的最关键且重要的方法之一[1]。

“宁失其穴，勿失其经”主要强调临床“经”的纵向意义，与“凡刺之理，经脉为始”“经脉所通，主治所及”等有相关性，并且，也意味着，在临床取穴时，若取穴不准（即“失其穴”），那么循经找点针之，同样有效；

腧穴的很多主治功能是依从于经络的，临床针灸治病，除取穴外，还有直接的取经、取络思路。

“凡刺之理，经脉为始”“经脉所通，主治所及”等论断与之关系密切，可相互参考。

【现代参考文献】

[1] 刘兵 . 非穴的效应——基于传统针灸理论的分析 [J]. 中国针灸，2019，39（2）：161-165.

[2] 李建民 . 发现古脉——中国古典医学与数术身体观 [M]. 北京：社会科学文献出版社，2007：29.

（刘　兵）

治病者先刺其病所从生者也

【古代文献精选】

1.《灵枢·终始》

故曰：从腰以上者，手太阴阳明皆主之；从腰以下者，足太阴阳明皆主之。病在上者下取之，病在下者高取之，病在头者取之足，病在足者取之腘。病生于头者头重，生于手者臂重，生于足者足重，治病者先刺其病所从生者也。

2.《太素·三刺》卷二十二

从腰以上者，手太阴、阳明皆主之；从腰以下者，足太阴、阳明皆主之。（腰以上为天，肺主天气，故手太阴、手阳明主之也。腰以下为地，脾主地土，故足太阴、足阳明主之也。）病在上者下取之，病在下者高取之，（手太阴下接手阳明，手阳明下接足阳明，足阳明下接足太阴，以其上下相接，故手太阴、阳明之上有病，宜疗足太阴、阳明，故曰下取之；足太阴、阳明之下有病，宜疗手太阴、阳明，故曰高取之也。）病在头者取之足，病在腰者取之腘。（足之三阴三阳之脉，从头至足，故病在头取之足也。足太阳脉循腰入腘，故病在腰以取腘也。）病生于头者头重，生于手者臂重，生于足者足重，治病者先刺其病所从生者。（头手足有病之处，其候皆重，各审其病生所由，以行补泻也。）……

3.《针灸问对》卷上

或曰：病有脏腑、阴阳、内外、高下，何别？何治？愿详言焉。

经曰：内有阴阳，外亦有阴阳。在内者，以五脏为阴，六腑为阳；在外者，筋骨为阴，皮肤为阳。故曰：病在阴之阴者，刺阴之荥输；病在阳之阳者，刺阳之合；病在阳之阴者，刺阴之经；病在阴之阳者，刺脉络。

又曰：病有形而不痛者，阳之类也；无形而痛者，阴之类也。无形而痛者，其阳完而阴伤之也，急治其阴，无攻其阳；有形而不痛者，其阴完而阳伤之也，急治其阳，无攻其阴。阴阳俱动，乍有形，乍无形，加以烦心，命曰阴胜其阳。此谓不表不里，其形不久。

经曰：风寒伤形，忧恐忿怒伤气。气伤脏乃病，脏伤形乃应。风伤筋脉，筋脉乃应。此形气外内之相应也。治此者，病九日，三刺而已；病一月，十刺而已。多少远近，以此衰之。久痹不去身者，视其血络，尽出其血。帝曰：内外之病，难易之治，何如？伯高曰：形先病而未入脏者，刺之半其日；脏先病而形乃应者，刺之倍其日。

经曰：刺诸热者，如以手探汤；刺寒清者，如人不欲行。阴有阳疾者，取之下陵、三里，正往无殆，气下乃止；不下复始也。疾高而内者，取之阴之陵泉；疾高而外者，取之阳之陵泉。

经曰：病在上者，阳也；病在下者，阴也；痛者，阴也；以手按之不得者，阴也，深刺之。痒者，阳也，浅刺之。病先起阴者，先治其阴，后治其阳；病先起阳者，先治其阳，后治其阴。（病在上者，下取之；在下者，上取之。病在头者，取之足；在腰者，取之腘。病生于头者，头重；生于手者，臂重；生于足者，足重。治病者，先刺其病所从生者也。）

经曰：病始手臂者，先取手阳明、太阴而汗出；病始头首者，先取项太阳而汗出；病始足胫者，先取足阳明而汗出。臂太阴可汗出，足阳明可汗出。故取阴而汗出甚者，止之于阳；取阳而汗出甚者，止之于阴。

4.《灵枢注证发微·终始》

病生于头者头重，生于手者臂重，生于足者足重。治病者，先刺其病所从生者也。（此言治病有先取之法也。病生于头者，其头必重，余病皆从此始，故治病者先取之头。至于手病而臂重，足病而足重，其法亦犹是耳。即先求其本之义也。）

5.《类经·针刺类·五十三》卷二十二

故曰从腰以上者，手太阴阳明皆主之；从腰以下者，足太阴阳明皆主之。（此近取之法也，腰以上者，天之气也，故当取肺与大肠二经，盖肺经自胸行手，大肠经自手上头也。腰以下者，地之气也，故当取脾胃二经，盖脾经自足入腹，胃经自头下足也。病之在阴在阳，各察其所主而刺之。）病在上者下取之，病在下者高取之，病在头者取之足，病在腰者取之腘。（此远取之法也。有病在上而脉通于下者，当取于下。病在下而脉通于上者，当取于上，故在头者取之足，在腰者取之腘。盖疏其源而流自通，故诸经皆有井荥俞原经合之辨。）病生于头者头重，生于手者臂重，生于足者足重，治病者，先刺其病所从生者也。（先刺所从生，必求其本也。）……病先起阴者，先治其阴，而后治其阳；病先起阳者，先治其阳，而后治其阴。（此以经络部位言阴阳也。病之在阴在阳，起有先后。先者病之本，后者病之标。治必先其本，即上文所谓先刺其病所从生之义。）

【述要】

“治病者先刺其病所从生者也”，属于针灸治疗理论之要论。对于“病所从生者”，一般有三种解读，分别为：发病原因（即杨上善所谓“病生所由”）、发病部位（即马莳所言“病生于头者，其头必重”），及病机（即张介宾所云“求其本”“先者病之本”），三者之间亦有密切关联性。根据《黄帝内经》原文语境来看，“病所从生者”当为发病部位（非症状表现部位）而言。故而该之论所表达的是：如果用针刺治病，（不要只关注症状部位），要找到疾病发生的根本部位，对其先行针刺之。“先刺”是强调针刺顺序，由本及标、由生而发。“治病者先刺其病所从生者也”，主要针对发病部位需要优先针刺而言，符合中医治病求本的思路。现代针灸临床如颈椎病发生上肢麻、痛等问题，需对颈椎部先行针刺，治其“所从生”之处。

（刘　兵）

以痛为输

【古代文献精选】

1.《灵枢·经筋》

治在燔针劫刺，以知为数，以痛为输。

2.《太素·经筋》卷十三

治在燔针劫刺，（病脉言针灸之，言筋病但言燔针者，但针灸汤药之道，多通疗百病，然所便非无偏用之要也。）以知为数，（所以惟知病差为针度数，如病筋痛，一度劫刺不差，可三四度，量其病差为数也。）以痛为输，（输，谓孔穴也。言筋但以筋之所痛之处，即为孔穴，不必要须依诸输也。以筋为阴阳气之所资，中无有空，不得通于阴阳之气上下往来，然邪入腠袭筋为病，不能移输，遂以病居痛处为输，故曰筋者无阴无阳无左无右以候痛也。《明堂》依穴疗筋病者，此乃依脉引筋气也）。

3.《太素·痹论》卷二十八

五脏有输，六腑有合，循脉之分，各有所发，各治其遇，则病瘳已。（五脏输者，疗痹法取五脏之输。问曰：疗痹之要，以痛为输，今此乃取五脏之输，何以通之？答曰：有痛之痹，可以痛为输；不痛之痹，若为以痛为输？故知量其所宜，以取其当，是医之意也。疗六腑之痹，当取其合，良以脏腑输合，皆有脏腑脉气所发，故伺而诛之。）

4.《医学纲目·肝胆部·诸疝》卷十四

治在燔针劫刺，以知为数，以痛为输是也，是于转筋痛处，用火针刺之也。

5.《医学纲目·肝胆部·筋》卷十四

以知为数，以痛为输者，言经筋病用燔针之法，但以知觉所针之病应效为度数，非如取经脉法有几呼几吸几度之定数也。但随筋之痛处为输穴，亦非如取经脉法有荥俞经合之定穴也。……

转筋于阳，治其阳；转筋于阴，治其阴，皆焠刺之。（四时气篇此则经所谓以痛为输之法，盖用火烧燔针劫刺。转筋之时，当察转筋之痛在何处，在阳刺阳，在阴刺阴，随其所痛之处刺之，故曰以痛为输也。若以一针未知，则再刺之，以知觉应效为度，故曰以知为数是也）。

6.《灵枢注证发微·经筋》

[治之者，当以燔针劫刺之，刺之而已知，则准其刺之之数；其所取之腧穴，即痛处是也。（俗云天应穴者是也。）]

7.《针方六集·附:《针经》不载诸家奇穴》卷一

天应穴，即《千金方》“阿是穴”，《玉龙歌》谓之“不定穴”。但痛处，就于左右穴道上，卧针透痛处泻之，经所谓以痛为输是也。

8.《类经·疾病类·六十九》卷十七

（燔针，烧针也。劫刺，因火气而劫散寒邪也。燔针焠针义，详本类前二十。以知为数，知其气至为度也。以痛为输，即其痛处是穴也。）

9.《灵枢集注·经筋》

（燔针，烧针也。劫刺者，如劫夺之势，刺之即去，无迎随出入之法。知者，血气和而知其伸舒也。以痛为输者，随其痛处而即为所取之俞穴也。）

10.《医学原始·经筋》卷三

治在燔针劫刺，以知为数，（知病为刺数，）以痛为俞。（痛处为俞穴。）

11.《勉学堂针灸集成·杂病篇针灸》卷二

痹病，宜燔针劫刺，以知为数，以痛为俞，言针后以应效为度数，痛处为俞穴，非取诸经定穴也。（《灵枢》）

【述要】

《灵枢·经筋》篇主要论述了十二经筋的起止结聚的部位与十二筋痹的症状，除手太阴之筋外，每一段末均有该句："治在燔针劫刺，以知为数，以痛为输"。关于"燔针劫刺"学界的认识有一定分歧，有人认为是火针速刺，有人认为类似于温针灸[1]。本节主要讨论"以痛为输"这一针灸理论中的经典命题。

"以痛为输"的字面意思即以疼痛的部位作为腧穴，简单地说，就是哪儿痛就在哪儿针刺，痛处即腧穴，即针刺治疗的部位，这在某种程度上是符合临床实际的。对于经筋病症而言，疼痛是最为常见的症状。多数情况下，病痛处即为病灶，也是治疗部位。对此，历代注家各有论述：

《太素》杨上善注："输谓孔穴也，言筋但以筋之所痛之处即为孔穴。不必要须以诸输也，以筋为阴阳气之所资，中无有空，不得通于阴阳之气上下往来，然邪入腠袭筋为病，不能移输，遂以病居痛处为腧。"

张景岳《类经》："以痛为输即其痛处是也。"

张志聪《灵枢集注》："以痛为输者，随其痛处而即为其所取之俞穴也。"

"以痛为输"因为"痛处为腧穴，非取诸经定穴也"（《勉学堂针灸集成》），与临床常用的"阿是穴"有一定的相似之处，故有医家径以阿是穴或者天应穴解释"以痛为输"，如马莳："其所取之腧穴，即痛处是也，俗云天应穴者是也"（《灵枢注证发微》）。吴崑："天应穴，即《千金方》阿是穴，《玉龙歌》谓之"不定穴"。但痛处，就于左右穴道上，卧针透痛处泻之，经所谓以痛为输是也"（《针方六集》）。

因切于实用，"以痛为输"这一原则一直沿用至现代临床，与《黄帝内经》中的思想并无过大出入，主要用于治疗筋病，即软组织损伤性疾病。如《灵枢·卫气失常》所谓"筋部无阴无阳，无左无右，候病所在"，筋病较适用于"以痛为输"的治疗方法。如果将"以痛为输"的适用范围扩大于临床上的取穴方法，则与阿是穴的概念就十分接近了，阿是穴可以理解为临床取穴法，广泛适用于临床取穴[2]。

如果结合临床细分，“以痛为输”可以应用于：

1. 痛处为腧 如急性期的经筋伤痛时局部瘀血水肿，可以在局部放血减压，以针具快速点刺，能够迅速减轻局部的炎性反应，亦可用火针或者三棱针刺络放血，以减轻瘀血状态。此外，较为表浅的慢性软组织损伤，如筋膜损伤，患者较易感知明确的疼痛部位，此处往往也是病灶处，可以直接针刺治疗。

2. 以压痛为腧 自觉疼痛的部位或许是病灶，但是在多数情况下，病灶（应施针刺的腧穴）却非自觉痛处，而是医者触诊压痛之处。慢性疼痛的病灶处往往有软组织变性，此处或有明显压痛，或压之酸胀。此处软组织阳性反应点（压痛点）即为腧。大多数情况下，“压痛为腧”比“痛处为腧”更具临床价值。所以，临床上应当注重压痛点的治疗。

需要注意的是，在很多情况下，痛处并不能反应病灶。此时即不能机械地应用“以痛为输”的方法再治疗，如牵涉痛及神经卡压性放射痛。

【现代参考文献】

[1] 江一平 . 燔针辩 [J]. 上海中医药杂志，1963（10）：56.

[2] 张树剑 . 阿是取穴法源流论 [J]. 中国针灸，2013，33（2）：165-167.

（张树剑）

病在皮肤分肉取病所

【古代文献精选】

1.《灵枢·九针十二原》

九针之名，各不同形：一曰镵针，长一寸六分；二曰员针，长一寸六分；三曰鍉针，长三寸半；四曰锋针，长一寸六分；五曰铍针，长四寸，广二分半；六曰员利针，长一寸六分；七曰毫针，长三寸六分；八曰长针，长七寸；九曰大针，长四寸。镵针者，头大末锐，去泻阳气。员针者，针如卵形，揩摩分间，不得伤肌肉，以泻分气。鍉针者，锋如黍粟之锐，主按脉勿陷，以致其气。锋针者，刃三隅，以发痼疾。铍针者，末如剑锋，以取大脓。员利针者，大如氂，且员且锐，中身微大，以取暴气。毫针者，尖如蚊虻喙，静以徐往，微以久留之而养，以取痛痹。长针者，锋利身薄，可以取远痹。大针者，尖如梃，其锋微员，以泻机关之水也。九针毕矣。

2.《灵枢·官针》

凡刺之要，官针最妙。九针之宜，各有所为，长短大小，各有所施也。不得其用，病弗能移。疾浅针深，内伤良肉，皮肤为痈。病深针浅，病气不泻，支为大脓。病小针大，气泻太甚，疾必为害。病大针小，气不泄泻，亦复为败。失针之宜，大者泻，小者不移。已言其过，请言其所施。

病在皮肤无常处者，取以镵针于病所，肤白勿取。病在分肉间，取以员针于病所。病在经络痼痹者，取以锋针。病在脉，气少当补之者，取以鍉针于井荥分输。病为大脓者，取以铍针。病痹气暴发者，取以员利针。病痹气痛而不去者，取以毫针。病在中者，取以长针。病水肿不能通关节者，取以大针。病在五脏固居者，取以锋针，泻于井荥分输，取以四时。

3.《灵枢·九针论》

黄帝曰：针之长短有数乎？歧伯曰：一曰镵针者，取法于巾针，去末寸半，卒锐之，长一寸六分，主热在头身也。二曰员针，取法于絮针，筒其身而卵其锋，长一寸六分，主治分间气。三曰鍉针，取法于黍粟之锐，长三寸半，主按脉取气，令邪出。四曰锋针，取法于絮针，筒其身，锋其末，长一寸六分，主痈热出血。五曰铍针，取法于剑锋，广二分半，长四寸，主大痈脓，两热争者也。六曰员利针，取法于氂，针微大其末，反小其身，令可深内也，长一寸六分、主取痈痹者也。七曰毫针，取法于毫毛，长一寸六分，主寒热痛痹在络者也。八曰长针、取法于綦针，长七寸，主取深邪远痹者也。九曰大针，取法于锋针，其锋微员，长四寸，主取大气不出关节者也。针形毕矣，此九针大小长短法也。

4.《针方六集·上古用针曲尽其妙》卷四

病邪甚者，主以重剂，酌以大方；病邪微者，以平剂调之，药之正也。八法每以四针为主，以进退疾徐为轻重，亦针之正也。上古于轻邪小疾，用针犹有曲尽之妙。曰：病在皮肤无常处者，取以镵针于病所，镵针者，头大末锐，令无深入而阳气出也；病在分肉间者，取以圆针，圆针者，筒身圆末，其锋如卵，以泻肉分之气，令不得伤肌肉也；病在脉，少气，当补之以鍉针，鍉针者，身大末圆，如黍米之锐，令可以按脉勿陷，以致其气，使邪气独出，针于井荥分俞也。上古以此三针刺微邪小疾，曲尽其妙者也。学者潜心体念，自然有得，义与轻调缓淡之剂，殊途共辙。

【述要】

"病在皮肤分肉取病所"，语出《灵枢·官针》。篇中详细论述了九针因其形制不同而各有不同的主治适用病症。其中"病在皮肤无常处者""病在分肉间"所用针具分别为镵针、员针，但针刺所取部位均为相应的"病所"，故将之合并表述为"病在皮肤分肉取病所"。

《官针》篇此段原文之前，先论九针因其形制不同而有不同的适应病症，强调的是针具的选择、针刺的深浅应当与病症的深浅相一致，否则就会出现"疾浅针深""病深针浅""病小针大""病大针小"等情况。九针所治病症之中，以"病在皮肤""病在分肉"的病位最为浅表，其针具虽然有异，但所取治疗部位都是"病所"，即出现病变的局部，而其他病症所取之处则不尽然（外科治疗性质的"铍针"治"大脓"除外）。此外，《黄帝内经》中有关九针形制与所主病症的系统论述，见于《灵枢·九针十二原》《灵枢·九针论》。但这两篇所论角度与《官针》篇不同，前者是以九针为中心，后者则是以具体病症来论。这三篇中对于员针与分肉的关系论述一致，而对于镵针与皮肤的关系则只有《官针》《九针论》涉及。《九针十二原》篇之所以没有明确提及，可能是与其论述较为简略有关。关于这一点，对比《九针十二原》《九针论》相关原文即可得知。

因《官针》篇此段原文较为浅显明确，后世医家对"病在皮肤分肉取病所"的认识，大多随文注释，但也有个别医家颇具新识。明代吴崑根据方药治疗中病邪重者治以重剂、病邪微者调以平剂，引申到针刺治疗中，认为"上古于轻邪小疾，用针犹有曲尽之妙"，并引述《官针》篇"病在皮肤无常处者，取以镵针""病在分肉间者，取以圆针""病在脉，少气，当补之以锓针"的原文以资佐证，指出这三针所刺病症皆为"微邪小疾"（《针方六集·上古用针曲尽其妙七》卷四）。之所以认为是"微邪小疾"，是因为无论是皮肤、分肉，还是脉，尤其是前者，其病位较浅，也较为局限。

概言之，"病在皮肤分肉取病所"的含义较为清晰，即对于身体浅层、局部的病症，针刺治疗取其病变局部或者层次即可。正如《官针》篇揭示的那样，不同的病症应当选用不同的治疗部位及不同的针具。实际上，针具的不同是为刺激不同的治疗部位或治疗不同的病症而服务的。因此，病症的不同（包括病位的深浅）对针刺临床选择治疗部位有决定性的影响。此外，"病在皮肤分肉取病所"与此段中其他取腧穴治疗的病症并存的情况也表明，针灸治疗部位的选择范围很广。换言之，腧穴仅仅是针灸疗法治疗部位的选择之一，不是全部。如果临床针灸治疗一概都取腧穴，难以全面体现针灸疗法的丰富性，更不能彰显针灸治疗的灵活性、辨证性。

另，“病在皮肤分肉取病所”，与“病有浮沉刺有浅深”“刺法诸因治宜”等论述，理论关联密切，都是论述针刺部位、深浅与病症之间的规律性，可互参。

（杨　峰）

治病有远取之法

【古代文献精选】

1.《灵枢·官针》

远道刺者，病在上，取之下，刺腑腧也。

2.《灵枢·终始》

病在上者下取之，病在下者高取之，病在头者取之足，病在足者取之腘。

3.《灵枢·卫气失常》

其气积于胸中者，上取之；积于腹中者，下取之；上下皆满者，傍取之。

4.《素问·离合真邪论》

黄帝问曰：余闻九针九篇，夫子乃因而九之，九九八十一篇，余尽通其意矣。经言气之盛衰，左右倾移，以上调下，以左调右，有余不足，补泻于荥输，余知之矣。此皆荣卫之倾移，虚实之所生，非邪气从外入于经也。

5.《素问·五常政大论》

气反者，病在上，取之下；病在下，取之上；病在中，旁取之。

6.《太素·九刺》卷二十二

（足三阳从头至足，故足三阳头之有病，取足三阳腑经之输，故曰远道也。）

7.《灵枢注证发微·官针》

（二曰远道刺，凡病在上，反取穴于下，所以刺足三阳经也。）

8.《灵枢注证发微·终始》

病在上者下取之，病在下者高取之，病在头者取之足，病在腰者取之腘。（此言治病有远取之法也。有病虽在上，其脉与下通，当取之下。病虽在下，其脉与上通，当取之高。故病在于头而取之于足，病在于腰而取之于腘。皆在上取下之法也。至于在下取高之义，可反观矣。）

9.《类经·针刺类·五》卷十九

（腑腧，谓足太阳膀胱经、足阳明胃经、足少阳胆经。十二经中，惟此三经最远，可以因下取上，故曰远道刺。）

【述要】

“治病有远取之法”，语出《灵枢注证发微·终始》，系马莳注文。经文为：“病在上者下取之，病在下者高取之，病在头者取之足，病在腰者取之腘。”显然，这句内容是对针灸临床选穴特点的概括。其中“病在腰者取之腘”，《灵枢》作“病在足者取之腘”，然《针灸甲乙经》《太素》《类经》均与《灵枢注证发微》同，当以后者为是。

从经文可以看出，此处所论取穴部位都与病变部位相隔较远。“治病有远取之法”，是马莳对这种选取远隔部位的腧穴治疗疾病的抽象概括。实际上，《黄帝内经》中类似的选取远隔部位腧穴的内容并不乏见。《灵枢·官针》：“远道刺者，病在上，取之下”，其表述与“病在上者下取之”同，且其已为“九刺”之一，表明其已获得较广泛的运用。杨上善、马莳、张介宾俱以足三阳经循行从头到足路线最长的特点解释“病在上，取之下”。此外，《素问·五常政大论》：“病在上，取之下；病在下，取之上；病在中，旁取之”，此处虽不是论述针道，但也可以看出这种在病变远隔部位施治的思想在当时是较为普遍的。《素问·离合真邪论》之“以上调下，以左调右，有余不足，补泻于荥输”，《素问·阴阳应象大论》之“善用针者，从阴引阳，从阳引阴，以右治左，以左治右”，以及《灵枢·卫气失常》之“积于腹中者，下取之……泻三里与气街”，都是对在病变远隔部位针刺选穴原则的抽象概括。

针刺取穴除有远取之外，还有近取。如《小品方·灸法要穴》卷十二：“孔穴去病，有近远也。头病即灸头穴，四肢病即灸四肢穴，心腹背胁亦然，是以病其处即灸其穴，故言有病者可灸，此为近道法也。远道针灸法，头病皆灸手臂穴，心腹病皆灸胫足穴，左病乃灸右，右病皆灸左，非其处病而灸其穴。”

至于为何“病在上，取之下；病在下，取之上”，杨上善、马莳、张介宾多从经脉上下循行相接的角度来解释，张志聪则引《素问·六微旨大论》“天气下降，气流于地，地气上升，气腾于天。上下相召，升降相因，是以病在上者下取之，病在下者高取之，因气之上下升降也”来解释。从临床来看，病在上而取之下者较为常见，《黄帝内经》中有不少病症针刺取穴原文可证，而病在下取之上的情况则相对较少。

概言之，无论是病上而取下，还是病下而取上，都是针灸临床常用的、独具特色的取穴方法，马莳称之为“治病有远取之法”，张介宾总结为“因下取上”。“治病有远取之法”的核心内容就是，对于某些疾病，除了可以在病变局部取穴，还可以在病变的远隔部位取穴，而且从临床来看，后者的治疗效果更优更捷。尤其是头面躯干疾病可以选择四肢部位腧穴，更体现出四肢部位（重点是肘膝关节以下）腧穴主治的广泛性与重要性。“治病有远取之法”的理论基础在于经络理论，尤其是经脉循行，这一点诸位注家认识较为一致。当然，临床针灸选穴的影响因素较为复杂，除了部位因素即“治病有远取之法”外，“分经刺病”“各经之病取各经之穴，脏腑杂病刺俞募之穴”等论述也是重要内容，当互参。

（杨 峰）

从阴引阳，从阳引阴

【古代文献精选】

1.《素问·阴阳应象大论》

故善用针者，从阴引阳，从阳引阴，以右治左，以左治右，以我知彼，以表知里，以观过与不及之理，见微得过，用之不殆。

2.《备急千金要方·精极》卷十九

凡阳邪害五脏，阴邪损六腑。阳实则从阴引阳，阴虚则从阳引阴。

3.《太素·阴阳》卷三

故用针者，从阴引阳，从阳引阴，（肝脏足厥阴脉实，肝腑胆足少阳脉虚，须泻厥阴以补少阳，即从阴引阳也。若少阳实，厥阴虚，须泻少阳以补厥阴，即从阳引阴也。余例准此。）以右治左，以左治右，（谓以缪刺，刺诸络脉；谓以巨刺，刺诸经脉）。

4.《重广补注黄帝内经素问·阴阳应象大论》

故善用针者从阴引阳，从阳引阴，以右治左，以左治右，以我知彼，以表知里，以观过与不及之理，见微得过，用之不殆（深明故也）。

……审其阴阳，以别柔刚，（阴曰柔，阳曰刚。）阳病治阴，阴病治阳。（所谓从阴引阳，从阳引阴，以右治左，以左治右者也）。

5.《脾胃论·调中益气汤》卷中

黄芪（一钱），人参（去芦头，有嗽者去之），甘草，苍术（以上各五分），柴胡（一味为上气不足，胃气与脾气下溜，乃补上气，从阴引阳也），橘皮（如腹中气不得运转，更加一分），升麻（以上各二分），木香（一分或二分）……

《黄帝针经》云：从下上者，引而去之。上气不足，推而扬之。盖上气者，心肺上焦之气，阳病在阴，从阴引阳，宜以入肾肝下焦之药，引甘多辛少之药，使升发脾胃之气，又从而去其邪气于腠理皮毛也。又云：视前痛者，常先取之，是先以缪刺泻其经络之壅者，为血凝而不流，故先去之，而后治他病。

6.《脾胃论·胃气下溜五脏气皆乱其为病互相出见论》卷中

气在于臂足，取之先去血脉，后取其阳明、少阳之荥输。（二间、三间深取之，内庭、陷谷深取之。）视其足、臂之血络尽取之，后治其痿、厥，皆不补不泻，从阴深取，引而上之。上之者，出也，去也。皆阴火有余，阳气不足，伏匿于地中者。血，营也，当从阴引阳，先于地中升举阳气，次泻阴火，乃导气同精之法。

7.《卫生宝鉴·中风刺法》卷七

大接经从阳引阴治中风偏枯

足太阳膀胱之脉，出于至阴足小指外侧……手太阳小肠之脉，起手小指之端，去爪甲一分陷中为井。

8.《读素问钞·针刺》卷中之四

善用针者，从阴引阳，从阳引阴……见微则过，用之不殆。（愚谓：从阴引阳二句，乃阳病治阴，阴病治阳也。以右治左二句，乃以左引右，以右引左也。《五常正大论》云：气反者病在上取之下，病在下取之上，病在中旁取之，即此义也。）

9.《读素问钞·补遗》卷下之四

从阴引阳，从阳引阴，谓头阳足阴，热阳寒阴。头有病下取之，足有病上取之。阳病热引之阴使凉，阴病寒引之阳使温，皆是也。此与《论治钞》阳病气反者，病在上取之下，病在下取之上，病在中旁取之义并同。

10.《难经本义·六十七难》

曰：五脏募皆在阴，而俞在阳者，何谓也？然。阴病行阳，阳病行阴，故令募在阴，俞在阳。（募与俞，五脏空穴之总名也。在腹为阴，则谓之募，在背为阳，则谓之俞。募，犹募结之募，言经气之聚于此也。俞，

《史·扁鹊传》作输，犹委输之输，言经气由此而输于彼也。五脏募在腹……五脏俞在背，行足太阳之经……阴病行阳，阳病行阴者，阴阳经络，气相交贯，脏腑腹背，气相通应，所以阴病有时而行阳，阳病有时而行阴也。《针法》曰：从阳引阴，从阴引阳。）

11.《医学纲目·阴阳脏腑部·刺灸通论》卷七

接经（手足经同）经曰：留瘦不移，节而刺之，使十二经无过绝。假令十二经中是何经络不通行，当刺不通凝滞，俱令气过节，无问其数，以平为期。如诸经俱虚，补十二经。如诸经俱实，泻十二经。补当随而济之，泻当迎而夺之。（又补母亦各随而济之，泻子亦名迎而夺之，又随呼吸出纳，亦名迎随也。上大接经，从阳引阴，从阴引阳，皆取十二经井穴。）

12.《类经·论治类·八》卷十二

故善用针者，从阴引阳，从阳引阴……见微则过，用之不殆。（善用针者，必察阴阳。阴阳之义，不止一端，如表里也，气血也，经络也，脏腑也，上下左右有分也，时日衰王有辨也。从阴引阳者，病在阳而治其阴也；从阳引阴者，病在阴而治其阳也；以右治左，以左治右者，缪刺之法也；以我知彼者，推己及人也；以表知里者，有无相求也。能因此以观过与不及之理，则几微可见，过失可则，用之可不殆矣。则，度也。）

……阳病治阴，阴病治阳（阳胜者阴必病，阴胜者阳必病，如《至真要大论》曰：诸寒之而热者取之阴，热之而寒者取之阳。启玄子曰：壮水之主以制阳光，益火之源以消阴翳，皆阳病治阴，阴病治阳之道也，亦上文从阴引阳，从阳引阴之义。）

13.《景岳全书·传忠录·阴阳篇》卷一

阴根于阳，阳根于阴。凡病有不可正治者，当从阳以引阴，从阴以引阳，各求其属而衰之。如求汗于血，生气于精，从阳引阴也；又如引火归源，纳气归肾，从阴引阳也。此即水中取火，火中取水之义。

14.《素问集注·阴阳应象大论》

故善用针者，从阴引阳，从阳引阴……见微得过，用之不殆。（此言用针者，当取法乎阴阳也。夫阴阳气血，外内左右，交相贯通。故善用针者，从阴而引阳分之邪，从阳而引阴分之气。病在左者取之右，病在右者取之左。以我之神，得彼之情，以表之证，知里之病。观邪正虚实之理而补泻之，见病之微萌而得其过之所在，以此法用之，而不致于危殆矣。）

15.《素问直解·阴阳应象大论》

故善用针者，从阴引阳，从阳引阴……见微得过，用之不殆。（承上文感害之意而言，故善用针以治之者，知阳病必行于阴也，当从阴以引之而出于阳；知阴病必行于阳也，当从阳以引之而离于阴。以右治左，以左治右，缪刺之法也。以我知彼，以我之神，会彼之神也。以表知里，视其表阳，知其里阴也。以观过与不及之理，言以我知彼，以表知里，所以观其太过与不及之理，而为用针之法也。故必见微得过，过，失也，病始于微萌，而得其过失之所在，然后用针以治之，而不至于危殆也。）

16.《难经经释·七十难》

曰：春夏各致一阴，秋冬各致一阳者，何谓也？（致，取也，谓用针以取其气也。）然。春夏温，必致一阴者，初下针，沉之至肾肝之部，得气，引持之阴也。（温，时令温也。阳盛则阴不足，故取阴气以补阳也。沉之，谓深入其针至肾肝筋骨之位。引，谓引其气而出之至于阳之分也。）秋冬寒，必致一阳者，初内针，浅而浮之至心肺之部，得气，推内之阳也。（寒，时令寒也。阴盛则阳不足，故取阳气以补阴也。浮之，谓浅纳其针至心肺皮血之位。推，谓推其气而入之至于阴之分也。此即经文所谓“从阴引阳，从阳引阴”之义。）是谓春夏必致一阴，秋冬必致一阳。

【述要】

“从阴引阳，从阳引阴”，出于《素问·阴阳应象大论》，是针灸的重要应用法则。这一法则有多重内涵，在针刺和方药治疗领域均有应用，在针刺领域，对其诠释与应用，有较大的拓展。

1. 以右治左，以左治左　《素问·阴阳应象大论》篇主旨是讨论阴阳的特性与关系，“善用针者，从阴引阳，从阳引阴，以右治左，以左治右”是在针刺原则与方法上强调阴阳互根互用的关系，“从阴引阳，从阳引阴”是原则，“以右治左，以左治右”是方法，最直接的解读就是在针刺时取一侧的穴位治疗对侧的疾痛，如王冰说：“所谓从阴引阳，从阳引阴，以右治左，以左治右者也”。

2. 根据表里经虚实施以补泻　杨上善从表里经的虚实补泻刺法来解释，“肝脏足厥阴脉实，肝腑胆足少阳脉虚，须泻厥阴以补少阳，即从阴引阳也。若少阳实，厥阴虚，须泻少阳以补厥阴，即从阳引阴也。余例准此。”

3. 上病下取，下病上取　《读素问钞》：“从阴引阳，从阳引阴，谓头阳足阴，热阳寒阴。头有病下取之，足有病上取之。阳病热引之阴使凉，阴病寒引之阳使温，皆是也。”将上下分阴阳，这一理解与“从阴引阳，从阳引阴”的用药思路接近。

4. 解释五脏俞募穴　见于《难经·六十七难》，“五脏募皆在阴，而俞在阳者，何谓也？然。阴病行阳，阳病行阴，故令募在阴，俞在阳”，这里的“阴病行阳，阳病行阴”的行文方式与“从阴引阳，从阳引阴”相似，注家用以解释俞募穴的部位，如滑寿谓：“阴病行阳，阳病行阴者，阴阳经络，气相交贯，脏腑腹背，气相通应，所以阴病有时而行阳，阳病有时而行阴也。针法曰：从阳引阴，从阴引阳。”

5. 提纳补泻　徐大椿注《难经·六十九难》谓：“阴盛则阳不足，故取阳气以补阴也。浮之，谓浅纳其针至心肺皮血之位。推，谓推其气而入之至于阴之分也。此即经文所谓‘从阴引阳，从阳引阴’之义。”

6. 大接经刺法　罗天益《卫生宝鉴》引《云岐子学医新说》的“大接经法”，分为“从阳引阴”和”从阴引阳”两种。从阳引阴，即先从足太阳经井穴开始，依十二经流注次序，至手太阳小肠经井穴止，刺遍十二经井穴。从阴引阳，先从手太阴肺经井穴开始，依十二经流注顺序，至足厥阴肝经井穴为止，遍刺井穴（《卫生宝鉴》从阴引阳的刺井穴顺序将胃经井穴移至胆经井穴之前，疑误）。罗氏将这一针法用于治疗中风偏枯。

上述不同的理解拓展了临床应用，正如张介宾所说：“善用针者，必察阴阳，阴阳之义不止一端，如表里也，气血也，经络也，脏腑也，上下左右有分也，时日衰王有辨也。”

此外，“从阴引阳，从阳引阴”也用以解释用药原理，如李东垣《脾胃论》有：“柴胡：一味为上气不足，胃气与脾气下溜，乃补上气，从阴引阳也”“阳病在阴，从阴引阳，宜以入肾肝下焦之药，引甘多辛少之药，使升发脾胃之气，又从而去其邪气于腠理皮毛也”。后来“从阴引阳，从阳引阴”逐渐泛化为用药从治之法，张景岳所谓“凡病有不可正治者，当从阳以引阴，从阴以引阳，各求其属而衰之”。

（张树剑）

各经之病取各经之穴，脏腑杂病刺俞募之穴

【古代文献精选】

《医学入门·针灸·附：杂病穴法》卷一

（针家以起风废瘫痪为主，虽伤寒内伤，亦皆视为杂病。《灵枢·杂症

论》某病取某经，而不言穴者，正欲人随经取用。大概上部病，多取手阳明经，中部足太阴，下部足厥阴，前膺足阳明，后背足太阳。因各经之病，而取各经之穴者，最为要诀。百病一针为率，多则四针，满身针者可恶。）

杂病随症选杂穴，仍兼原合与八法，经络原会别论详，（十二原穴与八会穴，皆经络气血交会之处。别即别阳，乃阳交穴也。前论颇详。）脏腑俞募当谨始。（五脏六腑之俞，俱在背二行，肺俞三椎下，心五、肝九、脾十一、肾十四椎下是也。五脏之募俱在腹部，心募巨阙、肝期门、脾章门、肺中府、肾京门。惟三焦、胞络、膀胱无募，此言脏腑杂病，当刺俞募之穴。但《素问》明言中脏腑者不立死，则为害非小，故禁针穴多，后世每以针四肢者为妙手，初学可不谨哉！）

【述要】

“各经之病取各经之穴，脏腑杂病刺俞募之穴”，语出明代李梴所著《医学入门》，系由两句注文合并形成。

《医学入门》卷一有附论《杂病穴法》，开篇第一句注文“针家以起风废瘫痪为主，虽伤寒内伤，亦皆视为杂病”，指出此篇的主要内容是为风废瘫痪以外的杂病而设。且后文引述《灵枢·杂病》“某病取某经”为例，说明针刺治疗杂病主要是依据病位所在而选择相应循行区域的经脉，如上部病多取手阳明经，中部病多取足太阴经，后背病多取足太阳经等。至于应该取某条经脉上的具体哪些腧穴，《灵枢·杂病》并未明言。《医学入门》卷一《杂病穴法》指出，“杂病随症选杂穴，仍兼原合与八法”，从其注文来看，主要取原穴、八会穴等特定穴。而且该篇还指出，取穴宜精，所谓“一针为率，多则四针”，反对取穴过多过滥，尤其是“满身针者可恶”，此也与取原穴、八会穴的主张相一致。注文中还认为，“因各经之病，而取各经之穴者，最为要诀。”可见，在李梴看来，这才是临床针灸选穴中最为关键的内容。上述内容之后，该篇紧接着提出“脏腑俞募当谨始”，注文解释为“脏腑杂病，当刺俞募之穴”。

概言之，本篇注文所提出的“因各经之病，而取各经之穴”“脏腑杂病，当刺俞募之穴”，均是针对针刺治疗杂病而言。从《灵枢·杂病》来看，所治病症既有局部，也有全身性，有脏腑病，以取某经为主。《医学入门》所载“杂病穴法”以此为基础提出杂病的针刺选穴原则，依据经脉（循行）辨证取相应经脉腧穴，同时还针对脏腑杂病提出了补充，强调了取俞募穴的原则。因此，“各经之病取各经之穴，脏腑杂病刺俞募之穴”作为一个学术论断，主要论述的是针刺临床辨证选穴的原则：一方面可以从经脉辨证的角度，选取相应经脉的腧穴；另一方面，如果是脏腑疾病，还可以直接或结合选取相应的俞募穴。而且，从所选腧穴的部位来看，“各经之穴”原文主要指以原穴、下合穴、八会穴等，其位于四肢；俞募之穴则位于胸腹部。两者有所不同，也能相互补充。该篇注文还指出，俞募之穴所在的胸腹部，内有脏腑，禁针穴较多，故后世多取用四肢部的腧穴。另外，“杂病穴法”还强调选穴宜少而精。因此，“各经之病取各经之穴，脏腑杂病刺俞募之穴”这个论述提示：针灸临床应当根据具体病症不同，辨证选穴原则应灵活；要重视经脉辨证，同时也要结合脏腑理论对于选俞募之穴的影响；要重视以特定穴为代表的四肢部位腧穴，可与俞募穴配合使用。

《医学入门》卷一《杂病穴法》有关辨证选穴内容的论述，后世医籍仅有《东医宝鉴》《勉学堂针灸集成》等有引述，但这并不意味着这方面的认识并未被医界接受、运用。实际上，循经选穴、经脉辨证以及脏腑病取俞募穴一直以来都被普遍运用，是针灸临床中重要的原则与内容，有相当深远的影响。只不过，古代其他医家不像李梴这样对此有明确的表述和更为抽象的提升。

（杨　峰）

身形有痛，九候莫病，则缪刺之

【古代文献精选】

1.《素问·缪刺论》

黄帝问曰：余闻缪刺，未得其意，何谓缪刺？

岐伯对曰：夫邪之客于形也，必先舍于皮毛，留而不去，入舍于孙脉，留而不去，入舍于络脉，留而不去，入舍于经脉，内连五脏，散于肠胃，阴阳俱感，五脏乃伤，此邪之从皮毛而入，极于五脏之次也，如此则治其经焉。今邪客于皮毛，入舍于孙络，留而不去，闭塞不通，不得入于经，流溢于大络，而生奇病也。夫邪客大络者，左注右，右注左，上下左右与经相干，而布于四末，其气无常处，不入于经俞，命曰缪刺。

帝曰：愿闻缪刺，以左取右，以右取左奈何？其与巨刺何以别之？岐伯曰：邪客于经，左盛则右病，右盛则左病，亦有移易者，左痛未已而右脉先病，如此者，必巨刺之，必中其经，非络脉也。故络病者，其痛与经脉缪处，故命曰缪刺。

帝曰：愿闻缪刺奈何？取之何如？岐伯曰：邪客于足少阴之络，令人卒心痛暴胀、胸胁支满、无积者，刺然骨之前出血，如食顷而已。不已，左取右，右取左。病新发者，取五日已。

邪客于手少阳之络，令人喉痹舌倦，口干心烦，臂外廉痛，手不及头，刺手小指次指爪甲上去端如韭叶各一痏，壮者立已，老者有顷已，左取右，右取左，此新病，数日已。……

凡刺之数，先视其经脉，切而从之，审其虚实而调之。不调者经刺之，有痛而经不病者缪刺之，因视其皮部有血络者尽取之。此缪刺之数也。

2.《素问·三部九候论》

经病者治其经，孙络病者治其孙络血，血病身有痛者治其经络。其病者在奇邪，奇邪之脉则缪刺之。留瘦不移，节而刺之。上实下虚，切而从之，索其结络脉，刺出其血，以见通之。

3.《太素·三刺》卷二十二

凡刺之法，必察其形气，形肉未脱，少气而脉又躁，躁厥者，必为缪刺之。（以下缪刺之法也。形肉未脱，察其形也。少气，察其气也。脉躁，察其脉也。有此三种所由，必须缪刺大络，左刺右，右刺左也。）散气可收，聚气可希。

4.《太素·量缪刺》卷二十三

治诸经刺之所过者不痛，则缪刺之。（刺十二经所过之处不痛者，病在于络，故缪刺也。）

……

有痛而经不病者缪刺之，（循经候之不见有病，仍有痛者，此病有异处，故左痛刺右等，名曰缪刺。）因视皮部有血络者尽取之，此缪刺之数也。（缪刺之处皮部络邪血，皆刺去之，名曰缪刺之法。数，法也。）

5.《重广补注黄帝内经素问·三部九候论》

其病者在奇邪，奇邪之脉，则缪刺之。（奇，谓奇缪不偶之气，而与经脉缪处也，由是故缪刺之。缪刺者刺络脉，左取右右取左也。）

6.《重广补注黄帝内经素问·调经论》

身形有痛，九候莫病，则缪刺之。（莫病，谓无病也。缪刺者，刺络脉，左痛刺右，右痛刺左。）痛在于左而右脉病者，巨刺之。（巨刺者，刺经脉，左痛刺右，右痛刺左。）

7.《针灸大全·标幽赋》卷二

交经缪刺，左有病而右畔取。（缪刺者，刺络脉也。右痛而刺左，左痛而刺右，此乃交经缪刺之理也。）

……

巨刺与缪刺各异。（巨刺者，刺经脉也。痛在左而右脉病者，则巨刺之，左痛刺右，右痛刺左，中其经也。缪刺者，刺络脉也，身形有痛，九候无病，则缪刺之，右痛刺左，左痛刺右，中其络也。经云：左盛则右病，右盛则左病。亦有移易者，右痛未已，而左脉先病。如此者，必巨刺之中其经非络脉也。故络病，其经与经脉缪处，故曰缪刺。此刺法之相同，但一中经，一中络之异耳。）

8.《针灸问对》卷上

缪刺者，刺络脉。左痛刺右，右痛刺左……巨刺者，刺经脉也。左痛刺右，右痛刺左。

9.《灵枢注证发微·终始》

凡刺之法，必察其形气。形肉未脱，少气而脉又躁，躁厥者，必为缪刺之，散气可收，聚气可布。（此言气虚脉盛者，当行缪刺之法也。形肉虽未脱，元气则衰少，然而脉又躁动，是谓气虚脉盛也，当行缪刺之法，即左病取右络穴，右病取左络穴是也。其精气之散可以收之，邪气之聚可以散之。）

10.《类经·针刺类·三十》卷二十

黄帝问曰：余闻缪刺，未得其意，何谓缪刺？（缪，异也。左病刺右，右病刺左，刺异其处，故曰缪刺，治奇邪之在络者也。）岐伯对曰：夫邪之客于形也，必先舍于皮毛，留而不去，入舍于孙脉，留而不去，入舍于络脉，留而不去，入舍于经脉，内连五脏，散于肠胃，阴阳俱感，五脏乃伤，此邪之从皮毛而入，极于五脏之次也，如此则治其经焉。（邪气自浅入深，而极于五脏之次者，当治其经。治经者，十二经穴之正刺也，尚非缪刺之谓。）今邪客于皮毛，入舍于孙络，留而不去，闭塞不通，不得入于经，流溢于大络而生奇病也。（大络者，十二经支别之络也。病在支络，行不由经，故曰奇邪。）夫邪客大络者，左注右，右注左，上下左右，与经相干，而布于四末，其气无常处，不入于经俞，命曰缪刺。（支而横者为络，邪客于大络，故左注右，右注左。布于四末，而气无常处，故当治以缪刺。）帝曰：愿闻缪刺，以左取右，以右取左奈何？其与巨刺，何以别之？岐伯曰：邪客于经，左盛则右病，右盛则左病，亦有移易者，左痛未已，而右脉先病，如此者必巨刺之，必中其经，非络脉也。（缪刺之法以左取右，以右取左，巨刺亦然。但巨刺者刺大经者也，故曰巨刺。缪刺者刺其大络，异于经者也，故曰缪刺。皆以治病之左右移易者。巨刺义出前第五章。）故络病者，其痛与经脉缪处，故命曰缪刺。（络浅经深，络横经直，故其病缪处也。）

11.《素问集注·缪刺论》

帝曰，愿闻缪刺，以左取右，以右取左奈何？其与巨刺何以别之？（缪刺、巨刺之病，皆左右相注，故问何以别之。）岐伯曰：邪客于经，左盛则右病，右盛则左病，亦有移易者，左痛未已而右脉先病，如此者，必巨刺之，必中其经，非络脉也。故络病者，其痛与经脉缪处，故命曰缪刺。（此言邪客于经者，当巨刺也。巨，大也。谓当以长针取之，亦左取右，而右取左也。夫大络之邪，由孙络之流注，故可浅刺络脉，以取大络之气。如邪在经者，当巨刺以取之，必中其经，非络脉之比也。经谓十二经之别，即《灵枢·经别》篇之所谓足太阳之正与足少阴之正为一合，足少阳之正与足厥阴之正为二合，足阳明之正与足太阴之正为三合，手太阳之正与手少阴之正为四合，手少阳之正与手厥阴之正为五合，手阳明之正与手太阴之正为六合是也。此亦阴阳相贯，左右相交，是以左病则右盛，右病则左盛。亦有移易者，谓有病在阳经，而移入于阴经者，有病在阴经，而移入于阳经者，故左病未已，而右脉先病。如此者必巨刺之，必中其经，非络脉也。络脉者，大络也。故络病者，其痛与经脉缪处，故命曰缪刺。按：此节分别大络与经脉，各走其道，不相交通，然为病皆左注右，而右注左，俱宜缪刺者也。故以巨刺之法少分别之，故曰络病者，其痛与经脉缪处，故命曰缪刺。再按：《灵枢经》有《经脉》篇论脏腑之十二经脉者也，有《经别》篇即巨刺之经也，有十五大络即缪刺之络也。在十二经脉，则曰盛则泻之，虚则补之，热则疾之，寒则留之，陷下则灸之，不盛不虚，以经取之。在十五大络十二经别，未论其缪刺、巨刺之法，故补论于诸刺篇之后，名曰缪刺论。当知《灵》《素》二经，皆黄帝之典坟，而《素问》多有补《灵枢》之未尽者，圣人救世之婆心也。）

【述要】

关于缪刺，《素问》有《缪刺论》专篇，《三部九候论》篇亦述有“其病者在奇邪，奇邪之脉则缪刺之”，论述了缪刺的适用范围、刺法与常用部位。

从《素问》的论述看，所谓缪刺是缪于经刺的一种刺法。《缪刺论》："凡刺之数，先视其经脉，切而从之，审其虚实而调之。不调者经刺之，有痛而经不病者缪刺之，因视其皮部有血络者尽取之。此缪刺之数也。""夫邪客大络者，左注右，右注左，上下左右与经相干，而布于四末，其气无常处，不入于经俞，命曰缪刺。""故络病者，其痛与经脉缪处，故命曰缪刺。"即病在经脉而刺俞，病不入于经脉而留滞于络脉则以缪刺。缪刺本质是刺络脉，源于对病机的认识。由于"邪客大络，左注右，右注左"，故缪刺"以左取右，以右取左"，即《标幽赋》所谓"交经缪刺"，并非是缪刺本身是左右互刺，而是因为病位在大络。所以缪刺本质上是刺络脉，与经刺相对，而大络之病，常在对侧，故缪刺一般是左刺右，右刺左。缪刺容易与巨刺混淆。《缪刺论》曰："邪客于经，左盛则右病，右盛则左病，亦有移易者，左痛未已而右脉先病，如此者，必巨刺之，必中其经，非络脉也。"巨刺的重要在于左右互刺，而且是刺经，非刺络脉。

注家对缪刺的理解也基本上没有疑义，不过，马莳注《灵枢·终始》中谓："当行缪刺之法，即左病取右络穴，右病取左络穴是也。"将刺络脉转换为刺络穴，失于缪刺的本义。

（张树剑）

治脏者治其俞，治腑者治其合

【古代文献精选】

1.《素问·咳论》

黄帝问曰：肺之令人咳，何也？岐伯对曰：五脏六腑皆令人咳，非独肺也。帝曰：愿闻其状。岐伯曰：皮毛者，肺之合也。皮毛先受邪气，邪气以从其合也。其寒饮食入胃，从肺脉上至于肺则肺寒，肺寒则外内合邪，因而客之，则为肺咳。五脏各以其时受病，非其时，各传以与之。人与天地相参，故五脏各以治时，感于寒则受病，微则为咳，甚则为泄为痛。乘秋则肺先受邪，乘春则肝先受之，乘夏则心先受之，乘至阴则脾先受之，乘冬则肾先受之。

帝曰：何以异之？岐伯曰：肺咳之状，咳而喘息有音，甚则唾血。心咳之状，咳则心痛，喉中介介如梗状，甚则咽肿喉痹。肝咳之状，咳则两胁下痛，甚则不可以转，转则两胠下满。脾咳之状，咳则右胁下痛，阴阴引肩背，甚则不可以动，动则咳剧。肾咳之状，咳则腰背相引而痛，甚则咳涎。

帝曰：六腑之咳奈何？安所受病？岐伯曰：五脏之久咳，乃移于六腑。脾咳不已，则胃受之，胃咳之状，咳而呕，呕甚则长虫出。肝咳不已，则胆受之，胆咳之状，咳呕胆汁。肺咳不已，则大肠受之，大肠咳状，咳而遗矢。心咳不已，则小肠受之，小肠咳状，咳而失气，气与咳俱失。肾咳不已，则膀胱受之，膀胱咳状，咳而遗溺。久咳不已，则三焦受之，三焦咳状，咳而腹满，不欲食饮，此皆聚于胃，关于肺，使人多涕唾而面浮肿气逆也。

帝曰：治之奈何？岐伯曰：治脏者治其俞，治腑者治其合，浮肿者治其经。帝曰：善。

2.《备急千金要方·咳嗽第五》卷十八

问曰：咳病有十，何谓也？师曰：有风咳，有寒咳，有支咳，有肝咳，有心咳，有脾咳，有肺咳，有肾咳，有胆咳，有厥阴咳。

问曰：十咳之证以何为异？师曰：欲语因咳言不得音，谓之风咳。饮冷食寒因之而咳，谓之寒咳。心下坚满，咳则支痛，其脉反迟，谓之支咳。咳则引胁下痛，谓之肝咳。咳而唾血引手少阴，谓之心咳。咳而涎出续续不止，引少腹，谓之脾咳。咳引颈项而唾涎沫，谓之肺咳。咳则耳无所闻，引腰并脐中，谓之肾咳。咳而引头痛口苦，谓之胆咳。咳而引舌本，谓之厥阴咳。风咳者，不下之。寒咳、支咳、肝咳，刺足太冲。心咳，刺手神门。脾咳，刺足太白。肺咳，刺手太泉。肾咳，刺足太溪。胆咳，刺足阳陵泉。厥阴咳，刺手大陵。

3.《太素·咳论》卷二十九

治脏者治其输，治腑者治其合，浮肿者治其经。（疗五脏咳，宜疗脏经第三输也。疗六腑咳者，宜疗脏经第六合也。有浮肿者，不可治络，宜疗经穴也。）

4.《千金翼方·大肠病第八》卷二十七

治咳嗽法：肝咳，刺足太冲。心咳，刺手神门。脾咳，刺足太白。肺咳，刺手太泉。肾咳，刺足大溪。胆咳，刺阳陵泉。厥阴咳，刺手太阴。

5.《重广补注黄帝内经素问·咳论》

治脏者治其俞，治腑者治其合，浮肿者治其经（诸脏俞者，皆脉之所起第三穴。诸腑合者，皆脉之所起第六穴也。经者，脏脉之所起第四穴，腑脉之所起第五穴。《灵枢经》曰：脉之所注为俞，所行为经，所入为合。此之谓也。）

6.《圣济总录·治咳嗽灸刺法》卷一百九十三

《内经》治咳之法，治脏者治其腧，治腑者治其合，浮肿者治其经。以穴考之，各有定处：

诸咳而喘息有音，甚则唾血者，太渊主之。浮肿则治在经渠。

咳而两胁下痛不可转者，太冲主之。浮肿则治在中封。

咳而右胠下痛，阴阴引肩背，甚则不可动者，太白主之。浮肿则治在商丘。

咳而腰背相引痛，甚则咳涎者，太溪主之。浮肿则治在复溜。

咳而心痛，喉中介介如鲠，甚则咽肿喉痹者，神门主之。浮肿则治在灵道。

咳而遗矢者，曲池主之。浮肿则治在阳溪。

咳而失气者，小海主之。浮肿则治在阳谷。

咳而遗溺者，委中主之。浮肿则治在昆仑。

咳而呕，呕甚则长虫出者，三里主之。浮肿则治在解溪。

咳而呕苦汁者，阳陵泉主之。浮肿则治在阳辅。

久咳不已，咳而腹满者，天井主之。浮肿则治在支沟。凡此五脏六腑之咳，治之常也。

7.《素问病机气宜保命集·咳嗽论》卷下

……治脏者治其俞，治腑者治其合，浮肿者治其经。治俞者，治其土也。治合者，亦治其土也。如兵家围魏救赵之法也。

8.《读素问钞·病能》卷上之四

治脏者治其俞，治腑者治其合，浮肿者治其经（此总结一篇之义也。脉之所注为俞，所行为经，所入为合。《咳论》）。

9.《素问注证发微·咳论》

（此言治咳之法，五脏必治其俞穴，六腑必治其合穴，浮肿必治其脏腑之经穴也。五脏俞穴者，肺俞太渊，脾俞太白，心俞神门，肾俞太溪，肝俞太冲是也。六腑合者，大肠合曲池，胃合三里，小肠合小海，膀胱合委中，三焦合天井，胆合阳陵泉是也。若脏腑之咳而面皆浮肿，则随脏腑之经穴而各分治之：肺之经穴经渠，大肠之经穴阳溪，胃之经穴解溪，脾之经穴商丘，心之经穴灵道，小肠之经穴阳谷，膀胱之经穴昆仑，肾之经穴复溜，心包络之经穴间使，三焦之经穴支沟，胆之经穴阳辅，肝之经穴中封是也。）

10.《类经·疾病类·五十二》卷十六

（脉之所注者为俞，所入者为合，所行者为经，诸脏腑皆然也。）

11.《素问集注·咳论》

（咳在五脏，当治其俞，五脏之俞，皆在于背。欲知背俞，先度其两乳间，以草度其背，是谓五脏之俞，灸刺之度也。合治内腑，故咳在六腑者，取之于合。胃合于三里，大肠合入于巨虚上廉，小肠合入于巨虚下廉，三焦合入于委阳，膀胱合入于委中央，胆合入于阳陵泉。浮肿者，取肺胃之经脉以治之。）

12.《素问直解·咳论》

（关肺而治脏者，治其俞，五脏之俞，皆在于背，如肺俞、心俞、肝俞、脾俞、肾俞是也。聚胃而治俞者，治其合。六腑之合，皆在于肘腘之中。如胃合于三里，胆合于阳陵泉，大肠合于曲池，小肠合于小海，膀胱合于委中，三焦合于天井是也。若脏腑兼病，治浮肿者，治其经。经者，脏腑相通之经脉也。举浮肿，则涕唾气逆，皆在其中，得其治俞、治合、治经之意，而推广之，治咳不难矣，帝故善之。）

13.《素问识·咳论》

治其俞（志云：咳在五脏，当治其俞，五脏之俞，皆在于背，欲知背俞，先度其两乳间，以草度其背，是谓五脏之俞，灸刺之度也。简按：此据《血气形志篇》，而诸家并原于《本输篇》，未详何是。）

治其合（志云：合治内腑，故咳在六腑者，取之于合。胃合入于三里，大肠合入于巨虚上廉，小肠合入于巨虚下廉，三焦合入于委阳，膀胱合入于委中央，胆合入于阳陵泉。高同。简按：此据《邪气脏腑病形篇》，而诸家并原于《本输篇》，亦未详何是。）

治其经（志云：浮肿者，取肺胃之经脉以治之。简按：上文曰俞曰合，前注似是。《证治准绳》并《张氏医通》咳嗽门，载增补《素问》五脏六腑咳治例，当参看。）

14.《针灸逢源·〈素问·刺咳论〉》卷二

治脏者治其俞（肺太渊，心神门，肝太冲，脾太白，肾太溪。一作背上各脏之俞，误）。治腑者，治其合（胃三里，胆阳陵泉，大肠曲池，小肠小海，膀胱委中，三焦天井）。浮肿者治其经（脉之所行者为经，如经渠、阳溪、解溪、商邱等穴是也。诸咳之浮肿气逆者，当各随其所病之经刺之）。

【述要】

“治脏者治其输，治腑者治其合”，出《素问·咳论》。这是有关脏腑病证的选穴原则，提出治疗五脏病证选（五脏）阴经五输穴之输，治疗六腑病证选（六腑）阳经下合穴。

在原文语境中，这本是针对咳证的治疗选穴原则。《黄帝内经》认为，“五脏六腑皆令人咳”，由于“五脏之久咳乃移于六腑”，可成“六腑之咳”，因而提出针刺治疗五脏咳和六腑咳的选穴原则。

其中，脏与腑相对，输与合相对。针对脏病、腑病的治疗选穴，《黄帝内经》都有明确的论述。《灵枢·九针十二原》提出脏病取原穴原则，“五脏有疾，当取之十二原”，阴脉五输穴之“输”即五脏原穴。《灵枢·邪气脏腑病形》提出腑病取下合穴的原则，所谓“合治内府”。下合穴皆在足阳经，主治胃、胆、膀胱的下合穴即足三阳经脉五输穴之“合”，主治大肠、小肠、三焦手的下合穴也位于足阳经上（足阳明、太阳经）。所以，“治脏者治其输，治腑者治其合”之输与合是取相对之意。

对这一治疗原则中的输、合，后人多数从五输穴解释，但除个别医家如张志聪外，大多将“合”完全混同五输穴之合（这也是涉及下合穴时的常见之误）。少数人如张志聪、高士宗等释“输”为背俞。对此，丹波元简不置可否（实倾向张、高），李学川明言作背俞为误。

五脏六腑咳的具体用穴，尽管《素问·咳论》没有论及，但根据有关五输穴、原穴及下合穴的论述而可知，其中，心咳所取之输，据《灵枢》的《九针十二原》《本输》两篇，当为大陵穴。《备急千金要方》明确了五脏咳用穴（其中“厥阴咳”实为心咳），“心咳，刺手神门。脾咳，刺足太白。肺咳，刺手太泉。肾咳，刺足太溪。胆咳，刺足阳陵泉。厥阴咳，刺手大陵。”马莳和张志聪分别说明了五脏咳和六腑咳的所选腧穴。

实际上，“治脏者治其俞，治腑者治其合”，这两个原则在临床运用中已不限于咳证，而为针灸治疗脏腑病证选穴的常法，因而具有普遍意义。

（赵京生）

治病无定穴

【古代文献精选】

1.《扁鹊神应针灸玉龙经·一百二十穴玉龙歌》

身痛：浑身疼痛疾非常，不定穴中宜细详。有筋有骨须浅刺，灼艾临时要度量。（不定穴，又名天应穴。但疼痛便针，针则卧针，出血无妨，可少灸。）

2.《针灸问对》卷上

或曰：诸家言某穴主某病，其说亦可从乎？曰：治病无定穴也。邪客于人，与正周流上下，或在气分，或在血分，无有定止。故喻用针，正如用兵，彼动则此应，或出以奇，或守以正，无有定制。医者不究病因，不察传变，惟守某穴主某病之说，执中无权，按谱施治，譬之狂潦泛滥，欲塞下流，而获安者亦偶然耳！夫病变无穷，灸刺之法亦无穷，或在上，下取之；或在下，上取之；或正取之；或直取之。审经与络，分血与气，病随经所在，穴随经而取，庶得随机应变之理，岂可执以某穴主某病哉！或曰：此固然矣，但学者望洋无下手处。曰：譬犹匠者教人以规矩取方圆也。规矩之法在师，方圆之法则在子弟。夫圣人之于针，非经络孔穴无以教后学；后学非经络孔穴无以传之师。苟不知通变，徒执孔穴，所谓按图索骥，安能尽其法哉？故曰：粗守形，上守神；粗守关，上守机。机之动，不离其空中，此之谓也。

3.《针灸大成·策·穴有奇正策》卷三

问：九针之法，始于岐伯，其数必有取矣。而灸法独无数焉，乃至定穴，均一审慎，所谓奇穴，又皆不可不知也。试言以考术业之专工。

尝谓针灸之疗疾也，有数有法，而惟精于数法之原者，斯足以窥先圣之心。圣人之定穴也，有奇有正，而惟通于奇正之外者，斯足以神济世之术，何也？法者，针灸所立之规，而数也者，所以纪其法，以运用于不穷者也。穴者，针灸所定之方，而奇也者，所以翊夫正以旁通于不测者也。数法肇于圣人，固精蕴之所寓，而定穴兼夫奇正，尤智巧之所存。善业医者，果能因法以详其数，缘正以通其奇，而于圣神心学之要，所以默蕴于数法奇正之中者，又皆神而明之焉，尚何术之有不精，而不足以康济斯民也哉？

执事发策，而以针灸之数法奇穴，下询承学，盖以术业之专工者望诸生也。而愚岂其人哉？虽然，一介之士，苟存心于爱物，于人必有所济，愚固非工于医业者，而一念济物之心，特惓惓焉。矧以明问所及，敢无一言以对。夫针灸之法，果何所昉乎？粤稽上古之民，太朴未散，元醇未漓，与草木蓁蓁然，与鹿豕狉狉然，方将相忘于浑噩之天，而何有于疾，又何有于针灸之施也。自羲、农以还，人渐流于不古，而朴者散，醇者漓，内焉伤于七情之动，外焉感于六气之侵，而众疾胥此乎交作矣。岐伯氏有忧之，于是量其虚实，视其寒温，酌其补泻，而制之以针刺之法焉，继之以灸火之方焉。至于定穴，则自正穴之外，又益之以奇穴焉。非故为此纷纷也，民之受疾不同，故所施之术或异，而要之非得已也，势也。势之所趋，虽圣人亦不能不为之所也已。……夫有针灸，则必有会数法之全，有数法则必有所定之穴，而奇穴者，则又旁通于正穴之外，以随时疗症者也。而其数维何？吾尝考之《图经》，而知其七十有九焉，以鼻孔则有迎香，以鼻柱则有鼻准，以耳上则有耳尖，以舌下则有金津、玉液，以眉间则有鱼腰，以眉后则有太阳，以手大指则有骨空，以手中指则有中魁；至于八邪、八风之穴，十宣、五虎之处，二白、肘尖、独阴、囊底、鬼眼、髋骨、四缝、中泉、四关，凡此皆奇穴之所在。而九针之所刺者，刺以此也。灸法之所施者，施以此也。苟能即此以审慎之，而临症定穴之余，有不各得其当者乎？虽然，此皆迹也，而非所以论于数法奇正之外也。圣人之情，因数以示，而非数之所能拘；因法以显，而非法之所能泥；用定穴以垂教，而非奇正之所能尽，神而明之，亦存乎其人焉耳。故善业医者，苟能旁通其数法之原，冥会其奇正之奥，时可以针而针，时可以灸而灸，时可以补而补，时可以泻而泻，或针灸可并举，则并举之，或补泻可并行，则并行之。治法因乎人，不因乎数；变通随乎症，不随乎法；定穴主乎心，不主乎奇正之陈迹。譬如老将用兵，运筹攻守，坐作进退，皆运一心之神以为之。而凡鸟占云祲、金版六韬之书，其所具载方略，咸有所不拘焉。则兵惟不动，动必克敌；医惟不施，施必疗疾。如是虽谓之无法可也，无数可也，无奇无正亦可也，而有不足以称神医于天下也哉！管见如斯，惟执事进而教之！

【述要】

“治病无定穴”由江机在《针灸问对》中提出，是指针灸临床用穴不可拘泥，这一认识非常有临床意义。《灵枢·九针十二原》说：“粗守形，上守神；粗守关，上守机。机之动，不离其空。空中之机，清静而微”，气血输注，如机之动，所以临床不可胶柱，“病随经所在，穴随经而取”，找到疾病所在，并把握针刺时机。近人承淡安所谓“人身寸寸是穴”的解释更为具体：“前人所注穴道，部位互有异同，谁为准确，未可定论。盖人身寸寸是穴。试观之解剖，实属神经支干。虽亦有动脉，然动脉之外，仍属神经缠绕。”（《增订中国针灸治疗学·编辑大意》）

所谓“人身寸寸是穴”，与“治病无定穴”有异曲同工之处。承氏的理解是凡有神经处即是穴位，这与民国时期针灸家追求科学化针灸的思想有关，不过，“寸寸是穴”固然由于神经末梢无处不在，但远不止于此。《黄帝内经》所论腧穴，形态多样，遍布全身，可以表现为气穴、骨空、溪谷、络脉、脉动、筋结、压痛等[1]。结合腧穴形态取穴，不胶柱于定位与处方，则是符合实际的。

【现代参考文献】

[1] 张树剑 . 早期腧穴形态观念阐微 [J]. 中国针灸，2011，31（12）：1127-1130.

（张树剑）

肚腹三里留，腰背委中求，头项寻列缺，面口合谷收

【古代文献精选】

《针灸大全·四总穴歌》卷一

肚腹三里留，腰背委中求。头项寻列缺，面口合谷收。

【述要】

"肚腹三里留，腰背委中求。头项寻列缺，面目合谷收"，是为《四总穴歌》。因其朗朗上口，更因其临床切合实用，而流传甚广，如今仍然是针灸医生的临床圭臬。从现有文献看来，《针灸大全》已收载《四总穴歌》，后在明清针灸书中反复引录。《四总穴歌》不仅是四个腧穴的主治总结，由此入手，可以梳理出腧穴的主治特征性规律，所谓辨位论治，是指针对某一病位而取某个或某组腧穴进行治疗，着重于患病的部位，而对于寒热虚实等病性的关注相对较弱。在施术部位上施以针灸，无论虚实寒热，所定处方腧穴并无二致。在施术方法上或有不同，如虚证寒证多施灸法，实证热证多施针法，若见菀陈多以刺血法等。

辨位论治的施治思路未必与经脉循行有关。"经脉所过，主治所在"，是指导针灸临床取穴的思路之一，而一些效果明显的腧穴主治特点，如少泽通乳、至阴纠正胎位等，若以经脉循行解释显然难以令人满意。在很多时候效穴的发现与古人的经验积累有关，许多弥足珍贵的用穴经验以歌赋的形式传承下来，如《四总穴歌》，即典型地体现在针灸临床辨位论治的理念。"肚腹三里留，腰背委中求。头项寻列缺，面口合谷收"，四个腧穴分别对应四个部位，提示的是治疗点与效应部位的对应关系。

一般而言，对于四总穴治疗效应的解释也多从经脉理论上着眼，足三里是足阳明胃经的合穴，又是胃之下合穴，所属经脉与肚腹关系密切；委中穴

是足太阳膀胱经的合穴，又是膀胱的下合穴，膀胱经循行于腰背；列缺穴为手太阴肺经之络穴，连络其互为表里的手阳明大肠经，手阳明上行循行于头项部；合谷穴为手阳明大肠经原穴，手阳明循行于面口部，如此解释，可以帮助理解四总穴主治部位。这种用经脉循行解释腧穴主治已经成为一种习惯，但多无特异性价值，若更为直接地对腧穴与效应部位的关系作出对应，而无需过多解释曲折的临床思路，是目前针灸临床所更应关注的。与《四总穴歌》相类似的还有《八脉交会穴歌》："公孙冲脉胃心胸，内关阴维下总同，临泣胆经连带脉，阳维目锐外关逢；后溪督脉内眦颈，申脉阳跻络亦通，列缺任脉行肺系，阴跻照海膈喉咙"，阐述了四组腧穴相互协同对于不同效应部位的对应治疗关系。

（张树剑）

寒热痛痹开四关

【古代文献精选】

1.《灵枢·邪客》

黄帝曰：持针纵舍奈何？岐伯曰：必先明知十二经脉之本末，皮肤之寒热，脉之盛衰滑涩。其脉滑而盛者，病日进；虚而细者，久以持；大以涩者，为痛痹；阴阳如一者，病难治。其本末尚热者，病尚在；其热已衰者，其病亦去矣。持其尺，察其肉之坚脆、大小、滑涩、寒温、燥湿。因视目之五色，以知五脏而决死生。视其血脉，察其色，以知其寒热痛痹。

2.《灵枢·九针论》

黄帝曰：针之长短有数乎？岐伯曰：一曰镵针者，取法于巾针……六曰员利针，取法于氂，针微大其末，反小其身，令可深内也，长一寸六分，主取痈痹者也。七曰毫针，取法于毫毛，长一寸六分，主寒热痛痹在络者也。八曰长针，取法于綦针，长七寸，主取深邪远痹者也。九曰大针，取法于锋针，其锋微员，长四寸，主取大气不出关节者也。针形毕矣，此九针大小长短法也。

3.《针经指南·针经标幽赋》

观夫九针之法，毫针最微，七星可应，众穴主持……可平五脏之寒热，能调六腑之虚实。拘挛闭塞，遣八邪而去矣；寒热痛痹，开四关而已之。凡刺者，使本神朝而后入；既刺也，使本神定而气随。神不朝而勿刺，神已定而可施。定脚处，取气血为主意；下手处，认水木是根基。

4.《扁鹊神应针灸玉龙经·注解〈标幽赋〉》

拘挛闭塞，遣八邪而去矣；寒热痛痹，开四关而已之。

（太乙移宫之日，八风之邪主人寒热、头痛，若能开辟四关，病可除也。四关者，两手两足，刺之而已矣，正所谓六十六穴之中也。）

5.《针灸大全·标幽赋》卷二

寒热痛痹，开四关而已之。

（寒者，身作颤而发寒也。热者，身作潮而发热也。痛，疼痛也。痹，麻木也。四关者，五脏有六腑，六腑有十二原，十二原出于四关，太冲、合谷是也。）

6.《针灸问对》卷上

或曰：九针之所主，皆外伤欤？抑亦有内伤欤？

经曰：一曰镵针，头大末锐，令无得深入，主病在皮肤无常者。二曰员针，筒身员末，主无伤肉分，主病在分肉间者。三曰鍉针，大其身，员其末，主病在血脉，按脉取气，令邪出也。四曰锋针，筒其身，锋其末，刃三隅，主四时八风客于经络为痼病者，令可以泄热出血而发痼病也。五曰铍针，末如剑锋，主寒与热争，两气相搏，合为痈脓，可以取大脓也。六曰员利针，令尖如氂，且员且锐，微大其末，反小其身，主虚邪客于经络而为暴痹，令可深内以取之也。七曰毫针，尖如蚊虻喙，长一寸六分，静以徐往，微以久留，主邪客经络而为寒热痛痹者也。

7.《针灸大成·标幽赋（杨氏注解）》卷二

拘挛闭塞，遣八邪而去矣；寒热痹痛，开四关而已之。

（拘挛者，筋脉之拘束。闭塞者，气血之不通。八邪者，所以候八风虚邪，言疾有挛闭，必驱散八风之邪也。寒者，身作颤而发寒也。热者，身作潮而发热也。四关者，六脏有十二原，出于四关，太冲、合谷是也。故太乙移宫之日，主八风之邪，令人寒热疼痛，若能开四关者，两手两足，刺之而已。）

8.《针方六集·标幽赋（吴注）一》卷二

拘挛闭塞，遣八邪而去矣。（手足拘挛，经隧闭塞，八风之邪所为也。宜用针汗之，遣去八风之邪。）寒热痹痛，开四关而已之。（四关，乃十二经别走之络，为阴阳表里交通隘塞之地，在于四末，如往来之关隘，故曰四关。言为寒为热，为痹为痛，皆四关闭塞所致。宜开通四关而已之。）

9.《类经图翼·诸证灸法要穴·伤寒》卷十一

声哑：天突、期门、间使、合谷（刺）、太冲（刺）。所谓开四关者，即合谷、太冲也。

10.《灵枢集注·邪客》

黄帝曰：持针纵舍奈何？岐伯曰：必先明知十二经脉之本末，皮肤之寒热，脉之盛衰滑涩。其脉滑而盛者病日进，虚而细者久以持，大以涩者为痛痹，阴阳如一者病难治。其本末尚热者，病尚在。其热已衰者，其病亦去矣。持其尺，察其肉之坚脆，大小滑涩，寒温燥湿。因视目之五色，以知五脏而决死生。视其血脉，察其色，以知其寒热痛痹。（……皮肤之寒热，病气在于皮肤也。……脉大以涩者，为寒热痛痹也。……视其血络，察其皮毛，以知痛痹之寒热也。《皮部论》曰：凡十二经络脉者，皮之部也。其色多青则痛，多黑则痹，黄赤则热，多白则寒，五色皆见，则寒热也。此篇论营卫宗气，营行出入于经脉之外内，故持针纵舍，亦当察病气之在于皮肤，在于经脉，或在内之五脏也。）

11.《针灸逢源·标幽赋》卷三

拘挛闭塞，追八邪而去矣（手足拘挛，气血不通之症，先追散八风之邪）；寒热痹痛，开四关而已之（寒痹、热痹、痛风之类，针两肘两膝之穴）。

【述要】

“寒热痛痹，开四关而已之”，是对寒热、痛痹等病证常用选穴经验的总结，载于窦汉卿《针经指南·针经标幽赋》。

“四关”这一术语早见于《灵枢·九针十二原》，“五脏有六腑，六腑有十二原，十二原出于四关，四关主治五脏。”此四关为“十二原”所出部位，“十二原”即五脏原穴（肺原太渊、心原大陵、肝原太冲、脾原太白、肾原太溪），加膏之原鸠尾、肓之原脖胦。对“四关”具体所指，该篇并未明确表述。多数医家认为此处“四关”指两肘、两膝四个大关节。如杨上善《太素·诸原所生》注：“关，四肢也。”马莳：“四关者，即手肘足膝之所，乃关节之所系也。故凡井、荥、输、经、合之穴，皆手不过肘而足不过膝也（《灵枢注证发微·九针十二原》）。”张介宾《类经》《类经图翼》程国彭《医学心悟》等亦同。

所以，《扁鹊神应针灸玉龙经·注解〈标幽赋〉》禀承以上认识，从针刺两手两足的六十六穴解释：“八风之邪主人寒热、头痛，若能开辟四关，病可除也。四关者，两手两足，刺之而已矣，正所谓六十六穴之中也。”徐凤《针灸大全》对“四关”的解释则引用了《九针十二原》的论述：“四关者，五脏有六腑，六腑有十二原，十二原出于四关，太冲、合谷是也。”徐凤以合谷、太冲四穴指四关，与《灵枢》不同，且较前面医家所指腧穴范围大大缩小。但后人从之者不少。李鼎先生指出：“徐注举此二穴是举例而言”[1]。

【现代参考文献】

[1] 李鼎，王罗珍，李磊. 子午流注针经针经指南合注 [M]. 上海：上海科学技术出版社，1998：166.

（李素云　赵京生）

第七章 治则治法

以针通调经脉血气

【古代文献精选】

1. 《灵枢·九针十二原》

黄帝问于岐伯曰：余子万民，养百姓，而收其租税。余哀其不给，而属有疾病。余欲勿使被毒药，无用砭石，欲以微针通其经脉，调其血气，营其逆顺出入之会。令可传于后世，必明为之法，令终而不灭，久而不绝，易用难忘，为之经纪。异其章，别其表里，为之终始。令各有形，先立针经，愿闻其情。

2. 《太素·九针要道》卷二十一

黄帝问岐伯曰：余子万民，养百姓，而收其租税。余哀其不终，属有疾病。余欲勿令被毒药，无用砭石，欲以微针通其经脉，调其血气，营其逆顺出入之会。令可传于后世。（五方疗病，各不同术，今圣人量其所宜，杂令行之，取十全，故次言之。子者，圣人爱百姓犹赤子也。中有邪伤，属诸疾病，不终天年。有疗之者，行于毒药，或以砭石伤肤，毒药损中，可九种微针通经调气，以传后代也。）

3. 《素问注证发微·调经论》

（神不足者，其络必虚，当治其心经之络，为虚者治之，按而致其气之来，刺而令其气之和，利者和也，无出血泄气，以通其经脉，使神气乃平，不至于不足，而为悲斯已矣。且其邪客于形，而初起于毫毛，未入于经络，则乘其微而刺之者，当按摩其病处，勿释其手，着针其病处，勿推其针，使移邪气于不足而为衰，复其正气之如故而无亏，则神气自全矣。）

4. 《针方六集·附：修〈金针赋〉》卷四

久患偏枯　通经接气定息寸数议

……

（夫久患偏枯，虚寒证也。先宜以甘药温补，然后施针。通其经脉，接续正气，病可使痊。）

5.《类经·针刺类·五十六》卷二十二

（《邪气脏腑病形篇》曰：诸小者阴阳形气俱不足，勿取以针而调以甘药也。诸如此者，又皆言虚不宜针也。及详考本经诸篇，凡所言应刺之疾，必皆邪留经络，或气逆脏腑，大抵皆治实证，此针之利于泻，不利于补也明矣。然则诸言不足者补之，又何为其然也？盖人身血气之往来，经络之流贯，或补阴可以配阳，或固此可以攻彼，不过欲和其阴阳，调其血气，使无偏胜，欲得其平，是即所谓补泻也。设有不明本末，未解补虚之意，而凡营卫之亏损，形容之羸瘦，一切精虚气竭等证，概欲用针调补，反伤真元，未有不立败者也。故曰针有泻而无补，于此诸篇之论可知矣。凡用针者，不可不明此针家大义。）

6.《素问集注·宝命全形论》

一曰治神，（神在秋毫，属意病者，神属勿去，知病存亡。）二曰知养身，（以身之虚，而逢天之虚，两虚相感，其气至骨，入则伤五脏，故当知日之寒温，月之虚盛，四时气之浮沉，而调之于身，工候救之，勿能伤也。）三曰知毒药为真，（毒药，所以攻邪者也，如知之不真，用之不当，则反伤其正气矣。故帝曰：余欲弗使被毒药，欲以微针通其经脉，调其血气。）四曰制砭石小大，（上古之世，未有冶铸，以砭石为针，制有大小，随病所宜，黄帝始造九针，以代镵石。经曰：小之则无内，大之则无外。盖治外者制小其针，治内者制其大也。）五曰知腑脏血气之诊。（腑为阳，脏为阴，气为阳，血为阴，人生有形，不离阴阳，故必先知脏腑气血之虚实，而后可以行针。）

7.《素问集注·八正神明论》

是以天寒无刺，（血泣而卫沉也。）天温无凝。（天气温和，则血气无凝滞而易行。）月生无泻，（恐伐其生气也。）月满无补，（恐重实也。）月郭空无治，（正气虚而邪气不去也。）是谓得时而调之。（谓得天时而调其血气也。）

……

帝曰：善。其法星辰者，余闻之矣，愿闻法往古者。岐伯曰：法往古者，先知《针经》也。（《灵枢》首篇黄帝问曰：余子万民，养百姓而收其租税。余哀其不给，而属有疾病。余欲勿使被毒药，无用砭石，欲以微针通其经脉，调其血气。先立《针经》，愿闻其情。）

8.《素问集注·刺禁论》

无刺大醉，令人气乱。无刺大怒，令人气逆。无刺大劳人，无刺新饱人，无刺大饥人，无刺大渴人，无刺大惊人。（此论要害之外，而又有禁刺之人也。饮酒大醉，卫气先充络脉，先行皮肤，刺之则令人气乱矣。怒则气上，刺之则逆其气矣。大劳则阳气外张，刺之则泄其气矣。饮食未进则络脉调匀。新饱者，谷气盛满，营卫未舒也。谷入于胃，脉道乃行，饥则脉道虚涩矣。水入于经，而血乃成，渴则血液燥竭矣。惊则气乱，必定其气而后可刺之。夫针刺之道，通其经脉，调其气血，是以神气不定，血气不调者，皆当避忌者也。）

9.《素问集注·调经论》

神不足者，视其虚络，按而致之，刺而利之，无出其血，无泄其气，以通其经，神气乃平。（心主血脉，视其心之皮部，有虚络者，按其穴而致其气，刺其络而利其血，无泄其血气，以通其经脉，而神气乃平矣。愚按：针刺之道，通利经脉，无泄其气血，即所以补虚也。盖血气流通，而形神自生矣。人之为病，因郁滞而成虚者，十居其半，医者但知补虚，不知通利之中，更有补虚之妙用。）

10.《灵枢集注·玉版》

（此言小针者，上合于天，下合于地，中合于人，通其经脉，调其血气，营其顺逆，出入之会，可传于后世，无有终时者。若不察此三才之大道，反逆伤其旋转之机，又胜五兵之杀人矣。）

11.《素问直解·脏气法时论》

脾病者，身重，善肌肉痿，足不收，行善瘈，脚下痛。虚则腹满，肠鸣飧泄，食不化。取其经，太阴阳明少阴血者。（周身肌肉，脾土主之，故脾病者，身重，善肌肉痿。痿，犹痹也。脾足太阴之经脉，起于足大趾，循经上膝。脾病，故足不收，行善瘈，脚下痛。脾土内虚，不能四布，则腹满。土气虚寒，则肠鸣飧泄，食不化。取其经脉而治之，则在太阴阳明，兼及少阴者，火土相生之火。血者，通其经脉也。）

12.《素问直解·宝命全形论》

众脉不见，众凶弗闻，外内相得，无以形先。（神先针后，通其经脉，而众脉若不见；神先针后，除其凶疾，而众凶若弗闻。合外以为内，合内以为外，故外内相得，必先治神，后乃存针，故无以形先。）

13.《素问直解·骨空论》

眇络季胁，引少腹而痛胀，刺譩譆。（眇络季胁，经脉不和，枢转不利，致引少腹而痛胀。少腹者，太阳膀胱之部也，故当刺太阳之譩譆，通其经脉焉。）

14.《素问直解·五常政大论》

气反者，病在上，取之下；病在下，取之上，病在中；旁取之。（申明上下内外，病气有相反者，则病在上，当取之下，谓气壅于上，而宜降之也。病在下，当取之上，谓气滞于下，而宜升之也。病在中，当取之外，而左右旁取之，谓气逆于中，通其经脉，而旁达之也。）

15.《医学源流论·汤药不足尽病论》卷上

《内经》治病之法，针灸为本，而佐之以砭石、熨浴、导引、按摩、酒醴等法。病各有宜，缺一不可。盖服药之功，入肠胃而气四达，未尝不能行于脏腑经络。若邪在筋骨肌肉之中，则病属有形，药之气味，不能奏功也。故必用针灸等法，即从病之所在，调其血气，逐其风寒，为实而可据也。

【述要】

“以针通调经脉血气”语出《灵枢·九针十二原》，原文为“欲以微针通其经脉，调其血气”。其中包含了古人对针刺疗法认识中的三个重要元素：工具、功用、作用基础。工具，即微针、针；功用，即通调之效；作用基础有二，经脉、血气。

此论题于《灵枢》中首见时即以“通其经脉”“调其血气”两部分呈现，后世之论中亦常分而引述。体现了针刺之法可“通经脉”“调血气”的两方面功效，前者偏于论针刺作用之部位，后者偏论古人所理解的作用物质基础与效果体现的媒介。字面义上，“通”在于通过刺激使经脉畅达，“调”在于调节气血的阴阳平衡，而经脉实为气血之承载，故而将二者合一，作互文之解，为“以针通调经脉血气”。

在其出处的《灵枢·九针十二原》中，经言：“余欲勿使被毒药，无用砭石，欲以微针通其经脉，调其血气，营其逆顺出入之会，令可传于后世。”不难发现，这一说法的前文，以“毒药”“砭石”二法作铺垫与对比，且以“被”（披）一字，暗示二法对人身存有一定的创伤性，故而引出想换用伤害性较小的“微针”来治愈疾苦的含义，并顺而言“微针”之法的种种益处和效用，在一定程度上，体现了《黄帝内经》时期药物及砭石疗法的实际应用情况及人们普遍态度。

后世引述时，凡同时论及“通经脉”“调血气”，多为对原经文的引用与释义，其含义与原义相当。而单论“通经脉”，常见于论针刺之法，接续在具体刺法之后，“通其经脉”是对针刺后效果的概括；单论“调血气”，时见于用方药之法的论述中以言方药的药效，时见于针刺之法中，且常有阴阳之辨，在血为阴，在气为阳，旨在表述以针刺调节机体阴阳之偏倾。

“以针通调经脉血气”是古人对针刺之法及其作用机理认识的最基本概括，从其现于《灵枢》首篇的位置亦可见其纲领性意义。

（姜 姗 赵京生）

用针之类，在于调气

【古代文献精选】

1.《灵枢·小针解》

所谓易陈者，易言也。难入者，难著于人也。粗守形者，守刺法也。上守神者，守人之血气有余不足，可补泻也。神客者，正邪共会也。神者，正气也。客者，邪气也。在门者，邪循正气之所出入也。未睹其疾者，先知邪正何经之疾也。恶知其原者，先知何经之病，所取之处也……上守机者，知守气也。机之动，不离其空中者，知气之虚实，用针之徐疾也。空中之机，清净以微者，针以得气，密意守气勿失也。其来不可逢者，气盛不可补也。其往不可追者，气虚不可泻也。不可挂以发者，言气易失也。

2.《灵枢·根结》

故曰：刺不知逆顺，真邪相搏。满而补之，则阴阳四溢，肠胃充郭，肝肺内䐜，阴阳相错。虚而泻之，则经脉空虚，血气竭枯，肠胃慑辟，皮肤薄著，毛腠夭膲，予之死期。故曰：用针之要，在于知调阴与阳，调阴与阳，精气乃光，合形与气，使神内藏。故曰：上工平气，中工乱脉，下工绝气危生。故曰：下工不可不慎也。必审五脏变化之病，五脉之应，经络之实虚，皮之柔粗，而后取之也。

3.《灵枢·邪气脏腑病形》

黄帝曰：刺之有道乎？岐伯答曰：刺此者，必中气穴，无中肉节，中气穴则针染（一作游）于巷，中肉节即皮肤痛。补泻反则病益笃。中筋则筋缓，邪气不出，与其真相搏，乱而不去，反还内著，用针不审，以顺为逆也。

4.《灵枢·终始》

凡刺之道，气调而止，补阴泻阳，音气益彰，耳目聪明，反此者血气不行。所谓气至而有效者，泻则益虚，虚者脉大如其故而不坚也，坚如其故者，适虽言故，病未去也。补则益实，实者脉大如其故而益坚也，夫如其故而不坚者，适虽言快，病未去也。故补则实，泻则虚，痛虽不随针，病必衰去。必先通十二经脉之所生病，而后可得传于终始矣。故阴阳不相移，虚实不相倾，取之其经。

5.《灵枢·五乱》

黄帝曰：补泻奈何？岐伯曰：徐入徐出，谓之导气，补泻无形，谓之同精，是非有余不足也，乱气之相逆也。黄帝曰：允乎哉道，明乎哉论，请著之玉版，命曰治乱也。

6.《灵枢·卫气失常》

黄帝曰：取之奈何？伯高曰：夫病变化，浮沉深浅，不可胜穷，各在其处。病间者浅之，甚者深之，间者小之，甚者众之，随变而调气，故曰上工。

7.《灵枢·官能》

是故工之用针也，知气之所在，而守其门户，明于调气，补泻所在，徐疾之意，所取之处。泻必用员，切而转之，其气乃行，疾而徐出，邪气乃出，伸而迎之，遥大其穴，气出乃疾。补必用方，外引其皮，令当其门，左引其枢，右推其肤，微旋而徐推之，必端以正，安以静，坚心无解，欲微以留，气下而疾出之，推其皮，盖其外门，真气乃存。用针之要，无忘其神。

8.《灵枢·刺节真邪》

用针之类，在于调气，气积于胃，以通营卫，各行其道。宗气留于海，其下者注于气街，其上者走于息道。故厥在于足，宗气不下，脉中之血，凝而留止，弗之火调，弗能取之。

9.《素问·疏五过论》

凡此五者，皆受术不通，人事不明也。故曰：圣人之治病也，必知天地阴阳，四时经纪，五脏六腑，雌雄表里，刺灸砭石、毒药所主，从容人事，以明经道，贵贱贫富，各异品理，问年少长，勇怯之理，审于分部，知病本始，八正九候，诊必副矣。治病之道，气内为宝，循求其理，求之不得，过在表里。

10.《太素·诊候一·人迎脉口诊》卷十四

凡刺之道，气调而止，补阴泻阳，（夫泻阴为易，补阴为难，补阳为易，泻阳为难，刺法补阴泻阳，二气和者，即可停止也。）

11.《太素·五邪刺》卷二十二

用针之类，在于调气（气之不调则病，故疗病者在于调气也。）气积于胃，以通营卫，各行其道。（胃受水谷，以生于气，故水谷之气积于此也。卫气起胃之□□，营气起于胃之内口，营行于脉中，卫行脉外，今用针调于胃气，通于营卫，使各行其道也。）宗气留于海，其下者注于气街，（谷入于胃，其气清者上注于肺，浊者下流于胃，胃之气上出于口，以为噫气，肺之宗气留积气海，乃胸间动气也。动气下者，注于气街，生肺脉者也。）其上者走于息道。（肺之清气积于海者，走于息道，以为呼吸也。）

12.《重广补注黄帝内经素问·疏五过论》

治病之道，气内为宝，循求其理，求之不得，过在表里。【工之治病，必在于形气之内求有过者，是为圣人之宝也。求之不得，则以脏腑之气阴阳表里而察之。（新校正云：按全元起本及《太素》作气内为实。杨上善云：天地间气为外气，人身中气为内气，外气裁成万物，是为外实，内气荣卫裁生，故为内实。治病能求内气之理，是治病之要也。）】

13.《灵枢注证发微·根结》

黄帝曰：形气之逆顺奈何？……故曰用针之要，在于知调阴与阳。调阴与阳，精气乃光，合形与气，使神内藏。（……故用针之要，在于知调阴阳，自然精气生光，形气相合，而神气内藏，此乃上工平气之法。彼中工、下工则乱脉与绝气耳。凡若此者，必审五脏有变化之病，五脉之异，经络之有虚实，皮肤之有柔脆，而后可以用针取气也。）

14.《灵枢注证发微·终始》

凡刺之道，气调而止，补阴泻阳，音气益彰，耳目聪明，反此者气血不行。【此言据人迎、脉口之脉，当施补泻之法也。人迎一盛，病在足少阳胆经，则胆与肝为表里，乃胆实而肝虚也，当泻足少阳胆经，而补足厥阴肝经，泻者二穴，而补者一穴，泻倍而补半也。……是以凡行刺者，必早乘其病势，以调其气，候至气和而止针。或补阴经以泻阳经，或补阳经以泻阴经，则音声能彰，耳聪目明矣。否则血气不行，而病必至危也。（按：此即人迎脉口以知虚实，遂泻阴补阳，泻阳补阴，乃诊治至妙之法也，岂特用针为然？奈何后世不讲，而脉既不明，治亦无法，致人夭札者多，痛哉！）】

15.《灵枢注证发微·刺节真邪》

用针之类，在于调气。气积于胃，以通营卫，各行其道。宗气流于海，其下者注于气街，其上者走于息道。故厥在于足，宗气不下，脉中之血凝而留止，弗之火调，弗能取之。（此承上节用火熨调之义而推明之也。凡用针之类，在于调病人之气。其气由胃中而生，故气积于胃也。然由中焦之气降于下焦，而生此营气；由下焦之气升于中焦，以升上焦，而生此卫气。《营卫生会篇》所谓营气出于中焦，卫气出于下焦，又曰清者为营，浊者为卫是也。皆由胃中所积之气，通此营卫之气，以各行其道。营气则随宗气以行于经隧之中，卫气则行于各经皮肤分肉之间。且所谓宗气者，则流于膻中，为气之海者是也。其下而为中下二焦者，则注于气街，即足阳明胃经之气冲穴也。故在上之宗气出喉咙，司呼吸，以行息道。凡气自足而上厥，则上之宗气不降，脉中之血凝而留止，斯时也，若弗用火以熨而调之，乌能取四肢气血逆之而解其结哉！）

16.《素问注证发微·疏五过论》

治病之道，气内为宝……（此言治病之道，以气为宝，又求之表里、俞理、经旨、气色，可以横行天下矣。人身之中，惟气而已。宗气者，大气也，犹天地之有太极也；卫气者，阳气也，犹太极之动而生阳也；营气者，阴气也，犹太极之静而生阴也。天地间惟气以为升降，而水则从气者也。故天包水，水承地，而一元之气升降于太虚之中，水不得而与也。故潮之往来特随气耳，非潮自能然也。人身亦惟以气为主，而血则犹水，不可以血即为气也。彼谓血即为营者，非经旨也。《灵枢·营卫生会篇》谓营气化血，以奉生身，则营气始能化血焉，可以血为营耶？帝知此义，乃总指而示之曰治病之道，气内为宝，真万世医旨之格言也。）

17.《类经·论治类·十八》卷十二

治病之道，气内为宝，循求其理，求之不得，过在表里。（气内者，气之在内者也，即元气也。凡治病者，当先求元气之强弱，元气既明，大意见矣。求元气之病而无所得，然后察其过之在表在里以治之，斯无误也。此下五节，亦皆四德内事。愚按：气有外气，天地之六气也；有内气，人身之元气也，气失其和则为邪气，气得其和则为正气，亦曰真气……）

18.《类经·针刺类·十》卷十九

邪气之中人也，洒淅动形，正邪之中人也微，先见于色，不知于其身，若有若无若亡若存，有形无形，莫知其情。（邪气，言虚邪也。虚邪之中人也甚，故洒淅动形，正邪之中人也微，故但先见于色而不知于身。此节与下章互有发明，所当参阅。此数句与《邪气脏腑病形》论同，详疾病类三。）是故上工之取气，乃救其萌芽，下工守其已成，因败其形。是故工之用针也，知气之所在，而守其门户，明于调气，补泻所在，徐疾之意，所取之处。（因败其形者，不知其难而反伤之也。所在，即三部九候之义。）

19.《类经·针刺类·十六》卷十九

凡刺之道，气调而止。（《灵枢·终始篇》。）补阴泻阳，音气益彰，耳目聪明，反此者血气不行。（此阴阳以表里言。凡正气在中，所当补也，故曰补阴。邪自外入，所当泻也，故曰泻阳。阳邪去而真阴复，故音气益彰，耳目聪明也。）所谓气至而有效者，泻则益虚，虚者脉大如其故而不坚也，坚如其故者，适虽言故，病未去也。（凡气至之效，泻者欲其虚也，既泻之后，虽其脉大如旧，但得和软不坚，即其效也。若脉坚如旧者，虽欲文饰其故，而病实未除也。）补则益实，实者脉大，如其故而益坚也，夫如其故而不坚者，适虽言快，病未去也。（补者欲其实，实则脉必坚，既补之后，而脉之大小不坚如旧者，不可言快，病未除也。二节云大者，乃概指脉体进退而言也，非洪大之谓。）

20.《类经·针刺类·二十六》卷二十

黄帝曰：取之奈何？伯高曰：夫病变化浮沉深浅，不可胜穷，各在其处，病间者浅之，甚者深之，间者小之，甚者众之，随变而调气，故曰上工。（间者病轻，故用针宜浅宜小；甚者病重，故用针宜深宜众。病变无穷，能随其变而谓治得宜者，故曰上工。）

21.《类经·针刺类·三十五》卷二十一

用针之类，在于调气。气积于胃以通营卫，各行其道。宗气留于海，其下者注于气街，其上者走于息道。（凡用针者，必在调气。人受气于谷，故气积于胃。然气义有三，曰营气，曰卫气，曰宗气。清者为营，营在脉中，浊者为卫，卫在脉外，故各行其道也。宗气，大气也。大气者，留止于上下之气海，其下者蓄于丹田，注足阳明之气街而下行于足，其上者积于胸中，出于息道而为呼吸。凡此三者，皆所谓气，当各求其属而调之者也。按：气街义，如《卫气篇》曰知六腑之气街者，能知解结契绍于门户。当与此参阅，详经络类十二。）

22.《灵枢集注·终始》

凡刺之道，气调而止。补阴泻阳，音气益彰，耳目聪明，反此者气血不行。（此言三阴三阳之气，从五脏之所生。故曰：明知终始，五脏为纪。凡刺之道，气调而止，谓阴阳之气偏盛，刺之和调则止矣。然又当补阴泻阳。补阴者，补五脏之里阴。泻阳者，导六气之外出。）

【述要】

“用针之类，在于调气”，出于《灵枢·刺节真邪》。除此之外，《黄帝内经》还有许多针刺调气的相关论述，如《灵枢·官能》：“是故工之用针也，知气之所在，而守其门户，明于调气，补泻所在，徐疾之意，所取之处”；《灵枢・小针解》：“上守神者，守人之血气有余不足，可补泻也”；《灵枢・终始》：“凡刺之道，气调而止”。以上均是在我国古代气一元论思维模式下，从针刺调无形之气的角度对针刺作用原理的阐述。

气是中国哲学的一个非常重要的概念。战国时期“气”开始运用于自然现象和生命活动的解释中[1]，对人体自身的气息变化，较早出现的是以“气”描述最为直观的呼吸之气息[2]。战国时期已经逐步形成并创立了气一元论学说，产生了“气是构成世界万物的本原”“气是不断运动变化的”“天地精气化生为人”等观点。庄子曰：“人之生，气之聚也，聚则为生，散则为死……故曰：通天下一气耳。”（《庄子・外篇・知北游》）《黄帝内经》继承和发展了先秦时期的气一元论思想，并将其应用到医学中来，形成了中医学的气学理论，并对气的含义作了多方面、多层次的阐发，如《素问・宝命全形论》：“人以天地之气生，四时之法成”，“天地合气，命之曰人”。

中医学强调人体生理运动变化均遵循气化规律，一旦气的升降出入失调，就会出现各种疾病，所以治疗时重在通过药物、针灸等手段调整人体气机，以维持正常生命活动。《素问・疏五过论》曰：“治病之道，气内为宝。”杨上善注曰：“治病能求内气之理，是治病之要也。”杨氏又曰：“气之不调则病，故疗病者在于调气也”（《太素・五邪刺》卷第二十二）。针刺“所调之气”视论述角度不同，又可分阴阳之气、正邪之气、营卫之气等类，如《灵枢・九针十二原》“泻曰：必持内之，放而出之，排阳得针，邪气得泄……补曰随之……外门已闭，中气乃实……”，此为调正邪之气；《灵枢・刺节真邪》：“泻其有余，补其不足，阴阳平复，用针若此，疾于解惑”，《灵枢・终始》“凡刺之道，气调而止，补阴泻阳，音气益彰，耳目聪明”，此为调阴阳之气；《灵枢・小针解》：“上守神者，守人之血气有余不足，可补泻也……”；《素问・调经论》“血有余，则泻其盛经出其血。不足，则视其虚经内针其脉中，久留而视”；《灵枢・寿夭刚柔》：“刺营者出血，刺卫者出气”，此为调营卫之气。

针刺调气多要求针刺处为气穴所在，因为气穴为“神气之所游行出入”处，故可以调气。《灵枢・邪气脏腑病形》：“刺之有道乎？……刺此者，必中气穴，无中肉节”。针刺调气还需根据病症深浅、病势轻重采取不同方法，如《灵枢・卫气失常》有：“夫病变化，浮沉深浅，不可胜穷，各在其处。病间者浅之，甚者深之，间者小之，甚者众之，随变而调气，故曰上工。”

补泻针法为针刺调气的主要方法之一，《黄帝内经》对此有很多论述。如《素问・三部九候论》曰：“必先度其形之肥瘦，以调其气之虚实，实则泻之，虚则补之。”《灵枢·小针解》：“气至而去之者，言补泻气调而去之也。”除补泻针法以外，《灵枢·五乱》篇的“导气针法”也是另一种调气方法，“徐入徐出，谓之导气，补泻无形，谓之同精，是非有余不足也，乱气之相逆也”，导气针法适用于经气逆乱所致病症，此时不存在阴阳虚实的失衡，所以仅以针刺徐入徐出导引其气即可。

“用针之类，在于调气”主要是从针刺调理人体气机的角度说明针刺作用的原理，是基于气一元论哲学模式下产生的治疗理念。针刺所调之气又可分为阴阳之气、正邪之气、营卫之气等，调气的具体方法有补泻针法、导气针法等，根据不同病症采取不同的调气方法，这是《黄帝内经》所确立的针刺指导原则。

【现代参考文献】

[1] 小野泽精一，福永光司，山井涌. 气的思想——中国自然观与人的观念的发展 [M]. 李庆，译. 上海：上海人民出版社，2014：3.

[2] 李存山. 中国气论探源与发微 [M]. 北京：中国社会科学出版社，1990：28.

（李素云）

凡刺之理，经脉为始

【古代文献精选】

1.《灵枢·禁服》

凡刺之理，经脉为始，营其所行，知其度量，内刺五脏，外刺六腑，审察卫气，为百病母，调其虚实，虚实乃止，泻其血络，血尽不殆矣。

2.《灵枢·经脉》

雷公问于黄帝曰：禁脉之言，凡刺之理，经脉为始，营其所行，制其度量，内次五脏，外别六腑，愿尽闻其道。黄帝曰：人始生，先成精，精成而脑髓生，骨为干，脉为营，筋为刚，肉为墙，皮肤坚而毛发长，谷入于胃，脉道以通，血气乃行。雷公曰：愿卒闻经脉之始生。黄帝曰：经脉者，所以能决死生，处百病，调虚实，不可不通。

3.《太素·人迎脉口诊》卷十四

凡刺之理，经脉为始，（吾方愈病，各为其要，圣人杂合行之，以针为轻小，能愈大疾，故先言之。人之十二经脉、奇经八脉、十五络脉经络于身，营卫阴阳气之经坠，生之夭寿，莫不由之，故为始也。）营其所行，知其度量，（刺之理者，必须经营循十二经诸络脉等所行之气，并知脉之长短度量也。）内次五脏，别其六腑，（从于脏腑，流出经脉行身外，故脏腑称内。知内之道，先次五脏内中之阴，次别六腑内中之阳也。）审察卫气，为百病母，调其虚实，乃止泻其血络，血络尽而不殆。（次知卫气为阳行外，受诸邪气以为百病，次欲知经络虚实，实者乃止而泻之，先泻大小血络，血邪尽已，得无危殆也。）

4.《灵枢注证发微·经脉》

雷公问于黄帝曰：禁脉之言，凡刺之理，经脉为始……不可不通。【（按：禁脉当作禁服。本经第四十八《禁服篇》云：凡刺之理，经脉为始，营其所行，知其度量，内刺五脏，外刺六腑。则此篇数语，乃出于《禁服篇》也。）此帝因雷公之问，必原脉道之所以行，而示以经脉之所当知也。人之始生，先成于精，（本经《决气篇》云：两神相搏，合而成形，常先身生，是谓精。）精成而脑髓生，（肾通于脑。）其骨为干，（犹木之干。）其脉为营，（犹将之营。《史记》云：以师兵为营卫。）其筋为刚，其肉为墙，至皮肤坚，而后毛发长。及其已生，必谷入于胃，则脉道以通，而血气乃行。此经脉者，可以决死生，处百病，而调虚实，乃人之不可不知也。（按：《素问·三部九候论》云：必先知经脉，然后知病脉。此经脉之所当知也。）】

5.《灵枢注证发微·禁服》

凡刺之理，经脉为始……泻其血络，血尽不殆矣。【……凡刺之理，其要道在于经脉为始而已。经脉者，本经第十篇名，乃十二脉经气运行之经隧也。运其所行，（如上言。）分其度量，（本经有《脉度篇》。）五脏为里，故内刺五脏；六腑为表，故外刺六腑。彼营气者，阴气也，既随宗气以行运于经隧之中；惟卫气者，阳气也，乃自行于皮肤分肉之间。故必审察卫气，实为百病之母也。（卫气为百病之母，其大义见《素问·生气通天论》中。）其百病有虚有实，即人迎寸口脉以知之，而正气之虚则补，邪气之实则泻，则虚者实，实者虚。而虚实自止矣。又血络者，病之可见者也，（前有《血络论》。）从而泻之，庶血去尽而病不殆矣。】

6.《类经·针刺类·二十九》卷二十

凡刺之理，经脉为始，营其所行，知其度量，内刺五脏，外刺六腑，（经脉为始，必先明经络也。营其所行，营行有终始也。知其度量，脉度有短长也。内刺五脏，外刺六腑，分表里出入也。此六句与《经脉篇》略同，详经络类首章。）审察卫气，为百病母，（卫气者，阳气也，卫外而为固者也。阳气不固，则卫气失常，而邪从卫入，乃生疾病，故为百病母。义详本类前二十六及疾病类四。）调其虚实，虚实乃止，泻其血络，血尽不殆矣。（泻实则虚，补虚则实，故虚实乃止。病在血者调之络，邪血去尽，则不殆矣。）

7.《灵枢集注·经脉》

雷公问于黄帝曰：禁服之言，凡刺之理，经脉为始……不可不通。【此篇论脏腑十二经脉之生始出入，营血营行脉中，六气合于脉外，始于手太阴肺，终于足厥阴肝，周而复始，循度环转之无端也。人始生先成精者，本于先天水火之精气而先生两肾。脑为精髓之海，肾精上注于脑而脑髓生。骨为干者，骨生于水脏，如木之干也。营者，犹营舍之所以藏血气也。筋为刚者，言筋之强劲也。（眉批：《易·系辞》曰：动静有常，刚柔断矣。）太阳主筋，太阳为诸阳之首。肉为墙者，肉生于土，犹城墙之外卫也。皮肤坚而毛发长，血气之充盛也。此言皮肤脉肉筋骨，乃五脏之外合，本于先天之精气也。谷入于胃，脉道以通，血气乃行，言荣卫气血生于后天水谷之精也。】

8.《灵枢集注·禁服》

凡刺之理，经脉为始……泻其血络，血尽不殆矣。【……此篇以气血约而为一，候其人迎气口，外可以知六气，内可以验其脏腑之病。盖经脉本于脏腑之所生，而合于六气也。故曰凡刺之理，经脉为始，营其所行，知其度量，内刺五脏。外刺六腑，审察卫气，为百病母。谓邪之中人，必先始于皮毛气分，而入于络脉，从经脉而入于脏腑，故泻其血络，血尽不殆。盖络脉络于皮肤之间，乃气血之交会。故视其血络，尽泻其血。则邪病不致传流于经脉脏腑，而成危殆之证矣。虚实者，血气之虚实也。盖邪在气，则气实而血虚，陷于脉中，则血实而气虚。故必审察其本末以调之。夫血脉者，上帝之所贵，先师之所禁也，藏之金匮，非其人勿教，非其真勿授，故帝与歃血立盟，而后乃传方。篇名《禁服》者，诫其佩服而禁其轻泻也。（眉批：首篇有禁服二字，因以名篇）】

【述要】

"凡刺之理，经脉为始"，主要阐释凡针灸必先明经脉之理。《黄帝内经》认为：经脉"为百病母"，"能决死生，处百病，调虚实，不可不通"。

针灸作为以体表刺激为主的治疗方式，经脉起着沟通内外表里的作用，是治疗远隔部位及内脏疾患的最重要效应途径。

后人主要是从经脉之于人体生理病理重要性的意义来阐述其内涵。如杨上善认为经脉决定人之夭寿，“人之十二经脉、奇经八脉、十五络脉经络于身，营卫阴阳气之经坠，生之夭寿，莫不由之，故为始也”；马莳认为人体的重要生理机制——脏腑、六气与经脉密切相关，“盖经脉本于脏腑之所生，而合于六气也，故曰凡刺之理，经脉为始”，引用《素问·三部九候论》“必先知经脉，然后知病脉”的论述，提出“此经脉之所当知也……此言凡刺之理，当有浑束为一之妙，不过以经脉为始而已”；宋代窦材《扁鹊心书》开篇即提到：“不明十二经络，开口动手便错。”

“凡刺之理，经脉为始”之论，对针灸理论构建有着深刻的影响，经脉理论不仅作为针灸学的首要理论、核心理论，临床亦以循经脉为主针刺，“宁失其穴，勿失其经”，“定经不定穴”，“依经以探穴”。那种抛开经脉言腧穴，进而言针灸，认为应“废经存穴”的观点，不符合中医针灸的原创理论思维。

（刘　兵）

上守神

【古代文献精选】

1.《灵枢·九针十二原》

小针之要，易陈而难入，粗守形，上守神，神乎神，客在门，未睹其疾，恶知其原。刺之微，在速迟，粗守关，上守机，机之动，不离其空，空中之机，清静而微，其来不可逢，其往不可追。知机之道者，不可挂以发，不知机道，叩之不发。知其往来，要与之期，粗之暗乎，妙哉工独有之。往者为逆，来者为顺，明知逆顺，正行无问。逆而夺之，恶得无虚，追而济之，恶得无实，迎之随之，以意和之，针道毕矣。

2.《灵枢·小针解》

所谓易陈者，易言也。难入者，难著于人也。粗守形者，守刺法也。上守神者，守人之血气有余不足，可补泻也。神客者，正邪共会也。神者，正气也。客者，邪气也。在门者，邪循正气之所出入也。未睹其疾者，先知邪正何经之疾也。恶知其原者，先知何经之病所取之处也。刺之微在数迟者，徐疾之意也。粗守关者，守四肢而不知血气正邪之往来也。上守机者，知守气也。机之动不离其空中者，知气之虚实，用针之徐疾也。

3.《太素·九针要道》卷二十一

小针之要，易陈而难入也，粗守形，工守神，神乎神，客在门，未视其疾，恶知其源？刺之微，在速迟，粗守关，工守机，机之动，不离空，空中之机，清静以微，其来不可迎，其往不可追。

4.《太素·九针要解》卷二十一

所谓易陈者，易言也。难入者，难著于人也。（言者甚易，行之难著。）粗守形者，守刺法也。工守神者，守人之血气有余不足，可补泻也。（守刺规矩之形，故粗；守血气中神明，故工也。）神客者，正邪共会也。神者，正气也。客者，耶气。（神者，玄之所生，神明者也。神在身中，以为正气，所以身中以神为主，故邪为客也。邪来乘于正，故为会也。）……粗守关者，守四肢而不知血气正邪之往来也。（五脏六腑出于四肢，粗守四肢脏腑之输，不知营卫，正之与邪、往来虚实，故为粗也。）工守机者，知守气也。（机，弩牙也。主射之者，守于机也。知司补泻者，守神气也。）

5.《针灸问对》卷上

或曰：诸家言某穴主某病，其说亦可从乎？

曰：治病无定穴也。邪客于人，与正周流上下，或在气分，或在血分，无有定止。故喻用针，正如用兵，彼动则此应，或出以奇，或守以正，无有定制。医者不究病因，不察传变，惟守某穴主某病之说，执中无权，按谱施治，譬之狂潦泛滥，欲塞下流，而获安者亦偶然耳！夫病变无穷，灸刺之法亦无穷，或在上，下取之；或在下，上取之；或正取之；或直取之。审经与络，分血与气，病随经所在，穴随经而取，庶得随机应变之理，岂可执以某穴主某病哉！或曰：此固然矣，但学者望洋无下手处。曰：譬犹匠者教人以规矩取方圆也。规矩之法在师，方圆之法则在子弟。夫圣人之于针，非经络孔穴无以教后学；后学非经络孔穴无以传之师。苟不知通变，徒执孔穴，所谓按图索骥，安能尽其法哉？故曰：粗守形，上守神；粗守关，上守机。机之动，不离其空中，此之谓也。

6.《医学纲目·刺灸通论》卷七

（《难》）言上工治未病，中工治已病者，何谓也？然，所谓治未病者，见肝之病，则知肝当传之于脾，故先实其脾气，无令得受肝之邪也。故曰治未病焉。中工见肝之病，不晓相传，但一心治肝，故曰已病也。（《七十七难》)(自篇首至此，乃察病用针切要之旨。学者当潜心体认之。医而不知此，非工也。噫，今世稍知穴法，便自骄满，由不知粗守形、上守神之论也，可慨哉。)

7.《灵枢注证发微·九针十二原》

请言其道。小针之要，易陈而难入，粗守形，上守神，神乎神，客在门，未睹其疾，恶知其原？……【……小针之要，虽曰易陈，而人实难入。粗工者，下工也。下工泥于形迹，徒守刺法。上工则守人之神，凡人之血气虚实，可补可泻，一以其神为主，不但用此针法而已也。所谓神者，人之正气也。神乎哉，此正气不可不守也。邪气之所感有时，如客之往来有期，名之曰客。客在门者，邪客于各经之门户也。若未能先睹何经之疾，则恶知其病源所在，自有所治之处哉？然既知病源，可行刺法，但刺之微妙在于速迟。速迟者，即用针有疾徐之意也。粗工则徒守四肢之关节，而不知血气正邪之往来。上工则能守其机，即知此气之往来也。然此机之动，不离于骨空之中。(《素问》有《骨空论》，指各经之穴言。)……】

8.《素问注证发微·八正神明论》

【又帝欲知神之为义，伯言神乎哉此神也，耳无所闻，病人未及言病情也，彼则目已明，心已开，而志已先病人而知矣。爽然独悟，其妙有不可以言状者；人所俱视，而彼则有独见；适若昏然，而彼则能独明。心能去病，如风吹云。(《灵枢·九针十二原》云：刺之要，气至而有效，效之信，若风吹云，明乎若见苍天。盖自针法而言，此则自上工之心而言。)此则同于神明之道，而有莫知之妙，故曰神。神之为义，其上工乎！(《灵枢》第一、三篇云：粗守形，上守神。)正以三部九候之论为之本原，而九针之论涉于形迹，持鱼兔之荃蹄也，乌足存哉？不然，何以若是之神耶？】

9.《类经·针刺类·一》卷十九

请言其道。小针之要，易陈而难入，粗守形，上守神。(小针，即上文微针之谓。易陈者，常法易言也。难入者，精微难及也。粗守形，粗工守形迹之见在也。上守神，上工察神气于冥冥也。不但用针，诸治皆然。)神乎神，客在门，未睹其疾，恶知其原？(神，正气也。客，邪气也。神乎神，言正气盛衰，当辨于疑似也。客在门，言邪之往来，当识其出入也。设未睹其疾之所在，又恶知其当治之原哉？恶音乌。)刺之微，在速迟，粗守关，上守机，(微，精微也。在速迟，知疾徐之宜也。粗守关，守四肢之关节也。上守机，察气至之动静也。)机之动，不离其空。(气机之至，随经皆有其处，可因之而知虚实也。空，孔同。)

10.《景岳全书·传忠录（上）·阴阳篇》卷一

凡人之阴阳，但知以气血、脏腑、寒热为言，此特后天有形之阴阳耳。至若先天无形之阴阳，则阳曰元阳，阴曰元阴。元阳者，即无形之火，以生以化，神机是也。性命系之，故亦曰元气。元阴者，即无形之水，以长以立，天癸是也。强弱系之，故亦曰元精。元精元气者，即化生精气之元神也。生气通天，惟赖乎此。经曰得神者昌，失神者亡。即此之谓。今之人，多以后天劳欲戕及先天；今之医，只知有形邪气，不知无形元气。夫有形者，迹也，盛衰昭著，体认无难；无形者，神也，变幻倏忽，挽回非易。故经曰粗守形，上守神。嗟呼！又安得有通神明而见无形者，与之共谈斯道哉。

11.《景岳全书·面病·论证》卷二十六

形者气之质，色者神之华，有诸中必形诸外，故但知面中形色之常变，则凡虚实寒热凶吉死生之兆，已可得其七八，而再证以脉，再察以因，则病无遁情矣。凡医之所贵者，在必能无差，欲能无差，在确有真见，使不有独见之明，则何以隔垣能观，而通神明之理？经曰：神乎神，耳不闻，目明心开志先，慧然独见，口弗能言，俱视独见，昭然独明，若风吹云，故曰神。又曰：粗守形，上守神。故上古使僦贷季理色脉而通神明，是可见形中之色无难辨也，而色中之神不易言也。学者于此，必能以神会神，斯云神矣，又安能以笔诸书哉。

12.《素问集注·汤液醪醴论》

帝曰：形弊血尽，而功不立者何？岐伯曰：神不使也。（经曰：针石之道，在皮肉筋脉骨，各有所处，病各有所宜，各不同形，各以任其所宜。弊，止也。形弊者，在皮肉筋骨，刺已止矣；血尽者，在血脉，亦已尽其疏通矣，而不能奏功者，用针之工，神不使也。《灵枢经》曰：粗守形，上守神，神乎神，客在门。）

13.《素问集注·宝命全形论》

凡刺之真，必先治神。（真者，真一无妄。神者，阴阳不测之谓。言刺之道，虽有阴阳虚实之分，而必先归于治神。）五脏已定，（凡刺之道，毕于终始。明知终始，五脏为纪，阴阳定矣。）九候已备，后乃存针。（知诊三部九候之病脉处，而后存针以治之。）众脉不见，众凶弗闻。外内相得，无以形先。（按：《九针十二原篇》曰：皮肉筋脉，各有所处，病各有所宜，各不同形，各以任其所宜，取五脉者死，取三脉者恇。故曰众脉不见，众凶弗闻。言不可以滥取也。脏腑在内，皮肤筋脉在外，外内之相应者，贵在得神，而无以形先，盖言上守神，粗守形也。）

14.《素问集注·调经论》

帝曰：阴与阳并，血气以并，病形以成，刺之奈何？岐伯曰：刺此者取之经隧，取血于荣，取气于卫，用形哉，因四时多少高下。（……盖言上守神，粗守形，神气固当调，而形之不可不用也。因时气之升降浮沉，而用之以多少高下。如曰以月生死为痏数，此多少之谓也。如春时俞在颈项，夏时在胸胁，秋时在肩背，冬时在腰股，高下之谓也。张兆璜曰：用，取也。形，肉也。心藏神，肺藏气，肝藏血，脾藏肉，肾藏志，而成此形，既已调之，神志气血，可不取之形哉？多少高下，皆取之于形。故曰用形哉，因四时多少高下。）

15.《灵枢集注·九针十二原》

请言其道。小针之要，易陈而难入。粗守形，上守神，神乎神，客在门。……（易陈难入者，易言而难著于人也。粗守形者，守皮脉肉筋骨之刺。上守神者，守血气之虚实而行补泻也。神乎神，甚赞其得神之妙。门者，正气出入之门。客在门者，邪循正气出入之所也。未睹其何经之疾，恶知其受病之原？言当先察其邪之所在，而取之也。迟速，用针出入之疾徐也。粗守关者，守四肢之关节。上守机者，守其孔而当刺之时，如发弩机之速也。）

16.《难经正义·六十一难》

然。望而知之者，望见其五色以知其病。

（望而知之者，望其资禀色泽间之神气，《灵枢》所谓粗守形，上守神者是也。然人之神气，在有意无意之间，流露最真。医者清心凝神，一会即觉，不宜过泥，泥则私意一起，医者与病者神气相混，反觉疑似，难以捉摸，此又以神会神之妙理也。神气云何？有光有体是也。光者，外面明朗，体者，里面润泽，光无形，主阳主气，体有象，主阴主血，气血无乖，阴阳不争，自然光体俱备矣。）

【述要】

“上守神”语出《灵枢·九针十二原》，与“粗守形”对比，论述“粗工”与“上工”行针刺之术的差异所在。

“上守神”，在《太素》中均作“工守神”。“工”有“精巧”之义，由于本句与“粗守形”并举，故而“工”之义当与“粗”相对待，词性上也应与“粗”一致，故此表述应以“工守神”更切合原义。

若欲厘清“上守神”的具体内涵，对其中“神”的含义的把握十分关键。结合《灵枢·小针解》之注文，“神”为“正气”，“客”指“邪气”，则“上守神”亦可理解为守正气，具体而言则是指受术者机体自身状态。

《灵枢·小针解》对“守神”之义注为“守人之血气有余不足，可补泻也”，即高水平的行针者先要洞察、把握受术者的体质盛衰特点，再决定取用针刺的补泻之法。而与之相对的“粗守形”者，所守仅局限在“刺法”，换言之，“粗工”仅仅是掌握了针刺的操作方法，而对受术者本身未加以细致的体察，更难谈及准确地施用补泻之法。此处“神”与“形”相对，一者无形，一者显见；一者难言，一者易察。十分形象地概括了不同水准、层次的行针者之差异的核心所在。

与“粗守形”“上守神”十分相似的，还有“粗守关”“上守机”之论。《灵枢·小针解》将“粗守关”释为“守四肢而不知血气正邪之往来”，而“上守机”为“知守气”。此与“粗守形”“上守神”的描述实属一致，“四肢”之类亦是有形可见之体，而“气”则较之甚为玄妙。后文有“机之动不离其空”，《小针解》释义为“知气之虚实，用针之徐疾”，更进一步明确所察之处在于孔穴，而针刺补泻徐疾之要在于察气。

后世医家注家对“上守神”之义的理解多基于《灵枢·小针解》，稍有延展者如《医学纲目》中联系“上工治未病”之理，从对疾病传变的预知性把握来理解“上守神”之义；《类经》在解析经文基础上，复言“上工察神气于冥冥也，不但用针，诸治皆然”，将此“守神”原则拓宽至各类治法之中；《景岳全书》中于其后论“理色脉而通神明，是可见形中之色无难辨也，而色中之神不易言”，亦是从“色脉”之辨的角度对“神”之难言、难见、难判的突出；《难经正义》则着重于从“望而知之为之神”的诊法角度，解析“守神”之难得。

概言之，“上守神”凝练了古人对高明行针者的评价标准，不仅要精于技法，还要对受术者整体状态、自身体质特点、病证虚实等不易明察之情有敏锐的观察与全面把握，这一切都蕴含在一个“神”字之中。

（姜　姗　赵京生）

针道自然

【古代文献精选】

1.《针灸甲乙经·针道自然逆顺第六》卷五

黄帝问曰：愿闻针道自然。岐伯对曰：用自然者，临深决水，不用功力而水可竭也；循掘决冲，不顾坚密而经可通也。此言气之滑涩，血之清浊，行之逆顺也。

问曰：人之黑白肥瘦少长，各有数乎？对曰：年质壮大，血气充盛，皮肤坚固，因加以邪，刺此者，深而留之，此肥人也。广肩腋项，肉薄厚皮而黑色，唇临临然者，其血黑以浊，其气涩以迟，其人贪于取予，刺此者，深而留之，多益其数。

问曰：刺瘦人奈何？对曰：瘦人者，皮薄色少，肉廉廉然，薄唇轻言，其血清，其气滑，易脱于气，易损于血，刺此者，浅而疾之。

问曰：刺常人奈何？对曰：视其黑白，各为调之。端正纯厚者，其血气和调，刺此者，无失其常数。

问曰：刺壮士真骨者，奈何？对曰：刺壮士真骨，坚肉缓节验验（一作监监）然，此人重则气涩血浊，刺此者，深而留之，多益其数；劲则气滑血清，刺此者，浅而疾之也。

问曰：刺婴儿奈何？对曰：婴儿者，其肉脆血少气弱，刺此者以毫针，浅刺而疾发针，日再可也。

问曰：临深决水奈何？对曰：血清气滑，疾泻之则气竭矣。问曰：循掘决冲奈何？对曰：血浊气涩，疾泻之则气可通也。

2.《针方六集·针药自然之理》卷四

药之升阳者皆汗，沉阴者皆下，甘温者皆和，苦者皆涌泄，淡者皆渗利，辛者皆散，酸者皆收，咸者皆润，自然之理也。刺家补太阳、阳明则汗，泻阳明、太阴则下，调少阳、厥阴则和，补阴维则涌逆，泻阴跷则渗泄，摇动皆散，静留皆收，引而致之皆润，亦自然之理也。

【述要】

“针道自然”，语出《针灸甲乙经》之“针道自然逆顺”一篇，表意即针道亦循自然之道；其更深层内涵，即是借自然之理的隐喻，强调针刺实践中的顺势原则[1]。

《针灸甲乙经·针道自然逆顺》一篇所论内容出于《灵枢·逆顺肥瘦》，原经文有“余闻针道于夫子”“愿闻自然奈何”，至本篇主题中即合为“针道自然”。

在《灵枢·逆顺肥瘦》的经文中，有“圣人之为道者，上合于天，下合于地，中合于人事，必有明法，以起度数，法式检押，乃后可传焉”的论述，其后以匠人做工顺应法规为例，强调针刺施术亦要“法”其“式”而行。结合其后对“自然奈何”的阐释，可知此处的“自然”，是事物发展自然而然之势。因而，至少在《灵枢》中，“针道”所循的“自然”，应是受术者的“自然而然之势”。

《针灸甲乙经》中，于“针道自然”之后所论内容，均是关于针刺过程中应结合受术者自身体质特点，施以相应的强度和刺法，避免反其道而行之。此与所言“临深决水，不用功力，而水可竭也。循掘决冲，不顾坚密，而经可通也”的自然之理相当，就人体而言，所谓“势”，可理解为体质特征、病情性质的偏倾，顺势，在一定程度上，也是借人身自然之力。

至后世《针方六集》中，“针道自然”的说法被用在概括用药原则，从而变为“针药自然”，具体所论内容是八种药味对应的功效，并以之合于相应针刺之法进行类比，归纳如下表所示：

功效	药味	针刺
汗	升阳者	补太阳、阳明
下	沉阴者	泻阳明、太阴
和	甘温者	调少阳、厥阴
涌泄	苦者	补阴维
渗利（泄）	淡者	泻阴跷
散	辛者	摇动
收	酸者	静留
润	咸者	引而致之

这种以药性及功效划分刺法性质的方式，在一定程度上反映了当时社会重药轻针的现状，且体现出相对的针刺理论的缺乏。最后，将用药与针刺之法的总则皆归于“自然之理”的天人相应，乃是中医治疗思维的核心要义。

【现代参考文献】

[1] 赵京生，史欣德 . 针道自然——论针灸方法的总体特征 [J]. 针灸临床杂志，1998，14（10）：1-2.

（姜　姗　赵京生）

用针之要，全凭虚实以为补泻

【古代文献精选】

1.《灵枢 · 九针十二原》

小针之要，易陈而难入，粗守形，上守神，神乎神，客在门，未睹其疾，恶知其原。刺之微，在速迟，粗守关，上守机，机之动，不离其空，空中之机，清静而微，其来不可逢，其往不可追。知机之道者，不可挂以发，不知机道，叩之不发，知其往来，要与之期，粗之暗乎，妙哉工独有之。往者为逆，来者为顺，明知逆顺，正行无问，逆而夺之，恶得无虚，追而济之，恶得无实，迎之随之，以意和之，针道毕矣。

凡用针者，虚则实之，满则泄之，宛陈则除之，邪胜则虚之。大要曰：徐而疾则实，疾而徐则虚。言实与虚，若有若无，察后与先，若存若亡，为虚与实，若得若失。虚实之要，九针最妙，补泻之时，以针为之。

2.《灵枢 · 小针解》

粗守形者，守刺法也。上守神者，守人之血气有余不足，可补泻也。……刺之微在数迟者，徐疾之意也。粗守关者，守四肢而不知血气正邪之往来也。上守机者，知守气也。机之动不离其空中者，知气之虚实，用针之徐疾也。空中之机清净以微者，针以得气，密意守气勿失也。其来不可逢者，气盛不可补也。其往不可追者，气虚不可泻也。不可挂以发者，言气易失也。扣之不发者，言不知补泻之意也，血气已尽而气不下也。

3.《灵枢 · 终始》

人迎一盛，泻足少阳而补足厥阴，二泻一补，日一取之，必切而验之，踈取之上，气和乃止。人迎二盛，泻足太阳，补足少阴，二泻一补，二日一取之，必切而验之，踈取之上，气和乃止。人迎三盛，泻足阳明而补足太阴，二泻一补，日二取之，必切而验之，踈取之上，气和乃止。脉口一盛，泻足厥阴而补足少阳，二补一泻，日一取之，必切而验之，踈而取之上，气和乃止。脉口二盛，泻足少阴而补足太阳，二补一泻，二日一取之，必切而验之，踈取之上，气和乃止。脉口三盛，泻足太阴而补足阳明，二补一泻，日二取之，必切而验之，踈而取之上，气和乃止。所以日二取之者，太阳主胃，大富于谷气，故可日二取之也。人迎与脉口俱盛三倍以上，命曰阴阳俱溢，如是者不开，则血脉闭塞，气无所行，流淫于中，五脏内伤。如此者，因而灸之，则变易而为他病矣。

……

凡刺之道，气调而止，补阴泻阳，音气益彰，耳目聪明，反此者血气不行。

4.《灵枢·经脉》

肺手太阴之脉，起于中焦……气虚则肩背痛寒，少气不足以息，溺色变。为此诸病，盛则泻之，虚则补之，热则疾之，寒则留之，陷下则灸之，不盛不虚，以经取之。盛者寸口大三倍于人迎，虚者则寸口反小于人迎也。

大肠手阳明之脉，起于大指次指之端……气有余则当脉所过者热肿，虚则寒栗不复。为此诸病，盛则泻之，虚则补之，热则疾之，寒则留之，陷下则灸之，不盛不虚，以经取之。盛者人迎大三倍于寸口，虚者人迎反小于寸口也。

5.《灵枢·禁服》

大迎大一倍于寸口，病在足少阳，一倍而躁，在手少阳。人迎二倍，病在足太阳，二倍而躁，病在手太阳。人迎三倍，病在足阳明，三倍而躁，病在手阳明。盛则为热，虚则为寒，紧则为痛痹，代则乍甚乍间。盛则泻之，虚则补之，紧痛则取之分肉，代则取血络且饮药，陷下则灸之，不盛不虚，以经取之，名曰经刺。人迎四倍者，且大且数，名曰溢阳，溢阳为外格，死不治。必审按其本末，察其寒热，以验其脏腑之病。

6.《灵枢·邪客》

持针之道，欲端以正，安以静，先知虚实，而行疾徐，左手执骨，右手循之，无与肉果，泻欲端以正，补必闭肤，辅针导气，邪得淫泆，真气得居。

7.《灵枢·刺节真邪》

黄帝曰：刺节言解惑，夫子乃言尽知调阴阳，补泻有余不足，相倾移也，惑何以解之？岐伯曰：大风在身，血脉偏虚，虚者不足，实者有余，轻重不得，倾侧宛伏，不知东西，不知南北，乍上乍下，乍反乍复，颠倒无常，甚于迷惑。黄帝曰：善。取之奈何？岐伯曰：泻其有余，补其不足，阴阳平复，用针若此，疾于解惑。

8.《素问·离合真邪论》

经言气之盛衰，左右倾移，以上调下，以左调右，有余不足，补泻于荥输，余知之矣。

9.《素问·缪刺论》

凡刺之数，先视其经脉，切而从之，审其虚实而调之，不调者经刺之，有痛而经不病者缪刺之，因视其皮部有血络者尽取之，此缪刺之数也。

10.《备急千金要方·针灸上·用针略例第五》卷二十九

夫用针刺者，先明其孔穴，补虚泻实，送坚付濡，以急随缓，荣卫常行，勿失其理。

11.《太素·知官能》卷十九

黄帝曰：用针之理，必知形气之所在；（帝诵岐伯所授针理章句，凡有四十七章。形之所在肥瘦，气之所在虚实。一也。）……知补虚泻实，上下之气；（能知补泻上下之气。九也。）明于四海，审其所在；（髓、血、气、谷四海，审知虚实所在。十也。）……寒与热争，能合而调之；（阴阳之气不和者，皆能和之。十六也。）虚与实邻，和决而通之，（邻，近也。虚实二气不和，通之使平。十七也。）

12.《太素·九针要道》卷二十一

审视血脉，刺之无殆。（审视十二经脉及诸络虚实，刺之无殆也。殆，危也。）

13.《太素·九针要解》卷二十一

粗守关者，守四肢而不知血气正耶之往来也。（五脏六腑出于四肢，粗守四肢脏腑之输，不知营卫、正之与耶、往来虚实，故为粗也。）工守机者，知守气也。（机，弩牙也。主射之者，守于机也。知司补泻者，守神气也。）机之动，不离其空者，知气之虚实，用针之徐疾也。（以因于空，所以机动，由于孔穴，知神气虚实，得行徐疾补泻也。）空中之机，清静以微者，针已得气，密意守气勿失也。（神在孔穴，针头候得气已，神清志静，密意守气，行于补泻，不令有失，故为微也。）其来不可迎者，气盛不可补也。（气盛不可补之，补之实实也。）其往不可追者，虚不可以泻也。（气往而虚，不可泻之，泻之虚虚也。）不可挂以发者，言气易失也。（利机挂以丝发，其机即发，神气如机，微耶之气如发，微耶来触神气之谓之挂也。微耶来至，神智即知，名曰智机，不知即失，故曰易也。）叩之不发者，言不知补泻之意，血气已尽而不下也。（不知机者，谓钝机也。钝机也，叩之不发，谓无智之人行于补泻，耶气至而不知有害，血气皆尽而疾不愈。下，愈也。）知其往来者，知气之逆顺盛虚也。要与之期者，知气可取之时也。（知虚实可取之时，为知往来要期也。）粗之暗乎者，冥冥不知气之微密也。眇哉，工独有之者，盖知针意也。往者为逆者，言气之虚而少，少者逆，来为顺，言形气平者顺也。明知逆顺，正行无问者，知所取之处也。（往者气散，故少气，逆也。来者气集，故气实，顺也。明知气之逆顺，即行补泻，更亦不须问者，谓善知处也。）迎而夺之者，泻也。追而济之者，补也。（迎而夺之致虚，追而济之令实，故皆不可。）

14.《太素·刺法》卷二十二

先知虚实，而行疾徐，（补泻所由也。）……

15.《太素·五节刺》卷二十二

泻其有余，补其不足，阴阳平复，用针若此，疾如解惑。（尽知阴阳虚实，行于补泻，使和也。）

16.《千金翼方·针灸下·杂法第九》卷二十八

补泻之时，以针为之。重则为补，轻则为泻。虽有分寸，得气即止。明堂偃侧，针讫皆无不灸。凡病皆由血气壅滞，不得宣通，针以开导之，灸以温暖之。

17.《十四经发挥》吕复序

以故用针石者，必明俞穴，审开阖，因以虚实以补泻之。此经脉本输之旨，尤当究心。

18.《针灸问对》卷上

或曰：针家亦诊脉否？

……

（机按：此节全凭察脉盛衰，以知病在何经，乃可随病以施针刺也。苟不诊视，则经脉之虚实，补泻之多寡，病症之死生，懵然皆无所知矣。于此而妄施针灸，宁免粗工之诮哉？故集见于此，俾后之针士，必先以诊视为务也。）

……

问曰：《灵枢》第一篇，针之大经大法，不可不读也。其中义有不可晓者，奈何？

曰：……（机按：此节示人当知圆机活法，不可守经无权，与夫邪正之所当别，虚实之所当知，补泻之所当审，皆针家之要务，学者不可不熟读也。）

19.《灵枢注证发微·九针十二原》

凡用针者，虚则实之……必无留血，急取诛之。（此承上文而言用针之要，全凭虚实以为补泻也。凡用针者，其气口虚则当补之，故曰虚则实之也。其气口盛则当泻之，故曰满则泄之也。气口为百脉所朝，故候此以知盛虚。《素问·阴阳别论》云：气口成寸，以决死生。血脉相结，则当去之，故曰宛陈则除之也。诸经邪盛，则当泻之，故曰邪胜则虚之也。《大要》有曰凡欲补者，徐纳其针而疾出之，则为补，故曰徐而疾则实也。凡欲泻者，疾纳其针而徐出之，则为泻，故曰疾而徐则虚也。然言实与虚，真若有而若无者，盖实者止于有气，虚者止于无气，气本无形，似在有无之间耳。察后与先，真若存而若亡者，盖实者先虚而后实，若亡而又若存也。虚者先实而后虚，若存而又若亡也。亦以虚实本于一气，似在存亡之间耳。为虚与实，真若得而若失者，盖泻之而虚，恍然若有所失，补之而实，佖然若有所得，亦以虚实本于一气，似在得失之间耳。由此观之，则虚实二字实为用针之要，其九针之最妙者乎！因虚而补之以时，因实而泻之以时，不过以针为之而已。）

20.《灵枢注证发微·终始》

……凡刺之道，气调而止，补阴泻阳，音气益彰，耳目聪明，反此者血气不行。【……是以凡行刺者，必早乘其病势，以调其气，候至气和而止针。或补阴经以泻阳经，或补阳经以泻阴经，则音声能彰，耳聪目明矣。否则血气不行，而病必至危也。（按：此即人迎脉口以知虚实，遂泻阴补阳，泻阳补阴，乃诊治至妙之法也，岂特用针为然？奈何后世不讲，而脉既不明，治亦无法，致人夭札者多，痛哉！）】

21.《素问注证发微·长刺节》

刺家不诊，听病者言。（夫病形于脉，脉有虚实，则补泻可施。按：《灵枢·九针十二原篇》云：凡将用针，必先诊脉，视气之剧易，乃可以治也。但后之士，既不能诊，又不详审病源，故神圣言此，为不能诊脉者设耳，非谓刺家之不必诊脉也，观前后诸篇之言脉者可知矣。）

22.《针灸大成·经络迎随设为问答（杨氏）》卷四

问：补泻得宜。

答曰：大略补泻无逾三法。

一则诊其脉之动静。假令脉急者，深纳而久留之；脉缓者，浅纳而疾发针；脉大者，微出其气；脉滑者，疾发针而浅纳之；脉涩者，必得其脉，随其逆顺久留之，必先按而循之，已发针疾按其穴，勿出其血；脉小者，饮之以药。

二则随其病之寒热。假令恶寒者，先令得阳气入阴之分，次乃转针退到阳分，令患人鼻吸口呼，谨按生成气息数足，阴气隆至，针下觉寒，其人自清凉矣。又有病道远者，必先使气直到病所，寒即进针少许，热即退针少许，然后却用生成息数治之。

三则随其诊之虚实。假令形有肥有瘦，身有痛有麻痒，病作有盛有衰，穴下有牢有濡，皆虚实之诊也。若在病所，用别法取之，转针向上气自上，转针向下气自下，转针向左气自左，转针向右气自右，徐推其针气自往，微引其针气自来，所谓推之则前，引之则止，徐往微来以除之，是皆欲攻其邪气而已矣。

23.《类经·针刺类·一》卷十九

迎之随之，以意和之，针道毕矣。（用针之法，补泻而已。补泻之法，迎随而已，必得其和，则针道毕于是矣。）

24.《类经·针刺类·七》卷十九

凡用针者，虚则实之，满则泄之。（此篇言用针之要，全凭虚实以为补泻，实即补也，泄即泻也。）

25.《类经·针刺类·五十六》卷二十二

故曰有余者泻之，不足者补之，此之谓也。（凡用针者，虚则实之，满则泄之，故曰虚实之要，九针最妙，补泻之时，以针为之。又曰虚则实之者，气口虚而当补之也；满则泄者，气口盛而当泻之也。此用针之大法。）

26.《类经·针刺类·六十》卷二十二

凡将用针，必先诊脉，视气之剧易，乃可以治也。（病之虚实，不易识也，必察于脉，乃可知之。故凡将用针，必先诊脉，察知重轻，方可施治，否则未有不误而杀人者矣。）

27.《素问直解·针解论》

黄帝问曰：愿闻九针之解，虚实之道。（刺法不外九针，九针必因虚实，故愿闻九针之解，虚实之道。）

28.《读医随笔·证治总论·虚实补泻论》卷一

虚实既辨，则补泻可施。《灵枢·终始》曰：所谓气至而有效者，泻则益虚，虚者脉大如其故而不坚也，坚如其故者，适虽言故，病未去也；补则益实，实者脉大如其故而益坚也，大如其故而不坚者，适虽言快，病未去也。故补则实，泻则虚，痛虽不随针，病必衰去矣。此补泻之机也。

29.《窦太师秘传·口部》

夫用针之时，问病人是何经络受病，合针何穴，深浅分寸皆已明白，仍用活法，详虚实补泻，无不效验。

【述要】

“用针之要，全凭虚实以为补泻”，出马莳《灵枢注证发微·九针十二原》，张介宾《类经》直接引用。该论断鲜明地提出刺法以据虚实而补泻为要旨。

针刺补泻，是针刺疗法的重要操作方式，首载于《黄帝内经》。刺法分补泻，在于病证有虚实，因此，掌握判断病证虚实的方法，历来为医家所重视和强调，视为医术水平高低的体现。《黄帝内经》中强调根据脉象盛虚判别病变之虚实，体内脏腑气血活动状况，通过经脉联系而反映于脉动变化，诊察脉象虚实而辨明脏腑气血的虚实，进而治以相应的针刺补法或泻法。能否从脉象变化分辨气血情况，也就影响刺治方法的正确运用，反映、代表医者水平。所以，《灵枢·九针十二原》要求“凡将用针，必先诊脉，视气之剧易，乃可以治也。”张介宾释：“病之虚实，不易识也，必察于脉，乃可知之。故凡将用针，必先诊脉，察知重轻，方可施治，否则未有不误而杀人者矣。”

补泻刺法对应虚实病证，通过补虚泻实而调整体内阴阳气血的偏颇，使机体恢复内在平衡，因此，在刺法当中，《黄帝内经》最为强调和重视补泻刺法，如《灵枢·九针十二原》所说：“凡用针者，虚则实之，满则泄之……虚实之要，九针最妙，补泻之时，以针为之。”历代医家亦持此认识，代表者如张介宾：“用针之法，补泻而已”，乃为“用针之大法。”

补泻刺法虽然重要，但只是相应于病变情形的一类适用方法，不同病情有不同刺治方法，并非固守这种特定术式本身就能愈病。明了病证与刺法的关系，阴阳气血盛衰与针刺补虚泻实的对应及原理，才能真正领会辨别机体虚实的目的意义，把握针刺补泻的运用方法，这就是《灵枢·小针解》所说的：“粗守形者，守刺法也。上守神者，守人之血气有余不足，可补泻也。”

（赵京生）

分经刺病

【古代文献精选】

1.《素问病机气宜保命集·中风论》卷中

凡中风，不审六经之加减，虽治之不能去其邪也。……

右之续命混淆，无六证之别，今各分经疗治。又分经针刺法：厥阴之井大敦，刺以通其经。少阳之经绝骨，灸以引其热。是针灸同象法，治之大体也。

2.《素问病机气宜保命集·疮疡论》卷下

针灸法曰：凡疮疡可灸刺者，须分经络部分，血气多少，俞穴远近。若从背而出，当从太阳五穴，随证选用，或刺或灸，泄其邪气。

凡太阳多血少气。

至阴　通谷　束骨　昆仑　委中

从鬓而出者，当从少阳五穴选用。

少阳少血多气。

窍阴　侠溪　临泣　阳辅　阳陵泉

从髭而出者，当从阳明五穴选用。

阳明多血多气。

厉兑　内庭　陷谷　冲阳　解溪

3.《内外伤辨惑论·辨内伤饮食用药所宜所禁》卷下

《内经》云：内伤者，其气口脉反大于人迎，一倍二倍三倍，分经用药。

4.《脾胃论·分经随病制方》卷上

《脉经》云：风寒汗出，肩背痛，中风，小便数而欠者，风热乘其肺，使肺气郁甚也，当泻风热，以通气防风汤主之。

5.《脾胃论·用药宜禁论》卷上

经禁者，足太阳膀胱经为诸阳之首，行于背，表之表，风寒所伤则宜汗，传入本则宜利小便。若下之太早，必变证百出，此一禁也。足阳明胃经，行身之前，主腹满胀，大便难，宜下之。盖阳明化燥火，津液不能停，禁发汗、利小便，为重损津液，此二禁也。足少阳胆经，行身之侧，在太阳、阳明之间，病则往来寒热，口苦胸胁痛，只宜和解。且胆者，无出无入，又主发生之气，下则犯太阳，汗则犯阳明，利小便则使生发之气反陷入阴中，此三禁也。三阴非胃实不当下，为三阴无传本，须胃实得下也。分经用药，有所据焉。

6.《格致余论·痈疽当分经络论》

六阳经、六阴经之分布周身，有多气少血者，有少气多血者，有多气多血者，不可一概论也。若夫要害处，近虚怯薄处，前哲已曾论及，惟分经之言未闻也，何则？诸经惟少阳、厥阴经之生痈疽，理宜预防，以其多气少血，其血本少，肌肉难长，疮久未合，必成死证。其有不思本经少血，遽用驱毒利药，以伐其阴分之血，祸不旋踵矣！

7.《医经小学·病机略·病机第四》卷四

自汗阳亏，盗汗阴亏。东垣有法，对证可施。头风头痛，有痰者多。血虚与热，分经治可。

8.《医学纲目·心小肠部·衄血》卷十七

针灸

衄取四经：(【批】针灸)

其一取足手太阳。……

其二取足手阳明。……

9.《医学纲目·心小肠部·肿疡》卷十八

(上《保命集》分经灸刺，乃大纲耳。今更取《灵枢·经脉篇》及《铜人》等书毫分缕析，出各经分野，在针门十二经条列为之图，目之曰经络分野图，使人视之，心目燎然，目无全牛矣。夫痈疽初发，必先当头灸之以开其户，次看所发分野属何经脉。经脉既定，却内用所属经脉之药引经以发其表，外用所属经脉之俞穴针灸以泄其邪，内外交治，邪无容也。针灸痈疽者，更于针灸门十二经脉分野图求之。)

10.《外科理例·论流气饮十宣散》卷二

凡患者须分经络、血气、地部远近、年岁老幼、禀气虚实，及七情所感、时令所宜而治之。常见以流气、十宣散二药，概治结肿之症，以致取败者多矣。

大抵证有主末，治有权宜，治其主则末病自退，用其权则不拘于时。泥于守常，必致病势危甚，况杂用攻剂，动扰各经。故丹溪云：凡疮发于一经，只当求责本经，不可干扰余经是也。

11.《保婴撮要·臂痈》卷十三

臂痈之症，当分经络所属，受症之因而治之。上廉属手阳明经，下廉属手太阳经，外廉属手少阳经，内廉属手厥阴经，内之上廉属手太阴经，内之下廉属手少阴经。

12.《灵枢注证发微·刻马玄台先生〈内经灵枢注证发微〉引》

又如《灵》《素》每病必分经络，用针法以行补泻，诸书绝不明此大义，概用煎方，致病体绵久，终不可复生。

13.《灵枢注证发微·终始》

故曰：从腰以上者，手太阴阳明皆主之。从腰以下者，足太阴阳明皆主之。（此言病有所主之经，见治之者，当分经也。……故曰从腰以上，手太阴肺经、手阳明大肠经主之。盖肺经自胸行手，大肠经自手行头也。从腰以下，足太阴脾经、足阳明胃经主之。盖脾经自足入腹，胃经自足上面也。四经各有所主，则各经宜各有所取耳。）

14.《灵枢注证发微·杂病》

喉痹，不能言，取足阳明；能言，取手阳明。【此言喉痹者当审其能言不能言，而分经以刺之也。（按：此与下共三节，皆取之手、足阳明二经。）】

疟，不渴，间日而作，取足阳明；渴而日作，取手阳明。（此言疟证者，当审其渴不渴，间作日作，而分经以刺之也。）

齿痛，不恶清饮，取足阳明；恶清饮，取手阳明。（此言齿痛者，当审其恶冷饮不恶冷饮，而分经以刺之也。胃经恶热不恶寒，大肠恶寒不恶热，故刺之者如此。）

聋而不痛者，取足少阳；聋而痛者，取手阳明。（此言耳聋者，当审其痛与不痛，而分经以刺之也。）

衄而不止，衃血流，取足太阳；衃血，取手太阳。不已，刺宛骨下；不已，刺腘中出血。（此言衄血者，当审其血之多寡，病之难易，而分经以刺之也。）

腰痛，痛上寒，取足太阳、阳明；痛上热，取足厥阴；不可以俯仰，取足少阳。（言腰痛者，当审其痛处之冷热及不可以俯仰，而分经以刺之也。）

……

喜怒而不欲食，言益小，取足太阴；怒而多言，刺足少阳。（此言善怒者，当审其欲食不食、难言多言，而分经以刺之也。）

……

项痛，不可俯仰，刺足太阳；不可以顾，刺手太阳也。【言项痛者，当审其不可俯仰、不可顾，而分经以刺之也。（按：俯仰属背与腰，故曰足太阳；而顾则属肩与项，故曰手太阳也。）】

小腹满大，上走胃至心，淅淅身时寒热，小便不利，取足厥阴。腹满，大便不利，腹大，亦上走胸嗌，喘息喝喝然，取足少阴。腹满，食不化，腹响响然，不能大便，取足太阴。（此言小大腹满者，当审其诸证，而分经以刺之也……）

心痛引腰脊，欲呕，取足少阴。心痛腹胀，啬啬然，大便不利，取足太阴。心痛引背，不得息，刺足少阴；不已，取手少阳。心痛引小腹满，上下无定处，便溲难，刺足厥阴。心痛，但短气不足以息，刺手太阴。心痛，当九节刺之，按已刺，按之立已；不已，上下求之，得之立已。（此言心痛者，取审其诸证，而分经以刺之也。）

15.《灵枢注证发微·寒热病》

臂阳明有入烦遍齿者，名曰大迎。下齿龋，取之臂。恶寒补之，不恶寒泻之。足太阳有入烦遍齿者，名曰角孙。上齿龋，取之在鼻与烦前。方病之时其脉盛，盛则泻之，虚则补之。一曰取之出鼻外。足阳明有挟鼻入于面者，名曰悬颅，属口，对入系目本，视有过者取之，损有余，益不足，反者益。（此言齿龋者，当即上下齿而分经以治之也。）

16.《灵枢注证发微·禁服》

人迎大一倍于寸口，病在足少阳；一倍而躁，病在手少阳。人迎二倍，病在足太阳；二倍而躁，病在手太阳。人迎三倍，病在足阳明；三倍而躁，病在手阳明。盛则为热，虚则为寒，紧则为痛痹，代则乍甚乍间。盛则泻之，虚则补之，紧痛则取之分肉，代则取血络且饮药，陷下则灸之，不盛不虚以经取之，名曰经刺……（此言人迎大于寸口之脉，可以验足手六阳经之病，而有治之之法也。……然所以治之者，脉盛，则分经以泻之；脉虚，则分经以补之；脉紧为痛痹，则取其分肉之病在何经；脉代，则取其血络，使之出血，及饮食以调之；脉陷下者，则血结于中，中有着血，血寒，故宜灸之；若不盛不虚，则止以本经取之，如一盛泻胆以补肝，二盛泻膀胱以补肾之类。兹则取之于胆，而不取之肝；取之膀胱，而不取之肾之类也。或用针，或用灸，或用药，止在本经而不求之他经，故名之曰经刺也。）

17.《灵枢注证发微·水胀》

黄帝曰：肤胀、鼓胀可刺耶？岐伯曰：先泻其胀之血络，后调其经，刺去其血络也。（此言刺肤胀、鼓胀之法也。二胀皆有血络，须先泻之，后当分经以调之。其有血络，又当再刺去之可也。）

18.《素问注证发微·刺热》

热病先胸胁痛，手足躁，刺足少阳，补足太阴，病甚者为五十九刺。（此以下皆即热病先现之证，而分经以治之，此则以先胸胁痛者言之也。）

19.《素问注证发微·刺疟》

疟不渴，间日而作，刺足太阳；渴而间日作，刺足少阳。（此言疟有间日而作者，即其渴不渴，而当分经以刺之也。）

20.《素问注证发微·刺腰痛》

腰痛上寒，刺足太阳阳明；上热，刺足厥阴；不可以俯仰，刺足少阳；中热而喘，刺足少阴，刺郄中出血。（此言腰痛而可顾者，有此四证，当分经以治之也……）

腰痛上寒，不可顾，刺足阳明；上热，刺足太阴；中热而喘，刺足少阴。（此言腰痛不可顾者，有此三证，亦当分经以治之也。）

21.《素问注证发微·痿论》

帝曰：如夫子言可矣，论言治痿者，独取阳明何也？岐伯曰：阳明者，五脏六腑之海，主润宗筋，宗筋主束骨而利机关也。冲脉者，经脉之海也，主渗灌溪谷，与阳明合于宗筋，阴阳总宗筋之会，会于气街，而阳明为之长，皆属于带脉，而络于督脉。故阳明虚则宗筋纵，带脉不引，故足痿不用也。（……帝意五脏之痿，似当分经以治之，然论言治痿，独取足阳明胃经者何也？）

22.《经络考·自序》

张三锡曰：脏腑阴阳，各有其经，四肢筋骨，各有所主。明其部，以定经，循其流，以寻源。舍此而欲知病之所在，犹适燕而南行，岂不愈劳而愈远哉？方书云：不读十二经络，开口动手便错。诚确论也。世人以经络为针灸家书，皆懵然罔究，妄举妄谭。即如头痛一症，左右分经，前后异同；同一腹痛也，而有中脘、当脐、少腹之分；同一害眼也，而有大眦、小眦、黑珠、白珠、上下胞之异。

23.《类经·针刺类·四十六》卷二十一

真心痛，手足清至节，心痛甚，旦发夕死，夕发旦死。（……愚按：本篇所言五脏之滞，皆为心痛，刺治分经，理甚明悉，至若舍针用药，尤宜察此详义。）

24.《经络汇编·经络统序》

十二经之脉，一有壅滞则病，太过、不及则病，外邪入经络亦病。有始在一经，久而传变，为症多端，其症各有经络。

25.《寓意草·为顾枚先议失血证治并论病机》

顾枚先年二十余岁，身躯肥大，平素嗜酒，迩来鳏居郁郁。壬午孟夏患失血证，每晚去血一二盏，至季夏时，去血无算。……热积于中即为消，血积于中即为痈，而随积随呕，则为此证。揆其致此之繇，必以醉饱入房而得之。盖人身气动则血动，而构精时之气，有乾坤鼓铸之象，其血大动。精者血之所化也，灌输原不止胃之一经。独此一经所动之血，为醉饱之余所阻，不能与他经之血，缉续于不息之途，是以开此脱血一窦，今者竟成熟路矣。欲治此病，不如此其分经辨证，何从措手乎？岂惟经也，络亦宜辨。胃之大络，贯膈络肺，不辨其络，亦孰知膈间紧迸，肺间气胀痰胶，为胃病之所传哉？

26.《医学源流论·躯壳经络脏腑论》卷上

凡致病必有因，因受病之处则各有部位。今之医者曰：病必分经络而后治之。似矣，然亦知病固非经络之所能尽者乎？夫人有皮肉筋骨以成形，所谓躯壳也。而虚其中，则有脏腑以实之。其连续贯通者，则有经有络贯乎脏腑之内，运乎躯壳之中，为之道路，以传变周流者也。故邪之伤人，或在皮肉，或在筋骨，或在脏腑，或在经络。有相传者，有不相传者，有久而相传者，有久而终不传者。其大端则中于经络者易传。其初不在经络，或病甚而流于经络者，亦易传。经络之病，深入脏腑，则以生克相传。惟皮肉筋骨之病，不归经络者，则不传，所谓躯壳之病也。故识病之人，当直指其病在何脏何腑，何筋何骨，何经何络，或传或不传，传以何经始，以何经终。其言历历可验，则医之明者矣。今人不问何病，谬举一经以借口，以见其颇识《内经》，实与《内经》全然不解也。至治之难易，则在经络易治，在脏腑者难治，且多死。在皮肉筋骨者难治，亦不易死。其大端如此。至于躯壳脏腑之属于某经络，以审其针灸用药之法，则《内经》明言之，深求自得也。

27.《医学源流论·治病必分经络脏腑论》卷上

病之从内出者，必由于脏腑；病之从外入者，必由于经络。……故治病者，必先分经络脏腑之所在，而又知其七情六淫所受何因，然后择何经何脏对病之药，本于古圣何方之法，分毫不爽，而后治之，自然一剂而即见效矣。今之治病不效者，不咎己药之不当，而反咎病之不应药。此理终身不悟也。

28.《医学源流论·治病不必分经络脏腑论》卷上

病之分经络脏腑，夫人知之。于是天下遂有因经络脏腑之说，而拘泥附会，又或误认穿凿，并有借此神其说以欺人者。盖治病之法多端，有必求经络脏腑者，有不必求经络脏腑者。……至张洁古辈，则每药注定云独入某经，皆属附会之谈，不足征也。曰：然则用药竟不必分经络脏腑耶？曰：此不然也。盖人之病，各有所现之处，而药之治病，必有专长之功。如柴胡治寒热往来，能愈少阳之病。桂枝治畏寒发热，能愈太阳之病。葛根治肢体大热，能愈阳明之病。盖其止寒热，已畏寒，除大热，此乃柴胡、桂枝、葛根专长之事。因其能治何经之病，后人即指为何经之药。孰知其功能，实不仅入少阳、太阳、阳明也。显然者尚如此，余则更无影响矣。故以某药为能治某经之病则可，以某药为独治某经则不可。谓某经之病，当用某药则可，谓某药不复入他经则不可。故不知经络而用药，其失也泛，必无捷效。执经络而用药，其失也泥，反能致害。总之变化不一，神而明之，存乎其人也。

29.《研经言·汤液论》卷一

汤液，亦饮也。……其入脏者，亦止云五味入胃，各归其所喜攻，如酸先入肝云云，不必不入他脏也。后人不知古人制方之意，遂谓某药入某经，某药兼入某经。则试问胃气被药气使乎？抑药气被胃气使乎？夫固不辨而明也，乃或误宗其说。如桂枝汤方，见其主治太阳病多，因以桂枝为足太阳经药，殊不思太阴病亦用桂枝，而真武、理中、四逆皆有加桂之例。吁！可怪也。总之，汤液治病，分气味不分经络，与针法大异。

【述要】

“分经刺病”，乃据《灵枢注证发微》《素问注证发微》中马莳注文“分经以刺之”“分经以治之”以及《类经》中张介宾注文“刺治分经”等内容凝练而来。

1. “分经刺病”的渊源　《灵枢·终始》将腰以上归属手太阴阳明，腰以下归属足太阴阳明，认为手足经脉因循行分布不同，所主也有差异。《黄帝内经》中治疗同一疾病，常据其兼症或具体表现的差异，而针刺不同经脉，如齿痛、项痛、腰痛、心痛、腹满、聋、热病、疟、喉痹、喜怒、痿等。

2. “分经刺病”类似认识的提出　《黄帝内经》重要注家中，唯马莳在注释上述有关病症原文时，明确提出“分经以刺之”“分经以治之”“病有所主之经，见治之者，当分经也”“分经以补之”“分经以泻之”等。张介宾受其影响，论述真心痛治疗时，也提出“刺治分经，理甚明悉，至若舍针用药，尤宜察此详义”，且认为无论用针还是用药，都应当辨清分经之理。马莳的门人金一龙在《刻马玄台先生〈内经灵枢注证发微〉引》中也明确提出，“又如《灵》《素》每病必分经络用针法，以行补泻，诸书绝不明此大义”，认为《黄帝内经》针刺治疗疾病都是根据经络理论辨证的。

3. “分经”的医学认识背景　刘完素在《素问病机气宜保命集·中风

论》卷中论述小续命汤时，认为“古之续命混淆，无六证之别，今各分经疗治。又分经针刺法：厥阴之井大敦，刺以通其经。少阳之经绝骨，灸以引其热，是针灸同象法，治之大体也。”不难看出，此句前一“分经”指伤寒六经，后一“分经”乃明确指一般意义上的经脉。

另《素问病机气宜保命集·疮疡论》卷下：“针灸法曰：凡疮疡可灸刺者，须分经络部分，血气多少，俞穴远近”，认为针灸治疗疮疡要依据其病位所在，选取相应循行区域的经脉所属腧穴。这是典型的“分经刺病”。

4. 后世医家有关论述　痈疽疮疡分经络论治的论述在后世医籍中较多，如《格致余论》中有“痈疽当分经络论”，《保婴撮要》论述臂痈之症，提出“当分经络所属、受症之因而治之”，将臂的上、下、内、外廉分属不同的经脉。关于内科疾病的治疗，后世医家也有“分经”的认识，但所分之经并非六经，而是某某（脏腑名称）经。

《医学源流论·躯壳经络脏腑论》卷上对当时“病必分经络而后治之”的认识提出批判，认为病应分经络脏腑，皮肉筋骨之病不归经络。但具体到疾病治疗，又认为可以将躯壳脏腑归属于经络，从而确定不同的针灸用药之法。关于经络理论对用药的指导方面，徐灵胎总结为：“故不知经络而用药，其失也泛，必无捷效。执经络而用药，其失也泥，反能致害。”喻嘉言明确反对经络理论对用临证用方的作用，“汤液治病，分气味不分经络，与针法大异。”此句也可以反证，“分经刺病”确是针灸临床的重要特点。

基于经络理论而形成的“分经”的认识对后世医家影响相当广泛，涉及多个方面，有关论断如：分经养胎、分经用药、分经辨证、辨色分经、分经泄毒、分经辨症、分经别络、分经析症，等。

5. 基本内涵与学术价值　“分经刺病”是针灸临床的重要内容，主要内涵是依据病变部位的经脉循行划分归属或兼症的不同而选用不同经脉的腧穴，反映出经络理论在针灸临床辨证治疗中的重要作用。

“分经刺病”还有一层内涵需要说明的是，所谓的“经”不单指经脉，可以扩展到络脉。如《寓意草》论治失血言：“欲治此病，不如此，其分经辨证，何从措手乎？岂惟经也，络亦宜辨。”《黄帝内经》中大量对于络脉及皮部的诊察描述，都可以作为“分经”的重要依据。

“分经刺病”涉及针灸临床中的经络辨证，故还当与“治病有远取之法”“各经之病取各经之穴，脏腑杂病刺俞募之穴”互参。

（杨　峰）

用药必觅经络

【古代文献精选】

1.《灵枢注证发微·五乱》

黄帝曰：五乱者，刺之有道乎？岐伯曰：有道以来，有道以去，审知其道，是谓身宝。黄帝曰：善。愿闻其道。岐伯曰：气在于心者，取之手少阴、心主之输；气在于肺者，取之手太阴荥、足少阴输；气在于肠胃者，取之足太阴、阳明，不下者，取之三里；气在于头者，取之天柱、大杼，不知，取足太阳荥输；气在于臂足，取之先去血脉，后取其阳明、少阳之荥输。（此四语虽为刺病而发，凡医工能熟玩之，则治病必觅标本，用药必觅经络，真邪必审，补泻不妄，乃为医家切要之法也。）

2.《针灸大成·标幽赋（杨氏注解）》卷二

明标与本，论刺深刺浅之经。

（标本者，非止一端也，有六经之标本，有天地阴阳之标本，有传病之标本。以人身论之，则外为标，内为本；阳为标，阴为本；腑阳为标，脏阴为本；脏腑在内为本，经络在外为标也。六经之标本者，足太阳之本，在足跟上五寸，标在目；足少阳之本在窍阴，标在耳之类是也。更有人身之脏腑、阳气阴血、经络，各有标本。以病论之，先受病为本，后传流为标。凡治病者，先治其本，后治其标，余症皆除矣。谓如先生轻病，后滋生重病，亦先治其轻病也。若有中满，无问标本，先治中满为急。若中满、大小便不利，亦无标本，先利大小便，治中满尤急也。除此三者之外，皆治其本，不可不慎也。从前来者实邪，从后来者虚邪，此子能令母实，母能令子虚也。治法虚则补其母，实则泻其子。假令肝受心之邪，是从前来者，为实邪也，当泻其火。然直泻火，十二经络中，各有金、木、水、火、土也。当木之本，分其火也。故《标本论》云：本而标之，先治其本，后治其标。既肝受火之邪，先于肝经五穴，泻荥火行间也。以药论，入肝经药为引，用泻心药为君也。是治实邪病矣。又假令肝受肾邪，是为从后来者，为虚邪，当补其母，故《标本论》云：标而本之，先治其标，后治其本。肝木既受水邪，当先于肾经涌泉穴补木，是先治其标，后于肝经曲泉穴泻水，是后治其本。此先治其标者，推其至理，亦是先治其本也。以药论之，入肾经药为引，用补肝经药为君，是也。以得病之日为本，传病之日为标，亦是。）

3.《医学源流论·治病不必分经络脏腑论》卷上

病之分经络脏腑，夫人知之。于是天下遂有因经络脏腑之说，而拘泥附会，又或误认穿凿，并有借此神其说以欺人者。盖治病之法多端，有必求经络脏腑者，有不必求经络脏腑者。……曰：然则用药竟不必分经络脏腑耶？曰：此不然也。盖人之病，各有所现之处，而药之治病必有专长之功。……因其能治何经之病，后人即指为何经之药。孰知其功能，实不仅入少阳、太阳、阳明也。显然者尚如此，余则更无影响矣。故以某药为能治某经之病则可，以某药为独治某经则不可。谓某经之病，当用某药则可，谓某药不复入他经则不可。故不知经络而用药，其失也泛，必无捷效。执经络而用药，其失也泥，反能致害。总之变化不一，神而明之，存乎其人也。

4.《研经言·汤液论》卷一

后人不知古人制方之意，遂谓某药入某经，某药兼入某经。则试问胃气被药气使乎？抑药气被胃气使乎？夫固不辨而明也，乃或误宗其说。如桂枝汤方，见其主治太阳病多，因以桂枝为足太阳经药，殊不思太阴病亦用桂枝，而真武、理中、四逆，皆有加桂之例。吁！可怪也。总之，汤液治病，分气味不分经络，与针法大异。

【述要】

“用药必觅经络”，语出《灵枢注证发微·五乱》马莳注文。针对《五乱》篇有关针刺之“道”，马莳进一步延伸扩展为医家治病之要法，认为“治病必觅标本，用药必觅经络”，要辨明“真邪”，明确“补泻”。至于“用药必觅经络”本身，马莳未有进一步的说明。

经络理论对于针灸治疗的意义，乃至对于人体生理病理的说明与解释的意义，《黄帝内经》中论述较多。而经络对于临床方药运用的具体指导，《黄帝内经》中未见论述，相关早期出土医学文献中也没有明确涉及，应当是相对较晚的理论认识。

《伤寒论》六经辨证体系，既涉及处方用药，也涉及六经，有较大的影响。关于“六经”与经络的关系，众说纷纭，未有定论，但两者关系之密切，不可否认。尤其是，宋代朱肱《类证活人书》提出，“治伤寒先须识经络，不识经络，触途冥行，不知邪气之所在”，对后世影响较大。因此，从经络理论的角度去理解《伤寒论》的六经辨证及遣方用药，成为一种学术认识。当然，经络理论对于临床辨证治疗的影响，不仅仅体现在六经辨证选方上。从临床而言，经络尤其是经脉的循行路线，是医家疾病辨证中经常考虑的因素。即根据症状或病变所在部位属于哪一条经脉循行范围，从而确定为何经受病，再选用对应的方剂或者药物，尤其是古代外科痈疡类病症辨证治疗中较为多见。

比较明确且大量论述药物和经络之间对应关系的是金代张元素所著《医学启源》《洁古珍珠囊》。如《洁古珍珠囊》明确指出部分药物为某经药，“独活……足少阴行经药”“防风……太阳经本药”“白芷……阳明经本药”，而且还以某某经脉为纲统论相应药物，名之为“引经报使”。而比较明确论述方剂与经络之间对应关系的是明代《玉机微义》。后世医家在此基础上不断有所丰富和发展，形成了有关“药物（方剂）归经”的理论认识，并在临床广泛使用。

概言之，“用药必觅经络”有两方面的含义：其一、指用药前需辨明病位所在何经（主要依据六经或经脉循行路线）；其二、具体遣方用药需从“药物（方剂）归经”的角度选择。

与《五乱》篇马莳注文“治病必觅标本，用药必觅经络”提法类似，明代杨继洲所著《针灸大成》卷二，在对《标幽赋》原文“明标与本”注释时，先论母子补泻选穴，后引申阐发“以药论之”，用不同归经药物为君药、引药，可以视为马莳所谓“用药必觅经络”的具体化。当然，也有医家明确提出反对意见，如清代莫枚士曰：“汤液治病，分气味不分经络，与针法大异。”

需要指出的是，“用药必觅经络”的认识，从文献记载来看，后世医家的专门论述乏见；从临床实践运用而言，也不是方药治疗中的主要原则。尽管经络理论是中医理论的核心内容，但对于临床具体遣方用药而言，其关联性并不如马莳所言那般密切。之所以马莳强调“用药必觅经络”，可能与其注释《黄帝内经》的特点有关。清代医家汪昂评述其注释曰：“《灵枢》从前无注……至明始有马玄台之注，其疏经络穴道，颇为详明，可谓有功于后学。”马莳的门人金一龙亦曰：“大凡为医者，先明脉体，次分经络，乃定病名，然后用药饵、针灸、按摩、导引、熨治等法。”指出先分经络，才能用药用针。“又如《灵》《素》每病必分经络用针法，以行补泻，诸书绝不明此大义，概用煎方，致病体绵久，终不可复生。”指出疾病治疗不分经络而概用煎方，则难以取效。可见，马莳对于经络极为重视，其有关经络腧穴内容的注释也十分详尽，这一点在注家中较为突出。因此，马莳正是基于对经络这般重视的认识，才将经络理论扩展到方药治疗中，提出“用药必觅经络”。“必”字，表达的是强调的意味。从古今临床实践来看，经络理论虽然对于辨证及遣方用药有一定的指导和启示，但显然未达到“必”的程度。反过来说，并不是指“用药必觅经络”毫无意义，实际上反而能更好地提示临床辨证用药中还是应当关注并有意识地恰当地运用经络理论，以更好地认清病证，更有针对性用药。正如清代徐灵胎所论：“故不知经络而用药，其失也泛，必无捷效。执经络而用药，其失也泥，反能致害。总之变化不一，神而明之，存乎其人也。”

“用药必觅经络”与“分经刺病”都涉及经络理论对于针刺和遣方用药的具体影响，当互参。

（杨　峰）

刺法诸因治宜

【古代文献精选】

1.《针方六集·刺因于形》卷三

皮厚色黑者，深而留之，多益其数；皮薄色少者，浅而疾出其针。

2.《针方六集·刺因于病》卷三

凡十二经之病，盛则泻之，虚则补之，热则疾之，寒则留之，陷下则灸之，不盛不虚，以经取之。

3.《针方六集·刺因于脉》卷三

诸脉急者多寒，刺急者，深纳而久留之。缓者多热，刺缓者，浅纳而疾发针，以去其热。大者多气少血，刺大者微泻其气，无出其血。滑者阳气盛，微有热，刺滑者疾发针而浅纳之，以泻其阳气而去其热。涩者少血少气，微有寒，刺涩者必中其脉，随其逆顺而久留之，必先按而循之，已发针，疾按其痏，无令其血出，以和其脉。诸小者，阴阳形气俱不足，勿取以针，而调以甘药也。

4.《针方六集·刺因于时》卷三

春刺井，夏刺荥，季夏刺俞，秋刺经，冬刺合。然春刺井者，邪在肝。夏刺荥者，邪在心。季夏刺俞者，邪在脾。秋刺经者，邪在肺。冬刺合者，邪在肾。

【述要】

“刺法诸因治宜”，古代文献并无其名，系总结归纳明代吴崑所著《针方六集》中相关论述而成，主要包括“刺因于形”“刺因于病”“刺因于脉”“刺因于时”四个方面，其具体内容均系引述《黄帝内经》《难经》有关针刺影响因素的原文，据其性质不同，按照自身的认识和理解，进行归纳分类。这也是此书内容的主要撰述方式。

（1）“刺因于形”方面：内容系将《灵枢·逆顺肥瘦》中有关肥人、瘦人针刺的原文，整合而成。肥人因血气充盈、肌肤坚固，故应深刺而久留针。瘦人因血清气滑、易脱于气、易损于血，故应浅刺而快速出针（不留针）。《逆顺肥瘦》篇还有壮士、婴儿针刺之别，所论与肥人、瘦人基本一致。这方面的内容都是论述患者形（体）质不同对针刺操作的影响，故以“形”概之。《灵枢·根结》亦有类似内容，涉及形质方面的内容更为详细，“骨节之小大，肉之坚脆，皮之厚薄，血之清浊，气之滑涩，脉之长短，血之多少，经络之数”。

（2）“刺因于病”方面：内容引述《灵枢·经脉》论述针灸治则的原文。吴崑将原文中的“盛、虚、寒、热、陷下、不盛不虚”归属于“病”的范畴，但“盛、虚、不盛不虚”所指实为人迎寸口脉诊。根据具体病症不同而采用不同的针刺方式方法，在《黄帝内经》中也较为常见，如《灵枢·官针》，参见“病在皮肤分肉取病所”。

（3）“刺因于脉”方面：内容系将《灵枢·邪气脏腑病形》相关原文整合而成。主要论述了“缓、急、滑、涩、大、小”6种脉象，本质上反映的是人体所受病邪性质以及气血状态，从而据此采用不同的针刺操作。

（4）“刺因于时”方面：内容引述《难经·七十四难》原文。主要论述四时（春、夏、季夏、秋、冬）所取五输穴的不同，并基于五行学说与五脏相应。关于四时与针刺的关系，《灵枢·本输》《灵枢·四时气》《灵枢·寒热病》《素问·水热穴论》等都有论述，但与《难经》所论有所不同。其一，《难经》增加了季夏，实为五时，主要是基于五行理论的考虑。其二，《难经》针刺所取部位为五输穴，《黄帝内经》则主要是部位组织的名称，如“络脉、孙络、分肉、井荥”等。《黄帝内经》所取部位的不同主要依据四时之气所处部位深浅的不同，如《本输》篇所谓“此四时之序，气之所处，病之所舍，藏之所宜”。

可以看出，吴崑所论的四个方面基本涵盖了与针刺有关的影响因素，但所引相关经文并不全面。与之相比，《黄帝内经》的相关论述内容更为丰富，内涵也更为深刻。因此，对于“刺法诸因治宜”的理解和认识，尚可参见“四时各有所刺”“形质不同，刺法有异”“病有浮沉，刺有浅深”等论述。

概言之，“刺法诸因治宜”强调的是，临床针灸治疗影响因素颇为复杂，需要从患者形质特点、病位病性、脉象、四时之气、气血状态等多方面综合考虑，涉及针灸疗法的选择、针刺具体操作（针刺深浅、出针快慢、留针与否）、针刺部位选择等，与临床疗效密切相关，是针灸理论中重要的内容，充分体现了中医学辨证论治的内涵，值得当下针灸临床借鉴。

（杨　峰）

病有浮沉，刺有浅深

【古代文献精选】

1.《灵枢·官针》

凡刺有五，以应五脏。一曰半刺；半刺者，浅内而疾发针，无针伤肉，如拔毛状，以取皮气，此肺之应也。二曰豹文刺；豹文刺者，左右前后针之，中脉为故，以取经络之血者，此心之应也。三曰关刺；关刺者，直刺左右，尽筋上，以取筋痹，慎无出血，此肝之应也，或曰渊刺，一曰岂刺。四曰合谷刺；合谷刺者，左右鸡足，针于分肉之间，以取肌痹，此脾之应也。五曰输刺；输刺者，直入直出，深内之至骨，以取骨痹，此肾之应也。

2.《素问·刺要论》

黄帝问曰：愿闻刺要。岐伯对曰：病有浮沉，刺有浅深，各至其理，无过其道。过之则内伤，不及则生外壅，壅则邪从之。浅深不得，反为大贼，内动五脏，后生大病。故曰：病有在毫毛腠理者，有在皮肤者，有在肌肉者，有在脉者，有在筋者，有在骨者，有在髓者。是故刺毫毛腠理无伤皮，皮伤则内动肺，肺动则秋病温疟，泝泝然寒栗。刺皮无伤肉，肉伤则内动脾，脾动则七十二日四季之月，病腹胀烦不嗜食。刺肉无伤脉，脉伤则内动心，心动则夏病心痛。刺脉无伤筋，筋伤则内动肝，肝动则春病热而筋弛。刺筋无伤骨，骨伤则内动肾，肾动则冬病胀腰痛。刺骨无伤髓，髓伤则销铄胻痠，体解㑊然不去矣。

3.《素问·刺齐论》

黄帝问曰：愿闻刺浅深之分。岐伯对曰：刺骨者无伤筋，刺筋者无伤肉，刺肉者无伤脉，刺脉者无伤皮，刺皮者无伤肉，刺肉者无伤筋，刺筋者无伤骨。帝曰：余未知其所谓，愿闻其解。岐伯曰：刺骨无伤筋者，针至筋而去，不及骨也。刺筋无伤肉者，至肉而去，不及筋也。刺肉无伤脉者，至脉而去，不及肉也。刺脉无伤皮者，至皮而去，不及脉也。所谓刺皮无伤肉者，病在皮中，针入皮中，无伤肉也。刺肉无伤筋者，过肉中筋也。刺筋无伤骨者，过筋中骨也。此之谓反也。

4.《针灸问对·十四法》卷中

或曰：诸家针书载某穴针几分，留几呼，灸几壮，出于经欤否欤？

曰：于经不载，多出于经传也。经曰：病有浮沉，刺有浅深。浅深不得，反为大贼。过之则内伤，不及则外壅。古人治法，惟视病之浮沉，而为刺之浅深，岂以定穴分寸为拘哉？又谓某穴宜留几呼，悖理尤甚。经曰：刺实须其虚者，留针，阴气隆至，针下寒，乃去针也。经气已至，慎守勿失。又曰：刺之而气不至，无问其数；刺之而气至，乃去之，勿复针。针各有所宜，各不同形，各任其所。为刺之要，气至而有效。效之信，若风之吹云，明乎若见苍天。又曰：气血之未应针，则伏如横弩之安静；其应针也，则起如机发之迅疾。然其气血流注，岂留呼而可为准定耶？又曰：静以久留，以气至为故。不以息之多数而便去针，是古人用针，惟以气至为期，而不以呼之多少为候。若依留呼之说，气至则可；气若不至，亦依呼数而去针，徒使破皮损肉，有何益于病哉？故曰：凡刺之害，中而不去则精泄，不中而去则致气；精泄则病甚而恇，致气则生为痈疽是也。又谓某穴宜灸几壮，亦非至言，惟当视其穴俞、肉之厚薄、病之轻重，而为灸之多少大小则可耳，不必守其成规。所言某穴针几分、灸几壮，谓病宜针某穴，则宜入几分；病宜灸，则宜灸几壮；针则不灸，灸则不针也。不知其说者，既针复灸，既灸复针，为害不浅。

5.《素问注证发微·刺要论》

（刺要，刺针之要法也。人之病有浮深，浮则刺当浅，故过于深者，则内伤；沉则刺当深，故不及而浅者，则外壅留邪，所以反为大害也。若是者，正以内动五脏，后生大病耳，下文正详言之。）

6.《素问集注·刺要论》

（刺要者，刺之要法也。理者，皮肤肌肉之纹理。道者，血气循行之道路也。盖脉肉筋骨之间，各有浅深之理路，随病之浮沉而取之，无使其过与不及也。）

【述要】

“病有浮沉，刺有浅深”，语出《素问·刺要论》，主要提出了疾病部位或层次的深浅与针刺深浅应保持一致，否则不仅难以获效，而且还能导致其他疾病。《素问·刺齐论》亦有“刺浅深之分”的相关内容，主要论述了针刺骨、筋、肉、脉、皮等不同组织时，应当准确刺入相应部位，否则针刺深浅太过或不及都不能刺激相应部位，反而会导致其他部位的损伤。此篇所论“骨、筋、肉、脉、皮”等可以延伸理解为针刺部位深浅范围。

据此二篇，其义在于表达针刺的深浅应依病位而定。《素问·刺要论》详细论述了病位有在毫毛腠理、皮肤、肌肉、脉、筋、骨、髓等不同，与此相应的是，针刺所达部位的深浅也当与之一致，即针刺当中其病所。反之，其情形有二：过与不及。过，如当刺毫毛腠理而针太深伤及皮之类。不及，如筋病当刺及筋，反“至肉而去，不及筋也”之类。过与不及，都会产生不良的后果，针刺临床应注意避免。

关于针刺深浅与病位的关系，在《黄帝内经》其他篇中亦有论述。《灵枢·官针》开篇即有“疾浅针深、病深针浅”之语，另该篇所论“半刺、豹文刺、关刺、合谷刺、输刺”，其针刺深浅分别及皮、脉、筋、肉、骨，其作用分别用于取皮气、经络之血、筋痹、肌痹、骨痹。此外，该篇中的“九刺”“十二刺”等也有一些涉及针刺深浅与病变深浅的内容。这些是“病有浮沉，刺有浅深”在针刺临床的充分体现。

病位的深浅也与病程长短有关。《灵枢·终始》：“久病者邪气入深，刺此病者，深内而久留之。”可见，病程日久，邪气深入体内，针刺的深度自然也应调整与之适应。此外，针刺的深浅除了与病位深浅有关，《黄帝内经》中还论述了其与四时、形质等因素密切相关。如：四时之气在人体的次序是由浅入深，故针刺部位也相应有深浅之分。形质强壮之人，肌肉丰厚，气血旺盛，针刺相对宜深；形质瘦弱之人，肌肉浅薄，气血衰弱，针刺相对宜浅。

“病有浮沉，刺有浅深”，作为经典所论，因表达较为明确，故后世注家大多随文就注，少有发挥。但从理论内容的角度而言，这一认识貌似又与腧穴文献中所规定某某腧穴的针刺深浅难以一致。对此，明代汪机所著《针灸问对》予以辨析，明确提出：“古人治法，惟视病之浮沉，而为刺之浅深，岂以定穴分寸为拘哉？”其实，从针刺深浅的影响因素而言，腧穴或针刺部位的解剖特点是较为固定的、易于把握因素，相对变化较大的、难以掌握的是病位深浅的判断，这个需要临证认真辨析。

因此，“病有浮沉，刺有浅深”实际上也是“辨证论治”在针灸临床的显著体现。同时，应当注意的是，针刺深浅的影响因素较多，除了此处的病位深浅，还有四时、体质、腧穴本身特点等多方面，临床中应当综合考量，合理运用。故“病有浮沉，刺有浅深”当与“刺法诸因治宜”“形质不同，刺法有异”“病在皮肤分肉取病所”“四时各有所刺”论述等互参。

（杨　峰）

四时各有所刺

【古代文献精选】

1.《灵枢·本输》

春取络脉诸荥大经分肉之间，甚者深取之，间者浅取之。夏取诸腧孙络肌肉皮肤之上。秋取诸合，余如春法。冬取诸井诸输之分，欲深而留之。此四时之序，气之所处，病之所舍，藏之所宜。

2.《灵枢·终始》

春气在毛，夏气在皮肤，秋气在分肉，冬气在筋骨，刺此病者各以其时为齐。故刺肥人者，以秋冬之齐；刺瘦人者，以春夏之齐。

3.《灵枢·四时气》

黄帝问于岐伯曰：夫四时之气，各不同形，百病之起，皆有所生，灸刺之道，何者为定（一本作宝）？岐伯答曰：四时之气，各有所在，灸刺之道，得气穴为定。故春取经血脉分肉之间，甚者深刺之，间者浅刺之；夏取盛经孙络，取分间绝皮肤；秋取经腧，邪在腑，取之合；冬取井荥，必深以留之。

4.《灵枢·寒热病》

春取络脉，夏取分腠，秋取气口，冬取经输，凡此四时，各以时为齐。络脉治皮肤，分腠治肌肉，气口治筋脉，经输治骨髓、五脏。

5.《素问·八正神明论》

岐伯曰：凡刺之法，必候日月星辰，四时八正之气，气定乃刺之。是故天温日明，则人血淖液而卫气浮，故血易泻，气易行；天寒日阴，则人血凝泣而卫气沉。月始生，则血气始精，卫气始行；月郭满，则血气实，肌肉坚；月郭空，则肌肉减，经络虚，卫气去，形独居。是以因天时而调血气也。是以天寒无刺，天温无疑。月生无泻，月满无补，月郭空无治，是谓得时而调之。

6.《素问·水热穴论》

帝曰：春取络脉分肉何也？岐伯曰：春者木始治，肝气始生，肝气急，其风疾，经脉常深，其气少，不能深入，故取络脉分肉间。帝曰：夏取盛经分腠何也？岐伯曰：夏者火始治，心气始长，脉瘦气弱，阳气留溢，热熏分腠，内至于经，故取盛经分腠，绝肤而病去者，邪居浅也。所谓盛经者，阳脉也。帝曰：秋取经俞何也？岐伯曰：秋者金始治，肺将收杀，金将胜火，阳气在合，阴气初胜，湿气及体，阴气未盛，未能深入，故取俞以泻阴邪，取合以虚阳邪，阳气始衰，故取于合。帝曰：冬取井荥何也？岐伯曰：冬者水始治，肾方闭，阳气衰少，阴气坚盛，巨阳伏沉，阳脉乃去，故取井以下阴逆，取荥以实阳气。

7.《难经·七十四难》

曰：经言春刺井，夏刺荥，季夏刺俞，秋刺经，冬刺合者，何谓也？然。春刺井者，邪在肝；夏刺荥者，邪在心；季夏刺俞者，邪在脾；秋刺经者，邪在肺；冬刺合者，邪在肾。

8.《灵枢注证发微·本输》

（此言四时各有所刺，而善刺者其病立已也。……此乃四时之序，脉气之所处，各病之所舍，各脏之所宜刺也。）

9.《灵枢注证发微·终始》

（此言治法有浅深，当随时因人而施也。春气邪发在毫毛间，夏气则出于皮肤，秋气初入于分肉间，冬气则入于筋骨。凡刺此四者，春夏则取之毫毛皮肤而浅其针，秋冬则取之分肉筋骨而深其针．所谓随时以为刺也。然人之肥者，其病必深，故用秋冬之剂；人之瘦者，其病乃浅，故用春夏之剂。所谓因人而施者又如此。）

10.《灵枢注证发微·四时气》

（此言灸刺之道，顺四时之气而已。）

11.《灵枢注证发微·寒热病》

（此言四时各有所刺者，以其各有所治也。春取络脉而刺之者，以络脉治皮肤也，如肝经蠡沟为络之类；夏取分腠而刺之者，以分腠治肌肉也，如夏取心与小肠分肉腠理之类；秋取气口而刺之者，以气口治筋脉也，秋属肺经，故取之；冬取经输而刺之者，以经输治骨髓也，如肾经太溪为输、复溜为经之类。）

12.《灵枢集注·寒热病》

（此以人之形层深浅，与四时之气为齐也。盖人之血气，应天地之阴阳出入。故春取络脉，夏取分腠，春夏之气，从内而外也；秋取气口，冬取经输，秋冬之气，复从外而内也。此人之气血，随天地四时之气，而外内出入者也。齐者，所以一之也。凡此四时，以应人之阴阳出入，故各以时为齐。故取络脉者，以治皮肤，取分腠以治肌肉，取气口以治筋脉，取经输以治骨髓。此又以四时之法，以治皮肉筋骨之浅深。盖天气有四时之出入，而人有阴阳之形层，故各以时为齐也。）

【述要】

“四时各有所刺”，语出《灵枢注证发微·本输》《灵枢注证发微·寒热病》马莳注文，是对这两篇中有关四时（春夏秋冬）对针刺部位选择的影响的总结概括。此外，《黄帝内经》中尚有《灵枢·终始》《素问·水热穴论》等篇也论述这方面的内容，但各篇之间有关所取针刺部位的具体名称，略有差异。

早期思想观念中，“人与天地相应”是古人行为的准则，所谓“法天则地”，对中医学产生了较为深刻的影响，针灸也不例外，《黄帝内经》中尤为突出。《素问·八正神明论》指出，人之血气运行随天气寒温而相应变化，而针刺治疗主要就是调整人体气血，故针刺必须与天时相应，所谓“因天时而调血气”。此篇仅仅是笼统地从天气寒温等角度论述天时与针刺的关系，上述《灵枢》多篇则更为具体，从四时的角度作出了详细论述。

《终始》《四时气》《寒热病》篇都认为，春夏秋冬四时之气分布于人体不同的部位。总体而言，春气最浅，冬气最深，四时之气按照由浅入深的顺序（所谓“四时之序”），分布于人体从皮毛到筋骨的位置，针刺所取部位也与之相应。张志聪将四时、人体部位深浅、针刺所取部位这三者的关系表述较为清晰，“天气有四时之出入，而人有阴阳之形层，故各以时为齐也”。马莳所言“治法有浅深，当随时因人而施”，概括较为精炼。因此，针灸治疗中的重要原则在于马莳所谓“顺四时之气”，具体做法则是张志聪所谓“以人之形层深浅，与四时之气为齐”。这也是“天人相应”观念在针灸治疗中的具体体现。

此外，《终始》篇还认为，肥、瘦人的针刺深浅也应与四时相应。这样便将四时、形质与针刺深浅的选择统一起来。另，《难经·七十四难》也有四时针刺的内容，其针刺所取部位与《黄帝内经》所论有异，主要是因为其基于五行学说，将“五时”（四时加季夏）与五脏、五输穴相互关联。虽然从形式来来看，其也属于论述四时与针刺部位之间的内容，但并不涉及人体气血状态的辨析，故与《黄帝内经》所论有本质上的差异，应明辨之。

概言之，“四时各有所刺”提示的是，针刺治疗所取部位或者针刺的深浅，与四时之气所在部位密切相关。而四时之气反映的又是人体的气血状态，这一点《八正神明论》篇中已有明确表述。因此，归根结底来看，人体气血状态直接决定了针刺部位、方法的选择以及疗效。从内涵而言，“四时各有所刺”这个论述涉及针刺浅深部位的选择、辨析，当归属于“刺法诸因治宜”的范畴，同时也与“病有浮沉，刺有浅深”“形质不同，刺法有异”等论述关联密切，都是针灸临床中应当重视的方面，当可互参。

（杨　峰）

形质不同，刺法有异

【古代文献精选】

1.《灵枢·根结》

黄帝曰：逆顺五体者，言人骨节之小大，肉之坚脆，皮之厚薄，血之清浊，气之滑涩，脉之长短，血之多少，经络之数，余已知之矣，此皆布衣匹夫之士也。夫王公大人，血食之君，身体柔脆，肌肉软弱，血气慓悍滑利，其刺之徐疾浅深多少，可得同之乎？岐伯答曰：膏粱菽藿之味，何可同也。气滑即出疾，其气涩则出迟，气悍则针小而入浅，气涩则针大而入深，深则欲留，浅则欲疾。以此观之，刺布衣者深以留之，刺大人者微以徐之，此皆因气慓悍滑利也。

2.《灵枢·寿夭刚柔》

黄帝曰：刺寒痹内热奈何？伯高答曰：刺布衣者，以火焠之。刺大人者，以药熨之。

3.《灵枢·逆顺肥瘦》

黄帝曰：愿闻人之白黑肥瘦小长，各有数乎？岐伯曰：年质壮大，血气充盈，肤革坚固，因加以邪，刺此者，深而留之，此肥人也。广肩，腋项肉薄，厚皮而黑色，唇临临然，其血黑以浊，其气涩以迟，其为人也，贪于取与，刺此者，深而留之，多益其数也。黄帝曰：刺瘦人奈何？岐伯曰：瘦人者，皮薄色少，肉廉廉然，薄唇轻言，其血清气滑，易脱于气，易损于血，刺此者，浅而疾之。黄帝曰：刺常人奈何？岐伯曰：视其白黑，各为调之，其端正敦厚者，其血气和调，刺此者，无失常数也。黄帝曰：刺壮士真骨者奈何？岐伯曰：刺壮士真骨，坚肉缓节监监然，此人重则气涩血浊，刺此者，深而留之，多益其数；劲则气滑血清，刺此者，浅而疾之。黄帝曰：刺婴儿奈何？岐伯曰：婴儿者，其肉脆，血少气弱，刺此者，以毫针，浅刺而疾发针，日再可也。

4.《灵枢·阴阳二十五人》

必先明知二十五人，则血气之所在，左右上下，刺约毕也。

5.《灵枢·行针》

黄帝问于岐伯曰：余闻九针于夫子，而行之于百姓，百姓之血气各不同形，或神动而气先针行，或气与针相逢，或针已出气独行，或数刺乃知，或发针而气逆，或数刺病益剧，凡此六者，各不同形，愿闻其方。

6.《灵枢·通天》

古之善用针艾者，视人五态乃治之，盛者泻之，虚者补之。

7.《素问·三部九候论》

帝曰：何谓三部？岐伯曰：有下部，有中部，有上部，部各有三候，三候者，有天有地有人也……帝曰：以候奈何？岐伯曰：必先度其形之肥瘦，以调其气之虚实，实则泻之，虚则补之。必先去其血脉而后调之，无问其病，以平为期。

8.《素问·脏气法时论》

黄帝问曰：合人形以法四时五行而治，何如而从？何如而逆？得失之意，愿闻其事。岐伯对曰：五行者，金木水火土也，更贵更贱，以知死生，以决成败，而定五脏之气，间甚之时，死生之期也。

9.《灵枢注证发微·阴阳二十五人》

（然又必先明于二十五人之形，则血气之多少有无，病之左右上下，皆能悉知无遗，而后可以施针耳。此则刺法之约，所以毕也。）

10.《类经·脉色类·五》卷五

必先度其形之肥瘦，以调其气之虚实，实则泻之，虚则补之。（候，谓诊候其病情。度，谓度量其虚实。形之肥瘦者，针有浅深之异，如《逆顺肥瘦》篇之谓者是也。病之虚实者，治有补泻之殊，如《终始》篇、《九针》《针解》等篇者是也。此虽以针法为言，而用药者亦可以类推矣。愚按：上古针治之法，必察三部九候之脉证，以调九脏之盛衰，今之人，但知按穴以求病，而于诸经虚实之理，茫然不知。曰神曰圣之罕闻者，其在失其本耳。）

11.《类经·针刺类·二十》卷二十

黄帝曰：愿闻人之白黑肥瘦小长，各有数乎？（人之形质不同，刺法亦有异也。）岐伯曰：年质壮大，血气充盈，肤革坚固，因加以邪，刺此者，深而留之，此肥人也。（年大者气血正盛，故与肥壮之人同其法。）

12.《灵枢集注·逆顺肥瘦》

（按：此篇论形肉之厚薄坚脆，血气之多少清浊，应太过不及之气，故用针之浅深疾徐，刺法之多少补泻，皆以针合人而导之和平。是以一篇之中，并无邪病二字。若以泻邪论之，去经义远矣。）

【述要】

“形质不同，刺法有异”，语出《类经·针刺类·二十》卷二十，原文为“人之形质不同，刺法亦有异”，是张介宾对《灵枢·逆顺肥瘦》中人体形质差异与针刺治疗的有关论述的注文，这里进一步凝练而成。

对于人体的体质、体形特点，《灵枢》中有数篇详细论述。如《根结》《逆顺肥瘦》《阴阳二十五人》详细论述人体体质、体形的辨析特点，内容涉及骨节、肉、皮肤、血气、脉、色泽等，多以肥瘦、壮士小儿、大人布衣等相对之名归纳形质之不同。形质辨析内容虽较繁多，但究其本质，主要还是以气血的状态辨析为主。大抵而言，气滑则出针快、针刺深度浅，气涩则针刺较深、久留针。因此，《阴阳二十五人》指出，了解了阴阳二十五种人性质特点后，就能辨析其各自的血气状态，然后才能施针，即马莳所谓“必先明于二十五人之形，则血气之多少有无，病之左右上下，皆能悉知无遗，而后可以施针耳。此则刺法之约所以毕也。”关于形质因素在针刺治疗中的重要性，《素问·三部九候论》较为重视，明确指出，“必先度其形之肥瘦，以调其气之虚实，实则泻之，虚则补之。”可见，患者形质情况如何是针刺治疗首要考虑的方面。对于《三部九候论》此句原文，张介宾注释为“形之肥瘦者，针有浅深之异”。明代医家吴崑所著《针方六集》引述《灵枢·逆顺肥瘦》中有关肥人、瘦人针刺的原文，以“刺因于形”之名概称之。张志聪对于《逆顺肥瘦》的相关原文，认为：“此篇论形肉之厚薄坚脆，血气之多少清浊，应太过不及之气，故用针之浅深疾徐，刺法之多少补泻，皆以针合人而导之和平。是以一篇之中，并无邪病二字。若以泻邪论之，去经义远矣。”张志聪所论更为详细，且将与针刺有关的影响因素大致分为“人”与

“邪”两大方面。可见，《根结》《逆顺肥瘦》《阴阳二十五人》等篇强调的是“形质”，属于“人”方面的因素，要求“以针合人”，才能“导之和平”。

概言之，人体的形质特点各不相同，归根结底即《行针》所谓“百姓之血气各不同形”，与血气不同状态相应的针刺操作、补泻也不同。即针刺的操作、补泻主要是取决于人体气血状态。张介宾将之概括凝练为“人之形质不同，刺法亦有异”。此与“四时各有所刺”关系密切，虽然分别从不同的角度论述针刺辨治中应当主要的重要问题，但其实无论是人体形质差异，还是四时之气不同，反映的都是气血的状态，这一点才是《黄帝内经》最为看重的方面，也是针灸临床中最为核心的因素，直接影响针灸疗效。但往往此点在针灸临床实践中易被忽视，张介宾论述“形之肥瘦者，针有浅深之异”后，继续指出，“今之人，但知按穴以求病，而于诸经虚实之理，茫然不知。”可见，直以某穴治某病的情况，不唯今有，古已有之。因此，“形质不同，刺法有异”的提法有利于更凝练地表达形质因素在针灸治疗中的重要性，值得当下临床深思与关注。

另，“形质不同，刺法有异”当属于“刺法诸因治宜”的范畴，当互参。

（杨　峰）

候气之所在而刺之

【古代文献精选】

1.《灵枢·卫气行》

黄帝曰：卫气之在于身也，上下往来不以期，候气而刺之奈何？伯高曰：分有多少，日有长短，春秋冬夏，各有分理，然后常以平旦为纪，以夜尽为始。是故一日一夜，水下百刻，二十五刻者，半日之度也，常如是毋已，日入而止，随日之长短，各以为纪而刺之。谨候其时，病可与期，失时反候者，百病不治。故曰：刺实者，刺其来也；刺虚者，刺其去也。此言气存亡之时，以候虚实而刺之。是故谨候气之所在而刺之，是谓逢时。在于三阳，必候其气在于阳而刺之；病在于三阴，必候其气在阴分而刺之。

2.《太素·卫五十周》卷十二

是故谨候气之所在而刺之，是谓逢时。（补泻之道，必须候于邪气所在刺之。）病在三阳，必候其气之加在于阳分而刺之；病在于三阴，必候其气之加在于阴分而刺之。（病在手足三阳刺之，可以用疗阳病之道也；病在三阴刺之，可以取疗阴病之道也。）

3.《子午流注针经·流注指微针赋》卷上

知本时之气开，说经络之流注。

（本论云：流者，行也；注者，住也。流谓气血之行流也。“一呼脉行三寸，一吸脉行三寸，呼吸定息，脉行六寸”，如流水走蚁，涓涓不息，不可暂止。又云：流而为荣卫，彰而为颜色，发而为音声。速则生热，迟则生寒；结而为瘤赘，陷而为痈疽。故知流者不可止，若人误中，则有颠倒昏闷之疾。又云：注者，住也。谓十二经络各至本时，皆有虚实邪正之气，注于所括之穴。所谓得时谓之开，失时谓之阖。气开当补泻，气闭忌针刺。圣人深虑此者，恐人劳而无功，岂可昧气开流注之道哉？其气开注穴之法，七韵中说之矣。）

4.《子午流注针经·三阳三阴流注总说》卷中

足取膝下三阴三阳脉穴流注，手取臂下三阴三阳脉穴流注，用其针刺，祛逐有过，补虚泻实，如其施兵伐叛也。

六十首俞穴，细而审之，各逐其脏腑井荥俞经合，常以五行定，方无一失也。以逐日取六十首为井荥俞经合，足不过膝，手不过臂。常当时刻者，谓之开，可以针，医无不愈疾也；时刻未至，气之亦然，谓之阖，无能愈其疾也。

5.《灵枢注证发微·卫气行》

是故谨候气之所在而刺之……必候其气在阴分而刺之。（此言刺诸经者，必候卫气之所在而刺之也。帝疑卫气在于人身，上下往来，理当候其气之在阳在阴而刺之，若不以期，候其气之所在而刺之者奈何？伯高曰：正当候其气之所在而刺之也。故虽日之所分有多有少，春分后日长，秋分后日短，而春夏秋冬，其昼夜刻数，各有分理，然所以候卫气者，常以平旦为纪，则知其行于阳经；以夜尽为始，则知其行于阴经。……）

6.《类经·经络类·十七》卷八

（愚按：人身经脉之行，始于水下一刻，昼夜五十周于身，总计每日气候凡百刻，则二刻当行一周。故《卫气行篇》曰：日行一舍，人气行一周与十分身之八。《五十营篇》曰：二百七十息，气行十六丈二尺，一周于身。此经脉之常度也。而后世子午流注针灸等书，因水下一刻之纪，遂以寅时定为肺经，以十二时挨配十二经，而为之歌曰：肺寅大卯胃辰宫，脾巳心午小未中，膀申肾酉心包戌，亥三子胆丑肝通。继后张世贤、熊宗立复为分时注释，遂致历代相传，用为模范。殊不知纪漏者以寅初一刻为始，而经脉运行之度起于肺经，亦以寅初一刻为纪，故首言水下一刻，而一刻之中，气脉凡半周于身矣，焉得有大肠属卯时、胃属辰时等次也？且如手三阴脉长三尺五寸，足三阳脉长八尺，手少阴、厥阴左右俱止十八穴，足太阳左右凡一百二十六穴，此其长短多寡，大相悬绝，安得以十二经均配十二时？其失经旨也远矣，观者须知辨察。）

7.《类经·经络类·二十五》卷八

此言气存亡之时……必候其气在阴分而刺之。（病在三阳，必候其气在阳分而刺之；病在三阴，必候其气在阴分而刺之，此刺卫气之道，是谓逢时。逢时者，逢合阴阳之气候也。）

8.《灵枢集注·卫气行》

是故谨候气之所在而刺之……必候其气在阴分而刺之。（此论四时昼夜有长短之分，然各有分理，以定气之在阳在阴也。如春秋昼夜平分之时，常以平旦为纪，以夜尽为始，日出卯初一刻，以一刻人气在太阳为始，二刻在少阳，三刻在阳明，四刻在阴分，一日一夜，水下百刻为一周。二十五刻者，半日之度也，至日入而止为昼，随日之长短，皆以卯初一刻，人气在太阳为纪而刺之。谨候其人气在于阳分之时，以刺阳病；人气在于阴分之时，以刺阴病。此病可与期而愈，如失时反候，百病不治也。实者，邪气实也。来者，谓气之始来。如邪在阳分，以水下一刻、五刻、九刻，气始来于阳而即刺之，所谓迎而夺之也。虚者，正气虚也。去者，谓气之已去。如阳气虚者，以水下三刻、七刻、十一刻，人气将去阳而之阴之时以刺之，所谓追而济之也。如病在阴之虚实者，亦如此法，是谓逢时。如病在于三阳，必候其气在于阳而刺之；病在于三阴，必候其气在于阴而刺之。倪仲玉曰：必候其气在于阳者，在三阳之分也；在于阴者，在三阴之分也。以三阴三阳之为病，亦候其气之在三阴三阳之分治之。）

9.《内经评文·卫气行》

篇中叙卫气行度，看似不合，故戴同甫以水下一刻，人气在太阳以下为衍文，且谓当作“一刻在三阳，二刻在三阴”，方符二刻一周之数，此得其一而未得其一也。经义前后本是两截，前叙卫气出于目，下足太阳，其散者下手太阳，其散者下足少阳、上手少阳，其别者下足阳明，其散者下手阳明。又云其至于足也，从足心入行阴分。是手足三阳同时并行，本无分于先后，而又从足太阳、足阳明同时并入，行于阴分也。何有一刻太阳，二刻少阳，三刻阳明之事？更何有待至四刻，始行阴分之事？此戴氏“一刻三阳，二刻三阴”之说为不谬矣。然当云一刻行三阳、二刻行三阴，不当云“在三阳、在三阴”也。后叙卫气之在身也，上下往来，各有常期，乃是候其所在而刺之，又别一义，与前文全不相涉。刺法虽已失传，而文义具在，澄心静思，自能觑破。再所称手足太阳、少阳、阳明，皆以部分言，非以经络言也。阴分阳分统为昼行于阳，内行五脏乃为夜行于阴。

【述要】

“候气之所在而刺之”语出《灵枢·卫气行》，经文论卫气行于周身，配合时间节律，而有气行规律，因而行针刺疗法时，应考虑此“卫气行”之规律，随气而施针刺。其体现出《黄帝内经》时期古人对人身生理节律的经验总结，及其以“卫气”描述的理论建构。

此论是《黄帝内经》中比较经典的针对人身时间规律、亦即配合时间进行针刺疗法的认识。经文中涉及分、日、季等计算单位，但对“卫气”之行的计算主要针对一日内的规律。其立论基础是较为成熟的经脉环形理论模式，认为卫气循经周游全身，其中“刺其来”“刺其去”等语更显现出其循行的明确方向性。

后世医家之论基本建立在《灵枢·卫气行》的基础之上，唯杨上善从“邪气”的角度理解，注为“必须候于邪气所在刺之”。对“候气之所在”一法，张介宾提出质疑，基于经文的计算，指出“此其长短多寡，大相悬绝，安得以十二经均配十二时”，在当时的思想背景中，这一疑问的提出十分可贵，也就凸显出此理论的说理成分居多。

“候气之所在而刺之”对后世最大的影响体现在子午流注针法的创立。子午流注针法是最为典型的时间针刺方法之一，其“逐穴”法即体现了《灵枢·卫气行》的理论内涵。但因其规定性过强，对经文的理解似偏于刻板而有违经典初衷。于现代针灸临床实践中，更应理性认识这类理论，避免针刺治法失于灵动。

（姜　姗　赵京生）

经病者治其经

【古代文献精选】

1.《素问·三部九候论》

必审问其所始病，与今之所方病，而后各切循其脉，视其经络浮沉，以上下逆从循之。其脉疾者不病，其脉迟者病，脉不往来者死，皮肤著者死。

帝曰：其可治者奈何？岐伯曰：经病者治其经，孙络病者治其孙络血，血病身有痛者治其经络。其病者在奇邪，奇邪之脉则缪刺之。留瘦不移，节而刺之。上实下虚，切而从之，索其结络脉，刺出其血，以见通之。

2.《针灸甲乙经·三部九候第三》卷四

经病者治其经，络病者治其络（《素问》二络上有孙字），身有痛者治其经络。其病者在奇邪，奇邪之脉则缪刺之。留瘦不移，节而刺之。上实下虚，切而顺之，索其结络脉，刺出其血，以通其气。

3.《重广补注黄帝内经素问·三部九候论》

经病者治其经（求有过者。），孙络病者治其孙络血（有血留止，刺而去之。新校正云：按《甲乙经》云：络病者，治其络血。无二孙字。），血病身有痛者治其经络（《灵枢经》曰：经脉为里，支而横者为络，络之别者为孙络。由是孙络，则经之别支而横也。新校正云：按《甲乙经》无血病二字。）。其病者在奇邪，奇邪之脉则缪刺之（奇，谓奇缪不偶之气，而与经脉缪处也，由是故缪刺之。缪刺者，刺络脉左取右右取左也。）。留瘦不移，节而刺之（病气淹留，形容减瘦，证不移易，则消息节级，养而刺之。此又重明前经无问其病以平为期者也。）。上实下虚，切而从之，索其结络脉，刺出其血，以见通之（结，谓血结于络中也。血去则经隧通矣。前经云先去血脉而后调之，明其结络乃先去也。新校正云：详经文以见通之，《甲乙经》作以通其气。）。

4.《针灸集书·缪刺巨刺何以别之》卷上

今夫邪气自皮毛而客于孙络，留而不去，自孙络而传于络脉；留而不去，蕴于络脉，未传于大经，亦未注于五脏六腑，如此则用针刺之者，必中其络，无伤其经。此所以为缪刺之法也。若邪气自皮毛而客于孙络，留而不去，自孙络而传于络脉；留而不去，自于络脉入传于大经，可注于五脏六腑，如此则用针刺之者，必中其经，无伤其络，此所以为巨刺之法。且尝考之《三部九候论》有曰：经病者治其经，孙络病者治其孙络血。又《调经论》曰：身形有痛，九候莫病，则缪刺之；左痛未已而右脉病者，必巨刺之。所谓缪刺、巨刺，以治经络之邪，岂欺我哉？噫！昔者岐伯论道，未尝不以针刺为言也。至于缪刺、巨刺之法，以治经络之邪，论之于《缪刺》之篇。针有劫病之功，其效有速于药石也。厥后，越人缪刺五络，以起虢太子之死；甄权巨刺肩髃，以愈唐钦若之痹。呜呼！针之要妙，其效如此，为医者当深究经络之部，以施缪巨之刺也。

5.《类经·脉色类·二十五》卷六

经病者治其经，（经脉为里，支而横者为络，治其经，谓即其经而刺之也。）孙络病者治其孙络血，（络之小者为孙，即络脉之别而浮于肌肤者也。《经脉篇》曰：诸刺络脉者，急取之以泻其邪而出其血，留之发为痹也，故曰治其血。）血病身有痛者治其经络。（血病而身痛者，不止于孙络，而经亦有滞也，当随其经络而刺之。）其病者在奇邪，奇邪之脉则缪刺之。（奇邪者，不入于经而病于络也。邪客大络，则左注右，右注左，其气无常处，故当缪刺之，详针刺类三十。）留瘦不移，节而刺之。（留，病留滞也。瘦，形消瘦也。不移，不迁动也。凡病邪久留不移者，必于四支八溪之间有所结聚，故当于节之会处，索而刺之，斯可平也。）上实下虚，切而从之，索其结络脉，刺出其血，以见通之。（上实下虚，有所隔也，故当切其脉以求之，从其经以取之，索其络脉之有结滞者，刺出其血，结滞去而通达见矣。）

6.《素问直解·三部九候论》

经病者治其经，孙络病者治其孙络血。（其可治者，仍当视其经络之浮沉，以上下逆从而循之，乃为治法也。经居络内，故经病者治其经；孙络居络外，故孙络病者治其孙络，见血而愈。）

【述要】

"经病者治其经"，出《素问·三部九候论》。这是针对病位所在的治疗原则，即病在经脉则治所病经脉。其内涵明确，后世医家认识一致，如王冰谓之"求有过者"；张介宾注："谓即其经而刺之也。"

在原文语境中，还有"孙络病者治其孙络血，血病身有痛者治其经络"等针对不同病位的治疗原则，所以，言"经病者"尚含鉴别之意，需要辨明病位所在。辨别的方法，即《素问·三部九候论》篇主要论述的脉诊。经脉布于里，连通脏腑，经气状况反映于脉动变化，所以《黄帝内经》中是以脉象判别经脉病变。故《素问直解》说："其可治者，仍当视其经络之浮沉，以上下逆从而循之，乃为治法也。经居络内，故经病者治其经。孙络居络外，故孙络病者治其孙络"。

有关内容，《素问·调经论》论之颇详："经络支节，各生虚实，其病所居，随而调之。病在脉，调之血；病在血，调之络；病在气，调之卫；病在肉，调之分肉；病在筋，调之筋；病在骨，调之骨。"可以互参。

（赵京生）

刺络脉者必出其血

【古代文献精选】

1.《灵枢·九针十二原》

血脉者，在腧横居，视之独澄，切之独坚。

2.《灵枢·经脉》

雷公曰：何以知经脉之与络脉异也？黄帝曰：经脉者常不可见也，其虚实也以气口知之，脉之见者皆络脉也。雷公曰：细子无以明其然也。黄帝曰：诸络脉皆不能经大节之间，必行绝道而出，入复合于皮中，其会皆见于外。故诸刺络脉者，必刺其结上，甚血者虽无结，急取之，以泻其邪而出其血，留之发为痹也。凡诊络脉，脉色青则寒且痛，赤则有热。胃中寒，手鱼之络多青矣；胃中有热，鱼际络赤；其暴黑者，留久痹也；其有赤有黑有青者，寒热气也；其青短者，少气也。凡刺寒热者皆多血络，必间日而一取之，血尽而止，乃调其虚实；其小而短者少气，甚者泻之则闷，闷甚则仆，不得言，闷则急坐之也。

3.《灵枢·血络论》

黄帝曰：相之奈何？岐伯曰：血脉者，盛坚横以赤，上下无常处，小者如针，大者如箸，则而泻之万全也，故无失数矣，失数而反，各如其度。

4.《素问·疟论》

攻之奈何？早晏何如？岐伯曰：疟之且发也，阴阳之且移也，必从四末始也，阳已伤，阴从之，故先其时坚束其处，令邪气不得入，阴气不得出，审候见之在孙络盛坚而血者皆取之，此真往而未得并者也。

5.《针灸甲乙经·针道第四》卷五

正指直刺，无针左右。神在秋毫，属意病者，审视血脉，刺之无殆。方刺之时，心在悬阳，及与两衡。神属勿去，知病存亡。取血脉者，在俞横居。视之独满，切之独坚。夫气之在脉也，邪气在上，浊气在中，清气在下。故针陷脉则邪气出，针中脉则浊气出，针太深则邪反沉，病益甚。故曰皮肉筋脉，各有所处。病各有所舍，针各有所宜。各不同形，各以任其所宜。无实实虚虚，损不足，益有余，是为重病，病益甚。取五脉者死，取三脉者恇。夺阴者厥，夺阳者狂，针害毕矣。

6.《太素·经脉之二·经络别异》卷九

黄帝曰：诸络脉皆不能经大节之间……故诸刺络脉者，必刺其结上，甚血者虽毋结，急取之以泻其邪而出其血，留之发为痹。（此言疗络所在也。结，谓聚也。邪客于络，有血聚处，可刺去之。虽无聚处，观于络脉血盛之处，即有邪居，可刺去之，恐其邪气停留，发为痹病也。）

7.《灵枢注证发微·九针十二原》

持针之道，坚者为宝。正指直刺，无针左右。神在秋毫，属意病者。审视血脉，刺之无殆。方刺之时，必在悬阳，及与两卫。神属勿去，知病存亡。血脉者，在腧横居，视之独澄，切之独坚。（此言持针之道，在守医者之神气，以视病者之血脉也。持针之道，贵于至坚，故坚者为宝。既以坚持其针，乃正指而直刺之，无得轻针左右，当自守神气，不可眩惑，其妙在于秋毫之间而已。上文言上守神者，病者之神气，而此曰神在秋毫，神属勿去，乃医工之神气也。所谓神在秋毫者何哉？须知属意于病者，审视其血脉之虚实而刺之，则无危殆矣。方刺之时，又在扬吾之卫气。为阳气者，精爽不昧，而病人之卫气亦阳气也，当彼此皆扬，使吾之神气属意于病者而勿去，则病之存亡可得而知也。然血脉何以验之？在于各经腧穴而横居其中者是也。视之独澄，切之独坚，此其为血脉耳。然必先自守其神，而后可以视病人之血脉，其乃要之要乎！）

8.《灵枢注证发微·经脉》

雷公曰：细子无以明其然也。黄帝曰：诸络脉皆不能经大节之间，必行绝道而出入……闷甚则急坐之也。（此言刺络脉者必出其血，诊络脉者必别其色也。凡诸络脉，皆不能经历于大节之间，一如经脉之行也，必行于阻绝之道而出入之，复合于皮中，如肺经列缺为络，别行于大肠经之偏历，直行似阻，而旁行之也。其所会处皆见于外，故诸经刺络脉者，必即其络脉之上结而甚有血者以刺之，其间虽然有结，亦当急取之，以泻其邪，而出其血。若将此血留之，必发之而为痹疾，所以不可留也。然欲诊络脉，有色可据，某经络脉之色青者，则寒且痛。某经络脉之色赤者，内必有热。若胃中有寒，则鱼际之络多青；若胃中有热，则鱼际之络多赤；若手鱼之络暴黑，则留之必为久痹。故上文曰：当泻其邪而出其血也。若鱼际之脉赤黑青之兼见者，必为寒热气；若鱼际之脉青而且短者，必正气之衰少。但此寒热气者，理当刺之。刺之者，以其血络之多故也。必间日而一取之，候其血尽而止针，随即调其虚实，虚则补而实则泻也。至于色青而短，为元气衰少者，病势若甚，切不可泻，泻之则必闷，闷甚则必仆，须于初闷时不得言语，急静坐之，即可以不至于仆矣。）

9.《灵枢注证发微·血络论》

黄帝曰：相之奈何？岐伯曰：血脉者，盛坚横以赤……失数而反，各如其度。（此言视血络之法也。相，视也。血络者，必盛且坚，及横以赤，其上下无有常处，小如针而大如筋，必侧其针以迎而泻之，可以万全。故毋失上文刺血络之术数也。若夫其术数而与法相反，则凡或仆或射等症，各如其度以相应矣。）

10.《灵枢集注·九针十二原》

血脉者，在腧横居，视之独澄，切之独坚……（《刺节真邪篇》曰：六经调者，谓之不病。一经上实下虚而不通者，此必有横络盛加于大经，令之不通，视而泻之，此所谓解结也。故有血络横在于经腧者，当视之独清，切之独确而去之也。）

11.《灵枢集注·血络论》

黄帝曰：相之奈何？岐伯曰：血脉者，盛坚横以赤……失数而反，各如其度。（此申明血气之在经脉而外内出入也。相，视也。盛坚横以赤者，血盛于脉中也。上下无常处者，血气之流行也。小者如针，留血之在孙络也。大者如箸，留血之在经隧也。数者，血脉出入之度数。留血之在经络，则而泻之，故无失其所出之度数矣。所出之度，从经而脉，脉而络，络而孙。如失其所出之数而反者，又从孙而络，络而脉，脉而经，各如其度而外内出入者也。杨元如曰：万全者，谓血气流行，外内相贯，如环无端，莫知其纪。）

【述要】

“刺络脉者必出其血”，是明代医家马莳总结的关于刺血络的法则，来自其对《灵枢·经脉》的注解。

《黄帝内经》认为，见血络，必刺血，且需使血络中的“恶血”“尽出”之。所谓“视其血络，尽出其血”（《灵枢·寿夭刚柔》），“皮部有血络者尽取之”（《素问·缪刺论》）。目的是防邪未得尽除而引发病痛，如《素问·调经论》所说：“视其血络，刺出其血，无令恶血得入于经，以成其疾”；或《灵枢·经脉》所说之留而发痹，“诸刺络脉者，必刺其结上，甚血者虽无结，急取之以泻其邪而出其血，留之发为痹也。”

历代医家基本遵从《黄帝内经》对刺络出血的认识，用于病“在络不在经”“在血不在气”的多种疾患的治疗。也有医家以《灵枢·刺腰痛》“血变而止”“刺之血射以黑，见赤血而已”作为刺络出血的标准，出血“由黑暗红的血色转为相对的鲜红”或“由黏稠转为相对的清稀”。

“刺络脉者必出其血”与针刺调气共同成为针灸气血辨治的理论，指导临床刺法，对体表血络，需刺破出血，使“恶血尽出”。

（刘　兵）

血实而决之

【古代文献精选】

1.《素问·阴阳应象大论》

故曰：病之始起也，可刺而已；其盛，可待衰而已。故因其轻而扬之，因其重而减之，因其衰而彰之。形不足者，温之以气；精不足者，补之以味。其高者，因而越之；其下者，引而竭之；中满者，泻之于内；其有邪者，渍形以为汗；其在皮者，汗而发之；其慓悍者，按而收之；其实者，散而泻之。审其阴阳，以别柔刚，阳病治阴，阴病治阳，定其血气，各守其乡，血实宜决之，气虚宜掣引之。

2.《素问·三部九候论》

帝曰：以候奈何？岐伯曰：必先度其形之肥瘦，以调其气之虚实，实则泻之，虚则补之。必先去其血脉而后调之，无问其病，以平为期。

3.《素问·血气形志》

今知手足阴阳所苦，凡治病必先去其血，乃去其所苦，伺之所欲，然后泻有余，补不足。

4.《太素·阴阳大论》卷三

故用针者……审其阴阳，以别柔刚，阳病治阴，阴病治阳，（夫物柔弱者，阳之徒也；刚强者，阴之徒也。阴经受邪，流入阳经为病，是为阴经为本，阳经为标。疗其本者，疗于阴经，即阳病疗阴也。阳经受邪，准阴疗阳也，即阴病疗阳也。人阴阳二经，阴经若实，阳经必虚，阳经若实，阴经定虚，故阳虚病者宜泻阴，阴实病者宜补阳也。）定其血气，各守其乡，血实宜决之，气虚宜掣引之。（须定所病在气在血，各守血气病之别乡，泻乃用针刺去实血，补乃用针引气，引皮补已，纵皮闭门，使气不洩。掣，死曳反，引也。）

5.《太素·诊候一》卷十四

黄帝曰：以候奈何？岐伯对曰：必先度其形之肥瘦，以调其气之虚实，实则泻之，虚则补之，必先去其血脉，而后调之，无问其病，以平为期。（色未夭前，肥而实者，调而泻者；瘦而虚者，调而补之。补泻之前，必先□□□络□□，然后行于针药，补泻道也。）

6.《太素·知形志所宜》卷十九

凡治病必先去其血，去其所苦，伺之所欲，然后泻有余，补不足。（凡疗病法，诸有痛苦由其血者，血聚之处先刺去之，刺去血已，伺候其人情之所欲，得其虚实，然后行其补泻之法也。）

7.《重广补注黄帝内经素问·阴阳应象大论》

审其阴阳，以别柔刚，阳病治阴，阴病治阳，定其血气，各守其乡，血实宜决之（决，谓决破其血。），气虚宜掣引之（掣读为导，导引则气行条畅。）。

8.《重广补注黄帝内经素问·三部九候论》

帝曰：以候奈何？岐伯曰：必先度其形之肥瘦，以调其气之虚实，实则泻之，虚则补之。必先去其血脉而后调之，无问其病，以平为期（血脉满坚，谓邪留止，故先刺去血，而后乃调之，不当询问病者盈虚，要以脉气平调为之期准尔。）。

9.《重广补注黄帝内经素问·血气形志》

凡治病必先去其血，乃去其所苦，伺之所欲，然后泻有余，补不足（先去其血，谓见血脉盛满独异于常者乃去之，不谓常刺则先去其血也。）……形乐志苦，病生于脉，治之以灸刺（形，谓身形。志，谓心志。细而言之，则七神殊守；通而论之，则约形志以为中外尔。然形乐，谓不甚劳役。志苦，谓结虑深思。不甚劳役，则筋骨平调；结虑深思，则荣卫乖否，气血不顺，故病生于脉焉。夫盛泻虚补，是灸刺之道，犹当去其血络而后调之，故上文曰：凡治病必先去其血，乃去其所苦，伺之所欲，然后泻有余补不足。则其义也。）

10.《素问注证发微·三部九候论》

帝曰：以候奈何？岐伯曰：必先度其形之肥瘦，以调其气之虚实。实则泻之，虚则补之，必先去其血脉，而后调之，无问其病，以平为期。（此承上文而言调病之法也。三部九候，固如上文所言矣，然医工诊候之法，必先度其形之肥，则知其气之实，而实者有余，可以泻之；度其形之瘦，则知其气之虚，而虚者不足，可以补之。凡此病者，皆必有邪，必先去其脉中之结血，以去其邪，而后调其虚实，以行补泻，且无问其病之何如，惟补之泻之，而以平为期可也。此论用针之法，而用药者亦可以类推矣。）

11.《素问注证发微·脏气法时论》

肺病者，喘咳逆气，肩背痛，汗出，尻、阴、股、膝、髀、腨、胻、足皆痛；虚则少气不能报息，耳聋嗌干。取其经太阴、足太阳之外厥阴内血者。……【《三部九候论》曰：必先度其形之肥瘦，以调其气之虚实，实则泻之，虚则补之。必先去其血脉，而后调之，无问其病，以平为期，则皆于出血之后，又当用补泻以调之耳。（余节仿此）。】

12.《类经·脉色类·五》卷五

必先去其血脉而后调之，（凡有瘀血在脉而为壅塞者，必先刺去壅滞，而后可调虚实也。）无问其病，以平为期（凡病甚者，奏功非易，故不必问其效之迟速，但当以血气平和为期则耳。）

13.《类经·经络类·二十》卷八

今知手足阴阳所苦，凡治病，必先去其血，乃去其所苦，伺之所欲，然后泻有余补不足（知手足之阴阳，则病在何经，其苦可知。治之者，于血脉壅盛、为病异常之处，先去其血，血去则去其所苦矣，非谓凡刺者必先去血也。滞血既去，然后伺察脏气之所欲，如肝欲散、心欲软、肺欲收、脾欲燥、肾欲坚之类，以泻有余补不足，而调治之也。）刺阳明出血气，刺太阳出血恶气，刺少阳出气恶血，刺太阴出气恶血，刺少阴出气恶血，刺厥阴出血恶气也。（此明三阴三阳血气各有多少，而刺者之出血出气当知其约也。手足阳明多血多气，故刺之者出其血气。手足太阳多血少气，故刺之者但可出其血而恶出其气。总而计之，则太阳厥阴均当出血恶气，少阳少阴太阴，均当出气恶血，唯阳明可出气出血，正与首节义相合。）

14.《类经·论治类·八》卷十二

善诊者，察色按脉，先别阴阳……定其血气，各守其乡。（病之或在血分，或在气分，当各察其处而不可乱也。）血实宜决之（决，谓泄去其血，如决水之义。）

15.《内经知要·二、治则》卷下

《阴阳应象大论》曰：因其轻而扬之……定其血气，各守其乡（或血或气，用治攸分，各不可紊也）。血实宜决之（导之下流，如决江河也），气虚宜掣引之（提其上升，如手掣物也）。

16.《素问集注·三部九候论》

帝曰：以候奈何？岐伯曰：必先度其形之肥瘦，以调其气之虚实。实则泻之，虚则补之，必先去其血脉而后调之，无问其病，以平为期。（候者，候三部九候之脉而刺之也。肥人者，血气充盈，肤革坚固，其气涩以迟。刺此者，宜深而留之。瘦人者，皮薄色少，血清气滑，易脱于气，易损于血。刺此者，宜浅而疾之。实者，邪气盛也。虚者，精气夺也。宜泻者，迎而夺之。宜补者，追而济之。去血脉者，除菀陈也。盖凡治病，必先去其血，乃去其所苦。然后泻有余，补不足。无问其病之可否，必候其气至和平，而后乃出其针也。）

17.《素问集注·脏气法时论》

心病者，胸中痛、胁支满、胁下痛、膺背肩甲间痛、两臂内痛。（手少阴心脉起心中，上挟咽，出胁下，循臑内，下肘中，循臂内后廉。手少阳小肠脉，上手臂，循臑内，出肩解，绕肩胛。二经气实，故有是痛，胁支满者，少阴之支络，满痛于胁下也。）虚则胸腹大，胁下与腰相引而痛。（心火气虚，则水浊上乘，故胸腹大。经云：浊气在上，则生䐜胀，心气不能交于阴，故胁下与阴相引而痛也。）取其经少阴太阳，舌下血者。（心脉上循咽喉，开窍于舌，故取舌下血者。盖手足阴阳所苦，必先去其血，乃去其所苦，然后泻有余，补不足。）其变病，刺郄中血者。（设有变病，而邪不在经络者，亦取其郄中出血。盖脏腑经气之相通也。徐公遐问曰：师言取经之多血者而去之，少阴常少血，奚独取其舌下郄中。曰：处有常变，用有经权。少阴少血者，言其常也。病有所苦，必先去其血，而后泻有余补不足者，言其变也。盖虚者亦不宜去血，变病者，又取于郄中，此皆处变用权之法，故独举少阴一经，而曰舌下血，曰变病。盖欲其类推于诸经也。）

18.《素问集注·血气形志》

足太阳与少阴为表里……今知手足阴阳所苦。凡治病必先去其血，乃去其所苦，伺之所欲。然后泻有余，补不足。（知所苦者，知邪病在手足之何经也。先去其血，除菀陈也。菀陈去则无所苦矣，伺之所欲者，伺其欲散欲耎，欲缓欲收。盖必先定五脏之病，五脏已定，九候已备，而后乃存针。有余者，邪气盛也。不足者，精气夺也。有余则泻之，不足则补之。）

19.《素问经注节解·血气形志》

人身脏腑气血，表里配合，自有一定之常数，篇中但为平叙，而无所论断焉。至于经穴针刺之法，亦略举其大概而已，不足录也。人之常数……今知手足阴阳所苦，凡治病必先去其血，乃去其所苦，伺之所欲，然后泻有余，补不足……。（按：恶血留于经络，病为所苦，故欲去所苦，必先刺去其血也。伺，潜察也。血去之后，潜察其好恶，则知其病属有余或不足，而后可以补泻矣。)

20.《素问灵枢类纂约注·诊候第五》

必先去其血脉(刺去留邪),而后调之。

21.《素问直解·三部九候论》

帝曰:以候奈何?(上节论三部九候,此下但论九候之法,故问以候奈何?)岐伯曰:必先度其形之肥瘦,以调其气之虚实,实则泻之,虚则补之。必先去其血脉,而后调之。无问其病,以平为期。(度,入声。九候主周身之形气,故必先度其形之肥瘦,以候其外。调其气之虚实,以候其内,如实则泻之,如虚则补之。必先去其血脉之凝滞,而后调补其血脉之不足,无问其病之外内,要以血脉之平为期,此候之之法也。)

22.《素问直解·血气形志》

今知手足阴阳所苦,凡治病必先去其血,乃去其所苦,伺之所欲,然后泻有余,补不足。(苦,犹病也。承上文手足阴阳表里之义,而言今知手足阴阳之所病。血有形属阴,气无形属阳;有形阴血,必先去,无形阳气勿先伤,故凡治病必先去其血。去其血,乃去其所苦之病也。伺之所欲,窥伺其欲散、欲软、欲缓、欲收、欲坚之意也。如是则知某经有余,某经不足,然后泻有余补不足。泻有余补不足,即九候已备,后乃存针之意。)

23.《灵枢识·五乱》

气在于臂足(止)荥输。(张云:臂足之络有血者,必先去其血。在手者取手,在足者取足。手阳明之荥输,二间、三间也。手少阳之荥输,液门、中渚也。足阳明之荥输,内庭、陷谷也。足少阳之荥输,侠溪、临泣也。)

【述要】

“血实宜决之”,出自《素问·阴阳应象大论》,相关论述在《黄帝内经》中反复出现,如“必先去其血脉而后调之”(《素问·三部九候论》)、“凡治病必先去其血,乃去其所苦”(《素问·血气形志》)等。其意非常明确,即见到有血脉瘀阻者,必须刺破血脉而放泄之,然后再行补泻调理,因为“血气有所流积,则失其外内出入之机”(张志聪),容易影响下一步的调治。

刺血者调血,刺气者调气。有明显血络瘀阻者,《黄帝内经》认为必是有“恶血留止”,需首先“宛陈则除之”(张志聪注:去脉中之蓄血也)。《灵枢·寿夭刚柔》谓:“视其血络,尽出其血”。

后世医家对此均有较清晰的认识,如杨上善曰:“泻乃用针刺去实血……凡疗病法，诸有痛苦由其血者，血聚之处先刺去之。”王冰言：“血脉满坚，谓邪留止，故先刺去血”。张介宾云：“凡有瘀血在脉而为壅塞者，必先刺去壅滞。”张志聪说：“先去其血，除菀陈也。菀陈去则无所苦矣。”

在针灸理论中，“血实宜决之”为针灸疗法中“调理营卫气血”之“调营血”的重要组成部分（《灵枢·寿夭刚柔》：“有刺营者，有刺卫者……刺营者出血，刺卫者出气”），也是针灸刺血疗法的理论源头之一，与“刺络脉者必出其血，诊络脉者必别其色”等论有相通之处，体现针灸“气病治气，血病治血”的气血辨治方法。

（刘　兵）

用针之道，常泻其多

【古代文献精选】

1.《灵枢·经水》

若夫八尺之士，皮肉在此，外可度量切循而得之，其死可解剖而视之，其脏之坚脆，腑之大小，谷之多少，脉之长短，血之清浊，气之多少，十二经之多血少气，与其少血多气，与其皆多血气，与其皆少血气，皆有大数。其治以针艾，各调其经气，固其常有合乎？

2.《灵枢·五音五味》

夫人之常数，太阳常多血少气，少阳常多气少血，阳明常多血多气，厥阴常多气少血，少阴常多血少气，太阴常多血少气，此天之常数也。

3.《灵枢·九针论》

阳明多血多气，太阳多血少气，少阳多气少血，太阴多血少气，厥阴多血少气，少阴多气少血。故曰刺阳明出血气，刺太阳出血恶气，刺少阳出气恶血，刺太阴出血恶气，刺厥阴出血恶气，刺少阴出气恶血也。

4.《素问·血气形志》

夫人之常数，太阳常多血少气，少阳常少血多气，阳明常多气多血，少阴常少血多气，厥阴常多血少气，太阴常多气少血，此天之常数。……今知手足阴阳所苦，凡治病必先去其血，乃去其所苦，伺之所欲，然后泻有余，补不足。……刺阳明出血气，刺太阳出血恶气，刺少阳出气恶血，刺太阴出气恶血，刺少阴出气恶血，刺厥阴出血恶气也。

5.《重广补注黄帝内经素问·血气形志》

（血气多少，此天之常数，故用针之道，常泻其多也。新校正云：按《甲乙经·十二经水篇》云：阳明多血多气，刺深六分，留十呼。太阳多血多气，刺深五分，留七呼。少阳少血多气，刺深四分，留五呼。太阴多血少气，刺深三分，留四呼。少阴少血多气，刺深二分，留三呼。厥阴多血少气，刺深一分，留二呼。太阳太阴血气多少，与《素问》不同。又《阴阳二十五人形性血气不同》篇与《素问》同，盖皇甫疑而两存之也。）

6.《重广补注黄帝内经素问·骨空论》

黄帝问曰：余闻风者百病之始也，以针治之奈何？岐伯对曰：风从外入，令人振寒，汗出头痛，身重恶寒，治在风府，调其阴阳，不足则补，有余则泻。（用针之道，必法天常，盛泻虚补，此其常也。）

7.《难经集注·七十一难》

曰：经言刺荣无伤卫，刺卫无伤荣。何谓也？然。针阳者，卧针而刺之；刺阴者，先以左手摄按所针荣俞之处，气散乃内针。是谓刺荣无伤卫，刺卫无伤荣也。（虞曰：三阴三阳，各主气血，至有多少不同。故圣人说行针之道，无令至有伤于荣卫也。《血气形志篇》曰：太阳多血少气，少阳少血多气，阳明多气多血，厥阴多血少气，少阴多气少血，太阴多气少血。启玄子注曰：血气多少，天之常数，故用针之道，常泻其多也。）

【述要】

"用针之道，常泻其多"，语出《重广补注黄帝内经素问·血气形志》王冰注文。篇中原文先论人之三阴三阳经脉血气之多少，认为这是"人之常数""天之常数"。关于人体三阴三阳血气多少，《灵枢·五音五味》《灵枢·九针论》亦有论述，但三阴血气多少相互之间略有差异。一般认为，多血多气者出血气，多血少气者出血恶气，多气少血者出气恶血。"出"即"泻"之义，"恶"之义与之相反，即体现了"泻有余"的原则。

此外，《素问·血气形志》篇末还有刺三阴三阳出血气多少的论述，而《灵枢·九针论》中这段内容紧接于三阴三阳血气多少的论述之后。另，《灵枢·经水》既有"十二经之多血少气，与其少血多气，与其皆多血气，与其皆少血气，皆有大数"的论述，更有关于三阴三阳针刺深浅和留针时间长短的论述，"足阳明刺深六分，留十呼。足太阳深五分，留七呼。足少阳深四分，留五呼。足太阴深三分，留四呼。足少阴深二分，留三呼。足厥阴深一分，留二呼。"足阳明因多血多气，故针刺深度最深，留针时间也最长，足太阳、少阳分别次之。按照三阴三阳表里的关系，足太阴、少阴、厥阴分别次之。《经水》篇认为，“手之阴阳，其受气之道近，其气之来疾，其刺深者皆无过二分，其留皆无过一呼。”

综合这几篇内容来看，主要论述的是人体生理上的各经脉血气多少的情况对于针刺的影响。而王冰提出的认识“用针之道，常泻其多”，后世医家涉及较少。《素问经注节解·血气形志》引述王冰原文，注曰“是以多者宜出，而少者常恶其出也。”

王冰关于“用针之道”的论述，尚可见于《骨空论》注文，“用针之道，必法天常，盛泻虚补，此其常也。”同样的是“用针之道”，一为“常泻其多”，一则为“盛泻虚补”，两者矛盾吗？盛泻虚补是《黄帝内经》针刺的主要原则，在经文中有大量的论述，《素问·血气形志》论三阴三阳血气多少之后有曰：“今知手足阴阳所苦，凡治病必先去其血，乃去其所苦，伺之所欲，然后泻有余，补不足。”实际上，两者并不相左，只是论述的角度不同而已。“常泻其多”，乃是针对原文语境中的三阴三阳血气而论，主要强调的是“多者宜出”。而“盛泻虚补”，则是着眼于针灸基本的、普遍的治则。

因此，“用针之道，常泻其多”是针对特定原文语境而产生的认识，不能片面地理解为针刺只有“泻”的作用。有关后者的这个认识，以“针法浑是泻而无补”（语出《丹溪心法·拾遗杂论》卷五）为代表。朱丹溪本身对“针法浑是泻而无补”并无具体阐述，后世医家中虞抟、汪机、张介宾论之较详，尤以汪机《针灸问对》析之为深。汪机从针刺操作特点、《黄帝内经》中九针所治病症等角度分析，认为针刺疗法只能祛邪而不能补虚。“用针之道，常泻其多”很有可能是产生“针法浑是泻而无补”、尤其是汪机之论的认识背景。两者应当相互参考，注意区别。其实，从古代文献的整体记载情况来看，无论是“用针之道，常泻其多”，还是“针法浑是泻而无补”，并不是后世医家讨论或关注的焦点。补虚泻实的观念，才是针灸治则的核心。

“用针之道，常泻其多”的意义在于，提示患者的气血盛衰情况也应是临床针刺必须考虑的重要内容。尽管后世医家引述较少，但实际上从古至今针刺临床上对此还是有所要求的，临床不应忽视此点。

（杨　峰）

通则不痛

【古代文献精选】

1.《素问·举痛论》

经脉流行不止，环周不休，寒气入经而稽迟。泣而不行，客于脉外，则血少，客于脉中则气不通，故卒然而痛。

2.《此事难知·痛随利减》卷下

诸痛为实，痛随利减。世皆以利为下之者，非也。假令痛在表者，实也；痛在里者，实也；痛在血气者，亦实也。在表者汗之则痛愈；在里者下之则痛愈；在血气者散之、行之则痛愈，岂可以利字只作下之乎？但将利字训作通字，或训作导字，则可矣。是以诸痛为实，痛随利减，汗而通导之利也，下而通导之亦利也，散气、行血皆通导而利之也。故经曰：诸痛为实，痛随利减。又曰：通则不痛，痛则不通。此之谓也。

3.《医学纲目·诸痛门》卷十六

通则不痛，痛则不通。又云：痛随利减，亦有当随其经络而通之，则疼痛去矣。如轻可去实，麻黄、葛根之属是也。谓如头痛，当用川芎、细辛之类通之，则无凝滞，痛随利减也。

4.《类经·疾病类·六十六》卷十七

热气留于小肠，肠中痛，瘅热焦渴，则坚干不得出，故痛而闭不通矣。（热留小肠，是阳脏阳病也，故为瘅热焦渴，坚干痛闭之疾。愚按：后世治痛之法，有曰痛无补法者，有曰通则不痛、痛则不通者，有曰痛随利减者，人相传诵，皆以此为不易之法，凡是痛证无不执而用之，不知痛而闭者，固可通之。如本节云热结小肠，闭而不通之类是也，痛而泄者不可通也，如上节云寒客小肠，后泄腹痛之类是也。观王荆公解痛利二字曰：治法云诸痛为实，痛随利减，世俗以利为下也。假令痛在表者，实也；痛在里者，实也；痛在血气者，亦实也。故在表者，汗之则愈；在里者，下之则愈；在血气者，散之行之则愈。岂可以利为下乎？宜作通字训则可。此说甚善，已得治实之法矣。然痛证亦有虚实，治法亦有补泻，其辨之之法，不可不详。凡痛而胀闭者多实，不胀不闭者多虚；痛而拒按者为实，可按者为虚；喜寒者多实，爱热者多虚；饱而甚者多实，饥而甚者多虚；脉实气粗者多实，脉虚气少者多虚；新病壮年者多实，愈攻愈剧者多虚；痛在经者脉多弦大，痛在脏者脉多沉微。必兼脉证而察之，则虚实自有明辨。实者可利，虚者亦可利乎，不当利而利之，则为害不浅。故凡治表虚而痛者，阳不足也，非温经不可；里虚而痛者，阴不足也，非养营不可；上虚而痛者，心脾受伤也，非补中不可；下虚而痛者，脱泄亡阴也，非速救脾肾，温补命门不可。夫以温补而治痛者，古人非不多也，惟近代薛立斋、汪石山辈尤得之，奈何明似丹溪，而亦曰诸痛不可补气，局人意见，岂良法哉？）

5.《质疑录·论诸痛不宜补气》

《灵枢》云：病痛者，阴也。又云无形而痛者，阴之类也。其阳完而阴伤之也，急治其阳，无攻其阴。夫阳者，气也，是痛病当先治气。顾气有虚有实。实者，邪气实。虚者，正气虚。邪实者，以手按之而痛，痛则宜通。正虚者，以手按之则止，止则宜补。丹溪翁云：诸痛不宜补气。夫实者，固不宜补，岂有虚者而亦不宜补乎？故凡痛而胀闭者多实，不胀不闭者多虚；痛而喜寒者多实热，喜热者多虚寒；饱而甚者多实，饥则甚者多虚；脉实气粗者多实，脉虚气少者多虚；新病壮年者多实，愈攻愈剧者多虚。痛在经者脉弦大，痛在脏者脉沉微，兼脉症以参之，而虚实自辨。是以治表虚痛者，阳不足也，非温经不可；里虚痛者，阴不足也，非养荣不可；上虚而痛者，心脾受伤也，非补中不可；下虚而痛者，脱泄亡阴也，非速救脾肾、温补命门不可。凡属诸痛之虚者，不可以不补也。有曰通则不痛，又曰痛随利减，人皆以为不易之法，不知此为治实痛者言也。故王海藏解痛利二字，不可以利为下，宜作通字训。此说甚善。明哲如丹溪徒曰诸痛不可补气，则失矣。

6.《临证指南医案·胁痛》卷八

汪，痛在胁肋，游走不一，渐至痰多，手足少力。初病两年，寝食如常，今年入夏病甚。此非脏腑之病，乃由经脉继及络脉。大凡经主气，络主血。久病血瘀，瘀从便下。诸家不分经络，但忽寒忽热，宜乎无效。试服新绛一方小效，乃络方耳。议通少阳、阳明之络，通则不痛矣。

【述要】

“通则不痛”是针刺治疗理论的论断，这一认识导源于《黄帝内经》。《素问·举痛论》：“经脉流行不止，环周不休，寒气入经而稽迟。泣而不行，客于脉外，则血少，客于脉中则气不通，故卒然而痛。”

“经脉流行不止”，通则不痛，这里的经脉是指具体的血脉。《黄帝内经》时期，古人看待经脉一般即是指血管，有时候神经、肌腱等组织也被认为是经脉[1]，经脉（或者说经络）的概念与血管分离是很晚的事，在血管成为解剖学、生理学专用术语之前，古人并没有严格的区分。经脉（经络）的概念内涵很广，血脉是包含于其中的。后世经脉渐渐成为中医学的基本理论工具，以至于无法与血管直接对应，就有了经脉与血管的各自独立范畴。现在一般认为“通则不痛”是经脉之气通畅，这只是对疼痛状态的一种解释。

在后世医家的实际应用中，“通则不痛”也多用于方药治疗原则，王好古在《此事难知》中提到：“诸痛为实，痛随利减。世皆以‘利’为‘下之’者，非也。假令痛在表者，实也；痛在里者，实也；痛在血气者，亦实也。在表者汗之则痛愈；在里者下之则痛愈；在血气者散之、行之则痛愈，岂可以‘利’字只作‘下之’乎？但将‘利’字训作‘通’字，或训作‘导’字，则可矣。是以诸痛为实，痛随利减，汗而通导之利也，下而通导之亦利也，散气、行血皆通导而利之也。故经曰：诸痛为实，痛随利减。又曰：通则不痛，痛则不通。此之谓也。”王氏之后，该段医论被反复引用，流行甚广。医家用之亦推陈出新，用作通利之法的一般解释，《临证指南医案》中叶香岩将此法用于便秘、胁痛、腹痛、肩臂背痛、癥瘕等症，可谓得其法者。

综上，通则不痛，在针刺领域，着重在决脉通滞，保持血脉之通，其中具体应用，可以用刺络放血，或者软组织松解等方法；用于方药治病，一般指肠腑通利，利则痛减。

【现代参考文献】

[1] 张树剑，赵京生 . 早期经脉认识方法与形态评述 [J]. 中国中医基础医学杂志，2009，15（1）：29-30.

（张树剑）

凡灸当先阳后阴

【古代文献精选】

1.《备急千金要方 · 灸例第六》卷八十九

凡灸当先阳后阴，言从头向左而渐下，次后从头向右而渐下，先上后下，皆以日正午已后，乃可下火灸之，时谓阴气未至，灸无不著。午前平旦谷气虚，令人癫眩不可针灸也，慎之。其大法如此，卒急者不可用此例。

2.《医心方 · 灸例法》卷二

凡灸当先阳后阴，先上后下，皆以日正午后，乃可下火。午前，平旦谷气令人癫眩，不可针灸也，慎之。其法卒急者不用此例。

3. 《针灸聚英 · 炷火先后》卷三

《资生》云：《千金方》言凡灸当先阳后阴，言从头向左而渐下，次从头向右而渐下，先上后下。《明堂》云：先灸上，后灸下；先灸少，后灸多，皆宜审之。

王节斋曰：灸火须自上而下，不可先灸下后灸上。

4. 《医学入门 · 针灸 · 点穴法》卷一

灸则先阳后阴，先上后下，先少后多，艾炷根下广三分，若不三分，火气不达。

【述要】

施灸的顺序是针灸临床上的基本原则，一般遵循的是“先阳后阴”。这一原则来自《备急千金要方》：“凡灸当先阳后阴，言从头向左而渐下，次后从头向右而渐下，先上后下，皆以日正午已后，乃可下火灸之，时谓阴气未至，灸无不著。午前平旦谷气虚，令人癫眩不可针灸也，慎之。其大法如此，卒急者不可用此例。”

后世《针灸资生经》《针灸大成》等均沿袭此说，直到今天亦为医者所习用。从临床实际看，施灸从上而下，自左而右并无不妥，但不必拘泥。古人所立这一规矩因于阴阳观念，以人身而言，古人认为上为阳，下为阴，左为阳，下为阴，灸法下火，承太阳之气，宜从阳而阴，方能发挥灸之温阳抑阴之效，“皆以日正午后，乃可下火”，亦是此意。灸法补阳，借阳气充盛之时灸之，理当事半功倍，这是古人的一个基本观念。现在流行的“三伏灸”，亦是借用此观念，意在借天之阳气以助灸力，消阴翳。虽然临床有此法，但不宜拘谨之。

（张树剑）

外气务生，内气务熟

【古代文献精选】

1. 《素问 · 通评虚实论》

凡治消瘅仆击，偏枯痿厥，气满发逆，甘肥贵人，则高梁之疾也。隔塞闭绝，上下不通，则暴忧之病也。暴厥而聋，偏塞闭不通，内气暴薄也。

2.《素问·四时刺逆从论》

冬刺络脉，内气外泄，留为大痹。

3.《小品方·灸法要穴》卷十二

曹氏说不可灸者如左：

玉枕者，人音声之所经从，无病不可灸，灸则声不能语。若有疾，可灸五十壮。

维角者……不可妄灸，灸则令失明，此则头维也。

精明者……无病不可灸，灸则失明反赤；有病可灸七壮至十四壮。

舌根……无病不可灸，灸则令气涩语不转；有病可灸七壮至十四壮。

结喉……无病不可灸，灸则妖鸣语不成音；有疾可灸七壮。

胡脉……无病不可多灸，灸熟则血气决泄不可止；有疾可灸五十壮。

4.《诸病源候论·二十三、月水不通候》卷三十七

又云：醉以入房，则内气竭绝，伤肝，使月事衰少不来也。所以尔者，肝藏于血，劳伤过度，血气枯竭于内也。

5.《太素·太素遗文并杨氏原注》附篇

气内为实。（天地间气为外气，人身中气为内气。……治病能求内气之理，是治病之要也。）

6.《备急千金要方·灸例第六》

灸之生熟法：腰已上为上部，腰已下为下部；外为阳部荣，内为阴部卫，故脏腑周流，名曰经络。是故丈夫四十已上气在腰，老妪四十已上气在乳。是以丈夫先衰于下，妇人先衰于上。灸之生熟，亦宜撙而节之，法当随病迁变。大法：外气务生，内气务熟，其余随宜耳。头者，身之元首，人神之所法，气口精明，三百六十五络皆上归于头。头者，诸阳之会也，故头病必宜审之。灸其穴不得乱，灸过多伤神，或使阳精玄熟，令阴魄再卒，是以灸头正得满百。脊背者，是体之横梁，五脏之所系著，太阳之会合，阴阳动发，冷热成疾，灸太过熟，大害人也。臂脚手足者，人之枝干，其神系于五脏六腑，随血脉出，能远近采物，临深履薄，养于诸经。其地狭浅，故灸宜少，灸过多即内神不得入，精神闭塞，否滞不仁，即臂不举。故四肢之灸，不宜太熟也。然腹脏之内为性，贪于五味无厌成疾，风寒结痼，水谷不消，宜当熟之。然大杼、脊中、肾俞、膀胱八髎，可至二百壮。心主、手足太阴，可至六七十壮，三里、太溪、太冲、阴阳二陵泉、上下二廉，可至百壮。腹上下脘、中脘、太仓、关元，可至百壮。若病重者，皆当三报之，乃

愈病耳。若治诸沉结寒冷病，莫若灸之宜熟。若治诸阴阳风者，身热脉大者，以锋针刺之，间日一报之。若治诸邪风鬼注，痛处少气，以毫针去之，随病轻重用之。表针内药，随时用之，消息将之，与天同心，百年永安，终无横病。此要略说之，非贤勿传，秘之。凡微数之脉，慎不可灸，伤血脉，焦筋骨。凡汗以后勿灸，此为大逆。脉浮热甚勿灸。

7.《普济方·针灸门·灸例》卷四百十一

凡言壮数者，若丁壮遇病病根深笃者，可多倍于其数。其人老少微弱者，可复减半。依扁鹊灸法，有至五百壮千壮，皆临时消息之。明堂本经多云：针入六分，灸三壮。更无余论。曹氏灸法有百壮者，有五十壮者，小品诸方亦皆有此，仍须准病轻重以行之，不可胶柱守株。凡新生儿七日以上，周年以还，不过七壮，炷如雀屎。大凡灸当先阳后阴，言从头向左而渐下，次从头向右而渐下。先上后下，皆以日正午已后乃可下火灸之。时谓阴气未至，灸无不著。午前平旦，谷气虚冷癫眩，不可灸也。慎之。其大法如此。卒急者，不可用此例。灸之生熟法，腰已上为上部，腰已下为下部，外为阳部为荣，内为阴部为卫，故脏腑周流，名曰经络。是故丈夫四十已上，气在腰。老妪四十已上，气在乳。以丈夫先衰于下，妇人先衰于上。灸之生熟亦宜撙而节之，法当随病迁变。大法：外气务生，内气务熟，其余随宜耳。头者身之元首，人神之所法，气口精明三百六十五络，皆上归于头。头者为阳之会也，故头病必宜审之。灸其穴，不得乱灸，过多伤神，或使阳精圆熟令阴魄再足，是以灸头不得满百。脊背者，是体之横梁，五脏之所系著太阳之会合，阴阳动发，冷热成疾，灸太阳热大，害人也。脚臂手足者，人之枝干，其神系于五脏六腑，随血脉出，能远近采物，临深履薄，养于诸经，其地狭浅，故灸宜少，灸过多即内神不得入，精神闭塞，否滞不仁，即臂不举。故四肢之灸，不宜太熟也。然若腹脏之内，为性贪于五味，无厌成疾，风寒结痼，水谷不消，宜当熟之。然大杼、脊中、肾俞、膀胱、八髎可至二百壮，心主、手足太阴可至六七十壮，三里、太溪、太冲、阴阳一陵泉、上下二廉可至百壮，腹上下脘、中脘病，莫若灸之宜熟。若治诸阴阳风热者，脉大者，以锋针刺之，间日以报之。若治诸邪风鬼注痛处少气，以毫针去之，随病轻重用之。表针内药，随时用之，消息将之，与天同心，百年永安，终无横病。此要略说之，非贤勿传，秘之。凡微数之脉，慎不可灸，伤血脉，燋筋骨。凡汗已后勿灸，此为大逆。浮脉热甚勿灸。头面目咽灸之最欲生少，手臂四肢灸之，欲须少熟，亦不宜多。胸背腹灸之，尤宜大熟。其腰脊欲须少主大体，皆须以意商量，临时迁改，应机千变万化，难以一准耳。……若攻脏腑，或心腹疼者，亦宜百壮。若卒报百病鬼魅所著者，灸头面四肢宜多，灸腹背宜少，其多不过五十壮，少不减三五七九壮。……凡诸虚疾水谷沉结流离者，当灸腹背宜多，而不可过百壮。

【述要】

“外气务生，内气务熟”，出于《备急千金要方》，是对“灸之生熟法”的要求之一。“生”表示灸量较小，“熟”表示灸量较大。

“内气、外气”之所指，《备急千金要方》未有明言。《素问》有“内气暴薄、内气外泄”之言，《伤寒论》有“外气怫郁”之辞。《诸病源候论》：“醉以入房，则内气竭绝，伤肝，使月事衰少不来也”。《针灸甲乙经》：“若醉以入房，中气竭，肝伤，故使月事衰少不来也。”此句源出《素问·腹中论》，作“若醉入房中，气竭肝伤，故月事衰少不来也”。据杨上善所言，“天地间气为外气，人身中气为内气。外气裁成万物，是为外实；内气营卫裁生，故为内实。治病能求内气之理，是治病之要也。”内气，有时指肾（精）气，含义可扩展为脏腑之气。外气，主要指外界之邪气。《备急千金要方》论“灸之生熟”中，内气被引申代指脏腑之处（胸腹为主），外气被引申代指与内在脏腑相对的外在的四肢头部，即原文所谓“外为阳部荣，内为阴部卫”。

《备急千金要方》较详细地论述了头部、脊背、臂脚手足、腹部的生理特点及不同施灸用量。大体而言，头部不能灸过多，脊背也不能灸太过熟，四肢也不宜太熟，唯有腹部宜灸熟。可见，“外气务生”主要指在头部、四肢、脊背部施灸量宜相对较少，因为多灸头部易伤神；脊背是身体结构的横梁，维系脏腑，多灸也有害；四肢是身体的枝干，部位较为狭浅，施灸也不宜过多。“内气务熟”主要指在腹（脏）部施灸量宜相对较多，因为此系脏腑所在之处，风寒易在此结痼，水谷也易致不化，而这些都是灸疗所宜。《小品方》论述“曹氏说不可灸者”，有一大半不可灸之处都在头颈部，且在论述“胡脉”时，提出“无病不可多灸，灸熟则血气决泄不可止”。可见，《备急千金要方》中“外气务生，内气务熟”的观点有更早期医学认识的由来。

另一方面，《备急千金要方》还认为“灸之生熟”并无定法，“亦宜撙而节之，法当随病迁变。”脊背、四肢的一些部位或腧穴的施灸量也较大，如大杼、肾俞、三里等都灸百壮以上。《普济方》的表述更为明确，“头面目咽灸之最欲生少。手臂四肢灸之，欲须少熟，亦不宜多。胸背腹灸之，尤宜大熟。其腰脊欲须少主大体。皆须以意商量，临时迁改，应机千变万化，难以一准耳。”

因此，对于临床施灸而言，“外气务生，内气务熟”只是基本原则，每个部位具体部位灸量的多少、艾灸疗法的是否适宜，还需要根据具体病情症状来判断。《备急千金要方》《普济方》均认为，“沉结寒冷病”，施灸量应多宜熟。这也表明，灸法尤其适用于寒邪致病。对于鬼魅之病，《普济方》则认为，“灸头面四肢宜多，灸腹背宜少”，恰恰与“外气务生，内气务熟”相反。

概言之，“外气务生，内气务熟”的内涵以及历代医家的认识，充分体现了灸法治疗中的两个重要因素：其一，不同的施灸部位对于灸量的影响；其二，病邪性质不同对于灸法及灸量选择的影响。这两方面因素，至今依然是临床运用灸法的重要内容。

（杨　峰）

头不多灸

【古代文献精选】

1.《备急千金要方·灸例第六》

头者，身之元首，人神之所法，气口精明，三百六十五络皆上归于头。头者，诸阳之会也，故头病必宜审之。灸其穴不得乱，灸过多伤神，或使阳精玄熟，令阴魄再卒，是以灸头正得满百。

2.《针灸大成·策》卷三

头不多灸策

问：灸穴须按经取穴，其气易连而其病易除，然人身三百六十五络，皆归于头，头可多灸欤？灸良已，间有不发者，当用何法发之？

尝谓穴之在人身也，有不一之名，而灸之在吾人也，有至一之会。盖不知其名，则昏谬无措，无以得其周身之理；不观其会，则散漫靡要，何以达其贯通之原。故名也者，所以尽乎周身之穴也，固不失之太繁；会也者，所以贯乎周身之穴也，亦不失之太简。人而知乎此焉，则执简可以御繁，观会可以得要，而按经治疾之余，尚何疾之有不愈，而不足以仁寿斯民也哉。

执事发策，而以求穴在乎按经，首阳不可多灸及所以发灸之术，下询承学，是诚究心于民瘼者。愚虽不敏，敢不掇述所闻以对。尝观吾人一身之气，周流于百骸之间，而统之则有其宗，犹化工一元之气，磅礴于乾坤之内，而会之则有其要。故仰观于天，其星辰之奠丽，不知其几也，而求其要，则惟以七宿为经，二十四曜为纬；俯察于地，其山川之流峙，不知其几也，而求其要则惟以五岳为宗，四渎为委，而其他咸弗之求也。天地且然，而况人之一身？内而五脏六腑，外而四体百形，表里相应，脉络相通，其所以生息不穷，而肖形于天地者，宁无所纲维统纪于其间耶！故三百六十五络，所以言其繁也，而非要也；十二经穴，所以言其法也，而非会也。总而会之，则人身之气有阴阳，而阴阳之运有经络，循其经而按之，则气有连属，而穴无不正，疾无不除。譬之庖丁解牛，会则其凑，通则其虚，无假斤斫之劳，而顷刻无全牛焉。何也？彼固得其要也。故不得其要，虽取穴之多，亦无以济人；苟得其要，则虽会通之简，亦足以成功，惟在善灸者加之意焉耳。自今观之，如灸风而取诸风池、百会，灸劳而取诸膏肓、百劳，灸气而取诸气海，灸水而取诸水分，欲去腹中之病则灸三里，欲治头目之疾则灸合谷，欲愈腰腿则取环跳、风市，欲拯手臂则取肩髃、曲池。其他病以人殊，治以疾异，所以得之心而应之手者，罔不昭然有经络在焉。而得之则为良医，失之则为粗工，凡以辨诸此也。至于首为诸阳之会，百脉之宗，人之受病固多，而吾之施灸宜别，若不察其机而多灸之，其能免夫头目旋眩、还视不明之咎乎？不审其地而并灸之，其能免夫气血滞绝、肌肉单薄之忌乎？是百脉之皆归于头，而头之不可多灸，尤按经取穴者之所当究心也。若夫灸之宜发，或发之有速而有迟，固虽系于人之强弱不同，而吾所以治之者，可不为之所耶？观东垣灸三里七壮不发，而复灸以五壮即发；秋夫灸中脘九壮不发，而渍以露水，熨以热履，熯以赤葱，即万无不发之理，此其见之《图经》《玉枢》诸书，盖班班具载可考而知者。吾能按经以求其原，而又多方以致其发，自无患乎气之不连，疾之不疗，而于灼艾之理，斯过半矣。抑愚又有说焉，按经者法也，而所以神明之者心也。苏子有言：一人饮食起居，无异于常人，而愀然不乐，问其所苦，且不能自言，此庸医之所谓无足忧，而扁鹊、仓公之所望而惊焉者。彼惊之者何也？病无显情，而心有默识，诚非常人思虑所能测者。今之人徒曰：吾能按经，吾能取穴。而不于心焉求之，譬诸刻舟而求剑，胶柱而鼓瑟，其疗人之所不能疗者，吾见亦罕矣。然则善灸者奈何？静养以虚此心，观变以运此心，旁求博采以扩此心，使吾心与造化相通，而于病之隐显，昭然无遁情焉。则由是而求孔穴之开合，由是而察气候之疾徐，由是而明呼吸补泻之宜，由是而达迎随出入之机，由是而酌从卫取气，从荣置气之要，不将从手应心，得鱼兔而忘筌蹄也哉！此又岐黄之秘术，所谓百尺竿头进一步者，不识执事以为何如?

【述要】

“头不多灸”，是指不宜在头部过多施以灸法治疗。唐代《备急千金要方·灸例》中对此已有深刻而较全面的论述，“头者，身之元首，人神之所法，气口精明，三百六十五络皆上归于头。头者，诸阳之会也，故头病必宜审之。灸其穴不得乱，灸过多伤神，或使阳精玄熟，令阴魄再卒，是以灸头正得满百。”作为施灸原则的正式提出，则在杨继洲的《针灸大成》，其中有“头不多灸策”，策问曰“然人身三百六十五络，皆归于头，头可多灸欤?灸良已，间有不发者，当用何法发之?”杨氏在答卷中陈述了头不可多灸的三个理由。

其一，灸法须得要领，取穴精而效果佳，若失要领，多灸无益。所以能穴精而效佳，是“病以人殊，治以疾异，所以得之心而应之手者，罔不昭然，有经络在焉。”强调了经络的连属作用。

其二，灸法当察其机，方可免于头目旋眩、还视不明。这里的察其机，可以理解为准确地把握疾病机制与治疗时机：“至于首为诸阳之会，百脉之宗，人之受病固多，而吾之施灸宜别，若不察其机而多灸之，其能免夫头目旋眩、还视不明之咎乎?”

其三，宜审其地，避免于头面部肌肉单薄处施灸，“不审其地而并灸之，其能免夫气血滞绝、肌肉单薄之忌乎?是百脉之皆归于头，而头之不可多灸，尤按经取穴者之所当究心也。”

杨氏的论说影响很大，“头不多灸”在今天仍然是灸法临床的基本原则，原因亦不出于杨氏的阐述。

（张树剑）

针所不为，灸之所宜

【古代文献精选】

1.《灵枢·官能》

大寒在外，留而补之，入于中者，从合泻之。针所不为，灸之所宜，上气不足，推而扬之，下气不足，积而从之，阴阳皆虚，火自当之，厥而寒甚，骨廉陷下，寒过于膝，下陵三里，阴络所过，得之留止，寒入于中，推而行之，经陷下者，火则当之，结络坚紧，火所治之。

2.《太素·知官能》卷十九

针所不为，火之所宜。（脉之陷下，是灸所宜，不可针也。）

3.《卫生宝鉴·阴阳皆虚灸之所宜》卷十六

至元己亥，廉台王千户年四十有五，领兵镇涟水。此地卑湿，因劳役过度，饮食失节，至秋深，疟痢并作，月余不愈，饮食全减，形容羸瘦，乘马轿以归，时已仲冬，求予治之，具陈其由。诊得脉弦细而微如蛛丝，身体沉重，手足寒逆，时复麻痹，皮肤痂疥，如疠风之状，无力以动，心腹痞满，呕逆不止，此皆寒湿为病，久淹，真气衰弱，形气不足，病气亦不足，阴阳皆不足也。《针经》云：阴阳皆虚，针所不为，灸之所宜。《内经》曰：损者益之，劳者温之。《十剂》云：补可去弱。先以理中汤加附子温养脾胃，散寒湿，涩可去脱，养脏汤加附子，固肠胃，止泻痢，仍灸诸穴以并除之。经云：腑会太仓，即中脘也，先灸五七壮，以温脾胃之气，进美饮食，次灸气海百壮，生发元气，滋荣百脉，充实肌肉，复灸足三里，胃之合也，三七壮，引阳气下交阴分，亦助胃气，后灸阳辅二七壮，接续阳气，令足胫温暖，散清湿之邪。迨月余，病气去，渐平复。今累迁侍卫亲军都指挥使，精神不减壮年。

4.《灵枢注证发微·官能》

针所不为，灸之所宜……火所治之。（凡病有针所不当用者，则用灸以治之。又如有上气不足，则推入其针以扬之，而使上气之足。下气不足，则积其针以顺之，而使下气之足。若阴阳皆虚，而针所难用，则用火以灸之。）

5.《类经·针刺类·十》卷十九

针所不为，灸之所宜。（凡不宜于针者，当灸以治之。）上气不足，推而扬之，下气不足，积而从之。（推而扬之，引致其气以补上也。积而从之，留针随气以实下也。）阴阳皆虚，火自当之，厥而寒甚，骨廉陷下，寒过于膝，下陵三里。（火自当之，宜于灸也，若厥而寒甚，阳气大虚，当灸下陵，即阳明经三里穴也。）阴络所过，得之留止，寒入于中推而行之。（寒留于络而入于经，当用针推散而行之。）经陷下者，火则当之，结络坚紧，火所治之。（寒气凝聚，或陷于经，或结于络，皆当以火逐之。）

6.《灵枢集注·禁服》

盛则泻之，虚则补之，紧则先刺而后灸之，代则取血络而后调之，陷下则徒灸之。陷下者，脉血络于中，中有着血，血寒，故宜灸之。不盛不虚，以经取之，名曰经刺。【……夫痛痹在于分腠之气，分腠者，皮肤脏腑之肉理。故病在阳者，取之分肉；病在阴者，先刺而后灸之。（眉批：陷于脏腑募原之肉里者，宜灸。）盖灸者，所以启在内在下之气也。代则气分之邪，交于脉络，故先取血络，而后饮药以调之。陷下则徒灸之，盖言气陷下者宜灸，今入于脉中，又当取之于经矣。如陷于脉而宜灸者，乃脉受络之留血而陷于中，中有着血，血寒，故宜灸。若气并于血，又非灸之所宜也……】

7.《灵枢集注·官能》

针所不为，灸之所宜……经陷下者，火则当之（……阴阳皆虚，火自当之。盖艾能于水中取火，能启阳气于阴中也。厥而寒甚，起于廉骨下之陷中，而上逆于膝，此寒厥也。寒厥起于足五趾之里，集于膝下，而聚于膝上。盖气因于中，阳气衰，不能渗营其经络，阳气日损，阴气独在，故为之寒。是以取阳明之下陵三里以补之，此寒厥之在气也。若寒气从络之所过，得之则留而止之，如寒入于中，则当推而行之，此治寒厥之法也。经气陷下，以火灸之，结络坚紧者，中有着血，血寒，故火所治之。）

【述要】

“针所不为，灸之所宜”，出自《灵枢·官能》。此句是说：针刺所不能解决的问题，灸法则（可能）能解决。提示了针刺和灸法各有所长，各有适用范围。

《灵枢·官能》全篇都在讲针灸“任其所能”（马莳）之理，对灸法“所宜”有具体列举，如“阴阳皆虚，火自当之”“经陷下者，火则当之”“结络坚紧，火所治之”，分别对应体现灸法（或用火疗法）补虚、举陷、温通散结的功能。

历代医家对此论述的认识大略相似，仅有完整性与否及详略的差别。如唐代的杨上善强调脉陷下证适宜灸法；元代罗天益则主要考虑虚证用灸，并引用《素问·至真要大论》“损者益之”“劳者温之”的观点来佐证。《医学入门》论灸法：“药之不及，针之不到，必须灸之……曰：虚者灸之，使火气以助元阳也；实者灸之，使实邪随火气而发散也；寒者灸之，使其气之复温也；热者灸之，引郁热之气外发，火就燥之义也。”指出几乎任何一种情况下均可用灸法，为所有疾患（尤其恐针惧针者）提供灸法治疗的选择机会。由此看来，“针所不为，灸之所宜”除了针与灸的适应证各有偏重外，还有患者对于疗法本身选择倾向性问题。

“针所不为，灸之所宜”，强调针与灸各自具有不同的主治范围与特点。显然，针与灸的作用各有特点，其原理也有所不同。因此，临证时要根据针刺和灸法的各自所长，用其所宜。大致来说，对于针刺无效或不宜针刺的患者，可以考虑选择灸法治疗；对阴阳皆虚、（脉）陷下证或结络坚紧的患者，宜用灸法治疗。

（刘　兵）

阴阳皆虚，火自当之

【古代文献精选】

1.《灵枢·邪气脏腑病形》

黄帝曰：病之六变者，刺之奈何？岐伯答曰：诸急者多寒；缓者多热；大者多气少血；小者血气皆少；滑者阳气盛，微有热；涩者多血少气，微有寒。是故刺急者，深内而久留之。刺缓者，浅内而疾发针，以去其热。刺大者，微泻其气，无出其血。刺滑者，疾发针而浅内之，以泻其阳气而去其热。刺涩者，必中其脉，随其逆顺而久留之，必先按而循之，已发针，疾按其痏，无令其血出，以和其脉。诸小者，阴阳形气俱不足，勿取以针，而调以甘药也。

2.《灵枢·根结》

黄帝曰：形气之逆顺奈何？岐伯曰：形气不足，病气有余，是邪胜也，急泻之。形气有余，病气不足，急补之。形气不足，病气不足，此阴阳气俱不足也，不可刺之，刺之则重不足，重不足则阴阳俱竭，血气皆尽，五脏空虚，筋骨髓枯，老者绝灭，壮者不复矣。形气有余，病气有余，此谓阴阳俱有余也，急泻其邪，调其虚实。故曰有余者泻之，不足者补之，此之谓也。故曰刺不知逆顺，真邪相搏。满而补之，则阴阳四溢，肠胃充郭，肝肺内䐜，阴阳相错。虚而泻之，则经脉空虚，血气竭枯，肠胃㒁辟，皮肤薄著，毛腠夭膲，予之死期。故曰用针之要，在于知调阴与阳。调阴与阳，精气乃光，合形与气，使神内藏。故曰上工平气，中工乱脉，下工绝气危生。故曰下工不可不慎也。必审五脏变化之病，五脏之应，经络之实虚，皮之柔粗，而后取之也。

3.《灵枢·终始》

谨奉天道，请言终始，终始者，经脉为纪，持其脉口人迎，以知阴阳有余不足，平与不平，天道毕矣。所谓平人者不病，不病者，脉口人迎应四时也，上下相应而俱往来也，六经之脉不结动也，本末之寒温之相守司也，形肉血气必相称也，是谓平人。少气者，脉口人迎俱少而不称尺寸也。如是者，则阴阳俱不足，补阳则阴竭，泻阴则阳脱。如是者，可将以甘药，不可饮以至剂。如此者，弗灸，不已者，因而泻之，则五脏气坏矣。

4.《灵枢·官能》

针所不为，灸之所宜，上气不足，推而扬之，下气不足，积而从之，阴阳皆虚，火自当之，厥而寒甚，骨廉陷下，寒过于膝，下陵三里，阴络所过，得之留止，寒入于中，推而行之，经陷下者，火则当之，结络坚紧，火所治之。不知所苦，两跻之下，男阴女阳，良工所禁，针论毕矣。

5.《太素·人迎脉口诊》卷十四

少气者，脉口人迎俱少而不称尺寸也，如是则阴阳俱不足。（脉口，寸口也。寸部有九分之动，尺部有一寸之动。今秋冬寸口反小于人迎，即寸口不称尺寸也。春夏人迎反小于寸口，即人迎不称尺寸也。如此勘检，则知脏腑阴阳二气俱少也。）补阳则阴竭，泻阴则阳脱。如是者可将以甘药，不愈，可饮以至齐。（夫阳实阴虚，可泻阳补阴；阴实阳虚，可泻阴补阳。今阴阳俱虚，补阳，其阴益以竭，泻阴之虚，阳无所依，故阳脱。所以不可得于针石，可以甘善汤液将扶补之，若不已，可至于齐也。）如此者弗灸不已，因而泻之，则五脏气坏矣。（如此二皆是虚，可以汤液补者，日渐方愈，故曰不久不已。若不如此，即用针泻，必坏五脏之气也。为“不灸”于义不顺，“灸”当为“久”也。）

6.《太素·五脏脉诊》卷十五

诸小者，阴阳形气俱不足，勿取以针，调其甘药。（诸脉小者，五脏之阴，六腑之阳，及骨肉形，并其气海之气，四者皆悉虚少。若引阴补阳，是则阴竭；引阳补阴，即使阳尽。阴阳既竭，形气又微，用针必死。宜以甘味之药调其脾气，脾胃气和，即四脏可生也。）

7.《太素·知官能》卷十九

针所不为，火之所宜；（脉之陷下，是灸所宜，不可针也。三十四也。）上气不足，推而扬之，下气不足，积而从之；（上气不足，谓膻中气少，可推补令盛。扬，盛也。下气不足，谓肾间动气少者，可补气聚。积，聚也。从，顺也。三十五也。）阴阳皆虚，火自当之，厥而寒甚，骨廉陷下，寒过于膝，下陵三里，阴络所过，得之留止，寒入于中，推而行之，经陷下，火即当之；（火气强盛，能补二虚。三十六。）结络坚紧，火之所治；（络脉结而坚紧，血寒，故火攻疗。三十七也。）

8.《太素·刺法》卷二十二

形气不足，病气不足，此阴阳气俱不足也，不可刺之，刺之则重不足，重不足则阴阳俱竭，血气皆尽，五脏空虚，筋骨髓枯，老者绝灭，壮者不复矣。（俱不足者，不可行刺，宜以汤药调也。）

9.《医学纲目·厥·寒厥手足冷》卷二十八

〔《灵》〕黄帝曰：少阴之脉独下行……厥则寒矣。（《逆顺肥瘦篇》）（经云：经络坚紧，火所治之。盖灸以治之，或汤酒渍之也。）

10.《针灸问对》卷上

或曰：九针之所主，皆外伤欤？抑亦有内伤欤？

……

（机按：今之针士，决痈用锋针、铍针，其他诸病，无分皮肤、肌肉、血脉、筋骨，皆用毫针，余者置而不用，甚有背于经旨矣。于此而知九针所主，多系外邪薄凑为病，用针施泻，深中病情。使今之人而有是病，针亦在所必用。若夫病邪大甚，元气已伤，决非针之所能济矣。假如痨瘵阴虚火动，法当滋阴降火，针能滋阴否乎？痿症肺热叶焦，法当清金补水，针能补水否乎？经曰：阴阳形气俱不足，勿取以针，而调以甘药。是也。知此，则病之可针不可针，亦可以类推矣。奈何世之专针科者，既不识脉，又不察形，但问何病，便针何穴，以致误针成痼疾者有矣。间有获效，亦偶中耳，因而夸其针之神妙，宁不为识者笑耶？）

11.《灵枢注证发微·终始》

少气者，脉口人迎俱少……则五脏气坏矣。（……其正气衰少，故脉口少气，而尺亦然，乃阴经不足也；人迎少气，而寸亦然，乃阳经不足也。欲补阳经则阴经愈竭，欲泻阴经则阳经益脱，此针之所以不可施也，仅可将理以甘和之药，不可饮以至补至泻之剂，且灸亦不可妄用。倘病有未已，而针灸误泻，则五脏之气益坏矣，岂可哉！）

12.《灵枢注证发微·官能》

针所不为，灸之所宜……结络坚紧，火所治之。【……凡病有针所不当用者，则用灸以治之。又如有上气不足，则推入其针以扬之，而使上气之足。下气不足，则积其针以顺之，而使下气之足。若阴阳皆虚，而针所难用，则用火以灸之。又有厥而寒甚，或骨廉下陷，或寒过于膝，则取下陵三里穴以补之。（下陵三里，即三里。见《本输篇》。）又有阴络所过为寒留止，或寒入于中，则必推其针而行以散之。又有经脉陷下者，则惟灸以当

之。(《经脉篇》云陷下则灸之。《禁服篇》云陷下则徒灸之。徒，但也。)又有络脉结而坚紧者，亦用灸以治之。】

13.《类经·藏象类·九》卷三

是故用针者，察观病人之态，以知精神魂魄之存亡得失之意，五者以伤，针不可以治之也。(此承篇首之问而言。凡用针者，必当察病者之形态，以酌其可刺不可刺也。设或五脏精神已损，必不可妄用针矣。故《五阅五使篇》曰：血气有余，肌肉坚致，故可苦以针。《邪气脏腑病形篇》曰：诸小者阴阳形气俱不足，勿取以针而调以甘药也。《根结篇》曰：形气不足，病气不足，此阴阳气俱不足也，不可刺之。观此诸篇之训，可见针能治有余而不可治虚损明矣。凡用针者，当知所慎也。)

14.《类经·脉色类·十九》卷六

诸小者，阴阳形气俱不足，勿取以针，而调以其药也。(脉小者为不足，勿取以针，可见气血俱虚者，必不宜刺而当调以甘药也。愚按：此节阴阳形气俱不足者，调以甘药，甘之一字，圣人用意深矣。盖药食之入，必先脾胃，而后五脏得禀其气。胃气强则五脏俱盛，胃气弱则五脏俱衰。胃属土而喜甘，故中气不足者，非甘温不可。土强则金王，金王则水充，此所以土为万物之母，而阴阳俱虚者，必调以甘药也。虽《至真要》等论所列五味，各有补泻，但彼以五行生克之理，推衍而言。然用之者，但当微兼五味而以甘为主，庶足补中。如四季无土气不可，五脏无胃气不可，而春但微弦，夏但微钩之义皆是也。观《阴阳应象大论》曰：形不足者温之以气，精不足者补之以味。故气味之相宜于人者，谓之为补则可，若用苦劣难堪之味，而求其能补，无是理也。气味攻补之学，大有妙处，倘不善于调和，则开手便错，此医家第一著要义。)

15.《类经·经络类·六》卷七

经脉为里，支而横者为络，络之别者为孙，盛而血者疾诛之，盛者泻之，虚者饮药以补之(《灵枢·脉度篇》经脉直行深伏，故为里而难见，络脉支横而浅，故在表而易见。络之别者为孙，孙者言其小也，愈小愈多矣，凡人遍体细脉，即皆肤腠之孙络也。络脉有血而盛者，不去之则壅而为患，故当疾诛之。诛，除也。然必盛者而后可泻，虚则不宜用针，故《邪气脏腑病形篇》曰：阴阳形气俱不足，勿取以针而调以甘药。即虚者饮药以补之谓。)

16.《类经·针刺类·十》卷十九

针所不为，灸之所宜。(凡不宜于针者，当灸以治之。)上气不足，推而扬之，下气不足积而从之。(推而扬之，引致其气以补上也。积而从之，留针随气以实下也。）阴阳皆虚，火自当之，厥而寒甚，骨廉陷下，寒过于膝，下陵三里。（火自当之，宜于灸也。若厥而寒甚，阳气大虚，当灸下陵，即阳明经三里穴也。）阴络所过，得之留止，寒入于中，推而行之。（寒留于络而入于经，当用针推散而行之。）经陷下者，火则当之，结络坚紧，火所治之。（寒气凝聚，或陷于经，或结于络，皆当以火逐之。）

17.《类经·针刺类·二十八》卷二十

少气者，脉口人迎俱少而不称尺寸也；如是者，则阴阳俱不足，补阳则阴竭，泻阴则阳脱；如是者，可将以甘药，不可饮以至剂；如此者弗灸，不已者因而泻之，则五脏气坏矣。（少气者，元气虚也，兼阴阳而言，故上之人迎，下之脉口，必皆衰少无力，而两手之尺寸亦不相称也。凡阴阳气俱不足者不可刺，若刺而补阳则阴竭，泻阴则阳脱，如是者但可将以甘药。甘药之谓，最有深意，盖欲补虚羸，非甘纯不可也。至剂，刚毒之剂也，正气衰者不可攻，故不宜用也。非惟不可攻，而灸之亦不可，以火能伤阴也。临此证者，不可忘此节之义。）

18.《类经·针刺类·五十六》卷二十二

形气不足，病气不足，此阴阳气俱不足也，不可刺之，刺之则重不足，重不足则阴阳俱竭，血气皆尽，五脏空虚，筋骨髓枯，老者绝灭，壮者不复矣（阳主外，阴主内，若形气病气俱不足，此表里阴阳俱虚也，最不可刺。若再刺之，是重虚其虚，而血气尽，筋髓枯，老者益竭，故致绝灭，壮者必衰，故不能复其元矣。）形气有余，病气有余，此谓阴阳俱有余也，急泻其邪，调其虚实（形气病气俱有余，邪之实也，故当急泻。既当急泻，其实无疑，何以又云调其虚实？盖未刺之前，防其假实，既刺之后，防其骤虚，故宜调之也。）故曰有余者泻之，不足者补之，此之谓也（凡用针者，虚则实之，满则泄之，故曰虚实之要，九针最妙，补泻之时，以针为之。又曰虚则实之者，气口虚而当补之也。满则泄者，气口盛而当泻之也。此用针之大法，似乎诸虚可补矣，何上文云形气不足，病气不足，此阴阳气俱不足也，不可刺之？《宝命全形论》曰：人有虚实，五虚勿近，五实勿远。《五阅五使篇》曰：血气有余，肌肉坚致，故可苦以针。《奇病论》曰：所谓无损不足者，身羸瘦无用镵石也。《本神篇》曰：是故用针者，察观病人之态，以知精神魂魄之存亡得失之意，五者以伤，针不可以治之也。《小针解》曰：取五脉者死，言病在中，气不足，但用针尽大泻其诸阴之脉也。《脉度篇》曰：盛者泻之，虚者饮药以补之。《邪气脏腑病形篇》曰：诸小者阴阳形气俱不足，勿取以针而调以甘药也。诸如此者，又皆言虚不宜针也。及详考本经诸篇，凡所言应刺之疾，必皆邪留经络，或气逆脏腑，大抵皆治实证，此针之利于泻，不利于补也明矣。然则诸言不足者补之，又何为其然也？盖人身血气之往来，经络之流贯，或补阴可以配阳，或固此可以攻彼，不过欲和其阴阳，调其血气，使无偏胜，欲得其平，是即所谓补泻也。设有不明本末，未解补虚之意，而凡营卫之亏损，形容之羸瘦，一切精虚气竭等证，概欲用针调补，反伤真元，未有不立败者也。故曰针有泻而无补，于此诸篇之论可知矣。凡用针者，不可不明此针家大义。）

19.《灵枢集注·根结》

形气不足，病气不足，此阴阳气俱不足也，不可刺之……故曰有余者泻之，不足者补之，此之谓也。（形气，谓皮肉筋骨之形气。病气，谓三阴三阳之经气为邪所病也。病气之有余不足者，阴阳血气之实虚也。邪气胜者急泻之，血气虚者急补之，刺者所以取气也。故阴阳气俱不足者，不可刺之。血气皆尽，五脏空虚者，血气之内荣于五脏也。筋骨髓枯者，血气之外濡于筋骨也。阴阳俱有余者，当泻其邪，调其虚实，盖邪之所凑，其正必虚，故当泻其邪，而兼调正气之虚实也。……夫三阴三阳之经气，有因于外邪所伤者，有因于五脏之病而变应于脉者，故当审其外内虚实而调之，斯可为上工也。）

20.《灵枢集注·终始》

……少气者，脉口人迎俱少，而不称尺寸也。如是者，则阴阳俱不足，补阳则阴竭，泻阴则阳脱。如是者，可将以甘药，不可饮以至剂。如是者弗灸，不已者，因而泻之，则五脏气坏矣。【……脉口人迎，以候三阴三阳之气，是以少气者，脉口人迎俱少。尺以候阴，寸以候阳，（眉批：脉口人迎与尺寸分开看。）不称尺寸者，阴阳气虚，而又应于尺寸之脉也。甘药者，调胃之药，谓三阴三阳之气，本于中膲胃腑所生，宜补其生气之原，道之流行，故不可饮以至剂，谓甘味太过，反留中也。弗灸者，谓阴阳之气不足于外，非经脉之陷下也。因而泻之，则五脏气坏者，六气化生五行，五行上呈六气，五六相得而各有合也。】

21.《灵枢集注·官能》

【……阴阳皆虚，火自当之，盖艾能于水中取火，能启阳气于阴中也。厥而寒甚，起于廉骨下之陷中，而上逆于膝，此寒厥也。寒厥起于足五趾之里，集于膝下，而聚于膝上，盖气因于中，阳气衰，不能渗营其经络，阳气日损，阴气独在，故为之寒。是以取阳明之下陵三里以补之，此寒厥之在气也。若寒气从络之所过，得之则留而止之。如寒入于中，则当推而行之，此

治寒厥之法也。经气陷下，以火灸之。结络坚紧者，中有着血，血寒，故火所治之。（眉批：紧则为寒，详《禁服篇》。）】

22.《难经正义·七十二难》

调气之方，必在阴阳者，知其内外表里，随其阴阳而调之，故曰：调气之方，必在阴阳。（……按：针法言补，不可深泥，丹溪亦常论之，非无谓也。《素问·阴阳应象大论》曰：形不足者，温之以气，精不足者，补之以味。针乃砭石所制，既无气，又无味，破皮损肉，发窍于身，气皆从窍而出，何得为补？经谓气血阴阳俱不足，勿取以针，和以甘药者是也。然《内》《难》凿言补泻之法者何耶？夫读书贵乎融贯，不可胶刻。迎而夺之，因属泻其实邪，随其济之，亦可去其虚邪。盖邪去则正安，去邪即所以补正，非针法之补，能生长血气也。仲景治虚劳伤其营卫者，以大黄䗪虫丸主之，方中多属攻药，以瘀血去，肺气利，则新血自生，正气自复，而营卫行，营卫行则肌肉充，而虚劳补矣。此先圣后贤，其意一也。将谓针法之补，可代参地，则《灵枢·根结篇》何以有营气不足，病气不足，此阴阳气俱不足也，不可刺之，刺之则重不足，重不足则阴阳俱竭，血气皆尽，五脏空虚，筋骨髓枯，老者绝灭，壮者不复之说。若明乎此，补泻非可以一法尽，岂独针刺之无误，即汤药亦不致南辕北辙矣。）

【述要】

“阴阳皆虚，火自当之”，出《灵枢·官能》。这是对大虚之证提出的治疗原则，也是灸法适应证范围，即对于阴阳两虚的病证，宜用灸法治疗。《黄帝内经》认为，机体出现盛虚偏颇，可以针刺补虚或泻实，所谓“凡用针者，虚则实之，满则泄之”（《灵枢·九针十二原》）。对于邪实壅盛者，尽泻其邪即可，有形之邪，如血脉盛坚横赤，刺络出血以放泄瘀血；无形之邪，如脉动盛实，针刺以泻法放泄邪气。正气不足者，需要补益正气。气分阴阳，阴虚或阳虚，治以针刺补阴或补阳，若是阴阳两方面都虚衰，则针刺已难以发挥其调气作用，而宜用灸法治疗，因为艾灸“火气强盛，能补二虚”（《太素·知官能》卷十九杨上善注）。

与之相似的，《灵枢·根结》说：“形气不足，病气不足，此阴阳气俱不足也，不可刺之，刺之则重不足，重不足则阴阳俱竭，血气皆尽……”《灵枢·邪气脏腑病形》有论，“阴阳形气俱不足，勿取以针，而调以甘药也”。此从针与药之对，亦是论阴阳皆虚的治法宜忌，与本命题所述治法原则异曲同工。实际上，就治法适用范围来说，《黄帝内经》很强调以灸法治疗虚证寒证，如《灵枢·官能》：“经陷下者，火则当之，结络坚紧，火所治之。”

阴阳皆虚之病机，在《黄帝内经》中有两个角度的判断依据，一是基于脉象，如《灵枢·终始》“持其脉口、人迎，以知阴阳有余不足……少气者，脉口、人迎俱少而不称尺寸也。如是者，则阴阳俱不足”；一是从整体外在表现，如《灵枢·根结》：“形气不足，病气不足，此阴阳气俱不足也”。所谓“阴阳形气俱不足”，杨上善认为：“形气为阳，病气为阴”（《太素·九针之二·刺法》卷二十二），张介宾亦同。

针刺与艾灸的适应证区别，正如《针灸问对》卷上所说：“若夫病邪大甚，元气已伤，决非针之所能济矣。”即阴阳皆虚者，是正气衰微的大虚之证，不宜用针，而应治以灸法。

（赵京生）

大病宜重灸

【古代文献精选】

1.《灵枢·禁服》

寸口大于人迎一倍，病在足厥阴，一倍而躁，在手心主。寸口二倍，病在足少阴，二倍而躁，在手少阴。寸口三倍，病在足太阴，三倍而躁，在手太阴。盛则胀满、寒中、食不化，虚则热中、出糜、少气、溺色变，紧则痛痹，代则乍痛乍止。盛则泻之，虚则补之，紧则先刺而后灸之，代则取血络而后调之，陷下则徒灸之，陷下者，脉血结于中，中有著血，血寒，故宜灸之，不盛不虚，以经取之。寸口四倍者，名曰内关，内关者，且大且数，死不治。必审察其本末之寒温，以验其脏腑之病。

2.《灵枢·官能》

针所不为，灸之所宜，上气不足，推而扬之，下气不足，积而从之，阴阳皆虚，火自当之。

3.《素问·异法方宜论》

北方者，天地所闭藏之域也，其地高陵居，风寒冰冽，其民乐野处而乳食，脏寒生满病，其治宜灸焫。故灸焫者，亦从北方来。

4.《千金翼方·针灸下·杂法第九》卷二十八

凡灸头与四肢，皆不欲少，须熟，宜令灸，计壮满三百，足以愈病……

火气少时，令血气遂通，使火气流行，积数大足，自然邪除疾瘥也，乃止火耳。本经多云刺人三分，灸三壮，兹乃举其大纲，未尽圣心。

5.《医心方·治病大体第一》卷一

《针灸经》云：十岁小儿，七十老人，不得针，宜灸及甘药。

6.《扁鹊心书·大病宜灸》卷上

医之治病用灸，如煮菜需薪，今人不能治大病，良由不知针艾故也。世有百余种大病，不用灸艾、丹药，如何救得性命，劫得病回？如伤寒、疽疮、劳瘵、中风、肿胀、泄泻、久痢、喉痹、小儿急慢惊风、痘疹黑陷等证。若灸迟，真气已脱，虽灸亦无用矣；若能早灸，自然阳气不绝，性命坚牢。又世俗用灸，不过三五十壮，殊不知去小疾则愈，驻命根则难。故《铜人针灸图经》云：凡大病宜灸脐下五百壮。补接真气，即此法也。

若去风邪四肢小疾，不过三、五、七壮而已。仲景毁灸法云：火气虽微，内攻有力，焦骨伤筋，血难复也。余观亘古迄今，何尝有灸伤筋骨而死者！彼盖不知灸法之妙故尔。（《灵枢》论虚而至陷下，温补无功，借冰台以起陷下之阳耳。若仲景所言微数之脉，慎不可灸。脉而至于微矣，似有似无，则真阳已漓，又至于数矣，则真阴已竭，阴阳漓竭，灸亦无益。但有炎焰而无温存，宁不焦骨伤筋而血难复？非毁灸也。）

孙思邈早年亦毁灸法，逮晚年方信，乃曰：火灸，大有奇功。昔曹操患头风，华佗针之，应手而愈，后佗死复发。若于针处灸五十壮，永不再发。或曰：人之皮肉最嫩，五百之壮，岂不焦枯皮肉乎？曰：否。已死之人，灸二三十壮，其肉便焦，无血荣养故也。若真气未脱之人，自然气血流行，荣卫环绕，虽灸千壮，何焦烂之有哉。故治病必先别其死生，若真气已脱，虽灸亦无用矣。唯是膏粱之人，不能忍耐痛楚，当服睡圣散，即昏不知痛，其睡圣散余自用灸膝神效，放心服之，断不误人。（以救己之心，推以救人。所谓见身说法，其言诚真，其心诚切，其论诚千古不磨之论，无如天下之不信何。）

【述要】

大病宜重灸，这个治疗原则是从宋代窦材《扁鹊心书》中提炼出来。原书中为“大病宜灸”，根据其施灸量及相关论述，“世俗用灸，不过三五十壮，殊不知去小疾则愈，驻命根则难……凡大病宜灸脐下五百壮。补接真气，即此法也。若去风邪四肢小疾，不过三、五、七壮而已”，则表述为“大病宜重灸”更能全面体现其内涵。

何为“大病”？窦氏给出大致范围：“所谓大病者，一伤寒，二阴疽内蚀，三虚劳痰火，四中风，五水肿，六臌胀，七脾泄暴注，八尸厥，九久痢，十脾疟，十一喉痹，十二男女骨蒸劳热，十三小儿急慢惊风，十四痘疹黑斑缩陷。”但细究之，有些较为含糊，如伤寒、喉痹仍有病情轻重之分，而有些“大病”亦并未在此列中。其实，《扁鹊心书》中列有大量可用重灸治疗的病证。从窦材所说：“凡看病要审元气虚实，实者不药自愈，虚者即当服药，灸关元穴以固性命。”可知大病即元气大虚之病。

“重灸”方法，是指艾炷灸的壮数多达数百，从两三百壮至六百壮之多。重灸的腧穴，窦氏认为以关元、命关、肾俞、中脘等为主，常选用1~3穴重灸即可。这些腧穴，一则其所在的位置（躯干部）适宜重灸，二则有补接真气的作用。此外，窦氏所用灸法为“直接灸”（即“着肉灸”）。

窦材所提倡重灸之法，并非仅用于大病，也用作年长者保健之法，“人于无病时，常灸关元、气海、命关、中脘，更服保元丹、保命延寿丹，虽未得长生，亦可保百余年寿矣。”“大病”与年长者有相类之处，都是元气大亏，故窦氏以重灸为补养元气的重要方法，而艾灸本身之“火力”可温补元气。

窦氏所倡导的重灸关元等治大病及年老保健方法，与其重视“扶阳”思想有关，提出的保命三法——“灼艾第一，丹药第二，附子第三”，无一不是扶阳。

考“大病宜重灸”的渊源，《黄帝内经》对“经陷下者”“阴阳皆虚”等虚衰病情均强调用灸法。孙思邈《千金翼方》，出现用灸“须熟”的观点，指出：“凡灸头与四肢，皆不欲少，须熟，宜令灸，计壮满三百，足以愈病……火气少时，令血气遂通，使火气流行，积数大足，自然邪除疾瘥也，乃止火耳。”认为艾灸壮数只有积累到了足够的数量，才能“邪除疾瘥”。这是大剂量用灸方法与认识的较早论述。

清代耿文光《万卷精华楼藏书记》提到窦氏“大病宜重灸”的临床实践：“曾用其法，极有效验”。及至当代，临床中艾条悬起灸已几乎取代了艾炷直接灸，仅有已故灸法名家周楣声、谢锡亮等先生，及少数民间医者，仍使用艾炷直接灸的重灸之法治疗重病、难病。

（刘　兵）

热则疾之，寒则留之

【古代文献精选】

1.《灵枢·九针十二原》

刺诸热者，如以手探汤；刺寒清者，如人不欲行。

2.《灵枢·经脉》

……为此诸病，盛则泻之，虚则补之，热则疾之，寒则留之，陷下则灸之，不盛不虚，以经取之。盛者人迎大三倍于寸口，虚者人迎反小于寸口也。

3.《灵枢注证发微·邪气脏腑病形》

黄帝曰：病之六变者，刺之奈何……诸小者，阴阳形气俱不足，勿取以针，而调以甘药也。（内，纳同。泻，去声。痏，荥美切。此言刺上六脉之有法，而唯小脉用药也。六变者，以病因脉而变也。故诸部急者必多寒，凡刺急脉者，必深纳其针而久留之，则寒自热也。诸部脉缓者必多热，凡刺缓脉者，必浅纳其针而疾发之，则热可去也。盖寒必入内，故其针深；热必达外，故其针浅也。诸部脉大者，多气少血，凡刺大脉者，微泻其气，无出其血可也。诸部脉小者，血气皆少，其阴阳形气俱不足，勿取以针，而当调以甘和之药可也。诸部皆滑者，阳气必盛，且微有热，凡刺滑脉者，必疾发其针而浅纳之，以泻其阳气，而去其热可也。诸部脉涩者，多血少气，且微有寒，凡刺涩脉者，必中其脉，随其逆顺而久留之，必先按而循之，及已发针，当速按其痏，无令其血出，以和其脉可也。）

4.《类经·针刺类·五十三》卷二十二

刺诸热者，如以手探汤；（此以下皆言刺治诸病之法也。如以手探汤者，用在轻扬，热属阳，阳主于外，故治宜如此。）刺寒清者，如人不欲行。（如人不欲行者，有留恋之意也，阴寒凝滞，得气不易，故宜留针若此。）

5.《灵枢集注·九针十二原》

（寒热，风雨寒暑之外袭也。故刺诸热者，如以手探汤，谓热在皮肤，所当浅取之也。寒清者，内因之虚寒，宜深取之，静以守气，故如人不欲行也。）

【述要】

“热则疾之，寒则留之”，是《灵枢·经脉》提出的针刺治疗原则。“疾之”指不留针，“留之”指留针。对此，《灵枢·九针十二原》有形象而生动的表述，“刺诸热者，如以手探汤；刺寒清者，如人不欲行。”

对于热证、寒证，可通过脉诊判断，如《灵枢·禁服》人迎寸口对比脉法；《灵枢·邪气脏腑病形》论缓、急、小、大、滑、涩6种脉象的不同刺法，脉急和脉涩多寒证，针刺时需久留针，脉缓和脉滑多热证，针刺时需疾发针。

对其原理，杨上善从热邪、寒邪侵犯人体所常留的部位来分析：“热盛冲肤，闭而不通者，刺之摇大其穴，泻也。有寒痹等在分肉间者，留针经久，热气当集，此为补也。”文中所指皮肤、分肉隐含有邪气所在深浅层次的不同。马莳、张志聪则从邪气深浅不同释之，马莳曰：“盖寒必入内，故其针深；热必达外，故其针浅也。”（《灵枢注证发微·邪气脏腑病形》）。张志聪释：“谓热张景岳则从寒邪、热邪阴阳属性分析，“内寒者气至迟，故宜久留其针；内热者气至速，故宜疾去其针”（《类经·针刺类·四十七》卷二十二），“如以手探汤者，用在轻扬，热属阳，阳主于外，故治宜如此。如人不欲行者，有留恋之意也，阴寒凝滞，得气不易，故直留针若此”（《类经·针刺类·五十三》卷二十二）。张氏认为，热属阳邪，性质轻扬，故刺之宜速出针；寒属阴邪，气血凝滞，不易得气，故需久留针以待气至，从得气快慢角度来理解，与针刺疗效直接相关，感觉更胜一筹。今有学者基于临床体验认为：“如果静留针20～30分钟，在出针后一般不会有针感遗留，因此不留针是产生针感遗留现象的又一重要条件。急刺急出而不留针，就可以产生针感遗留现象。针刺疗效是通过针感实现的，遗留针感法延长了针感的保留时间，当然就可以提高疗效。‘热则疾之’是有其临床价值的。[1]”这是从针感遗留对“热则疾之”的又一种阐释，但久留针没有针感，古人又为何“寒则留之”？此说仍不通。

关于寒邪、热邪致病特点，《黄帝内经》有多处论述，如《素问·阴阳应象大论》：“阳胜则热，阴胜则寒。”热邪多出现热性、阳性的实症；寒邪属阴邪，主凝结、收引，易致气血凝滞。《素问·举痛论》：“寒气入经而稽迟、泣而不行，客于脉外则血少，客于脉中则气不通，故卒然而痛。”寒证需久留针以待气至，热邪属阳邪，加速血行，故针刺时常不需留针，刺入即出以泻邪气，操作特点与寒、热证的阴阳属性相吻合。

总之，古人通过观察寒证热证表现的不同，因病制宜，总结出两者的不同针刺操作方法“热则疾之，寒则留之”，以说明刺入后留针时间长短的不同。无论从针刺得气，还是从针刺深浅看，这种操作特点与寒、热证的阴阳属性均吻合，与临床实际相符，为寒证、热证提供了针刺治疗的一般原则。

【现代参考文献】

[1] 李志道. 遗留针感法与热则疾之 [J]. 中医杂志，1995，36（9）：569.

（李素云）

东方实，西方虚，泻南方，补北方

【古代文献精选】

1.《难经·七十五难》

曰：经言东方实，西方虚，泻南方，补北方，何谓也？然。金、木、水、火、土，当更相平。东方木也，西方金也。木欲实，金当平之；火欲实，水当平之；土欲实，木当平之；金欲实，火当平之；水欲实，土当平之。东方肝也，则知肝实；西方肺也，则知肺虚。泻南方火，补北方水。南方火，火者，木之子也；北方水，水者，木之母也。水胜火，子能令母实，母能令子虚，故泻火补水，欲令金不得平木也。经曰：不能治其虚，何问其余，此之谓也。

2.《太素·经脉之一》卷八

肺手太阴之脉，起于中焦……盛则泻之，虚则补之，（《八十一难》曰：东方实，西方虚，泻南方，补北方，何谓也？然。金木水火土，当更相平。东方木也，木欲实，金当平之；火欲实，水当平之；土欲实，木当平之；金欲实，火当平之；水欲实，土当平之。东方者肝也，肝实则知肺虚。泻南方，补北方。南方火者，木之子也；北方水者，木之母也。水以胜火。子能令母实，母能令子虚，故泻火补水，欲令金去不得干木也。平按：……东方肝也，西方肺也，东方实则知西方虚。若西方不虚，则东方安得过实？或泻或补，要亦抑其甚而济其不足，损过就中之道。越人之意，盖谓东方过于实，而西方之气不足，故泻火以抑其木，补水以济其金，是乃使金得与木相停，故曰欲令金得平木也。若曰欲令金不得平木，则前后文义窒碍，竟说不通。使肝不过肺不虚，复泻火补水，不几于实实虚虚耶？据此，则本注去字、不字疑衍，原抄干字当系平字传写之误。）

3.《太平圣惠方·足三阳三阴穴流注者》卷九十九

又云：东方实，西方虚，泻南方，补北方者，然是金木水火土，当互相平也。缘东方木，西方金；木欲实，金当平之。火欲实，水当平之；土欲实，木当平之；金欲实，火当平之；水欲实，土当平之。东方者肝也，则知肝实。西方者肺也，则知肺虚。泻南方，补北方者，南方火，火者木之子也；北方水，水者木之母也。水胜火，子能令母实，母令子虚。故泻火补水，欲令金不得平木也。经曰：不能治其虚，何问其馀？此之谓也。

4.《儒门事亲·推原补法利害非轻说十七》卷二

《难经》言东方实，西方虚，泻南方，补北方。此言肝木实而肺金虚，泻心火，补肾水也。

5.《针经指南·真言补泻手法》

迎随补泻

经云：东方实而西方虚，泻南方而补北方，何谓也？此实母泻子之法，非只刺一经而已。假令肝木之病实，泻心火之子，补肾水之母，其肝经自得其平矣。五脏皆仿此而行之。

6.《针经指南·古法流注》

经云：其气始从中焦注手太阴阳明，阳明注足阳明太阴；太阴注手少阴太阳，太阳注足太阳少阴；少阴注手心主少阳，少阳注足少阳厥阴；厥阴注还于手太阴。如环无端，周流不息，昼夜行流，与天同度。此法如气血所旺之经络，于一经中井荥俞经合，迎随而补泻之。亦用东方实而西方虚，泻南方而补北方是也。

7.《难经本义·七十五难》

（东方实，西方虚，泻南方，补北方者，木金火水欲更相平也。木火土金水之欲实，五行之贪胜而务权也。金水木火土之相平，以五行所胜而制其贪也。经曰：一脏不平，所胜平之。东方肝也，西方肺也，东方实则知西方虚矣。若西方不虚，则东方安得而过于实邪？或泻或补，要亦抑其甚而济其不足，损过就中之道也。水能胜火，子能令母实，母能令子虚。泻南方火者，夺子之气，使食母之有余；补北方水者，益子之气，使不食于母也。如此则过者退而抑者进，金得平其木，而东西二方，无复偏胜偏亏之患矣。越人之意，大抵谓东方过于实，而西方之气不足，故泻火以抑其木，补水以济其金，是乃使金得与水相停，故曰欲令金得平木也。若曰欲令金不得平木，则前后文义窒碍，竟说不通。使肝木不过，肺不虚，复泻火补水，不几于实实虚虚耶？《八十一难》文义，正与此互相发明。九峰蔡氏谓：水火金木土谷，惟修取相胜以泄其过，其意亦同。故结句云，不能治其虚，何问其余？盖为知常而不知变者之戒也。此篇大意，在肝实肺虚，泻火补水上。

或问：子能令母实，母能令子虚，当泻火补土为是。盖子有余则不食母之气，母不足则不能荫其子。泻南方火，乃夺子之气，使食母之有余；补中央土，则益母之气，使得以荫其子也。今乃泻火补水，何欤？曰：此越人之妙，一举而两得之者也。且泻火，一则以夺木之气，一则以去金之克。补水，一则以益金之气，一则以制火之光。若补土，则一于助金而已，不可施于两用。此所以不补土而补水也。或又问：母能令子实，子能令母虚，五行之道也。今越人乃谓子能令母实，母能令子虚，何哉？曰：是各有其说也。母能令子实，子能令母虚者，五行之生化；子能令母实，母能令子虚者，针家之予夺，固不相侔也。）

8.《难经集注·七十五难》

（丁曰：四方者，五行之正位也，其王应四时。即春应东方木，夏应南方火，秋应西方金，冬应北方水，长夏应中央土。南方火实胜西方金，即北方水来复胜，火水且待争，反害于肺，今当先泻南方火，实即还北方水，肺金得平也。平者，调四方虚实之法也。

杨曰：五行以胜相加，故木胜土，金胜木。木，肝也；金，肺也。肺气虚弱，肝气强实，木反陵金，金家不伏，欲来平木，金木若战，二脏则伤，故用针者，诊知其候，则须泻心，心气既通，肝气则复，又补于肾，肾家得气，传而养肝，肝气已定，则肺不复来平肝，然后却补脾气，脾是肺母，母气传子，子便安定。故曰不能治其虚，何问其余。此之谓也。一本说杨氏曰：金克木，今据肝家一条以例五脏。假令东方木肝实，西方金肺虚。肝木实陵肺金虚，金本克木，木伏金，肝欲制肺，肺乃不伏，二脏争胜，反害于火，宜泻其心，心属火，火者，木之子，子气既通，肝虚则伏，肝气既复，则肺不复来，然后补其脾，脾是肺母，母气授子，子气便实。故言母能令子实，子能令母虚。不能治其虚，何问其余？

虞曰：五脏五行，更相平伏，宜凭补泻以调治之。《素问》曰：邪气盛则实，真气夺则虚。以下凡有虚实，皆准此也。经言木实金虚，泻火补水也。夫木实者，谓木有余，则土遥畏之，土畏之，则金无所养，而令金虚也。若不泻火，火必盛而烁金，金乃仇雠于木，金木相胜，而致两相刑克，故泻火。火者，木之子，子合母气，木亦不实，火亦不平，金土亦无所畏，乃行气养于金也。金虚者，乃补水御火，补水养木，御火，火不平金，养木，木亦安复，故曰子能令母实也。木有余则土乃畏木，土不能传气于金，金乃虚，故曰母能令子虚也。）

9.《针灸大成·〈难经〉补泻》卷四

经言：东方实，西方虚，泻南方，补北方……何问其余。此之谓也。

（金不得，不字疑衍。谓泻火以抑木，补水以济金，欲令金得平木。一云：泻火补水，而旁治之，不得径以金平木。）

火者木之子，子能令母实，谓子有余，则不食于母。今泻南方者，夺子之气，使之食母也。金者，水之母，母能令子虚，谓母不足则不能荫其子。今补北方者，益子之气，则不至食其母也。此与《八十一难》义正相发。其曰不能治其虚，安问其余，则隐然实实虚虚之意也。

10.《针方六集·东方实西方虚泻南方补北方》卷三

然，金木水火土，当更相平。东方实，则知肝实；西方虚，则知肺虚。泻南方火，补北方水。火者肝之子，水者肝之母，子能令母实，母能令子虚。故泻火补水，欲令金得平木也。《经》曰：不能治其虚，何问其余，此之谓也。

11.《难经经释·七十五难》

经言东方实，西方虚，泻南方，补北方，何谓也？（此即六十九难泻子之法。南方为东方之子，北方为西方之子、东方之母。说详下文。）

然。金、木、水、火、土，当更相平。（更相平，言金克木，木克土，循环相制，不令一脏独盛而生病也。）东方木也，西方金也。木欲实，金当平之；火欲实，水当平之；土欲实，木当平之；金欲实，火当平之；水欲实，土当平之。（此言五行本然之道也。）东方者肝也，则知肝实；西方者肺也，则知肺虚。泻南方火，补北方水。南方火，火者，木之子也；（实则泻其子也。）北方水，水者，木之母也。水胜火，（木之母胜木之子也。）子能令母实，母能令子虚，（木之子火，为木之母水所克，则火能益水之气，故曰子能令母实。水克火，能夺火之气，故曰母能令子虚。）故泻火补水，欲令金不得平木也。（子能令母实，泻子则火势益衰，而水得以恣其克伐；母能令子虚，补母则水势益旺，而火不敢留其有余，如此则火不能克金，而反仰食木之气以自给，使金气得伸，而木日就衰，则金自能平木也。不字诸家俱以为衍文。）

12.《难经正义·七十五难》

（夫火者，木之子也，水者，木之母也，泻火则火衰，而盗泄母气，其火之势减，亦不能凌金；补水则火气愈弱，更窃木气。故曰水胜火也。况木气即泄，金不受凌，则虚者自复，复则遂得平木之实用。）

【述要】

金、木、水、火、土五行之间具有生克乘侮的关系，如发生亢害，则需承制，以保持平衡状态，正如《素问·六微旨大论》曰："亢则害，承乃制"。人体五脏对应五行，既相互依存，又相互制约，从而维持正常的生理活动。《难经·七十五难》"东方实，西方虚，泻南方，补北方"就是根据五行生克原理而制订的针刺补泻治法。

东方属肝，肝脏偏实，西方属肺，肺脏偏虚，肺金不能制约肝木，则采取泻南方心火、补北方肾水的方法，以使肺金能够恢复制约肝木的能力。东方木也，南方火也，五行生克中木生火，按照实则泻其子，木实当泻火，即东方实泻南方。然而西方金也，北方水也，金生水，按照虚则补其母，金虚应补母，即西方虚当补土，然而经言金虚补水，即西方虚补北方，不同于《难经·六十九难》"虚则补其母"原则。此据《难经·七十五难》"故泻火补水，欲令金不得平木也"，《难经本义》滑注云："金不得平木，'不'字疑衍。"这是因为"子能令母实，母能令子虚"，《难经本义》解释说："泻南方火者，夺子之气，使母实之有余；补北方水者，益子之气，使不食于母也。如此则过者退而抑者进，金得平其木，而东西二方，无复偏胜偏亏之患矣。越人之意，大抵谓东方过于实，而西方之气不足，故泻火以抑其木，补水以济其金，是乃使金得与水相停，故曰欲令金得平木也。"

"虚者补其母，实者泻其子"为五行相生原理，"东方实，西方虚，泻南方，补北方"中既包含五行相生，又有五行相克的规律。肝实泻心，与"实者泻其子"一致，但"虚者补其母"，肺虚补肾水以益肺金，是补子益母法，因为此处病因根本在于肝木实，心肝之火有余而导致肺金偏虚，所以补肾水以制心火。这是对针灸临床治疗脏腑虚实的一种举例说明，其他脏腑病证的治疗可以触类旁通。

（李素云）

疼痛实泻，痒麻虚补

【古代文献精选】

1.《针经指南·针经标幽赋》

阴交阳别，而定血晕；阴跷阴维，而下胎衣。痹厥偏枯，迎随俾经络接续；漏崩带下，温补使气血依归，静以久留，停针候之。必准者，取照海治喉中之闭塞；端的处，用大钟治心内之呆痴。大抵疼痛实泻，痒麻虚补。体重节痛而俞居，心下痞满而井主。心胀咽痛，针太冲而必除；脾痛胃疼，泻公孙而立愈。胸满腹痛刺内关，胁疼肋痛针飞虎。筋挛骨痛而补魂门；体热劳嗽而泻魄户。

2.《扁鹊神应针灸玉龙经·注解〈标幽赋〉》

大抵疼痛实泻，痒麻虚补。体重节疼而俞居，心下痞满而井主。（百病麻痒不仁清冷者，虚也，可补之。疼痛者，实也，可泻之。五门所主不同：井主心下满闷，荥主气热恍惚，俞主体节疼痛，经主寒热喘嗽，合主气逆泄利也。）

3.《医经小学·针法》卷五

先说平针法，含针口内温，按揉令气散，陷穴故教深。持针安穴上，令他嗽一声，随嗽归天部。停针再至人，再停归地部。待气候针沉，气若不来至，指甲切其经，次提针向病，针退天地人。（先以揉按，令其气散。次掐穴定，力重些最好。右手持针，安于穴上，随令患者嗽一声，左右用针，转入天部，皮肤之间也。少时左右进至人部，肌肉之间也。再少时进至地部，筋骨之间也。凡穴当一寸许，如此作三次进之。大抵疼痛实泻，麻痹虚补。经云：针法手如握虎，如待贵人。凡取穴手指，前哲又有八法，弹而怒之，迎而夺之，使经气胀满，令邪气散而正气行也，循而扪之，随而济之，抚摩上下，见动脉之处，摄而按之，推而纳之，以手指加力，按所针之穴，使邪气泄而易散，病人不知其针。爪而下之，切而散之，方寸即见，其穴端正，使针易入不瘥，病人亦不知其痛。）

4.《针灸大全·标幽赋》卷二

大抵疼痛实泻，痒麻虚补。（此言疼痛者热，宜泻之以凉；痒麻者冷，宜补之以暖。）

5.《针灸大成·南丰李氏补泻》卷四

通而取之。（通者通其气也，提插之后用之。如病人左手阳经，以医者右手大指进前九数，却扳倒针头，带补以大指努力，针嘴朝向病处，或上或下，或左或右，执住，直待病人觉热方停。若气又不通，以龙虎龟凤、飞经接气之法，驱而运之。如病人左手阴经，以医者右手大指退后九数，却扳倒针头，带补以大指努力，针嘴朝病，执住，直待病人觉热方停。右手阳经，与左手阴经同法。右手阴经，与左手阳经同法。左足阳经，与右手阳经同法。左足阴经，与右手阴经同法。右足阳经，与左手阳经同法。右足阴经，与左手阴经同法。如退潮，每一次先补六，后泻九，不拘次数，直待潮退为度。止痛同此法，痒麻虚补，疼痛实泻。此皆先正推衍《内经》通气之法，更有取气、斗气、接气之法。取者，左取右，右取左，手取足，足取头，头取手足三阳，胸腹取手足三阴，以不病者为主，病者为应。如两手蜷挛，则以两足为应；两足蜷挛，则以两手为应。先下主针，后下应针，主针气已行，而后针应针，左边左手左足同手法，右边亦然。先斗气、接气，而后取气，手补足泻，足补手泻，如搓索然。久患偏枯蜷挛甚者，必用此法于提插之后。）

6.《针方六集·窦太师标幽赋（吴注）一》卷二

大抵疼痛实泻，痒麻虚补。（诸疼痛者，为邪气实，法宜泻；诸痒麻者，为正气虚，法宜补。）

【述要】

元代窦汉卿《针经指南·针经标幽赋》提出“疼痛实泻，痒麻虚补”，认为疼痛为实证而用泻法，痒麻为虚证而用补法。

“麻”古人多称之为不仁，《灵枢·刺节真邪》曰：“虚邪之中人也……搏于皮肤之间，其气外发，腠理开，毫毛摇，气往来行，则为痒……卫气不行，则为不仁。”《素问·痹论》“其不痛不仁者，病久入深，荣卫之行涩，经络时疏，故不通，皮肤不营，故为不仁。”《素问·逆调论》“荣气虚则不仁，卫气虚则不用。”可见，痒为气血不和，麻为卫气不行和局部有失气血营养，故多为虚证，治疗时应采用补法。

对疼痛病机的认识，《素问·举痛论》：“愿闻人之五脏卒痛，何气使然？岐伯对曰：经脉流行不止，环周不休，寒气入经而稽迟……客于脉中则气不通，故卒然而痛。”《素问·痹论》：“痛者，寒气多也，有寒故痛也。”可见，疼痛的产生与寒邪关系尤为密切。

《难经·四十八难》有“诊之虚实者，痒者为虚，痛者为实……外痛内快，为外实内虚；内痛外快，为内实外虚”，区分疼痛和痒感，是通过医者按压后患者的感觉来判断虚实。滑寿《难经本义》注曰：“夫按病者之处所，知痛者为实，则知不痛而痒者非实矣。又知外痛内快，为邪盛之在外；内痛外快，为邪盛之在内矣。大抵邪气盛则实，精气夺则虚，此诊之虚实也。”徐灵胎《难经经释》注曰：“凡虚者喜按，实者不可着手，故按之而痛处为实，快处为虚也。”疼痛多是由于风寒湿等邪气阻滞经脉，气血运行不畅而产生的，故疼痛处多为邪气盛，拒按，按之则痛增，痒麻则为虚，喜按，按之快然。

明代徐凤则从病症寒热的角度进行论述：“此言疼痛者热，宜泻之以凉；痒麻者冷，宜补之以暖”（《针灸大全·标幽赋》）。

综上，以疼痛多实证，痒麻多虚证，依此进行针刺补泻，对刺临床辨证和治疗有一定指导意义，但临证情况复杂，也不能过分拘泥，需要整体辨证考虑，正如清代程国彭《医学心悟》所说：“诸痛为实，痛无补法，亦非也。如人果属实痛，则不可补，若属虚痛，必须补之。”

（李素云）

痒者阳也，浅刺之

【古代文献精选】

1.《灵枢·终始》

春气在毛，夏气在皮肤，秋气在分肉，冬气在筋骨，刺此病者，各以其时为齐。故刺肥人者，以秋冬之齐；刺瘦人者，以春夏之齐。病痛者阴也，痛而以手按之不得者阴也，深刺之。病在上者阳也，病在下者阴也。痒者阳也，浅刺之。

2.《针灸甲乙经·针道终始第五》卷五

痒者阳也，浅刺之。病在上者阳也，在下者阴也。

3.《太素·三刺》卷二十二

病在上者阳也，在下者阴也。痒者阳也，浅刺之。（卫气行皮肤之中，壅遏作痒，故浅刺之也。）

4.《灵枢注证发微·终始》

（此言病有阴阳，故刺之有浅深也。阴经为阴，阳经为阳；痛为阴，痒为阳；上为阳，下为阴。病在阴者深取之，病在阳者浅刺之。）

5.《针灸大成 · 经络迎随设为问答（杨氏）》卷四

问：阴阳居易之理。

答曰：此则阴阳相乘之意也。以其阳入阴分，阴出阳分，相易而居，成其病也。推原所由，或因荣气衰少，而卫气内伐；或因卫气衰少，而荣气外溢。故令血气不守其位，一方气聚则为一方实，一方气散则为一方虚。其实者为痛，其虚者为痒。痛者阴也，痛而以手按之不得者，亦阴也，法当深刺之。痒则阳也，法当浅刺之。病在上者阳也，在下者阴也。病先起于阴者，法当先治其阴，而后治其阳也；病先起于阳者，法当先治其阳，而后治其阴也。

6.《类经 · 针刺类 · 五十三》卷二十二

（阳主升，故在上者为阳；阴主降，故在下者为阴。痒者，散动于肤腠，故为阳。凡病在阳者，皆宜浅刺之；其在下者，自当深刺无疑也。）

7.《灵枢集注 · 终始九》

（此论表里上下之阴阳。夫表为阳，里为阴。身半以上为阳，身半以下为阴。病在阳者名曰风，故痒者阳也，病在皮肤之表阳也。病在阴者名曰痹，痹者痛也，故病痛者阴也。以手按之不得者，留痹之在内也。此言表里之为阴阳也，病在上者为阳，病在下者为阴，以形身之上下分阴阳也。）

8.《灵枢识 · 终始》

病在上者阳也（止）浅刺之。【张云：阳主升，故在上者为阳。阴主降，故在下者为阴。痒者，散动于肤腠，故为阳。凡病在阳者，皆宜浅刺之；其在下者，自当深刺无疑也。志云：此论表里上下之阴阳。夫表为阳，里为阴。身半以上为阳，身半以下为阴。病在阳者名曰风，故痒者阳也，病在皮肤之表阳也。病在阴者名曰痹，痹者痛也，故病痛者阴也。以手按之不得者，留痹之在内也。此言表里之为阴阳也。简案：《四十八难》曰：痒者为虚，痛者为实。义似相戾。】

9.《针灸逢源 ·〈灵枢 · 终始篇〉》卷一

（邪之在表者，其气外发，或气往来行，则流而为痒）。

【述要】

“痒者阳也，浅刺之”，出《灵枢 · 终始》。此论病之针刺深浅，也是痒证刺治原则。瘙痒症状，现于皮肤浅层，邪在卫表，病位及病性皆为阳的特性，故针刺治疗相应以浅刺方法。

对痒的病变机理，一般论说较笼统，如张介宾注：“痒者散动于肤腠故为阳”，张志聪说：“病在皮肤之表阳也”，李学川“邪之在表”（《针灸逢源》）。而杨上善从卫气壅遏论之，“卫气行皮肤之中，壅遏作痒”，理论认识更深。

在原文语境中，先论四时针刺深浅层位，“刺此病者各以其时为齐”；继而论病位之上下及其阴阳属性，“病在上者阳也，病在下者阴也”，无论表里深浅、身形上下，皆言病之位，但上下、阴阳所指宽泛，这一刺治原则与之并不直接对应，故前人解释角度不一，各有所偏，或“言病有阴阳，故刺之有浅深也”（马莳）；或“阳主升，故在上者为阳；阴主降，故在下者为阴”（张介宾）；或“此论表里上下之阴阳”，“以形身之上下分阴阳也”（张志聪）。

以浅刺方法治痒，决定于对痒的病机认识，即病在皮肤浅表。而无论是痒证还是浅刺，尚有其他角度的认识。如《灵枢·经脉》：“任脉之别，名曰尾翳，下鸠尾，散于腹。实则腹皮痛，虚则痒搔。”《灵枢·刺节真邪》：“虚邪之中人也……搏于皮肤之间，其气外发，腠理开，毫毛摇，气往来行，则为痒。”《素问·至真要大论》：“诸痛痒疮，皆属于心。”《难经·四十八难》：“痒者为虚，痛者为实。”等等。故丹波元简认为诸家对这一刺治原则的解释，与《难经》所论“义似相戾。”

（赵京生）

治痿者独取阳明

【古代文献精选】

1. 《灵枢·根结》

太阳为开，阳明为阖，少阳为枢。故开折则肉节渎而暴病起矣，故暴病者取之太阳，视有余不足，渎者皮肉宛膲而弱也。阖折则气无所止息而痿疾起矣，故痿疾者取之阳明，视有余不足，无所止息者，真气稽留，邪气居之也。枢折即骨繇而不安于地，故骨繇者取之少阳，视有余不足，骨繇者节缓而不收也，所谓骨繇者摇故也，当穷其本也。

2. 《素问·痿论》

帝曰：如夫子言可矣，论言治痿者独取阳明何也？岐伯曰：阳明者，五脏六腑之海，主润宗筋，宗筋主束骨而利机关也。冲脉者，经脉之海也，主渗灌溪谷，与阳明合于宗筋，阴阳揔宗筋之会，会于气街，而阳明为之长，皆属于带脉，而络于督脉。故阳明虚则宗筋纵，带脉不引，故足痿不用也。帝曰：治之奈何？岐伯曰：各补其荥而通其俞，调其虚实，和其逆顺，筋脉骨肉，各以其时受月，则病已矣。帝曰：善。

3.《太素·五脏痿》卷二十五

问曰：如夫子言可矣，论言治痿者独取阳明何也？曰：阳明者，五脏六腑之海也，主润宗筋。宗筋者，束骨肉而利机关。冲脉者，经之海也，主渗灌谿谷，与阳明合于筋阴，总宗筋之会，会于气街，而阳明为之长，皆属于带脉而络于督脉，故阳明虚则宗筋纵，带脉不引，故足痿不用。（阳明胃脉，胃主水谷，流出血气，以资五脏六腑，如海之资，故阳明称海。从于脏腑流出，行二十八脉，皆归冲脉，故称冲脉为经脉之海。是为冲脉，以阳明水谷之气，与带脉督脉相会，润于宗筋，所以宗筋能管束肉骨而利机关。宗筋者，足太阴、少阴、厥阴三阴筋，及足阳明筋，皆聚阴器，故曰宗筋，故阳明为长。若阳明水谷气虚者，则带脉不能控引于足，故足痿不用也。）黄帝曰：治之奈何？答曰：各补其荥而通其输，调其虚实，和其逆顺，则宗筋脉骨肉，各以其时受日，则病已矣。黄帝曰：善。（五脏热痿，皆是阴虚，故补五脏阴经之荥。阴荥，水也。阴输是木，少阳也。故热痿通其输也。各以其时者，各以其时受病之日调之皆愈也。）

4.《重广补注黄帝内经素问·痿论》

黄帝问曰：五脏使人痿何也？（痿，谓痿弱无力以运动。）……帝曰：如夫子言可矣，论言治痿者独取阳明何也？岐伯曰：阳明者，五脏六腑之海，（阳明，胃脉也，胃为水谷之海也。）主润宗筋，宗筋主束骨而利机关也。（宗筋，谓阴髦中横骨上下之竖筋也，上络胸腹下贯髋尻，又经于背腹上头项，故云宗筋主束骨而利机关也。然腰者，身之大关节，所以司屈伸，故曰机关。）冲脉者，经脉之海也，（《灵枢经》曰：冲脉者，十二经之海。）主渗灌溪谷，与阳明合于宗筋，【寻此则横骨上下脐两傍竖筋，正宗筋也。冲脉循腹侠脐傍各同身寸之五分而上，阳明脉亦侠脐傍各同身寸之一寸五分而上，宗筋脉于中，故云与阳明合于宗筋也。以为十二经海，故主渗灌溪谷也。肉之大会为谷，小会为溪。（新校正云：详宗筋脉于中一作宗筋纵于中。）】阴阳揔宗筋之会，会于气街，而阳明为之长，皆属于带脉，而络于督脉。（宗筋聚会，会于横骨之中，从上而下，故云阴阳揔宗筋之会也。宗筋侠脐下合于横骨，阳明辅其外，冲脉居其中，故云会于气街而阳明为之长也。气街，则阴髦两傍脉动处也。带脉者，起于季胁，回身一周，而络于督脉也。督脉者，起于关元，上下循腹。故云皆属于带脉而络于督脉也。督脉任脉冲脉三脉者，同起而异行，故经文或参差而引之。）故阳明虚则宗筋纵，带脉不引，故足痿不用也。（阳明之脉，从缺盆下乳内廉，下侠脐至气街中；其支别者，起胃下口，循腹里下至气街中而合，以下髀，抵伏兔，下入膝髌中，下循胻外廉，下足跗，入中指内间；其支别者，下膝三寸而别，以下入中指外间。故阳明虚则宗筋纵缓，带脉不引，而足痿弱不可用也。引，谓牵引。）帝曰：治之奈何？岐伯曰：各补其荥而通其俞，调其虚实，和其逆顺，筋脉骨肉。各以其时受月，则病已矣。帝曰：善。（时受月，谓受气时月也，如肝王甲乙，心王丙丁，脾王戊己，肺王庚辛，肾王壬癸，皆王气法也。时受月，则正谓五常受气月也。）

5.《医说·诸风·手足沉重状若风者》卷三

此证其源起于脾胃虚，荣卫不足。胃为水谷之海，脾气磨而消之水谷之精，化为荣卫，以养四肢，若起居失节，饮食不时，则致脾胃之气不足，既荣卫之气润养不周，风邪乘虚而干之。盖脾胃主四肢，其脉连舌本，而络于唇口，故四肢与唇口俱痹，语言謇涩也。治法宜多用脾胃药，少服去风药，则可安矣。若久久不治，则变为痿疾。《经》所谓治痿独取阳明是也，阳明者胃之经也。（《鸡峰方》）

6.《儒门事亲·指风痹痿厥近世差玄说二》卷一

痿之为状，两足痿弱，不能行用。由肾水不能胜心火，心火上烁肺金。肺金受火制，六叶皆焦，皮毛虚弱，急而薄着，则生痿躄。躄者，足不能伸而行也。肾水者，乃肺金之子也。令肾水衰少，随火上炎。肾主两足，故骨髓衰竭，由使内太过而致。然《至真要大论》云诸痿喘呕皆属于上者，上焦也。三焦者，手少阳相火也。痿、喘、呕三病，皆在膈上，属肺金之部分也。故肌痹传为脉痿；湿痹不仁，传为肉痿；髓竭足躄，传为骨痿；房室太过为筋痿，传为白淫。大抵痿之为病，皆因客热而成，好以贪色，强力过极，渐成痿疾。故痿属肺，脉痿属心，筋痿属肝，肉痿属脾，骨痿属肾。总因肺受火热，叶焦之故，相传于四脏，痿病成矣。直断曰痿病无寒。故痿之作也，五月、六月、七月，皆其时也。午者，少阴君火之位；未者，湿土庚金伏火之地；申者，少阳相火之分。故痿发此三月之内，以为热也。故病痿之人，其脉浮而大……然余治痿，寻常用之，如拾遗物。予若以此诳人，其如获罪于天何？此宋子玉之证，所以不得不书也，且示信于来世。故《黄帝内经》谓治痿之法，独取阳明经。阳明经者，胃脉也，五脏六腑之海也，主润养宗筋。宗筋主束骨。束骨在脐下阴毛际上是也。又主大利机关。机关者，身中大关节也，以司曲伸。是以阳明虚则宗脉纵，宗脉纵则大脉不伸，两足痿弱。然取阳明者，胃脉也。胃为水谷之海，人之四季，以胃气为本。本固则精化，精化则髓充，髓充则足能履也。《阴阳应象论》曰：形不足者，温之以气；精不足者，补之以味。味者，五味也。五味调和，则可补精益气也。五味、五谷、五菜、五果、五肉，五味贵和，不可偏胜。又曰：恬淡虚无，真气从之，精神内守，病安从来？若用金石草木补之者，必久而增气，物化之常，气增而久，夭之由也。所以久服黄连、苦参者，而反化为热，久服热药之人，可不为寒心哉？余尝用汗、下、吐三法，治风痹痿厥，以其得效者众，其敢诬于后人乎！

7.《儒门事亲·热形》卷六

痿四十七：宛丘营军校三人，皆病痿，积年不瘥。腰以下，肿痛不举，遍身疮赤，两目昏暗，唇干舌燥，求疗于戴人。戴人欲投泻剂，二人不从，为他医温补之药所惑，皆死。其同病有宋子玉者，俄省曰：彼已热死，我其改之？敬邀戴人。戴人曰：公之疾，服热药久矣。先去其药邪，然后及病邪，可下三百行。子玉曰：敬从教。先以舟车丸、浚川散，大下一盆许。明日减三分，两足旧不仁，是日觉痛痒。累至三百行始安。戴人曰：诸痿独取阳明。阳明者，胃与大肠也。此言不止谓针也，针与药同也。

8.《局方发挥》

予曰：诸痿生于肺热，只此一句便见治法大意。《经》曰东方实西方虚，泻南方补北方，此固是就生克言补泻，而大经大法不外于此。东方木，肝也；西方金，肺也；南方火，心也；北方水，肾也。五行之中惟火有二，肾虽有二，水惟其一，阳常有余，阴常不足。故《经》曰一水不能胜二火，理之必然。肺金体燥而居上，主气，畏火者也。脾土性湿而居中，主四肢，畏木者也。火性炎上，若嗜欲无节，则水失所养，火寡于畏，而侮所胜，肺得火邪而热矣。木性刚急，肺受热则金失所养，木寡于畏，而侮所胜，脾得木邪而伤矣。肺热而不能管摄一身，脾伤则四肢不能为用，而诸痿之病作。泻南方，则肺金清而东方不实，何脾伤之有？补北方，则心火降而西方不虚，何肺热之有？故阳明实，则宗筋润，能束骨而利机关矣。治痿之法无出于此。

9.《素问注证发微·痿论》

帝曰：如夫子言可矣，论言治痿者，独取阳明何也？……故足痿不用也。【此言治痿独取阳明者，以阳明虚，则宗筋不能引带脉而为痿也。帝意五脏之痿，似当分经以治之，然论言治痿，独取足阳明胃经者何也？伯言宗筋在人，乃足之强弱所系也，但阳明实则宗筋润，阳明虚则筋纵，所以独有取于阳明也。盖阳明为五脏六腑之海，主润宗筋，宗筋者，谓阴毛中横骨上下之竖筋也。主束骨而利机关者，以腰为一身之大关节，屈伸所司，故曰机关，则宗筋所系之重如此。（世疑宗筋即为前阴，按《厥论》有曰：前阴者，宗筋之所聚，则宗筋不可以前阴言。）彼冲脉乃奇经之一，为经脉之海，主渗灌溪谷，与阳明合于宗筋，（肉之大会曰谷，肉之小会曰溪。）凡阳经阴经，总与宗筋而相会，会于阳明经之气冲穴，所以阳明为之长也。带脉亦奇经之一，起于季胁，回身一周。此宗筋者，与带脉而相属，与督脉而为络，正以奇经八脉任、冲、督三脉皆起于会阴之穴，而带脉亦相连属也。故阳明虚，则宗筋纵弛，而不能牵引带脉，故足痿而不能举，然则足痿而不能举者，由于阳明之虚，则治痿独取阳明者宜也。】

帝曰：治之奈何？岐伯曰：各补其荥而通其俞，调其虚实，和其逆顺，筋、脉、骨、肉，各以其时受月，则病已矣。帝曰：善！（此言治痿之有法也。盖筋、脉、骨、肉，各以其时，而有受病之月，如肝受病于春，为筋痿；心受病于夏，为脉痿；脾受病于至阴，为肉痿；肺受病于秋，为皮痿；肾受病于冬，为骨痿。今日独取阳明，又必兼取所受病之经，假如治筋痿者，合胃与肝而治之，补阳明之荥穴内庭，肝之荥穴行间，胃之俞穴陷谷，肝之俞穴太冲。调其虚实，虚则补之，实则泻之；和其逆顺，补则逆取，泻则顺取，则病已矣。他如心之荥穴少府，俞穴神门；脾之荥穴大都，俞穴太白；肺之荥穴鱼际，俞穴太渊；肾之荥穴然谷，俞穴太溪，是皆与胃而兼取者也。）

10.《质疑录·论泻南补北不可以治痿取阳明》

《痿论》云：五脏使人痿，而本于肺热叶焦。终之曰治痿独取阳明。是痿病原于手太阴一经，以热相传而成，而治之者，惟取足阳明一经以为要。阳明为五脏六腑之海，总宗筋而束骨以利机关。阳明虚则宗筋纵，带脉不引，故手足不用而成痿。是痿之来，起于肺经，而治则取于阳明。后人谓独取阳明，此取字有教人补之意。是以丹溪独引越人泻南方、补北方之法，以发明“独取阳明”之旨。究未能尽所以取阳明之义，而意反有相戾者。

夫南方，离火也；北方，坎水也。其言曰：金体燥而居上，主畏火；土性湿而居中，主畏木。泻南方，则肺金清而东方不实；补北方，则心火降而西方不虚。此其论似为肺热叶焦者发明之，而于治痿取阳明之法，反未之悉也。阳明者，胃土也。补火可以生土，而反云泻南；滋水则能助湿，而反云补北，则与取阳明之义有不合矣。

夫足阳明为水谷之海，以为阳明虚而宗筋不用似矣，何以病痿之人，有两足不任身，而饮食如故，其啖物反有倍于平人者何也？岂阳明之气旺，而水谷入海，独不能运化精微，以强筋骨乎？何饮啖日盛，形体日肥，而足痿不能用也？则知阳明之虚，非阳明之本虚，而火邪伏于胃中，但能杀谷，而不能长养血气、生津液，以灌溉百骸，是以饮食倍于平人，而足反为之不用。此所谓壮火食气，而邪热不杀谷也。阳明之邪热，原是肺热中传来，故治痿独取阳明者，非补阳明也，治阳明之火邪，毋使干于气血之中，则湿热清而筋骨强，筋骨强而足痿以起。张子和尝言痿病皆因客热而成，断无有寒。丹溪亦云治痿以清热为主，不可作风治用风药。诚得取阳明之义者矣。

11.《医学心悟·痿》卷三

痿，大症也。诸痿生于肺热。《经》云：五脏因肺热叶焦，发为痿躄。肺气热，则皮毛先痿而为肺鸣。心气热，则脉痿，胫纵不任地。肝气热，则筋痿，口苦而筋挛。脾气热，则肉痿肌肤不仁。肾气热，则骨痿，腰脊不举。丹溪治法：泻南方，补北方。泻南方，则肺金不受刑，补北方则心火自下降，俾西方清肃之令下行，庶肺气转清，筋脉骨肉之间，湿热渐消而痿可愈也。然经云：治痿独取阳明，何也？盖阳明为脏腑之海，主润宗筋，宗筋主束骨而利机关也，阳明虚，则宗筋纵，带脉不引，故足痿不用也。由前论之，则曰五脏有热，由后论之，则曰阳明之虚，二说似异而实同，盖阳明胃属湿土，土虚而感寒热之化，则母病传子，肺金受伤，而痿症作矣。是以治痿独取阳明也。取阳明者，所以祛其湿。泻南补北者，所以清其热。治痿之法，不外补中祛湿，养阴清热而已矣。

12.《临证指南医案·痿》卷七

廉（三二）诊脉论体，从遗精漏疡，继而环跳穴痛，遂不堪行走。脏阴伤及腑阳，阳气日加窒塞，经脉不司舒展。食入壅脘欲吐，大便旬日不通，痞阻日甚，而为痿症。《内经》论治痿独取阳明，无非流通胃气。盖胃脉主乎束筋骨利机关窍也，议用加味温胆汤。（胃气窒，筋骨不利。）

13.《针灸逢源·痿躄》卷六

湿痰痿者，肥盛之人湿痰内停，客于经脉，使腰膝麻痹，四肢痿弱，脉来沉滑，此膏梁酒湿之故，宜燥脾行痰。气虚痿者，因饥饿劳倦，百骸豁谷皆失所养，故宗筋弛纵，骨节空虚，凡人病后手足痿弱者，皆属气虚。所谓脾既病，不能为胃行其津液，四肢不得禀水谷气而不用也，宜补中益气。治痿独取阳明，此为气虚者立法也。

【述要】

“治痿独取阳明”，是针灸证治理论中一个重要命题，出自《素问·痿论》。

1. 治痿为什么要独取阳明？　对这个问题，《黄帝内经》从阳明的两个层面予以解释，实际上也表达了阳明本身的两个重要内涵。

一是《灵枢·根结》从三阴三阳开阖枢的角度论述阳明与痿证，“阳明为阖……阖折则气无所止息而痿疾起矣，故痿疾者取之阳明，视有余不足。无所止息者，真气稽留，邪气居之也。”其中，“气无所止息”是导致痿疾的直接原因，此为阳明功能的失常，即阳气之门的关闭机制（为阳明所主），阳门无法关闭，那么，气散存于外，无法“止”与“息”，不能蓄之以养筋肉，故而发生痿疾。

二是《素问·痿论》从气血的角度论述阳明与痿证，“阳明者，五脏六腑之海，主润宗筋，宗筋主束骨而利机关也。冲脉者，经脉之海也，主渗灌溪谷，与阳明合于宗筋，阴阳揔宗筋之会，会于气街，而阳明为之长，皆属于带脉，而络于督脉。故阳明虚则宗筋纵，带脉不引，故足痿不用也。”“足痿不用”的直接原因是“带脉不引”，带脉不引又是因“宗筋纵”无法正常的“束骨而利机关”，而导致宗筋纵的根本原因则在于“阳明虚”。同时，作为经脉之海的冲脉也是“隶于阳明”的。阳明的多气多血特性决定了有濡养五脏六腑、十二经脉及宗筋的“使命”。

2. 痿证如何独取阳明而治？　据前分析，阳明与痿证有着密切关系，阳明的阳气关闭机制发生障碍或阳明气血的虚衰都可能引起痿证的发生，那么，从阳明入手治疗痿证是合乎“治病求机”法则的。

关于选经，张介宾所言：“治之者，惟取足阳明一经以为要”（《质疑录》）。张从正《儒门事亲》还包括手阳明大肠经，“阳明者，胃与大肠也。此言不止谓针也，针与药同也。”

关于选穴，《黄帝内经》虽指出了取特定五输穴（《素问·痿论》“各补其荥而通其俞”）治疗，但仍未明确给出“独取阳明”而治的思路，以致于后世医家解读颇为混乱。

关于针刺方法，张介宾指出：“治痿独取阳明者，非补阳明也，治阳明之火邪，毋使干于气血之中，则湿热清而筋骨强，筋骨强而足痿以起”（《质疑录》）

还有一种是繁复的依五行生克推衍，将《难经·七十五难》中“东方实，西方虚，泻南方，补北方”之论用于解释痿证的治法，通过清心滋肾间接达到“实阳明”的目的。如朱丹溪《局方发挥》，此说一出，备受医家推崇，虞抟、楼英、王肯堂等众多医家皆宗之。

现代学者熊继柏指出[1]，这些理解是对《黄帝内经》原意的误释。根据原文语境，《素问·痿论》“论言治痿者独取阳明者何也？”是指《灵枢·根结》“痿疾者取之阳明”。因为《素问·痿论》提出“五脏使人痿”，而《灵枢》“论言”（却）只（载）有取阳明的治法，故有此问，以及对其取阳明之道理的解释；由此引出对五脏致痿的治疗方法，是“各补其荥而通其输”，即根据各脏之痿的不同情况，分别取不同脏腑经脉“调其虚实，和其逆顺”。

“治痿者独取阳明”，是指导针灸治疗痿证的重要思路，也被延伸为痿证治疗选方用药需“重调脾胃”“顾护胃气”“清胃热，护津液”等认识和方法。

【现代参考文献】

[1] 熊继柏.“治痿独取阳明”辨析[J]. 中医杂志，1983（5）：78-79.

（刘　兵）

腹与四肢治在脾胃

【古代文献精选】

1.《灵枢·寒热病》

厥痹者，厥气上及腹，取阴阳之络，视主病也，泻阳补阴经也。

2.《太素·寒热杂说》卷二十六

（失逆之气，从足上行，及于少腹，取足之阴阳之络，所主之病，泻去其血，补足三阴经也。）

3.《类经·针刺类·五十》卷二十二

（厥必起于四肢，厥而兼痹，其气上及腹者，当取足太阴之络穴公孙，足阳明之络穴丰隆，以腹与四肢治在脾胃也。然必视其主病者，或阴或阳而取之，阳明多实故宜泻，太阴多虚故宜补。）

4.《灵枢集注·寒热病》

（此言阳气生于阴中，由下而上也。厥痹者，痹闭于下，以致三阳之气厥逆，只及于腹而不能上行于头项也。取阴阳之络，视主病者，视厥痹之在何经也。泻阳者，泻其厥逆而使之上也。补阴者，阳气生于阴中也。）

【述要】

“腹与四肢治在脾胃”，出张介宾《类经》，原本是对《黄帝内经》“厥痹”针灸治疗选穴思路的提炼概括。痹证尤其病在下肢，兼腹部症状者，称“厥痹”，针灸治疗“取阴阳之络”。对“阴阳之络”，杨上善认为是“足之阴阳之络”；张介宾落实于足经络穴，分别为足太阴经络穴公孙、足阳明经络穴丰隆，认为这种治疗思路是“以腹与四肢治在脾胃也”，即病证表现为四肢并腹部脾胃症状，要取治于脾胃（经脉），故取足太阴、阳明表里经的络穴。张氏这里所说的“四肢”，实际上主要指下肢而言。

脾胃在腹，脾主肌肉四肢，足太阴经行于下肢内侧及腹部，属脾络胃，病候有胃脘痛，腹胀善噫，身体皆重，股膝内肿厥，足大趾不用；足阳明胃经，行于下肢外侧及腹部，属胃络脾，病候有胃中寒则胀满，膝髌肿痛，下肢外侧及足跗上皆痛，中指不用。因此，无论是脏腑之脾胃，还是经脉之足太阴阳明，都主治腹与四肢的病症。作为治疗原则，“腹与四肢治在脾胃”的意义也就不仅限于选经用穴。

（赵京生）

古代参考书目

1. 脉书 [M]// 张家山二四七号汉墓竹简整理小组 . 张家山汉墓竹简（二四七号墓）. 北京：文物出版社，2001.
2. 足臂十一脉灸经 [M]// 马王堆汉墓帛书整理小组 . 马王堆汉墓帛书（四）. 北京：文物出版社，1985.
3. 阴阳十一脉灸经 [M]// 马王堆汉墓帛书整理小组 . 马王堆汉墓帛书（四）. 北京：文物出版社，1985.
4. 灵枢经 [M]. 影印明赵府居敬堂刊本 . 北京：人民卫生出版社，1956.
5. 黄帝内经素问 [M]. 影印明顾从德刻本 . 北京：人民卫生出版社，1956.
6. 晋・王叔和 . 脉经 [M]. 影印元广勤书堂刊本 . 北京：人民卫生出版社，1956.
7. 晋・皇甫谧 . 针灸甲乙经 [M]// 黄龙祥 . 针灸名著集成 . 北京：华夏出版社，1996.
8. 南北朝・陈延之 . 小品方 [M]. 高文铸，辑注 . 北京：中国中医药出版社，1995.
9. 南京中医学院 . 诸病源候论校释 [M]. 北京：人民卫生出版社，1980.
10. 唐・孙思邈 . 备急千金要方 [M]. 影印日本江户医学本 . 北京：人民卫生出版社，1955.
11. 钱超尘，李云 .《黄帝内经太素》新校正 [M]. 北京：学苑出版社，2006.
12. 隋・杨上善 . 黄帝内经太素 [M]. 影印萧延平兰陵堂本 . 北京：人民卫生出版社，1955.
13. 隋・杨上善 . 缺卷覆刻黄帝内经太素 [M]. 影印本 . 北京：中国中医研究院针灸研究所，1980.
14. 唐・孙思邈 . 千金翼方 [M]. 影印日本江户医学本 . 北京：人民卫生出版社，1955.
15. 黄帝内经素问 [M]. 影印明顾从德刻本 . 北京：人民卫生出版社，1956.
16. 日・丹波康赖 . 医心方 [M]. 影印本 . 北京：人民卫生出版社，1955.
17. 宋・王怀隐，等 . 太平圣惠方 [M]. 北京：人民卫生出版社，1958.
18. 宋・佚名氏 . 铜人针灸经（七卷）[M]. 明正德十年山西平阳府刻本 . 北京：中国中医科学院图书馆藏 .
19. 宋・王惟一 . 铜人腧穴针灸图经 [M]// 黄龙祥 . 针灸名著集成 . 北京：华夏出版社，1996.
20. 宋・庞安时 . 伤寒总病论 [M]. 邹德琛，刘华生，点校 . 北京：人民卫生出版社，1989.

21. 宋·赵佶．圣济总录 [M]. 北京：人民卫生出版社，1962.
22. 宋·朱肱．类证活人书 [M]. 上海：商务印书馆，1955.
23. 金·成无己．注解伤寒论 [M]// 于伯海．伤寒金匮温病名著集成．北京：华夏出版社，1997.
24. 宋·窦材．扁鹊心书 [M]. 李晓露，于振宣，点校．北京：中医古籍出版社，1992.
25. 金·阎明广．子午流注针经 [M]. 李鼎，李磊，校订．上海：上海中医学院出版社，1986.
26. 宋·陈言．三因极一病证方论 [M]. 北京：人民卫生出版社，1957.
27. 宋·王惟一．新刊补注铜人腧穴针灸图经 [M]. 缩影清代影刊金大定本．北京：人民卫生出版社，1955.
28. 金·刘完素．素问病机气宜保命集 [M]. 孙洽熙，孙峰，整理．北京：人民卫生出版社，2005.
29. 宋·崔嘉彦．脉诀 [M]// 高文铸．医经病源诊法名著集成．北京：华夏出版社，1997.
30. 宋·王执中．针灸资生经 [M]// 黄龙祥．针灸名著集成．北京：华夏出版社，1996.
31. 金·张元素．医学启源 [M]// 郑洪新．张元素医学全书．北京：中国中医药出版社，2006.
32. 金·张元素．珍珠囊 [M]// 郑洪新．张元素医学全书．北京：中国中医药出版社，2006.
33. 宋·张杲．医说（附：续医说）[M]. 影印本．上海：上海科学技术出版社，1984.
34. 金·张从正．儒门事亲 [M]. 刘更生，点校．天津：天津科学技术出版社，1999.
35. 宋·陈自明．妇人大全良方 [M]. 余瀛鳌，王咪咪，朱定华，等点校．北京：人民卫生出版社，1985.
36. 金·李东垣．内外伤辨惑论 [M]// 张年顺，等．李东垣医学全书．北京：中国中医药出版社，2006.
37. 金·李东垣．脾胃论 [M]// 张年顺，等．李东垣医学全书．北京：中国中医药出版社，2006.
38. 金·李东垣．兰室秘藏 [M]// 张年顺，等．李东垣医学全书．北京：中国中医药出版社，2006.
39. 元·罗天益．卫生宝鉴 [M]. 北京：人民卫生出版社，1963.
40. 元·王好古．此事难知 [M]// 盛增秀．王好古医学全书．北京：中国中医药出版社，2004.
41. 元·窦汉卿．针经指南 [M]// 黄龙祥．针灸名著集成．北京：华夏出版社，1996.
42. 元·窦桂芳．黄帝明堂灸经 灸膏肓腧穴法 子午流注针经 针经指南（旧题针灸四书）[M]. 北京：人民卫生出版社，1983.

43. 元・杜思敬 . 洁古云岐针法、窦太师针法 [M]// 黄龙祥 . 针灸名著集成 . 北京：华夏出版社，1996.
44. 元・杜思敬 . 针经摘英集 [M]// 黄龙祥 . 针灸名著集成 . 北京：华夏出版社，1996.
45. 元・王国瑞 . 扁鹊神应针灸玉龙经 [M]// 黄龙祥 . 针灸名著集成 . 北京：华夏出版社，1996.
46. 元・滑寿 . 十四经发挥 [M]// 黄龙祥 . 针灸名著集成 . 北京：华夏出版社，1996.
47. 元・朱震亨 . 格致余论 [M]. 施仁潮，整理 . 北京：人民卫生出版社，2005.
48. 元・朱震亨 . 丹溪心法 [M]. 王英，竹剑平，江凌圳，整理 . 北京：人民卫生出版社，2005.
49. 元・滑寿，编辑 . 明・汪机，续注 . 读素问钞 [M]. 王绪鳌，毛雪静，点校 . 北京：人民卫生出版社，1998.
50. 元・滑寿 . 难经本义 [M]. 上海：商务印书馆，1956.
51. 元・胡元庆，撰 . 明・薛己，校补 . 痈疽神秘灸经 [M].1980 年天津古籍书店据日本享保十三年铁研斋刻本影印本 . 北京：中国中医科学院图书馆藏 .
52. 明・徐用诚，撰 . 明・刘宗厚，续增 . 玉机微义 [M]// 姜典华 . 刘纯医学全书 . 北京：中国中医药出版社，1999.
53. 明・楼英 . 医学纲目 [M]. 阿静，闫志安，牛久旺，校注 . 北京：中国中医药出版社，1996.
54. 明・刘纯 . 医经小学 [M]// 姜典华 . 刘纯医学全书 . 北京：中国中医药出版社，1999.
55. 明・朱橚 . 普济方 [M]. 铅印本 . 北京：人民卫生出版社，1959.
56. 明・琼瑶真人 . 针灸神书（琼瑶神书）[M]. 陆寿康，点校 . 北京：中医古籍出版社，1999.
57. 明・徐凤 . 针灸大全 [M]// 黄龙祥 . 针灸名著集成 . 北京：华夏出版社，1996.
58. 明・王九思 . 难经集注 [M]. 影印《佚存丛书》本 . 北京：人民卫生出版社，1956.
59. 明・杨珣 . 针灸集书 [M]// 黄龙祥 . 针灸名著集成 . 北京：华夏出版社，1996.
60. 明・虞抟 . 医学正传 [M]. 北京：人民卫生出版社，1965.
61. 明・高武 . 针灸节要聚英 [M]// 黄龙祥 . 针灸名著集成 . 北京：华夏出版社，1996.
62. 明・汪机 . 针灸问对 [M]. 仇裕丰，李万瑶，点注 . 南京：江苏科学技术出版社，1985.
63. 明・汪机 . 外科理例 [M]// 胡晓峰 . 中医外科伤科名著集成 . 北京：华夏出版社，1997.
64. 明・沈之问 . 解围元薮 [M]. 上海：上海科学技术出版社，1959.
65. 明・薛铠，撰 . 明・薛己，增补 . 保婴撮要 [M]. 明刻本 . 北京：中国中医科学院图书馆藏 .

66. 明・徐春甫 . 古今医统大全 [M]. 崔仲平，王耀廷，主校 . 北京：人民卫生出版社，1991.

67. 明・李梴 . 医学入门 [M]. 高登瀛，张晟星，点校 . 上海：上海科学技术文献出版社，1997.

68. 明・葆光道人，等 . 秘传眼科龙木论 [M]. 北京：人民卫生出版社，1958.

69. 明・徐曾，等 . 经络全书 [M]. 李生绍，赵昕，唐洁人，点校 . 北京：中医古籍出版社，1992.

70. 明・李时珍 . 奇经八脉考 [M]. 影印本 . 北京：人民卫生出版社，1956.

71. 明・马莳 . 黄帝内经灵枢注证发微 [M]. 田代华，主校 . 北京：人民卫生出版社，1994.

72. 明・马莳 . 黄帝内经素问注证发微 [M]. 田代华，主校 . 北京：人民卫生出版社，1998.

73. 明・方有执 . 伤寒论条辨 [M]. 北京：人民卫生出版社，1957.

74. 明・杨继洲 . 针灸大成 [M]// 黄龙祥 . 针灸名著集成 . 北京：华夏出版社，1996.

75. 明・王肯堂 . 证治准绳（一）杂病 [M]. 影印本 . 上海：上海科学技术出版社，1959.

76. 明・王肯堂 . 证治准绳（五）幼科 [M]. 影印本 . 上海：上海科学技术出版社，1959.

77. 明・张三锡 . 经络考 [M]. 李生绍，赵昕，唐洁人，点校 . 北京：中医古籍出版社，1992.

78. 朝鲜・许浚，等 . 东医宝鉴 [M]. 影印明万历刊本 . 北京：人民卫生出版社，1982.

79. 明・龚廷贤 . 寿世保元 [M]. 鲁兆麟，主校 . 北京：人民卫生出版社，1993.

80. 明・吴崑 . 针方六集 [M]// 黄龙祥 . 针灸名著集成 . 北京：华夏出版社，1996.

81. 明・张介宾 . 类经 [M]. 影印本 . 北京：人民卫生出版社，1957.

82. 明・张介宾 . 类经图翼（附：类经附翼）[M]. 北京：人民卫生出版社，1965.

83. 明・张介宾 . 景岳全书 [M]// 李志庸 . 张景岳医学全书 . 北京：中国中医药出版社，1999.

84. 明・张介宾 . 质疑录 [M]// 李志庸 . 张景岳医学全书 . 北京：中国中医药出版社，1999.

85. 明・翟良 . 经络汇编 [M]. 李生绍，赵昕，唐洁人，点校 . 北京：中医古籍出版社，1992.

86. 明・李中梓 . 内经知要 [M]. 陆鸿元，包来发，校注 . 北京：中国中医药出版社，1994.

87. 明・施沛 . 经穴指掌图书 [M]// 郑金生 . 海外回归中医善本古籍丛书（第十二册）. 北京：人民卫生出版社，2003.

88. 清・喻嘉言 . 寓意草 [M]. 上海：上海科学技术出版社，1959.

89. 清・喻嘉言 . 医门法律 [M]. 上海：上海科学技术出版社，1959.
90. 清・严振 . 循经考穴编 [M]// 黄龙祥 . 针灸名著集成 . 北京：华夏出版社，1996.
91. 清・李延昰 . 脉诀汇辨 [M]. 上海：上海科学技术出版社，1963.
92. 清・张隐菴 . 黄帝内经素问集注 [M]. 上海：上海科学技术出版社，1959.
93. 清・张隐菴 . 黄帝内经灵枢集注 [M]. 上海：上海科学技术出版社，1958.
94. 清・姚止庵 . 素问经注节解 [M]. 北京：人民卫生出版社，1963.
95. 清・王宏翰 . 医学原始 [M]. 影印康熙刊本残卷本 . 上海：上海科学技术出版社，1989.
96. 清・汪昂 . 素问灵枢类纂约注 [M]// 项长生 . 汪昂医学全书 . 北京：中国中医药出版社，1999.
97. 清・高士宗 . 黄帝素问直解 [M]. 于天星，按 . 北京：科学技术文献出版社，1980.
98. 清・徐大椿 . 难经经释 • 难经经释补正 [M]. 影印本 . 北京：中国书店，1985.
99. 清・阎纯玺 . 胎产心法 [M]. 影印本 . 北京：中国书店，1993.
100. 清・程国彭 . 医学心悟 [M]. 田代华，整理 . 北京：人民卫生出版社，2006.
101. 清・吴谦，等 . 御纂医宗金鉴 [M]. 武英殿版排印本 . 北京：人民卫生出版社，1998.
102. 清・陈复正 . 幼幼集成 [M]// 郭君双 . 中医儿科名著集成 . 北京：华夏出版社，1997.
103. 清・徐大椿 . 医学源流论 [M]. 万芳，整理 . 北京：人民卫生出版社，2007.
104. 清・顾世澄 . 疡医大全 [M]. 凌云鹏，点校 . 北京：人民卫生出版社，1987.
105. 清・叶天士，著 . 清・徐灵胎，评 . 临证指南医案 [M]. 上海：上海科学技术出版社，1959.
106. 日・丹波元简 . 聿修堂医书选：伤寒论辑义 [M]. 北京：人民卫生出版社，1983.
107. 日・丹波元简 . 聿修堂医书选：素问识 [M]. 北京：人民卫生出版社，1984.
108. 日・丹波元简 . 聿修堂医书选：灵枢识 [M]. 北京：人民卫生出版社，1984.
109. 清・林珮琴 . 类证治裁 [M]. 刘荩文，主校 . 北京：人民卫生出版社，1988.
110. 日・丹波元坚 . 聿修堂医书选：素问绍识 [M]. 北京：人民卫生出版社，1984.
111. 清・吴亦鼎 . 神灸经纶 [M]. 影印本 . 北京：中医古籍出版社，1983.
112. 清・莫枚士 . 研经言 [M]. 北京：人民卫生出版社，1990.
113. 清・吴师机 . 理瀹骈文 [M]. 赵辉贤，注释 . 北京：人民卫生出版社，1984.
114. 清・李学川 . 针灸逢源 [M]. 影印本 . 上海：上海科学技术出版社，1987.
115. 清・周学霆 . 三指禅 [M]// 高文铸 . 医经病源诊法名著集成 . 北京：华夏出版社，1997.
116. 清・廖润鸿 . 勉学堂针灸集成 [M]. 影印本 . 北京：人民卫生出版社，1956.
117. 清・唐容川 . 血证论 [M]// 清・唐容川 . 中西汇通医书五种 . 上海：中国文学书局，1937.

118. 清・唐容川 . 中西汇通医经精义 [M]// 清・唐容川 . 中西汇通医书五种 . 上海：中国文学书局，1937.
119. 清・叶霖 . 难经正义 [M]. 吴考槃，点校 . 上海：上海科学技术出版社，1981.
120. 清・周学海 . 读医随笔 [M]// 郑洪新，李敬林 . 周学海医学全书 . 北京：中国中医药出版社，1999.
121. 清・周学海 . 内经评文 [M]// 郑洪新，李敬林 . 周学海医学全书 . 北京：中国中医药出版社，1999.
122. 清・张锡纯 . 医学衷中参西录 [M]. 河北新医大学《医学衷中参西录》修订小组，修订 .2 版 . 石家庄：河北人民出版社，1974.
123. 清・佚名氏 . 窦太师秘传 [M].《针灸集要》清抄本 . 北京：中国中医科学院图书馆藏 .